数智临床实验室

主编 杨大干

科学出版社
北京

内 容 简 介

数字化和智能化是临床实验室发展的技术引擎和未来趋势。本书介绍了临床实验室数字化的现状和未来发展，包括国内外临床实验室信息管理要求和标准，当前实验室信息软件的基本功能，特殊专业领域信息化和数字化，实验室信息系统的建设管理；还介绍了临床实验室智能化的现状和未来发展，包括人工智能在检验前、检验中、检验后和智慧实验室管理中的应用，详细介绍了智能采血、自动化物流系统、中间件、数字细胞形态仪、患者数据实时质控、智能审核、结果解释、知识管理、即时检验、风险管理等典型智能应用案例。

本书可用于指导临床实验室数字化与智能化的开发、建设、应用和管理，也可供临床检验技术人员、医学信息软件研发人员阅读参考，还可作为医学检验、医学信息等专业学生的参考书。

图书在版编目（CIP）数据

数智临床实验室 / 杨大干主编. -- 北京：科学出版社，2025.6.
ISBN 978-7-03-081744-0

Ⅰ．R446-39

中国国家版本馆 CIP 数据核字第 2025W0U105 号

责任编辑：康丽涛　许红霞 / 责任校对：张小霞
责任印制：肖　兴 / 封面设计：龙　岩

科学出版社 出版
北京东黄城根北街16号
邮政编码：100717
http://www.sciencep.com

北京中科印刷有限公司印刷
科学出版社发行　各地新华书店经销
*

2025年6月第　一　版　开本：787×1092　1/16
2025年6月第一次印刷　印张：30
字数：702 000
定价：228.00元
（如有印装质量问题，我社负责调换）

《数智临床实验室》编写人员

主　编　杨大干
副主编　胡长爱　何剑虎
编　者（按姓氏汉语拼音排序）

蔡教正	迪安诊断技术集团股份有限公司
陈　平	浙江中医药大学附属第一医院
范利娜	浙江大学医学院附属第一医院
何剑虎	浙江大学医学院附属妇产科医院
胡长爱	浙江大学医学院附属第一医院
胡庆丰	浙江省人民医院
黄　鑫	浙江大学医学院附属第一医院
孔　睿	迪安诊断技术集团股份有限公司
李亚军	杭州佰佑科技有限公司
李园园	浙江大学医学院附属第一医院
梁　铮	广州中医药大学第二附属医院（广东省中医院）
梁玉华	杭州博欣科技有限公司
刘静芸	中元汇吉生物技术股份有限公司
卢燕君	广州中医药大学第二附属医院（广东省中医院）
吕蒙恩	浙江大学医学院附属第一医院
齐星伦	浙江大学医学院附属第一医院
温冬梅	上海森栩医学科技有限公司
吴　凤	浙江大学医学院附属第一医院
羊婷婷	浙江大学医学院附属第一医院
杨　铮	浙江大学医学院附属第一医院
杨大干	浙江大学医学院附属第一医院
杨荣伟	浙江大学医学院附属第一医院
叶先飞	浙江大学医学院附属第一医院
张慧娜	台州市第一人民医院
张建国	杭州慧简医疗科技有限公司
张桐硕	中国人民解放军总医院医学创新研究部
朱颖明	浙江大学医学院附属第一医院

前　言

随着医院的高质量发展、临床实验室仪器设备的更新，传统的手工检验方法已经无法满足实验室活动的需要，取而代之的是自动化、信息化、数字化和智能化的检验工作及流程管理。临床实验室的数字化已实现对标本检验的全过程管理及相关的结构要求、资源要求、管理体系要求的管理，与医院信息系统、电子病历、护理信息系统、患者服务系统等医疗系统实现了无缝整合，极大地提高了实验室的工作效率和质量管理水平，是临床实验室生存和发展的灵魂。

随着医疗卫生信息化的发展，医疗机构从信息化和数字化逐渐向智慧化与智能化发展，也极大推动了实验室信息化、数字化和智能化的发展，逐步形成数智临床实验室。数智临床实验室是检验医学与新一代信息技术深度融合的创新领域，涉及临床医学、生物医学工程、管理学等学科，是将人工智能、云计算、物联网、大数据、移动医疗及大语言模型等技术用于实验室的临床检测、教学培训、科研创新、运营管理和社会服务，以实现信息、数据与知识的全方位数字化和智能化管理。

浙江大学医学院附属第一医院自20世纪90年代开始自主研发实验室信息系统（LIS），实现了从单机到联网到互联网及物联网，从单一院区到多院区协同。在技术架构层面，经历了从客户端/服务器架构（C/S架构）到浏览器/服务器架构（B/S架构）再到微服务架构；在数据管理方面，从传统数据中心到数据和业务中台转型；在部署模式上，实现了从物理服务器到云平台及云原生的跨越式发展。本书参考国际标准化组织《医学实验室质量和能力的要求》（ISO 15189）、《美国病理学家协会检查列表》及美国临床和实验室标准化协会相关标准，同时结合我国智慧医院等临床实验室质量和管理要求，以及我国医学实验室的现状和技术发展前景，对临床实验室信息的数字化和智能化进行了全面、系统的描述。临床实验室数字化和智能化主要利用自动化、数字化、智能化技术，在信息负载高、劳动强度大、操作错误多的检验前、检验中、检验后的某些过程或操作中，实现智慧检验、管理和服务，显著提升检验的服务质量和效率，提高诊断的准确性和患者的诊疗体验。本书可为实验室用户提供"分步详解（step by step）"示例操作及典型智能应用案例，在新质生产力的推动下，建设具备自动感知、快速反应、智能监控、智能预警、智能决策及智能服务的未来数智临床实验室。

本书共10章，第一章至第五章为临床实验室数字化内容，系统介绍了临床实验室数字化现状和未来发展。第一章为临床实验室信息化和数字化，介绍了临床实验室数字化基本概念、LIS特征和发展历史、数字化软件生命周期、数字化信息生态圈、数字化现状和未来发展趋势。第二章为临床实验室信息标准，介绍了国内外信息化相关主要标准现状，以及信息安全和我国信息技术应用创新产业的相关要求。第三章为临床实验室数字化基本功能，介绍了LIS工作流程、基本功能和各类工作站。第四章为特殊专业领域信息化和数字化，介绍了微生物实验室信息系统、临床用血信息系统、第三方实验室信息系统及区域临床检验中心信息系统。第五章为临床实验室数字化系统建设，介绍了实验室数字化的未来规划，包括分步实施、软件选购、科学管理和运行维护。

第六章至第十章为临床实验室智能化内容，详细介绍了临床实验室智能化现状和未来发展。第六章为人工智能与临床实验室，介绍了智能化的基本概念、现状、通用技术方案、检验典型智慧应用场景、机遇和挑战等。第七章为检验前过程智能化应用案例，介绍了智能采血系统、自动化物流系统、标本前处理系统等。第八章为检验中过程智能化应用案例，介绍了中间件软件、参考区间智能分析软件、外周血数字细胞形态仪、患者数据实时质量控制系统等。第九章为检验后过程智能化应用案例，介绍了危急值报告、检验结果智能审核及解释等内容。第十章为智慧临床实验室管理，介绍了数智化物资管理、检验知识系统、质量指标监控系统、风险管理、即时检验管理、人工智能助力科研等智能应用的最新进展。

数智临床实验室随着检验医学、信息技术、管理学等学科的发展而发展，不同时期有不同的研究内容、技术特点、应用热点。本书编写过程中得到众多技术专家的支持与帮助，在此深表感谢。本书出版受国家重点研发计划（2022YFC3602302）、科技创新2030—"新一代人工智能"重大项目（2020AAA0109405）支持。

由于编写时间和编者水平限制，加之新一代信息技术发展很快，书中难免存在不足，恳请广大读者及专家批评指正，欢迎通过邮箱yangdagan@zju.edu.cn联系，共同探讨。

杨大干
2024年9月1日

目　录

第一章　临床实验室信息化和数字化 ····· 1
- 第一节　临床实验室数字化基本概念 ····· 1
- 第二节　临床实验室信息系统 ····· 8
- 第三节　实验室数字化软件生命周期 ····· 12
- 第四节　临床实验室数字化信息生态圈 ····· 19
- 第五节　临床实验室数字化现状和发展趋势 ····· 25

第二章　临床实验室信息标准 ····· 36
- 第一节　ISO 15189在信息领域的应用需求 ····· 36
- 第二节　CAP Checklist对实验室计算机服务的要求 ····· 43
- 第三节　智慧医院对临床检验的要求 ····· 47
- 第四节　国外临床实验室数字化相关标准 ····· 63
- 第五节　我国临床实验室数字化相关标准 ····· 69
- 第六节　信息安全保护体系 ····· 73

第三章　临床实验室数字化基本功能 ····· 80
- 第一节　实验室信息系统工作流程 ····· 80
- 第二节　实验室信息系统基本功能 ····· 84
- 第三节　实验室信息系统工作站 ····· 106

第四章　特殊专业领域信息化与数字化 ····· 117
- 第一节　微生物实验室信息系统 ····· 117
- 第二节　临床用血信息系统 ····· 142
- 第三节　第三方检验信息系统 ····· 161
- 第四节　区域临床检验中心信息系统 ····· 184

第五章　临床实验室数字化系统建设 ····· 201
- 第一节　临床实验室数字化系统规划 ····· 201
- 第二节　临床实验室数字化系统开发 ····· 206
- 第三节　临床实验室数字化系统实施 ····· 211
- 第四节　临床实验室数字化系统运行 ····· 217

第五节	临床实验室数字化系统维护	221

第六章　人工智能与临床实验室 238

第一节	临床实验室智能化概况	238
第二节	人工智能通用技术方案	246
第三节	临床实验室智慧应用场景	250
第四节	人工智能管理要求与挑战	258

第七章　检验前过程智能化应用案例 264

第一节	智能采血系统	264
第二节	自动化物流系统	276
第三节	标本前处理系统	286

第八章　检验中过程智能化应用案例 294

第一节	中间件软件	294
第二节	参考区间智能分析软件	304
第三节	外周血数字细胞形态仪	320
第四节	患者数据实时质量控制系统	333

第九章　检验后过程智能化应用案例 351

第一节	危急值数字化闭环管理	351
第二节	检验结果自动审核	360
第三节	实验室结果智能解释	377

第十章　智慧临床实验室管理 403

第一节	数智化物资管理	403
第二节	检验知识系统	412
第三节	质量指标监控系统	424
第四节	数智化实验室风险管理	431
第五节	数智即时检验管理	437
第六节	人工智能助推检验医学发展	448

第一章　临床实验室信息化和数字化

随着医疗卫生信息化的发展及人工智能、云计算、物联网、大数据、新硬件和移动医疗的应用，临床实验室由自动化、信息化、数字化逐渐向智能化、智慧化发展，有利于提高医疗质量和效率，改变就诊模式，节约就医成本。临床实验室承担着人体各类生理、病理指标的检验任务，对疾病的诊断、治疗及预防具有重要作用，是医疗机构完成卫生保健任务的重要支持部门。

当前，临床实验室的工作面临着检验项目多，标本量大，医生、患者等服务对象要求检验结果准确、报告速度快等压力。实验室活动的顺利开展，外部不仅涉及患者、医生、护士、工人等不同的人员，还涉及临床医疗、护理、医技、后勤、物流等诸多部门；内部涉及仪器设备、工作人员、试剂耗材等各类资源，以及检验数据、质量控制数据、细胞形态图片数据、基因测试数据、财务数据等纷繁复杂的数据信息。临床实验室核心数据包括患者资料、检验申请、标本信息、结果数据、检测原始数据、质控资料、质量管理数据等，还涉及医院信息系统、实验室信息系统、检验仪器、中间件、临床决策支持、电子病历、网站、移动应用等重要系统。临床实验室信息化和数字化能够将不同人员、不同部门的数据互联互通，协同完成检验相关的所有工作。如自动从各类仪器接收数据，发送试验请求和患者资料，进行双向通信，从而实现全自动化的检验流程，远程完成仪器在线质控，自动完成结果的审核和辅助解释工作，实现检验结果的智能分析和诊断应用。因此，实验室数字化系统正在成为整个临床实验室的中枢系统，不仅将极大地提高实验室工作效率和管理水平，成为实验室运营的关键，同时也是今后临床实验室生存和发展的核心内涵和技术引擎。

第一节　临床实验室数字化基本概念

临床实验室数字化是检验医学与信息技术相互交叉的一门新兴学科，涉及临床医学、医学工程、生物医学、管理科学等学科，其将计算机、人工智能、程序设计、网络通信、物联网等技术应用于实验室的临床、教学、科研、管理和社会服务等方面，实现信息、数据、知识及流程的全方面数字化和智能化管理。临床实验室信息化和数字化能够优化检验流程，减少医疗差错，均衡员工差异，提升检验标准化，监管质量指标，是当前既能提高检验质量，又能提高工作效率的最佳实践。

信息技术的发展，如软硬件、云计算、大数据、互联网、物联网、大模型等新技术的应用，正在不断推动实验室发展。同时，实验室技术的变革，如自动化程度的不断提升，基因组学、蛋白质组学和代谢组学等新兴技术的推广应用，也促使信息技术创新及与临床实验室的进一步融合。信息化和自动化相辅相成，正在成为现代化临床实验室的重要特征。

一、临床实验室

临床实验室（medical laboratory，ML）是以诊断、监测、管理、预防、治疗疾病或为健康评估提供信息为目的，运用生物化学、微生物学、免疫学、血液学、生物物理学、化学、细胞学、病理学、遗传学等理论和技术对来自人体的各种材料进行检验，并为临床提供医学检验服务的实验室。

临床实验室主要包括检验科、输血科、病理科、核医学科、即时检测（point-of-care testing，POCT）部门，也可以是提供检验服务的中心实验室及独立实验室。从学科领域又可分为基础检验、血液检验、生化检验、免疫检验、微生物检验、质谱检验、流式细胞检验、基因和遗传检验等。临床实验室除了标本检验，还承担检验范围内的咨询服务，以及教学、科研、公共卫生、社会服务等工作。随着检验医学的不断发展，临床实验室的功能日益复杂，其重要性和专业地位也正在快速提升。一些专门从事基础研究、应用基础研究或临床研究的科研实验室或中心实验室不属于临床实验室的范畴。

检验诊断是疾病诊疗的重要依据，临床实验室需要进行严格有序的管理，以确保检验质量。国际通行的临床实验室质量管理体系有国际标准化组织（ISO）15189《医学实验室质量和能力的要求》认可体系、美国病理学家协会（CAP）认证体系等。我国颁布的《医疗机构临床实验室管理办法》是国内临床实验室须遵循的管理规范。这些管理体系对临床实验室的通用要求、结构要求、资源要求、过程要求、管理体系要求、法律法规及认可要求等所有要素和全流程制定了详细条款，要求临床实验室实行制度化、文件化管理，基于风险管理实现优质高效和持续改进。因此，随着检验医学的发展和管理水平的不断提升，临床实验室正在成为一个复杂的医学诊断学科体系和技术集成平台，数字化是这个体系的重要组成部分。

二、临床实验室自动化

近几十年，检验医学发展的一个显著标志是检验技术自动化。自动化是指机器设备、系统或检测过程在无人或少人干预的情况下，按照规定的程序或指令，自动进行检测、信息处理、分析判断、操作控制，实现预期目标的过程。如流水线全流程自动化，将检验人员从手工分类、编号、离心等大量烦琐的工作中解放出来，无须人工参与，标准化标本制备流程，标准化标本检测流程，减少人工环节出错的可能，改善检验工作的生物安全状况。实验室自动化系统（laboratory automation system，LAS）是指为实现临床实验室内某一个或几个检测系统的功能整合，将不同的分析仪器通过硬件和软件进行连接的相关设备整合体。

LAS按照规模可分为全实验室自动化、模块实验室自动化和工作站自动化三类，以满足不同实验室的需求。LAS的快速发展和普及，极大地推动了实验室信息化、数字化进程。LAS的硬件包括标本处理和检测所需的全部设备，软件则主要是执行进程控制的程序或算法。按自动化检验的一般流程，硬件设备可划分为3个主要部分：标本处理模块、流水线传输系统和分析测量单元。软件包括进程控制软件、质控管理软件和数据分析软件等，分别执行流程控制和协调、质控和检验报告管理、检验数据分析和报告管理等。LAS是自动化和信息化的高度融合，显著优化了临床实验室工作流程和改善了检验质量，极大地提升了诊疗效率，推进了实验室管理水平的全面快速提高，已经成为临床实验室主流特色和发展趋势。

三、相关术语和概念

为便于读者理解书中内容，以下汇总了信息和检验医学相关的一些基本术语与概念。

1. 信息（information） 是客观事物状态和运动特征的一种普遍形式，通过语言、符号、信号等载体进行表示和传递。信息在客观世界中大量地存在、产生和传递，其价值在于能够减少不确定性、提供知识并支持决策。

2. 知识（knowledge） 通过学习、实践或探索所获得的认识、判断或技能。知识可以是显性的，也可以是隐性的；可以是组织的，也可以是个人的。知识可包括事实知识、原理知识、技能知识和人际知识等。来自《知识管理 第2部分：术语》（GB/T 23703.2—2010）定义。

3. 软件产品（software product） 是一组计算机程序、规程及可能的相关文档和数据，可看作是一种由过程产生输出（产品）的软件系统。来自《系统与软件工程 软件生存周期过程》（GB/T 8566—2022）定义。

4. 条形码（bar code） 是指由一组规则排列的条、空及其对应字符组成的标记，用以表示一定的信息。

5. 数据库（database） 支持一个或多个应用领域，按概念结构组织的数据集合，其概念结构描述这些数据的特征及其对应实体间的联系。来自《信息技术 词汇 第17部分：数据库》（GB/T 5271.17—2010）定义。

6. 专家系统（expert system） 一种基于知识的系统，它根据由人类专家经验开发出的知识库进行推理，来解决某一特定领域或应用范围中的问题。来自《信息技术 词汇 第28部分：人工智能 基本概念与专家系统》（GB/T 5271.28—2001）定义。

7. 临床决策支持（clinical decision support，CDS） 在确切的时间，对确切的对象提供确切的信息，信息形式有警告、提醒、信息按钮、医嘱套餐等。为医务工作者、患者或任何个人提供知识，在恰当的时间，智能化地过滤和表达信息，目的是提供更好的健康、诊疗和公共卫生服务。

8. 实验室信息系统（laboratory information system，LIS） 指对患者检验申请、标本识别、结果报告、质量控制和标本分析等各个方面相关的数据进行管理的信息系统。

9. 医院信息系统（hospital information system，HIS） 利用计算机软硬件技术和网络

通信技术等现代化手段，对医院及其所属各部门的人流、物流、财流进行综合管理，对在医疗活动各阶段产生的数据进行采集、存储、处理、提取、传输、汇总，加工形成各种信息，从而为医院的整体运行提供全面的自动化管理及各种服务的信息系统。

10. 差值校验（delta check） 比较患者当前结果和前一次结果之间的差值，是否超出预期的正常界限，以排除标本错误或评估病情进展。

11. 中间件（middleware） 是一类基础软件，处在操作系统软件（仪器控制软件）与用户应用软件（LIS）的中间层。来自《临床实验室定量检验结果的自动审核》（WS/T 616—2018）定义。

12. 危急值（critical result） 当这种结果出现时，患者可能处于有生命危险的边缘状态，医生需及时得到信息，给予患者有效的干预措施或治疗，就有可能挽救患者的生命，否则就有可能出现严重后果，错过最佳抢救机会。

13. 分析测量范围（analytical measurement range，AMR） 标本没有经过任何预处理（浓缩或稀释），检测方法能够直接测定出待测物的范围。

14. 周转时间（turnaround time，TAT） 指医生开出医嘱到结果报告的时间间隔。

15. 复检（recheck） 当结果存在仪器报警信息或超出AMR，或与历史结果不符等情况时，需要对标本进行稀释、去除凝块等操作，再次进行检测或用其他方法进行检测，以保证结果的准确性。

16. 临界值（cut off value） 即cut-off值，是阳性和阴性结果的界值。通常是当检测标本吸光度（OD）值大于或等于cut-off值即判定为阳性，小于cut-off值判为阴性。

17. 参考区间（reference intervals，RI） 是指两参考限之间（包括两参考限）的区间，是从参考下限到参考上限的区间，通常是中间95%参考值区间。特定情况下，其他宽度或非对称的参考区间可能更为适宜。参考区间可能会取决于原始样品种类和所用的检验程序。某些情况下，只有参考区间上限有意义。

18. 可报告范围（reportable range） 指测量方法可以报告的所有结果范围，即在这个检测范围内，由测量方法得到的结果是可靠的，可报告范围是测量方法的重要分析性能，它反映整个系统的输出特性，包括分析测量范围和临床可报告范围。

19. 生物学变异（biological variation，BV） 是人体体液物质围绕体内环境稳定调节点的自然波动过程，包括日、月、季节等时间变异，性别、年龄、种族等人群变异，以及饮食、运动、精神等生理变异。

20. 仪器报警（instrument flag） 测试过程中遇到标本问题或仪器问题时，仪器发送信息给实验室人员，报告潜在的不利因素，警示实验室进行相应的操作或处理。

21. 流程图（flowchart） 是一种图形工具，用于展示完成一项工作的步骤、过程或方法。

22. 自动审核（auto verification，AV） 在遵循操作规程的前提下，计算机系统按照临床实验室设置的已通过验证的规则、标准和逻辑，自动对检测结果进行审核并发布检验报告成为医疗记录的行为。在此过程中，与实验室预设的可接受标准相符的结果自动输入到规定格式的患者报告中，无需任何外加干预。来自《临床实验室定量检验结果的自动审核》WS/T 616—2018定义。

23. 限制范围（limit range） 用于控制检验结果自动审核的通过率。如果限制范围太宽，需要复核的结果也会被释放，增加不正确率。如果限制范围太窄，正常的结果也不能被释放，降低自动审核的效率。

24. 信息化（informatization） 是充分利用信息技术，开发利用信息资源，促进信息交流和知识共享，提高经济增长质量，推动经济社会发展转型的历史进程。现代信息技术是由计算机技术、通信技术、信息处理技术和控制技术等构成的一门综合性高新技术。

25. 数字化（digitization） 是通过利用互联网、大数据、人工智能、区块链、人工智能等新一代信息技术来对企业、政府等各类主体的战略、架构、运营、管理、生产、营销等各个层面进行系统性的、全面的变革，强调的是数字技术对整个组织的重塑，数字技术能力不再只是单纯地解决降本增效问题，而是成为赋能模式创新和业务突破的核心力量。

26. 标本（specimen） 为检验、研究或分析一种或多种量或特性而取出的认为可代表体液、呼出气体、毛发或组织等整体的一独立部分的体液、呼出气体、毛发或组织等。标本表示临床实验室检验用生物源样品，标本、样品、样本都在表达同一概念。来自《医学实验室样品采集、运送、接收和处理的要求》（GB/T 42060—2022）定义。

四、临床实验室信息学

临床实验室信息学（clinical laboratory informatics，CLI）是研究临床实验室信息化、数字化、智能化、智慧化的一门学科，融合了检验医学、临床医学、生物工程、计算机科学、管理学等学科，以网络化、信息化、数字化、可视化和智能化为基本特征，是新理论、新技术、新方法、新模式的新兴聚合体。CLI是信息学在临床实验室的具体应用，即将信息技术、数字技术、通信技术、人工智能、自动控制等科学技术在临床实验室领域进行汇聚、交叉、渗透、结合。CLI按信息生态学理论，涉及临床实验室各类独立的专业软件或系统，以及院内众多的信息系统，这些软件或系统形成完整的信息生态链机制。临床实验室数字化是CLI理念的映射，依靠数字技术，构建实验室逐步从数字化到智能化、智慧化协调发展模式。临床实验室信息系统是CLI在临床实验室领域实际应用的技术转化体系，也是CLI的主要研究对象和内容。

（一）临床实验室信息系统

临床实验室信息系统是目前专门针对临床实验室的以软件为主的信息管理系统，是整个实验室的中枢系统，已成为医院数字化、智能化的重要组成部分。临床实验室信息系统以标本流为主线，以标本检验的关键流程管理为主要节点，实现了检验申请、实验室检测、结果审核、报告发布全过程的数字化管理。临床实验室信息系统作为临床实验室的数字化信息平台，能将医院各部门、各人员无缝衔接在一起，协同完成检验工作，自动从各类仪器接收数据，发送试验请求和患者资料，通过双向通信，实现全自动化的检验工作及实验室的人、财、物高效信息化管理。随着信息技术的发展，临床实验室信息系统为临床提供准确、快速的检验结果，并实现智能分析，提高检验结果对临床的诊断价值，满足危急值报告、知识库支持等新需求。

（二）软件生命周期

软件生命周期（software life cycle，SLC）是指从软件研制到软件在实际应用中完全报废或停止使用的整个过程。一般而言，软件生命周期包括可行性分析、项目开发计划、需求分析、系统设计、代码编写、软件调试和测试、软件验收与运行、软件维护升级、废弃等活动。因此，实验室数字化软件的生命周期也可划分为系统规划、系统基本功能分析、系统开发和建设、系统运行和维护、系统应用评价等阶段。随着医院信息化进程的加快，传统的临床实验室信息系统已经不能完全满足临床实验室日常工作的需要，生命周期呈现缩短趋势。按软件生命周期理论指导整个实验室信息化建设，可提高实验室数字化软件的稳定性、可靠性、可维护性和用户满意度，从而在一定程度上延长其生命周期。实验室数字化软件的开发、运行、维护和应用等涉及信息技术、实验室管理学和检验技术等多方面的知识，是临床实验室信息学的研究范畴。

（三）实验室信息生态圈

随着实验室检测技术、信息技术的飞速发展及以微处理器为核心的自动化仪器的普及，临床检验经历了手工操作、自动化、信息化、数字化、智能化等不同阶段。实验室的数字化信息涉及分析前、分析中、分析后等检验阶段，涉及医嘱、电子病历、收费、检验、仪器等系统，涉及患者、医生、护士、医技、后勤等人员，逐渐形成由众多环节和系统组成的具有上下游关系、相互作用和联系的信息生态圈（information ecosystem，IE）。构建良好的实验室数字化信息生态环境，对实验室信息化发展有一定推动作用。

（四）智慧化临床实验室

当前，信息技术、数字技术、通信技术、人工智能等计算机科学技术在医学领域的广泛应用极大地改良、创新，甚至颠覆了传统医学的某些技术和方法，医疗信息化发展已步入了智慧化阶段。智慧化实验室理念应运而生，是未来CLI的研究重点，旨在实现实验室"全面通透的感知""宽带泛在的互联""智能融合的应用""实时动态的管理""以人为本的可持续创新"的目标。数字化实验室从简单的实验室数据管理方面，转向实验室数据的整合与分析，发展成为实验室数据科学。数据科学是一种基于数据解决问题的方法，通过分析和探索大规模且尽可能多模态的数据，从中提取知识和见解，并利用这些信息为临床提供更好的、更精确的检验服务。实验室人员所做的决策也不再仅仅依赖主观判断，更要基于数据和分析做出决策。

五、实验室信息学研究方向

临床实验室信息管理是一门交叉学科，与检验医学和信息技术相关的新标准、新学说、新技术、新思维、新模式都可以进行交叉应用和研究。CLI的研究内容、技术特点和应用热点随着检验医学、计算机科学、管理学等学科的发展而发展。结合当前现状，CLI

研究方向及趋势如下：

（一）技术规范更标准

实验室数字化软件开发商众多，标准不统一，功能参差不齐，要建立互联互通、信息共享的医药卫生信息系统，势必要加强卫生信息标准体系的建设。国外LIS相关标准有美国临床和实验室标准化协会（Clinical and Laboratory Standards Institute，CLSI）的AUTO8、AUTO10、AUTO11、AUTO15、GP19、LIS01、LIS02、HL7、LOINC等。另外《医学实验室质量和能力的要求》（ISO 15189）及《美国病理学家协会检查列表》（CAP Checklist）从管理的角度对LIS进行规定。我国已开始建立一些实验室数字化软件标准，如《临床实验室信息系统 第3部分：工作流程规范》（DB 33/T 893.3—2013）、《实验室信息管理系统管理规范》（RB/T 028—2020）、《医疗机构智慧检验设施、服务及管理规范》（T/GHINA 1—2023）。遵循统一标准，如信息编码、功能规范、互联接口等，将有利于实现检验结果共享和交换，延伸实验室服务范围。

（二）智能程度更可靠

通过分析和探索大规模且尽可能多模态的数据，从中提取知识和见解，并利用这些信息进行更好的智能决策，为临床提供了更好的、更精确的检验服务。依靠检验大数据和人工智能技术，在不增加实验室人员工作量的情况下，优化服务流程，提供有效的、个性化的沟通知识和结果解释服务。利用机器学习可以实现由数据驱动向知识发现的转化，是实验室智能化的重要发展方向。如有研究报告，通过AdaBoost算法同时对7种泌尿系统疾病进行预测建模，可以区分尿液报告的异常程度（健康指数），最后通过模型可以预测可能的疾病相似度，同时匹配出个性化的诊疗建议，体现了检验报告从单纯数据模式向辅助临床诊断方向发展。通过大模型和检索增强生成可实现复杂的检验咨询场景的智能问答，提供个性化的解读策略，提供智能化的结果解读。

（三）应用维度更全面

实验室信息系统除了与实验室日常工作密切相关的智能叫号系统、标本和危急值数字化闭环管理、仪器通信程序、质量控制、中间件、输血管理系统、微生物管理系统、主任管理系统等狭义的子系统，还有仪器主控系统、二代测序（NGS）决策分析、智能建筑控制、环境参数监控、试剂耗材管理、患者移动端小程序、知识库管理、文档管理系统、POCT管理、智能审核和解释、智能大屏或驾驶舱等广义的子系统。与实验室进行数据交互及共享的系统，如电子病历、收费系统、体检管理、院长决策支持、财务管理、互联网医疗等也是临床实验室信息的发展和应用方向。

（四）辐射范围更广泛

实验室数字化软件从C/S转向B/S架构，采用云计算、微服务、内外网互通等新技术，不需要安装客户端便可随时随地访问实验室数字化软件。软件功能覆盖范围也越来越广。除了对实验室人员、环境、仪器、物资、流程、标本和结果等进行管理外，还对教学、科研、管理、社会服务提供全面支持。实验室信息在不同科室间、院区间、医院间进行检验结果共享和互认，患者可通过互认平台查询到任何一家医院的检验结果。实验室数字化软件可实时展示检验的报告时间、危急值结果、仪器状态、环境参数等核心数据，以及提供一些血液、体液、微生物等形态学图像资料，也可以通过数码显微技术进行数字化和智能识别。科教信息的全面管理可包括人员档案、仪器预约、科研数据、研究成果、经费使用等管理，还可对人员排班、考勤、培训和考核、质量控制、仪器校准、投诉、内审及管理评审、委托检验、文件控制等管理要素进行数字化管理。除此之外，也可对实验室的温度、湿度、噪声、振动等环境因素进行可视化管理。

（五）管理更加规范化

实验室数字化软件应符合国家法律、法规、行业标准、指南及专家共识等要求，结合《医学实验室质量和能力的要求》(ISO 15189)，充分利用数字化和智能化的信息技术进行技术和服务创新，软件功能实现检验前、检验中、检验后的全过程、全要素的涵盖。用户需求在不断变化和发展，建立并不断完善适合实验室自身特点和现状的实验室数字化软件系统，规范检验管理过程，全程优化检验流程，减少医疗差错，均衡员工经验差异，质控指标监管，从而达到提高检验质量及工作效率的最终目的。

（六）学科交叉更紧密

信息学与临床实验室相关学科交叉，将形成新的信息学领域。如生物信息学是计算机科学和信息技术在生物学领域的应用，应用模式识别、数据挖掘、机器学习算法和可视化等技术，研究序列比对、基因发现、基因组组装、药物设计、药物发现、蛋白质结构比对、蛋白质结构预测、基因表达预测和蛋白质-蛋白质相互作用预测、全基因组关联研究及进化建模。癌症信息学涉及优化癌症研究和治疗中信息的获取、存储、检索和使用所需的资源、设备和方法，包括诊断、预后和预测模型的开发，制定临床癌症数据的输入、注释和共享标准，分析单个肿瘤以确定其分子表型，根据肿瘤的分子表型制定治疗计划，跟踪驱动特定癌症生长的畸变。

第二节　临床实验室信息系统

临床实验室信息系统（laboratory information system，LIS）起源于20世纪90年代初期。随着计算机和信息技术的发展，从DOS版到Windows版，从单机版、网络版到区域版和云服务版，从功能简单到基本完善，各种新技术不断应用于其中。临床实验室信息系统在技术方面的变革，对实验室的管理、工作流程、工作人员的观念乃至文化氛围都产生了深刻的影响，是临床实验室规范化管理的热点之一。作为新生的事物，在加强实验室管理、提高临床检验工作效率方面具有极其重要的作用，并支撑着现代实验室、医院的生存与发展。

一、临床实验室信息系统定义

LIS又称检验科信息管理系统。美国临床和实验室标准化协会（CLSI）、卫生信息交换标准（HL7）、国际标准化组织（ISO）、美国病理学家协会（CAP）等称临床实验室信息系统为"laboratory information system"，故中文译名应是"实验室信息系统"。仅从字面上理解，LIS是对检验医学信息进行收集、存储、分析、发布的应用系统，包括数据结构、逻辑算法、人工智能、功能模块及相互作用。

我国临床实验室工作流程具有复杂化、个性化、多样化的特点。不同LIS产品在功能上层次不一，性能上各有千秋，种类上百花齐放，因此对LIS有以下不同的理解：

LIS是对患者标本识别、检验申请、结果报告、质量控制及标本分析各方面相关的数据进行管理的信息系统。

LIS是以科学合理的实验室工作流程为基础，参照国际标准HL7，结合条形码和仪器通信等技术来研究和开发的，由信息系统和管理系统两部分组成。其中，信息系统以实验室标本检测全过程中产生的数据管理为主，管理系统以实验室办公信息化和管理决策为主。

LIS是以临床实验室科学的管理模式为基础，借助现代通信技术、网络技术和计算机技术，对实验室各种信息进行高效管理，从整体上提高实验室综合效能的复杂的人机系统。

LIS是将实验仪器与计算机组成网络，实现了患者样品登记、实验数据存取、报告审核、打印分发、实验数据统计分析等繁杂操作过程的智能化、自动化和规范化管理的信息系统。

LIS是由硬件（计算机、信号采集设备等）和应用软件（数据通信软件、数据库管理软件等）集成的一个系统，用以完成实验室数据和信息的收集、分析、报告和管理。

LIS是由计算机及其相关配套设备、设施（含网络）和软件构成，以实现医学实验室获得的数据和信息（包括计算机及非计算机系统保存）的管理，具有根据医学实验室管理规则对数据和信息进行采集、记录、报告、存储、传输、检索、统计、分析等处理功能，并满足医学实验室质量和能力建设的要求。

总体来说，LIS的概念仍在不断发展完善中。

二、临床实验室信息系统的特点

LIS是一个针对临床实验室领域的专业应用软件，具有以下特点。

（一）LIS是管理临床实验室各类信息的软件

理论上，与临床实验室相关的信息，如标本检测、患者资料、质控数据、质量监测指标、试剂耗材等，既符合科室需求，又能进行信息化、数字化的工作场景，都是LIS的管理对象和内容。通过LIS将整个临床实验室及相关科室的所有信息链整合起来，实现自动化、智能化、网络化的信息管理和决策分析。

（二）LIS是信息技术、实验室管理和检验技术的集成体

LIS的信息技术主要涉及数据库、软件开发工具等。数据库管理系统是为管理数据库而设计的计算机软件系统，提供用于数据操作的标准数据查询语言，常用的是Oracle、SQL server、DB2、Access、MySQL等关系数据库，也有后关系数据库如Caché。软件开发工具如PowerBuilder、Delphi、ASP.NET、VB、Java、Python、R等，主要提供可视化的数据库集成开发工具，对各类实验室相关的数据进行处理，让检验人员更简单、方便、快捷地使用数据库。

LIS按照临床实验室的管理规范对实验室组织和管理及质量管理体系、服务活动要素等方面提出了要求，在技术方面对人员、设备、设施等要素及检验程序和结果报告等要点做出了规定。LIS依据质量体系，明确人员的职责和分工，规范检验操作过程。

LIS的任何功能都是与检验工作息息相关，围绕着检验需求进行开发。如针对骨髓形态学检查特点，开发图形报告和智能识别系统；针对微生物检查特性，开发三级细菌报告系统；针对血库管理特点，开发输血管理系统；针对自动化仪器需求，开发通信接口实现LIS与仪器各类信息的双向传输，自动识别条形码标签所包含的检验标本信息，让全自动化分析仪可自动识别，并进行检测分析。

（三）LIS是运行于网络平台的专业软件

LIS通过网络平台将不同岗位人员的检验工作、不同部门的信息资源、不同地理位置的自动化仪器集成在一起，使用户可以独立完成相应的工作。

医生出具检验申请单，护士执行检验医嘱（打印标本条形码，进行采样并确认采样时间），后勤人员运送标本至实验室，标本接收人员进行交接确认接收时间，检验人员完成标本检测、审核、发布检验结果，在服务台及护士站打印或浏览检验结果，LIS通过网络协同完成上述工作。

LIS使实验室的管理模式发生了改变，实验室管理者可实时了解实验室的信息和状态，并据此做出相应决策，从而实现真正意义上的实时管理，使实验室的管理和运行进入一个新的层次。实验室还新增了许多服务内容，如检验报告自助/远程打印、在线查看检验手册及标本采集手册、多种方式（如微信、APP、网站、短信等）查询检验结果等。

（四）LIS是临床实验室的管理工具

利用LIS可快速地统计分析实验室的工作量及类型变化，从而进行准确的成本核算，对不同类型、不同阶段的标本进行周转时间的监测，危急值的数量、报告有效性的监测，标本拒收率、不合格标本率、结果错误率等质量监测指标的监控，对室内质量控制进行个性化的分析和统计，实现精准的员工绩效考核。LIS可完成患者、医生、护士等对象的满意度调查，员工的档案记录，实验室文件体系的管理及版本控制，实验室环境参数实时监测并自动报警。LIS积累了庞大的实验室数据资料，通过数据挖掘技术可揭示隐藏在其中的相关规律，能更好地为临床实验室科研、管理提供决策支持。

三、临床实验室信息系统的发展历史

LIS的概念最早出现于20世纪60年代末。在其技术发展的早期,由于计算机软硬件条件所限,当时的LIS自动化程度和管理手段均不能满足实际需求。大多数早期的系统是在小型机上构建的,采用分级、独立的数据结构,存在价格昂贵、使用困难、界面不友好等缺点,同时也不便与LIS外部设备进行数据交换。因此,其应用领域和规模都十分有限。但LIS的管理思想和应用模式却在这一时期得到了肯定和完善。LIS经历了3个阶段:单机模式、网络模式、智能模式。

(一)第一阶段:单机模式

20世纪90年代初期,部分生化分析仪配置了独立的计算机,用于控制仪器操作和数据管理,这些软件就是LIS的雏形。随着个人计算机的普及,软件技术的发展,出现了数据库、操作系统、软件开发语言等工具,一些检验仪器厂家开发了仪器配套的LIS,如Beckman的中文报告系统。当时的中文报告系统主要基于DOS操作系统,采用小型的数据库,具有图形界面,能完成检验报告的输入、仪器数据接收、打印/查询检验结果等基本功能。除此之外,也有人开发了适用于不同仪器型号的LIS,采用Foxbase、Foxpro数据库,能完成对检验数据的输入、查询、统计等管理工作。所面临的主要技术难点是仪器通信程序的编写,如Foxpro数据库的早期版本较难实现底层的硬件操作,需要采用汇编语言编写串口通信接收程序来完成仪器数据的文本接收。虽然受到数据库技术和网络技术的限制,且LIS是单机工作的,但当时的检验报告基本是由人工计算、手抄结果、人工登记的,而LIS能自动接收仪器数据,有较强的数据计算和管理能力,显著提高了工作效率和检验质量,因此还是获得了检验人员的青睐。

(二)第二阶段:网络模式

21世纪初期,随着计算机和软件技术快速发展,LIS也得到全面的发展。大型数据库如Oralce、MS SQL和专用的服务器的应用,使得海量数据得以存储,LIS的历史数据全部能在线查询。LIS与众多工作计算机连接,需同时处理大量的检验数据,提供标准化结构化的查询语句和高性能的处理方案,可显著提升LIS的实时数据处理能力。Delphi、PowerBuilder、C++等高级开发语言的使用,促使LIS的开发速度显著提高,全面完善信息管理的功能,包括检验申请、标本采集、标本核收、仪器通信、质量控制、结果审核、数据解释等核心业务,以及实验室的人、财、物的管理功能。随着医院信息系统、临床信息系统、电子病历的建立和普遍应用,LIS实现了与这些系统无缝衔接,数据流在各个系统之间畅流和交互。

(三)第三阶段:智能模式

当前,在人工智能、5G、大数据、云计算、大模型、虚拟现实等新技术、新理论的推动下,实现万物互联、全景智能、数字孪生的高质量发展的智慧化临床实验室在检验前、检验中、检验后全过程实现智能化及无人实验室的管理。检验前，患者可自助在线开单，通过智能采血机器人完成标本采集，标本利用自动化物流系统和标本分拣机分送到不同检测部门。标本可经单管物流系统传到前处理系统完成离心和血清分注，发送到在线全自动分析仪进行检测，通过中间件、自动质控及患者均值质控等措施保证检验结果的质量。检验结果出来后，通过智能审核和智能解释，自动完成结果审核和解释，患者可通过支付宝、微信小程序等查询检验报告，再通过互联网医院完成问诊。基于云服务实现区域及多院区LIS，患者可在区域内或跨院区进行检验服务。互认平台可实现检验同质化和结果互认。对标本、危急值、输血、试剂等实现全过程的数字化闭环管理和智慧大屏监控。基于大模型，实现检验全过程、全要素的智能决策引擎。

第三节 实验室数字化软件生命周期

软件生命周期（software life cycle，SLC）也称为软件生存周期，是指从提出开发软件产品开始到软件在实际应用中完全报废或停止使用的整个过程。软件生命周期包括软件需求分析与定义、软件设计与开发、软件测试与验证、软件发布与部署、软件运维与维护、软件退役与废弃等活动。按软件生命周期理论，临床实验室数字化需先了解国内外相关的标准、软件功能，才能指导软件的开发和建设，开展日常的运行和维护管理，最后进行软件的应用评价。以软件生命周期理论指导整个实验室数字化的建设，可提高其稳定性、可靠性、可维护性和用户满意度，从而在一定程度上延长其软件生命周期。

一、软件生命周期理论模型

在GB/T 8566—2022/ISO/IEC 12207：2017《系统与软件工程 软件生存周期过程》中，对于生命周期模型的定义是一个过程框架，包括从确定需求到终止使用这一生命周期的软件产品的开发、运行和维护中需实施的过程、活动和任务。随着软件开发技术的不断提高，软件周期模型也随之得到改进和演化。常见的生命周期模型有瀑布模型、快速原型模型、增量迭代模型、螺旋模型等，每个生命周期模型都有自己的特点，难以明确界定软件构建时应该使用哪种生命周期模型，应根据实际需求进行自主选择及适当调整。

（一）瀑布模型

瀑布模型由Winston Royce在1970年提出，是历史最长、应用最广泛的软件开发模型。瀑布模型是一个严格的下导式过程，按照线性顺序依次完成软件开发的各个阶段，包括需求分析、设计、编码、测试、运行维护等。每个阶段的输出作为下一个阶段的输入，开发过程呈现出线性、逐步推进的特点。强调文档的作用，每一个阶段都有定义明确的产出物和验证标准，只有上一个阶段的产出物通过验证后才能开始下一个阶段的工作，见图1-1。因此，瀑布模型可提前发现问题并解决，保证软件的品质。但这种线性过程过于理想化，仅适合规模小、需求在前期就能明确、技术不复杂的项目，尤其适用于项目的后期小版本维护或某个很小版本的升级。瀑布模型的开发流程清晰明确，易于理解和掌握，适用于需求相对稳定、模型较小的项目。但是测试放在项目后阶段，测试过程中发现的问题可能需要回到前期阶段进行修改，增加了项目的成本和风险。用户很难在需求分析阶段提出充分的、准确的需求。项目验收时，可能会出现用户需求和期望与最终交付的产品不符的情况。

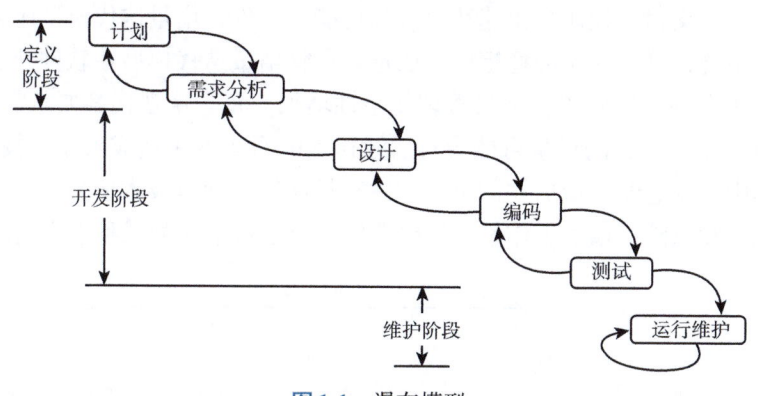

图1-1　瀑布模型

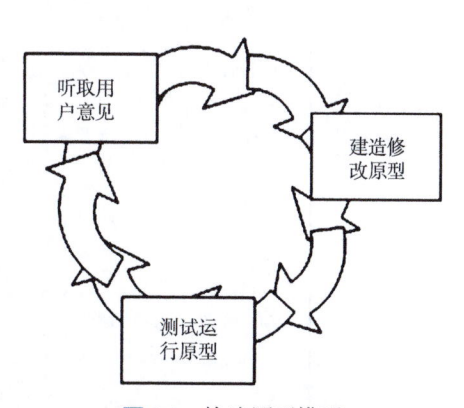

（二）快速原型模型

快速原型模型是基于客户的初步想法，通过快速设计和编码建立一个可演示未来软件产品概貌的系统原型。客户可直观地理解和验证需求，从最终软件产品的角度对原型提出修改意见，见图1-2。该模型能更好地获取和理解客户的需求，改正了瀑布模型不够直观的缺点，但其对工具和环境的依赖性较高，需要大量的软件工具支持，且在正式开发时，初期原型有可能会被完全抛弃。快速原型模型在严格意义上来说不算是一种软件生命周期模型，更多的是一种获取需求的方法。快速原型模型优势在于可交互的系统原型能让用户在早期阶段就充分地参与并提供反馈意见，用户和开发者之间沟通更有针对性，避免需求理解上的歧义。缺点主要是系统原型是一个简化的版本，不能完整地展现系统的所有功能，从而可能会导致用户对系统的理解不全面。同时也容易出现过度重视外观的情况，由于用户主要与界面交互，可能会导致过度关注界面设计而忽略了系统的功能和性能。

图1-2　快速原型模型

（三）增量迭代模型

增量迭代模型将整个开发过程划分为多个迭代周期，并在每个迭代周期中完成部分功能或特性的开发、测试和交付。与传统的瀑布模型相比，增量迭代模型强调在项目周期内多次迭代，每次迭代都会增加新的功能或改进现有功能，从而逐步完善系统。增量迭代模型是统一软件开发过程中常采用的软件生命周期模型，打破了"需求-设计-编码-测试"

这样的传统瀑布模型,认为在整个生命周期,需求、设计、编码、测试这些工作其实一直都在进行,只是在不同时期的比重不太一样。该模型将软件生命周期分为初始、细化、构建、交付4个阶段,每一个阶段都会有很多小迭代,每次迭代都包含了需求、设计、编码、测试等过程,并遵循需求→设计→编码的瀑布过程,每次迭代完成后都是一个可以交付的原型,见图1-3。增量迭代模型能够快速响应需求变化,降低项目失败的风险,同时提供了早期的部分交付,让用户快速获得部分功能。此外,增量迭代模型还可以通过多次迭代逐步完善系统,确保系统的稳定性和质量。尽管增量迭代模型在软件开发过程中具有很多优势,但也存在一些缺点:项目管理复杂性增加,每一次迭代都要从需求分析开始;需求变更困难,已经完成的增量可能会对后续迭代的需求变更造成限制;技术债务累积,快速迭代过程中容易忽略系统后期的可维护性和扩展性,导致技术债务的累积,增加后续迭代的开发成本和风险;增加工作量,每次迭代都要进行单元测试和集成测试。

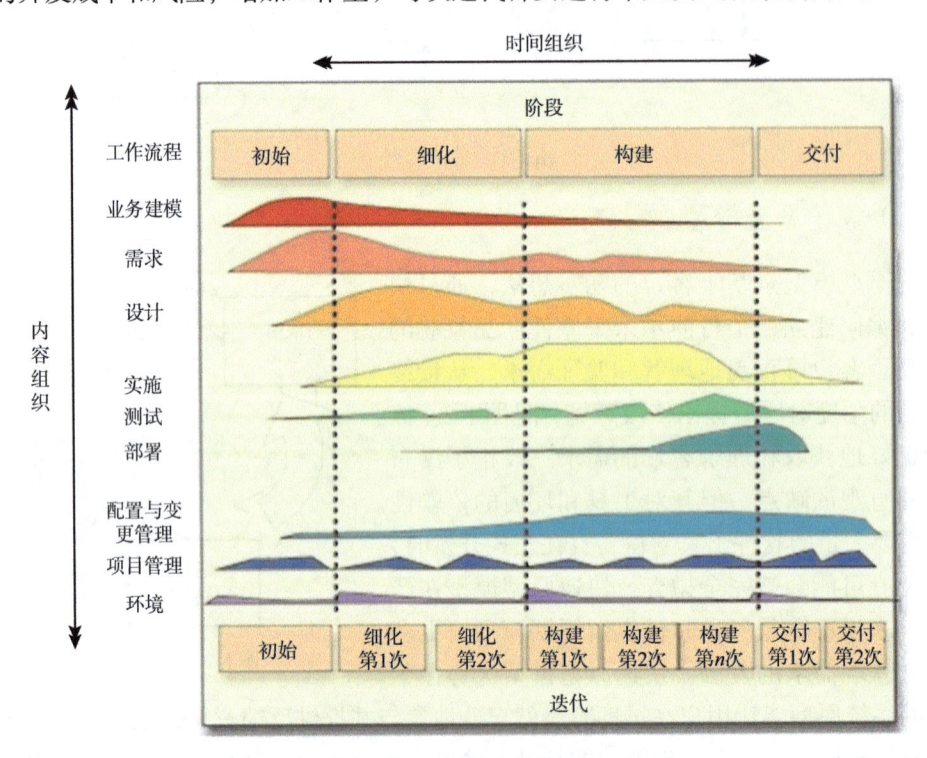

图1-3 增量迭代模型

(四)螺旋模型

螺旋模型于1988年由巴利·玻姆(Barry Boehm)正式提出,是一种风险驱动的迭代式软件生存周期模型,兼顾了快速原型的迭代特征及瀑布模型的系统化与严格监控。螺旋模型将整个开发过程分为多个螺旋周期,每个周期基本遵从瀑布模型的线性顺序,见图1-4。其最大的优势在于每个阶段都包含风险评估和风险管理的步骤,并根据风险评估结果进行调整和改进,软件需求管理及时地应对项目中的风险。灵活性高,支持需求的变更和迭代优化,适用于大型的昂贵的系统级的软件应用。螺旋模型也是复杂的,每一次迭代都要制定出清晰的目标，分析出相关的关键风险和计划中可以验证和测试的交付物。这也意味着需要投入大量的资源和时间成本，对项目管理和技术管理提出更高的要求。

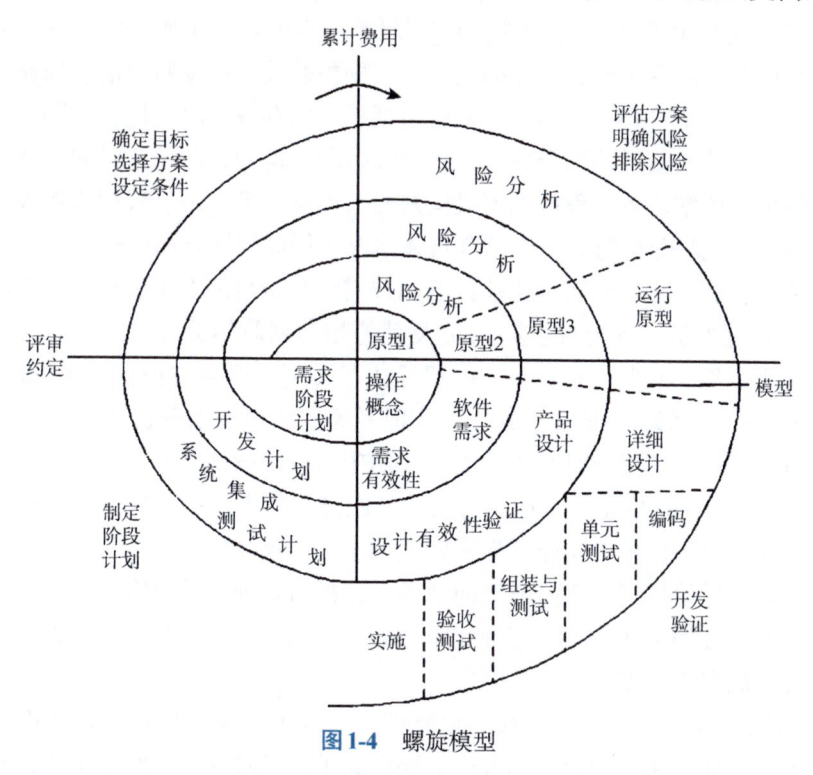

图1-4　螺旋模型

二、实验室数字化软件生命周期

每个实验室都有自己特定的条件，如组织结构、仪器设备、工作流程、规章制度、人员结构等，不同实验室建设软件的过程不尽相同，需综合考虑实验室的经济情况、人员素质、业务特点、所处的医疗环境等制定专属的生命周期。目前市场上主流的实验室数字化软件规划从开始到结束分为系统规划阶段、系统功能分析、系统开发和建设、系统运行和维护及系统应用评价5个阶段。

（一）系统规划阶段

系统规划阶段的主要任务是根据实验室发展规划和内外约束条件，确定实验室数字化软件的总目标和总体架构。总体架构明确是系统实现的约束条件，决定了开发和维护的组织结构，决定着系统的质量，并可作为培训的基础。系统规划是系统开发的第一步，也是最重要的一步，是系统设计的基础，通过详细调研和需求分析，深入描述及研究现行系统的工作流程及各种需求，对LIS提出完整、准确、清晰、具体的要求。系统规划阶段在LIS的建设过程中具有极其重要的作用，内容包括实验室业务流程分析、用户需求分析及非功能性需求分析。

1. 实验室业务流程分析　实验室实际业务内容及流程需要进行实际调查，同时结合

ISO 15189、CAP、CLSI等标准和规范的要求。例如，LIS涉及的实验室标本流程一般为：①申请→②收费→③采样→④运送→⑤核收→⑥质控→⑦分析前处理→⑧分析过程→⑨分析后处理→⑩审核→⑪解释→⑫查询→⑬销毁，其中⑥～⑪属于实验室内部流程，其他步骤则是与医院信息系统有关的外部流程。其中检验前包括检验申请、抽血叫号、标本采集、标本运送、标本接收等内容。检验后包括标本的存放、时效性、回顾、丢弃、销毁等管理内容，以及检验结果的综合发布，如远程打印、自助打印、互联网查询、在线问诊等。实际的临床实验室业务流程可能因机构规模、设备技术水平、管理体系等因素而有所不同。在进行业务流程分析时，需要结合具体情况进行详细调研和分析。

2. 用户需求分析 实验室数字化软件的用户需求分析目的在于确保系统能够满足实验室工作人员、管理人员、系统IT支持人员及其他相关利益相关者的需求。具体来说，用户角色包括患者、医生、收费员、护士、勤杂人员（辅助医生或护士完成医疗活动）、检验技师、检验医师、系统管理员、实验室管理者等。用户需求分析通常会采用调研、访谈、观察等方法详细了解用户对系统的需求或期望，以便设计和开发出符合实际使用场景的产品。以LIS为例，其功能需求包括为实验室服务对象提供检验申请、标本采集、结果查询、报告打印、隐私保护等功能；为实验室工作人员提供核收标本、分送标本、传送资料、分析前处理、质量控制、单向或双向通信、分析后处理、结果审核、打印报告、结果查询等标本检测过程的全面支持，实现实验室办公信息化；为实验室管理人员提供数据分析、资源管理、成本控制等管理决策信息。

3. 非功能性需求分析 实验室数字化软件一旦发生故障，势必影响到正常的医疗秩序。而且对实验室数据在安全及隐私方面的要求高于普通数据，因此在构建过程中需要进行标准化、规范化管理。随着医疗数字化的发展，各类数字化系统如雨后春笋般不断出现。实验室数字化软件系统需要与仪器、医院信息系统、电子病历、体检系统、数据中心、质量控制中心、中心血站等医疗系统进行信息交互。为便于与相关系统的兼容整合，实验室数字化软件应具有良好的开放兼容性，支持各种接口及标准。

（二）系统功能分析

系统功能分析是在需求分析、业务流程分析文档的基础上进行的系统功能梳理、分析和设计，得出系统方案，落实系统要达到的目标。实验室数字化软件可包括标本管理系统、质量控制系统、微生物管理系统、仪器通信系统、试剂管理系统、文档管理系统、生物样本库管理系统、科室决策分析系统、POCT质量监控系统、环境参数监测系统等子系统或模块。一般来说，系统都具有以下功能点：用户管理功能，如注册和认证、用户权限管理，数据管理功能，如数据录入、存储、查询、导出、分享，业务流程支持功能，如任务分配、通知、提醒等，报表和分析功能，以及数据可视化等系统集成和接口功能，安全和权限控制功能等。在进行功能分析时，通常需要系统开发商与最终用户和利益相关者密切合作、深入沟通，才能确保系统能够真正地满足其业务需求，并提供高效、稳定的功能支持。

1. 标本管理系统 是以标本检验的关键流程为主要功能节点，从检验申请开始到实验室检测，最后完成审核并发布报告的整个过程，包括患者准备、标本采集、运送、处理、分析、质量控制等。系统以为临床提供准确、快速的检验结果为核心，同时还应提供危急值报告、周转时间监控、工作量及类型监控、实验室诊断、知识库支持等新功能。

2. 质量控制系统　　是为临床实验室的室内质量控制提供科学质控方法、规范质控活动及实验室之间比对分析的专业软件。质量控制系统有丰富的数据统计分析功能，能对当月、逐月和累计的质控数据进行分析，计算质控数据的均值、标准差和变异系数等数据。可绘制多种质控图，绘制的图形可以进行打印或导出等处理。实验室可以选择个性化的质控规则进行失控判断，并对图形中的失控点进行标注。

3. 微生物管理系统　　用于院内感染监测、细菌菌株保存、微生物检验知识支持等，除LIS基本功能外，还可包括以下功能：含有完整规范的细菌/抗生素分类库；阳性结果自动上报院感科及相关部门；标本阳性率及跟踪；细菌发生率及跟踪；抗生素耐药性及跟踪；转换成WHONET数据格式上报国家耐药监测中心/WHO；将统计数据转换成EXCEL文件；重复资料的处理。

4. 仪器通信系统　　主要从检验自动化仪器设备接收数据并转换或解析为LIS中的数据格式，包括单向和双向通信。不同仪器型号传输的文本格式不同，每台仪器都需要一个专门通信接口程序。通信接口程序负责从文本数据中提取标本号、试验项目、检验结果、结果标志等。基于一定的规则将原始标本号解析成LIS中的标本号。利用仪器项目通道的对应位置信息，将仪器试验项目解析成LIS中的试验项目。将标本的相关信息如检验结果、结果标志、仪器报警等信息进行采集、存储、转换、传输及插入到LIS中。

5. 试剂管理系统　　该系统支持试剂集中、分组管理等模式，主要的业务功能有库存管理、使用记录、试剂安全管理、采购和供应商管理、使用统计和分析、试剂过期与处置管理等。试剂的库存管理又包括试剂的登记与录入、试剂的出入库管理及库存的查询和管理。试剂使用记录是指记录试剂的使用者、使用时间、使用量等，将试剂使用记录与实验记录关联，方便追溯和溯源。安全管理则包括试剂保存、操作的注意事项，并进行警示和提醒。采购和供应商管理包括试剂申请、审批、采购订单生成，以及供应商的资质信息、价格、供货情况等。使用统计和分析是对使用量、使用频率、使用部门、成本等进行统计分析，并生成报表，实现成本控制和预算管理。试剂过期与报废管理则是指即将过期试剂的提醒、试剂废弃流程管理及不合格试剂召回管理。

6. 文档管理系统　　文档是实验室管理制度和体系的文字体现。在实验室中，文件分外来文件和内部文件，按照是否受控，又可分为受控文件和非受控文件。不同类型的文件有不同的管理流程和要求。以ISO 15189要求文件化的程序手册为例，文档系统需实现文件编写申请，包括新文件的申请和旧版文件的修订，任务分配及文件起草、审核、发布、废止等全过程的数字化管理，提供文档管理功能，如版本控制、预览、打印、记录阅读者和时长、关联试题或考卷、文档熟悉度评价等。

7. 生物样本库管理系统　　生物样本库管理以条形码为核心，关联患者个人基本资料、相关疾病诊疗信息及样本类型、状态、质量、保存位置、出入库情况，从样本定期质量监测、样本有效期、废弃样本处理、样本库温度监控等多层面对样本库进行智能监控和在线数据分析，实现样本信息的管理、查询、跟踪、存储和共享。

8. 科室决策分析系统　　又称主任管理系统，管理科室业务数据、管理数据，为精细化管理和管理决策提供有力的数据支撑。系统从LIS等相关系统抽取数据，构建决策分析数据仓库，统计分析并生成报表或图形，协助临床实验室主任对检验质量及科室的人员、财务、试剂、耗材等方面实施全面管理。

9. POCT质量监控系统 主要业务功能有自动从POCT仪器中读取结果，减少手写或输入错误；实时监控全院POCT质控状态，按质控规则对质量控制数据进行分析；出具POCT结果报告，支持纸质报告单电子化；实现基于患者历史数据的结果分析；实时管理及分析处理质控数据。

10. 环境参数监测系统 可用于采集、记录实验室的环境、冰箱、孵箱、培养箱等设备的温度、湿度，以及实验用水的质量，并对异常情况进行报警。其常与传感器等监控设备相连，实现24小时不间断的监测、控制、记录和处理，异常时通过电话、短信等方式进行提醒。系统可实现不同地点、众多环境参数的统一管理，提高实验室温环境监控的工作效率和自动化程度。

（三）系统开发和建设

系统开发和建设阶段的主要任务是编写程序代码，确定系统的界面风格，实现前两个阶段的所确定的功能需求，完成系统的集成和调试，确保系统功能与设计的一致性和整体性能，以及之后进行系统的部署、验收和上线，监控系统运行情况，及时发现和处理问题，确保系统的正常运行。

（四）系统运行和维护

在完成实验室数字化软件建设后，如何保障整个系统的顺畅运行是系统能否发挥作用的主要因素，包括系统运行和系统维护。

1. 系统运行 系统试运行前需完成以下工作：①成立用户测试小组，在实际应用环境中进行真实数据的测试，测试时发现的问题或修改意见应在系统正式运行之前全部修改或解决；②完成数据初始化和测试，信息分类和编码应符合我国法律、法规及有关规定；③对系统用户进行培训，编写系统使用手册和技术文档。

系统正式运行后，需全时段对系统的运行情况进行监管。记录其运行状态，有计划、有组织地针对用户反馈的问题和需求，持续改进和优化系统功能和性能，以保证实验室数字化软件的各个要素随着环境的变化始终处于正确的工作状态，以便使实验室数字化软件真正符合实验室工作的需要。

2. 系统维护 是通过技术及管理等手段定期对系统进行维护和升级，来确保整个系统的稳定性和安全性。系统日常维护包括：①信息处理和信息服务，如统计分析、报表生成、数据的复制与备份等；②硬件的维护，如设备的使用管理、定期检修、备用配件和各种耗材的使用与管理，电源与工作环境的管理等；③安全问题，如数据维护、代码维护、硬件设备维护、应急预案等。

（五）系统应用评价

系统应用评价是指实验室数字化软件建成后，经过一段时间的运行，对系统目标与功能的实现情况进行检查，评估是否达到系统预期目标，并及时撰写系统评价报告。

1. 用户实际使用情况调查　采用访谈、问卷调查等形式，了解实验室数字化软件的投入使用对用户日常工作的影响。对回收问卷和访谈内容进行整理，对采集的信息进行全面分析，得出评估结论，编写用户使用评估报告。

2. 实现应用评估　了解实验室数字化软件各功能模块的实现程度，查看是否达到应用目标，并对系统的数据安全性、系统稳定性和规范性、界面友好性、使用便捷性进行评价。

3. 效益评估　对比实验室数字化软件应用前、后的工作成绩及效益情况，如检验报告质量、报告周转时间、危急值报告时效，以及流程精益情况、人力资源优化等。

第四节　临床实验室数字化信息生态圈

生态圈的概念在各个行业被提及，如产业生态圈、互联网生态圈、电商生态圈等。不同的生态圈都具有各自不同的特征，圈内的参与者彼此之间相互依存、相互影响，通过资源共享、合作交流、竞争创新等相互作用实现共同繁荣和可持续发展。信息生态圈由信息、信息人、信息环境构成。随着实验室软、硬件的发展，临床检验逐步从手工操作走向智能化阶段。信息化也逐步在实验室铺陈开来，逐渐覆盖了检验前、检验中、检验后各个阶段的实验室活动，关联到实验室的客户对象、工作人员、服务提供者等各类人群，也关联到HIS系统、护理系统、体检系统、收费系统、通信系统等各类系统。良性运行的实验室数字化信息生态圈同样能促进圈内信息人的发展。

一、实验室信息生态圈概述

与传统意义上的生态圈不同，圈中流动的不是能量而是信息。实验室或医院内外部网络，即信息环境。以此为信息传递的媒介，在实验室信息生态圈中流动着各类信息，包括患者身份信息、诊疗信息、医嘱信息、标本信息、仪器信息、质控信息、结果信息等。医院信息系统、实验室信息系统、检验仪器、临床决策支持、电子病历、网站、互联网医院、APP及小程序是流动信息的生产者及使用者，也就是信息人。临床实验室信息生态圈中涉及的主要系统及相互关系见图1-5。

临床实验室信息生态圈遵循实验室的标本工作流程进行信息流循环，即由患者就诊开始，经过申请→采样→核收→质控→分析前处理→分析过程→分析后处理→审核→发布，最后检验结果回到患者。将单个患者信息看作一个数据包，医生使用HIS向数据包开具检验医嘱，传输给LIS，执行标本采集并向数据包增加标本信息。仪器根据数据包进行试验项目分析，将检测结果返回，LIS对结果进行审核后发布，形成新的数据包，返回给HIS或电子病历或网站等。实验室信息生态圈还具有以下特点：①数据的可加工性，会伴随着信息链的过程进行加工和创造，信息内容增减并存；②数据的可分享性，使得生态圈中的数据流动可以是双向的、循环的；③信息人的主观能动性，可根据信息生态环境的变化（新技术的不断介入）而做出相应的调整。

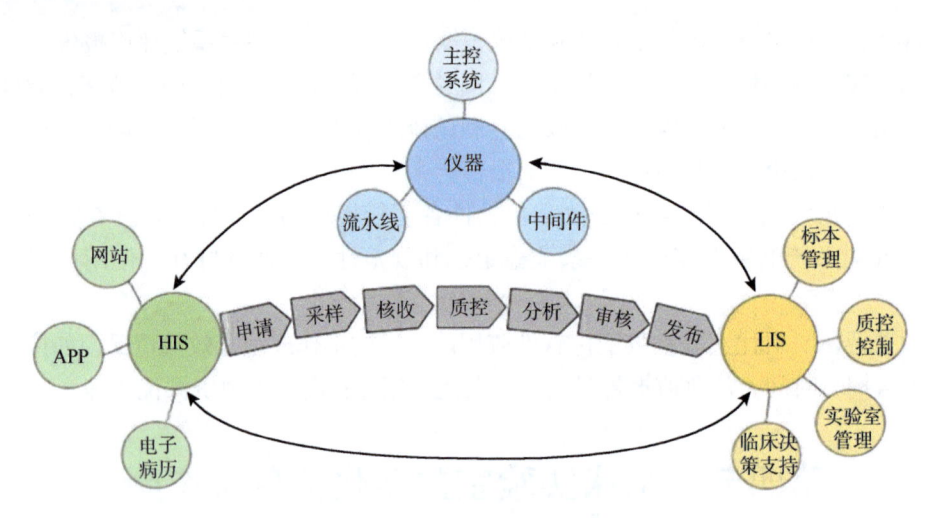

图 1-5　临床实验室信息生态圈模型

二、实验室信息生态圈主要系统

临床实验室的数字化信息涉及检验前、检验中、检验后等检验阶段，涉及检验医嘱、电子病历、收费、检验操作、仪器设备等系统，涉及病患、医疗、医技、后勤、管理等人员，逐渐形成由众多环节和系统组成的具有上下游关系、相互作用和联系的实验室数字化信息生态系统（laboratory digitalized information ecosystem，LDIE）。临床实验室信息管理的核心系统是实验室信息系统和仪器主控信息系统，其次是医院信息系统、采样及流水线系统、自动化检测仪器系统、实验室中间件等，较外围系统还有临床决策支持、检验结果查询及互认等，这些系统涉及不同功能和用户，具有不同的作用和意义，共同组成临床实验室的信息生态链。

（一）医院信息系统

医院信息系统（HIS）为医疗机构的临床应用提供信息化管理和服务支持，覆盖了医院各个部门和业务流程的信息化应用，能为医院提供全方位的信息共享和协同工作平台，是医院管理、临床诊疗、患者服务中不可缺少的基础设施与支撑。HIS主要功能包括患者信息管理（患者基本信息、病历资料、就诊记录等的管理）、门诊服务（预约挂号、叫号排队、智能预约、医生工作站、体检管理、医保收费结算等）、住院管理（病案管理、床位协调、医生查房、护士工作站、医嘱管理、住院费用管理等）、医技管理（检验、检查、手术、药品等信息的管理）、行政管理（人事、教学、科研、设备、耗材、财务、行政事务等管理）。HIS通过整合和优化医疗资源、提高信息共享和协同效率，为医院的运营管理和医疗服务提供了重要支持。

在整个实验室信息生态圈中，HIS涉及检验数据流动的全过程，从最初的患者资料到检验医嘱及账单，传输并接受LIS的检验结果数据，最后以电子病历、小程序、网站等方式展示检验结果。在功能上，主要是病历管理、检验申请及收费、结果数据管理等。HIS

涉及患者、医生、护士、财务、管理等人员。

随着医保电子凭证和电子发票、网上预约和分时段预约诊疗、医疗费用自助和诊间及移动结算、检查检验结果互认和网上查询、互联网+医疗健康等数字化技术的应用，形成了就诊更加便利、体验更加舒适的医疗卫生服务模式。

（二）采样及流水线系统

采样环节涉及患者、医生、护士、技师等人员，采样过程包括检验标本的采集和运送。随着信息化的发展，该阶段包括采血叫号、条形码自动粘贴、标本流转、分拣机、流水线等子系统。

采血叫号系统是在采血区域使用的呼叫和排队管理软件，根据标本采集形式和内容将患者分配到不同的采集区域，并从 HIS 或 LIS 获取患者基本信息，形成唯一号码，纳入等候队列，使患者有序排队、安静等候。条形码自动粘贴系统是指在血样采集前依照患者的检验医嘱信息，自动在采血管仓中选出正确的采血管，并粘贴相应条形码，提升静脉采血效率和患者体验感。

常见的标本流转方式主要是人工运输，部分新医院配备了自动化运输系统，包括医用气动物流传输系统、轨道式物流传输系统、AGV 自动导引车传输系统等，各系统原理、组成、功能、运输物品重量和体积等有所不同。实验室接收可采用自动分拣机，完成标本的接收、计费、二次喷码（自动编标本号），提升标本分拣的正确率和工作效率。

部分实验室还采用流水线系统，自动控制标本在流水线系统中各模块之间的运转，完成标本在分析前、分析中和分析后的各项处理工作。流水线信息系统可监控标本在流水线上的流转情况及位置的追踪，可减少患者的标本采血量，让用户可直观了解标本状态、标本所在位置、标本检验目的及标本在仪器或轨道中产生的错误信息。

检验前的智能化应用可有效提升检验前的周转时间和提升标本质量，实验室应充分考虑医院的规模、布局、人力和经济成本等因素，选择和实施合适的检验前智能化软硬件系统。

（三）自动化检测仪器系统

在实验室信息生态圈中，自动化检测仪器从 HIS 或 LIS 接收检验医嘱，确定标本要做的检验项目后，通过仪器自带的主控操作系统对标本进行检测，标记报警标本，将检验数据直接或借助中间件传到 LIS 中。

仪器主控信息系统也称为仪器操作管理系统，具有完成仪器控制、检测数据管理和对外数据交换等基本功能。根据仪器用途，还带有图形处理、专家系统、远程控制、报告打印等特殊功能。仪器主控信息系统的专业功能强大、操作简单、用户界面友好，是仪器性能优良的重要标志。

自动化检测仪器系统的使用者是实验室操作人员，其信息位置处于 HIS 下游、LIS 上游。目前常见的检测仪器有血液分析仪、生化分析仪、免疫发光分析仪、凝血分析仪、尿液分析仪、血气分析仪、核酸检测仪、质谱仪、细菌培养和鉴定仪等。

（四）实验室中间件

实验室中间件（laboratory middleware system，LMS）是介于传统的 LIS 和仪器（或轨道）之间的独立的系统软件或服务程序，集流水线管理和检验仪器智能管理为一体，能与 LIS 无缝衔接。在实验室信息生态圈中，中间件接收来自仪器或轨道的自身数据和检验数据，并将其传送到 LIS 中。中间件多由仪器厂家研发并提供给购买该仪器的实验室使用，如雅培 AlinIQ AMS、罗氏 IT3000、贝克曼库尔特 REMISOL Advance。中间件的基本功能如下：

1. 连接多台仪器设备　中间件可以连接多台相同或不同型号的检测仪器或前处理设备，两者可进行检验申请、仪器控制、工作分配、标本复检等深层次的双向通信，形成中央控制平台。中间件对连接仪器进行任务合理分配，有效平衡标本负荷，提高了工作效率。LIS 只与中间件进行数据交互，不与中间件连接的多台仪器进行数据交互，减少了 LIS 的通信接口数量，优化了通信流程。

2. 标本分配和在线管理　传统的实验室有多台仪器设备时，需工作人员分配检测标本，在每台仪器上进行操作，操作流程复杂但效率不高。中间件可对标本进行集中检测管理，跟踪标本的位置和处理状态，并视仪器状态自动分配标本。中间件提供标本总览，减轻工作人员的工作量，优化检验流程。

3. 专业的质量控制管理　中间件带有专业质量控制软件，对连接仪器进行统一的质量管理。除 Westgard 多规则、患者实时移动均值等质量规则外，还提供第三方在线质控系统的实时质控支持，在线质控可全过程自动完成质控标本检测和分析，提供跨平台的质控管理保证结果的可比性。

4. 自动审核或验证功能　根据质控结果、历史结果、仪器报警、参考范围、审核范围等规则，中间软件提供自动审核或验证功能，保证结果的质量和可靠性。对异常结果提供标识，让工作人员重点关注疑难标本，及时进行复检。

（五）临床实验室信息系统

在实验室信息生态圈中，随着 LIS 功能越来越完善，其与实验室信息生态圈中多个信息人有信息交互，信息位也最为复杂，基本功能如下：

1. 标本核收　标本在送到检验科时就已附加了大量信息，涉及标本自身信息（采集方式、采集时间、是否合格、需检测项目）、患者一般资料、标本收费情况等，核收时再增加标本的质量状态及核收人等相关信息。

2. 标本检测　除手工检测项目的检验结果需检验科人员人工输入外，其余均从仪器或中间件接收检验数据，转换或解析为 LIS 规范的数据格式。

3. 标本审核　结合患者资料、历史结果、跨专业结果、仪器报警、质控信息等内容，进行综合与智能的结果审核和分析，对异常或不可能结果进行强制审核不通过。给标本或结果标记审核信息，如触发规则、后续操作、必要的解释和备注。

4. 结果查询　审核通过的结果自动传送到 HIS 中，临床医生只要具备权限都可查看检验报告。报告中应包括参考区间、异常结果标记（升高或降低），以及查看审核人员、审核时间等信息，同时并记录查看人员及其查阅时间。

5. 试剂管理　包括试剂信息、试剂申请记录、试剂入库记录、试剂领用记录、库存信息、试剂厂商与供应商信息等，并将试剂信息与标本数据关联。

（六）临床决策支持

临床决策支持（CDS）是指通过人机交互方式为医生的诊疗工作提供决策支持及帮助。

检验申请时，CDS可针对患者性别、诊断、以往检验申请与结果等进行申请合理性自动审核并针对问题申请给出提示。例如，当男性患者开立血清人绒毛膜促性腺激素测定时，系统会根据性别规则提醒不宜开立；当重复开立相同医嘱血常规时，系统会根据以往检验申请规则提醒不建议重复开单；当根据既往检验结果（丙型肝炎抗体IgG结果为阴性）的患者开立丙型肝炎RNA测定（低拷贝内标定量）检查时，系统会根据既往结果规则提醒不宜开立。

结果审核时，CDS除帮助审核人员对检验结果进行可靠性的把握，实现对检验结果的自动审核，拦截异常标本并予以提示外，还能提供基于当前结果的可能诊断和解释、显示历史检验结果、提供即点即得的知识支持，以及患者电子病历信息及其所有实验室检验记录等。

（七）电子病历

电子病历（electronic medical record，EMR）是以电子化方式记录患者的就诊信息，包括就诊、病程记录、检查检验结果、医嘱、手术记录、护理记录等，其用户主要是医护人员及医院管理层。电子病历中的检验数据来源于HIS、LIS，因此在实验室信息生态圈中电子病历可以说是处于HIS、LIS的下游。通过电子病历将同一患者的检验数据整合在一起，方便医生分析患者疾病进展情况。

危急值报告的数字化闭环管理，涉及医、护、技多个部门，包括自动识别、临床确认和处理、二次报告、记录病程等环节，通过电子病历可实现危急值及时、准确报告，信息传递各环节无缝衔接且可追溯，确保患者的医疗安全。

（八）检验结果查询及互认

随着信息化的发展，医院为患者提供了网站和小程序查询检验结果的服务。目前，网站及APP一般从HIS中获取相关数据来提供给患者，因此在实验室信息生态圈中，处在HIS的下游。在网络查询方面，患者只需输入就诊卡和密码，即可查询或打印检验报告。患者在APP上可直接查询检验报告，还能通过手机完成就诊、预约挂号等功能，还实现了支付功能。

区域检验结果互认系统，实现互认共享数据标准，达到检验同质化管理要求，利用大数据、云计算和人工智能等技术实现自动监管检验互认数据的质量。实现区域内的检验结果开单、校验、提醒、阻滞、调阅、互认、监管的全过程数字化闭环流程管理，达到提醒精准、调阅迅速、互认方便的功能标准。

三、实验室信息生态机制初探

实验室信息生态链（laboratory information ecosystem chain，LIEC）是信息生态圈中信息流动的通道，信息人通过信息生态链进行信息交换，信息生态链将信息人连接起来形成相生相克、共荣共衰、协同进化的链锁关系，这种相互制约、相互影响的关系使得实验室信息生态圈总是处于一种动态的平衡中。

信息人在外部信息环境的物能流转及其他信息人的交流互动中形成的相对地位和功能作用就是信息生态位，它决定了信息人所能占有的资源。在实验室信息生态圈中，主要的信息人是仪器、LIS 及 HIS。仪器的信息生态位是接收检验医嘱，自动检测标本的结果，确保结果准确、快速，并以数字化形式共享检验结果。实验室数字化软件的信息生态位是管理实验室资源，实现标本申请、采集、流转、质控、审核、发布、解释等检测流程的全程数字管理。HIS 的信息生态位是患者主索引管理、财务管理、病历管理，服务于患者。信息生态位并不是一成不变的，实验室生态中的信息生态位的变化主要是竞争、协同进化及互动。

1. 竞争 分为两种，一种是同类信息人之间争夺有限的实验室市场资源，如各 LIS 公司产品在功能上已经大同小异，会出现低价竞争的局面；另一种是由于信息人为寻求发展，扩大自身的资源占有量，导致与其他信息人的信息生态位发生重叠，破坏了原有的平衡。如部分仪器在自带的主控操作系统里面内置部分 LIS 功能，在一些实验室的生态圈中呈现出取代 LIS 的趋势。

2. 协同进化 是指两个相互作用的信息人在进化过程中发展的相互适应的共同进化。随着检验仪器的发展，检验过程逐渐自动化、智能化，实验室对数据分析和处理能力要求显著提高，从而推动和促进实验室数字软件发展。

3. 互动 是指信息人直接或间接地为其他信息人的信息流转活动提供资源。例如，将 HIS 与实验室数字软件进行无缝对接，实现信息系统集成，医生通过 HIS 的功能模块查看结果报告，实现数字化的检验报告共享。

四、健康的实验室信息生态平衡构建

健康的信息生态平衡是指在一定时间内信息生态系统中的信息人和信息生态环境之间、各个信息人之间，通过信息流动和循环，使它们相互之间达到高度适应、协调互补的一种相对稳定状态，具体表现为信息人生态位合理分化、不同信息人之间形成完整畅通的信息流转、正负反馈机制。建立健康的实验室信息生态平衡需要注意以下方面：

（一）完善标准体系，建立信息开放、共享机制

仪器厂家的数据接口，可能遵循国际标准，也可能是自定义标准，但均提供开放接口和实验室数字软件进行数据共享及交换。但医院里的信息系统和实验室数字软件可能来自不同的厂商，需建立专门的数据接口来实现两个系统之间的数据交换。如果数据或信息不

能在不同信息人之间流通、共享，就会形成信息孤岛。因此，加速信息标准体系建设，建立开放、共享机制是当务之急。政府应从国家层面对标准制定进行总体规划，并给予政策及资金的支持，指导标准研制工作全面系统地开展和健康可持续发展。医疗卫生管理部门应在数据开放和共享中起主导、监督作用，调动信息人积极性，让信息能在不同系统间共享和流动。

（二）促进信息生态位合理分化

信息生态位分化就是指发生了生态位重叠的信息人，我们要尽量将资源转移到不和其他信息人发生重叠的生态位，或尽量在少重叠的生态位中生存发展。合理的信息生态位分化不仅能促进信息资源的合理使用，又能避免信息人之间出现恶性竞争，有利于信息生态系统的动态平衡。目前，我国的医院信息系统和实验室数字软件市场如同诸侯割据，市面上现有的产品难以满足医院的个性化需求和结构性改革，出现信息系统的重构需求，一些系统及功能被弱化或替代，而一些新需求的出现使新的系统及功能模块被研发。出于成本、维护等原因的考虑，厂家不愿意主动修改产品中还待完善的功能或添加新的功能，从而陷入"用户不满意，厂商不赚钱"的怪圈。因此，实验室生态中信息人应在明确自身生态位的前提下，利用自身的优势形成独特卖点，既能避免自身生态位与同行重叠，又能在激烈的竞争形势下处于优势地位。

（三）基于大数据的正负反馈机制

自然生态系统能维持一种和谐稳定的关系，是因为生物与环境之间存在着反馈调节机制，包括正反馈机制和负反馈机制两种。正反馈促进生态规模快速扩张，而负反馈主要抑制生态规模，因此负反馈对平衡的维持起主要作用。虽然实验室信息生态平衡也是由这两种反馈机制所调控，但信息人具有主观能动性，可根据实际情况及时调整自身战略需求。随着大数据时代的到来，信息人的决策行为将基于数据和分析，并非基于经验和直觉。只要充分利用实验室信息生态圈中生成、积累起来的行为数据资源，并借助专门的数据管理分析模型，可为医疗信息化厂商、实验室数字软件及仪器厂家提供准确客观的数据产品分析，支持经营决策和个性化精准营销，从而更好地适应正负反馈之间的转化，维持实验室信息生态的平衡。例如，实验室数字软件中有些功能较少使用，而有些功能被频繁使用，通过数据挖掘分析，可以为实验室数字软件厂家提供有价值的洞察力，并在此基础上调整产品研发策略。

第五节　临床实验室数字化现状和发展趋势

实验室数据的信息化、数字化和智能化极大地提高了实验室的工作效率和管理水平，已成为实验室最重要的组成部分之一。目前，LIS的基本功能、仪器数据通信、条形码技术、工作流程、医院信息系统接口等功能已经比较完善。了解我国临床实验室数字化的现状，为进一步推进智慧实验室建设提供发展方向和实现路径及策略。

一、我国临床实验室数字化现状

根据文献资料，咨询实验室信息化专家结合当前实验室现况，问卷调查实验室的数字化现状，包括标本数字化闭环管理、危急值数字化闭环管理、质量指标监测功能、重要技术（条形码、自动编号、自动审核、自动质控、临床决策支持）应用、重要子系统（微生物、输血、文档系统、自助服务、工作日志、联网POCT）应用等功能。采用5分制评分，5分为完全实现，4分为大部分实现，3分为少部分实现，2分为计划实现，1分为没有实现。

采用问卷星在线公开发布自愿填写的方式。问卷由实验室负责人或指定人员根据实际情况进行填写。2022年7月完成问卷调查并进行逻辑核查、异常值核查及去重处理。通过EXCEL完成数据处理和分析，统计实验室数字化水平的分值，统计智能化应用案例的使用率。不同医院等级、分布区域的差异，采用SPSS 23.0统计软件进行χ^2检验，以$P<0.05$为差异有统计学意义。

当前，临床实验室在不同等级医院的数字化水平，见表1-1。三级医院实验室数字化程度比二级及以下医院高很多，每个功能相差>1.0分，经χ^2检验具有显著的统计学差异（$P<0.001$）。标本数字化闭环管理是各级医院数字化水平最高的，三级医院得分3.9分，二级及以下医院得分2.7分。危急值数字化闭环管理居第二位，三级医院得分3.9分，二级及以下医院得分2.6分。之后依次是质量指标监测功能、重要技术应用、重要子系统应用，三级医院得分分别是3.5分、3.3分、3.0分，二级及以下医院得分分别是2.2分、2.3分、1.9分。

表1-1 不同等级医院临床实验室数字化水平（应用率）

核心功能选项	医院等级	完全实现	大部分实现	少部分实现	计划实现	没有实现
标本数字化闭环管理（包括申请、采集、交接、上机、审核、已阅、销毁）	三级医院	32.9%	42.1%	12.5%	4.0%	8.4%
	二级及以下医院	11.5%	27.2%	18.9%	7.0%	35.4%
危急值数字化闭环管理（包括自动识别、临床确认、二次报告、记录病程）	三级医院	33.8%	38.8%	14.5%	5.2%	7.6%
	二级及以下医院	10.5%	21.7%	19.1%	10.4%	38.3%
质量指标监测功能（不合格标本、TAT、修改率、不正确率等）	三级医院	23.3%	36.6%	21.2%	8.1%	10.8%
	二级及以下医院	5.1%	15.5%	19.5%	12.9%	47.0%
重要技术应用（条形码、自动编号、自动审核、试剂管理、质控管理、临床决策支持）	三级医院	8.9%	36.7%	35.9%	8.7%	9.9%
	二级及以下医院	4.6%	16.7%	26.1%	10.6%	42.1%
重要子系统应用（微生物、输血、文档系统、自助服务、工作日志、联网POCT）	三级医院	5.5%	31.3%	38.0%	11.7%	13.5%
	二级及以下医院	2.2%	10.6%	19.8%	11.6%	55.8%

临床实验室数字化水平按区域分布情况见图1-6。实验室的数字化水平存在明显的区域差异，从高到低依次是东部地区、中部地区、东北地区、西部地区，经χ^2检验差异具有

显著的统计学意义（$P<0.001$）。

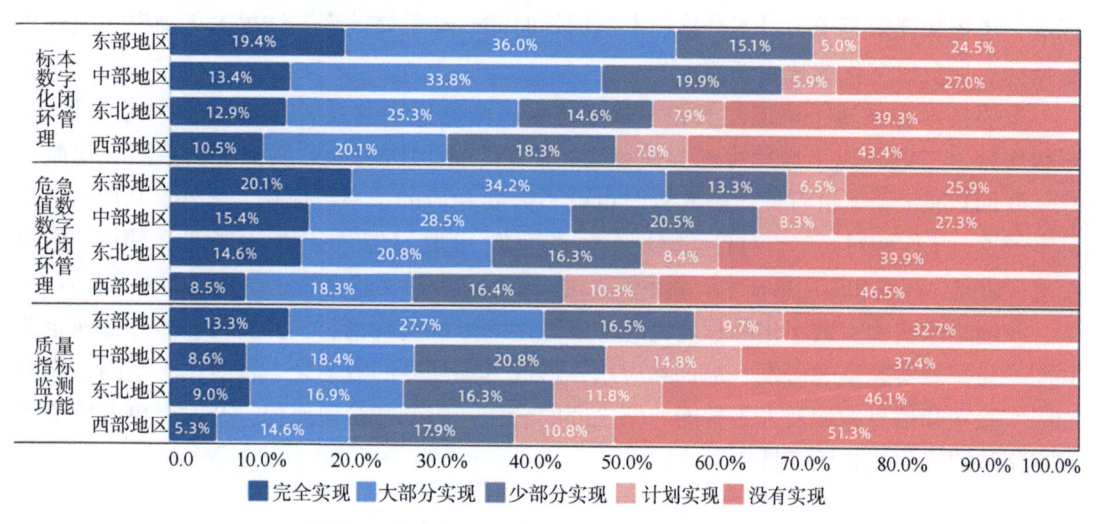

图1-6 临床实验室数字化水平按区域分布结果

		完全实现	大部分实现	少部分实现	计划实现	没有实现
标本数字化闭环管理	东部地区	19.4%	36.0%	15.1%	5.0%	24.5%
	中部地区	13.4%	33.8%	19.9%	5.9%	27.0%
	东北地区	12.9%	25.3%	14.6%	7.9%	39.3%
	西部地区	10.5%	20.1%	18.3%	7.8%	43.4%
危急值数字化闭环管理	东部地区	20.1%	34.2%	13.3%	6.5%	25.9%
	中部地区	15.4%	28.5%	20.5%	8.3%	27.3%
	东北地区	14.6%	20.8%	16.3%	8.4%	39.9%
	西部地区	8.5%	18.3%	16.4%	10.3%	46.5%
质量指标监测功能	东部地区	13.3%	27.7%	16.5%	9.7%	32.7%
	中部地区	8.6%	18.4%	20.8%	14.8%	37.4%
	东北地区	9.0%	16.9%	16.3%	11.8%	46.1%
	西部地区	5.3%	14.6%	17.9%	10.8%	51.3%

临床实验室数字化是自动化和信息化的发展，也是智能化的基础，它以降低错误，提高效率为目的，围绕日常工作业务而展开。表1-1结果显示，三级医院的实验室数字化水平明显高于二级及以下医院，说明数字化与医院等级、规模密切相关，大医院将数字化技术作为管理工具来提升质量和效率。图1-6结果显示，临床实验室数字化水平均是东部地区实现比例最高，其次是中部地区，之后是东北地区和西部地区，实验室数字化与经济发展程度相关，需要经济投入。

检验数据为临床提供60%～70%的诊断、治疗及疗效评估信息。标本数字化闭环管理系统覆盖检验前、检验中、检验后过程，包括申请、采集、交接、上机、审核、已阅、销毁等全流程闭环管理，可追溯到各环节的责任人，可监控各环节的时间。作为最基础的标本数字化闭环管理实现比例最高，三级医院是3.9分，二级及以下医院是2.7分，但在三级医院仍有8.4%未实现，二级及以下医院35.4%未实现。建议对照标本全流程管理的关键节点，联合软件开发商和医院相关部门，完善软件、流程、人员、监控等过程，实现数字化的标本全流程闭环管理。

危急值数字化闭环管理涉及医、护、技多个部门，包括自动识别、临床确认、二次报告、记录病程等环节，实现危急值及时、准确报告，信息传递各环节无缝衔接且可追溯。2007年至今，将危急值报告制度列入患者安全目标，2018年列为医疗质量安全核心制度。危急值数字化闭环管理三级医院是3.9分，二级及以下医院是2.6分，仍有7.6%三级医院和38.3%的二级及以下医院未实现。危急值报告制度作为基本和核心制度，实验室应实现主动识别、自动报告、临床确认和处理、记录病程、实时监管等数字化闭环管理要求，确保患者的医疗安全。

质量指标是评价临床实验室检测质量和能力的客观依据，也是实验室管理的核心，其中部分指标已被纳入国家三级医院绩效考核指标体系和《三级医院评审标准（2020年版）》。三级医院、二级及以下医院分别为3.5分和2.2分，三级医院大部分实现及完全实现比例是59.9%，二级医院是20.6%，均有极大的改进和提升空间。实验室应严格参照行业标准、考核和评审要求，对不合格标本、周转时间、结果修改率、结果不正确率等关键质量指标实现全数字化的智能管控。

重要技术和重要子系统是实验室数字化水平高的代表及发展方向。表1-1结果显示，三级医院、二级及以下医院存在显著差距，可能与基层医院未开展微生物检测、输血治疗、联网POCT等项目有关，因此暂时也就不需要相应的子系统应用。另外，基层医院的标本量少、工作相对简单，对自动编号、自动审核、工作日志等应用需求降低。建议三级医院重视研究、开发和应用新技术、新系统，进一步推进智慧实验室的建设，引领未来发展。

我国临床实验室数字化的程度良好，已经逐渐形成实验室、软件公司和体外诊断企业共同参与智慧实验室的研发、培训和应用，形成万物互联的数字化、智能化生态圈，同时加强实验室和信息领域及人工智能专家之间的合作，协调和管理流程，开发出更有价值的数字化和智能化的临床工具。

二、临床实验室数字化发展趋势

随着信息技术、检验医学的快速发展，临床实验室数字化技术的广泛应用正在改变着临床实验室的运作方式和服务模式，已成为不可逆转的趋势。在这个数字化转型的浪潮中，实验室设备的智能化程度不断提升，数据管理和分析的效率不断提高，远程监控和诊断的技术应用不断拓展，为临床诊断和治疗提供了全新的可能性和机遇，为医疗健康领域的数字化转型提供新的思路和启示。云计算、大数据、人工智能、大模型等新一代信息技术正引导着临床实验室数字化逐渐向标准化、智能化、远程化、智慧化方向发展。

（一）标准化

临床实验室、软件开发商都积极致力于完善临床实验室数字化相关的标准，包括检验项目、数据传输、数据安全等基础标准，以及自动审核、智慧服务等新一代信息技术标准。标准如信息编码、功能规范、互联接口等的统一，将有利于提高软件开发、实施、培训、运行及维护的质量和效率，实现检验结果共享和交换，提高实验室的服务水平。同时，各级医疗机构可应用这些标准、规范及指南来实现各种医疗信息系统的整合，有效解决信息孤岛问题，促进信息共享，降低信息化成本。

1. 国外临床实验室数字化标准　国外临床实验室数字化标准比较成熟，如CLSI的AUTO8、AUTO10、AUTO11、GP19、LIS01~LIS09等文件，已经被美国食品药品监督管理局（FDA）评估和确认，均是满足监管要求的批准级别的共识指南。目前，LIS03~LIS09等7个文件的复查已不再是达成共识过程中的一部分，但对医疗机构来说仍是有价值的，因此上述文档的维护工作将会继续进行。HL7包含了实验室信息化和信息系统的内容。IHE（Integrating the Healthcare Enterprise）基于HL7的技术提供了若干临床实验室领域的集成技术框架。LOINC是实验室检验项目和临床观测指标的编码标准，对于系统间进行信息识别互认非常重要。另外，《医学实验室质量和能力的要求》（ISO 15189）及《美国病理学家协会检查列表》（CAP Checklist）等标准，主要从管理的角度对LIS进行规定，包括LIS的流程、数据和界面的形式。

2. 我国临床实验室数字化标准　　我国已有临床实验室数字化的相关的卫生行业标准、团体标准及地方标准，如《临床实验室定量检验结果的自动审核》（WS/T 616—2018）、《临床实验室试验项目分类与编码》（DB 33/T 903—2013）、《临床实验室信息系统 第1部分：基本功能规范》（DB 33/T 893.1—2013）、《临床实验室信息系统 第2部分：数据传输与交换》（DB 33/T 893.2—2013）、《临床实验室信息系统 第3部分：工作流程规范》（DB 33/T 893.3—2013）、《数字化医学检验结果共享服务规范》（DB 3301/T 0039—2014）、《医疗机构智慧检验设施、服务及管理规范》（T/GHINA 1—2023）、《实验室信息管理系统 检验流程管理》（T/AHQTA 004—2023）、《医学实验室管理和技术能力评价 信息管理系统建设指南》（T/CAQI 360—2023）、《医学实验室管理和技术能力评价 信息系统管理功能规范》（T/CAQI 359—2023）、《临床实验室检验结果自动审核程序建立及应用指南》（T/CAME 68-2024）等。

总体而言，临床实验室数字化标准的发展呈现出日益规范化、标准化和普及化的特点。当前的临床实验室数字化标准仍然像一块块的积木，但相信未来终将建立起一整套全面、系统的标准体系，涵盖实验室信息系统、数据管理、设备操作、质量控制等各个方面，为医疗健康领域的数字化转型提供有力支撑。

（二）智能化

目前，临床实验室信息的智能化主要是指实验室结果的自动审核和智能解释诊断。实验室结果审核和解释是一个典型的专家任务，需要充分利用检验医学专家的知识和经验才能得出结论，并供实验室工作人员、医生、护士、患者和健康体检者等人员参考和借鉴。实验室结果审核和解释可提高结果审核的效率和质量，缩短标本周转时间，统一结果审核和解释的标准，提高实验室结果的利用率并实现诊断性报告生成。

1. 自动审核（autoverification）　　是在遵循操作规程的前提下，计算机系统按照临床实验室设置的已通过验证的规则、标准和逻辑，自动对检测结果进行审核并发布检验报告成为医疗记录的行为。在此过程中，与实验室预设的可接受标准相符的结果自动通过并发布，无需任何外加干预。而将不符合接受标准的结果留给人工来处理。自动审核模拟人工审核的过程，实现检验结果的批量审核。这对缩短检验标本的周转时间，减轻检验审核人员的劳动强度，减少检验人员的差异，增强医学检验知识的可扩展性具有很大意义。

自动审核根据标本的检验结果情况，自动筛选出含有危急值的检验项，多做或少做检查项目的标本，存在比值、差值等问题的检验结果，以及其他检验结果超出定义的范围的标本，供人工再次审核。自动审核的内容可包括：

（1）判断室内质控的通过情况，当出现失控情况时不允许启动自动审核。

（2）标本状态、仪器状态判断。判断仪器是否报警，标本质量是否合格。

（3）审核患者标本检测数据的均值、试验数和数值分布等，判断患者数据实时质量控制情况，了解检验结果有无偏离正常范围。

（4）审核结果是否在仪器或操作方法的线性范围内，超出范围时标本应稀释后重新检测。审核结果是否出现危急值，若出现应及时与临床取得联系。

（5）审核某一试验结果合理性。比较当前结果和前一次结果的差值校验；生理学相关检验项目的比值分析，如肌酐和尿素氮、钠和氯，一般是同时成比例地升高或降低。

（6）根据专家系统知识库内容，判断审核检验结果是否符合逻辑规则、是否需要复查，并实现检验结果的实验室初步诊断。

（7）根据审核结果，建议应采取的处理措施，如标本稀释后重做，采用不同原理方法重新检测，按实验室标准操作规程处理等。

2. 智能解释 是根据患者的检验结果，初步解释检验结果的临床意义，给出参考的实验室诊断。一般来说，可提供根据当次的独立检验项目的检验结果给出一个初步的病症提醒，或者根据患者当次多项检验项目结果的综合情况给出判断，以及根据患者既往史给出判断等多种解释方式。在缺少临床主诉、检查、详细诊疗信息等内容的情况下，检验结果的智能解释只能起到提醒和部分决策支持的作用，不能给出最后的病情诊断。解释性规则可参照专著、文献、共识或指南等资料建立。在患者结果里可自动触发解释性规则并提示，并通过规则注释、可信度、依据及文献来源来说明规则的可靠性。检验结果的解释内容可以包括以下方面：

（1）依据患者资料与检验结果的关系进行判断分析，如性别、年龄等。很多检验结果和人的生理因素有关，如年龄、性别、时间、季节、海拔、女性的月经期和妊娠期、生活习惯等。设定基于生理因素的个性化的参考范围可更好地解释检验结果。

（2）同一标本不同检验项目检测结果的相关性分析，即比值校验。许多检验项目或同一检验项目的不同检测参数之间，如ALT和AST、TB和DB、血细胞分析各参数之间等，存在某种内在联系，通过详细分析不同参数之间的关系，可用于辅助判断检验结果是否可靠。

（3）同一患者同一时间不同标本检测结果的相关性分析，如肝硬化腹水患者同一时间可出现血液和尿液胆红素升高、凝血时间延长、粪便中胆红素阳性结果等；血气分析和电解质结果之间存在密切的联系等。

（4）当前结果和既往检验结果分析，即差值校验。通过LIS和以往的历史结果进行对比分析，揭示患者的病情变化情况。

随着大语言模型应用及普及，与LIS深度融合，实现质量管理、报告解读、诊断分析、临床意义、用药建议、标本采集等精准医疗及智慧决策的功能，包括以下几个方面。

（1）报告解读与异常标注：结合患者资料及结果，智能解读检验报告，提供临床决策依据和建议。识别结果中的异常指标，提示潜在的疾病风险，提供诊断优先级建议。

（2）诊断分析与辅助决策：利用机器学习算法预测和识别疾病特征，监控临床信息、检验指标及历史数据，预测病情的进展趋势，协助制定更加精准和个性化的治疗方案。

（3）质量管理与智能问答：提供检验领域的智能问答与辅助决策，结合临床指南和最新文献，提供诊疗建议和参考信息。根据患者病史、症状和初步结果，推荐下一步检验项目申请。匹配患者检验项目，智能提示采集规范。

（4）流程调度与科研支持：智能优化实验室资源分配，根据检验设备负载情况调整标本检测顺序，缩短报告时间。从海量检验数据中挖掘潜在规律，辅助临床研究。

(三)远程化

互联网、物联网、云服务等信息技术的发展使得人们意识到实验室实现远程化的重要性和可能性。实验室远程化不仅可以提高实验室的工作效率和灵活性,还能够降低成本、节约时间,并且更好地应对各种突发情况。通过远程监控技术,实验室设备和仪器的运行状态及数据采集过程可以实时监测和追踪。远程诊断系统的应用使得专家可以通过互联网远程访问实验室数据和结果,为临床诊断提供支持和建议。远程化的操作方式提高了实验室的工作效率,减少了人力和时间成本,使得实验室工作更加灵活和高效。

实验室远程化可促进检验的同质化和结果互认。通过远程技术,上级医疗机构可以监控、指导、参与到下级临床实验室的活动中,提升下级医疗机构医学检验质量,促进分级诊疗的落实。此外,实验室远程化还可以提高实验室的应急响应能力。在自然灾害等特殊情况下,实验室人员可以通过远程化技术继续进行实验操作和数据分析,确保实验室的正常运转,减少不必要的停工损失。

实验室远程化是实验室管理和运营的新趋势,随着技术的进步和应用范围的扩大,实验室远程化将为实验室工作带来更多的便利和效益,推动实验室流程和技术的创新。

(四)智慧化

1. 应用数据挖掘 实验室信息系统数据挖掘的方法和应用主要涉及以下几个方面。

(1)分类、聚类和关联分析:分类是建立分类模型,对数据进行分类。聚类是把相似的数据建立一个一个的集合。关联分析是寻找数据库中值的相关性,决定哪些事情将一起发生。例如:①根据检验结果来区分疾病的严重程度,分为高、中、低等程度;②根据检验项目确诊疾病的特异性高低,分为确诊试验、特异性试验、非特异性试验等;③对检验项目进行归类,如以疾病为类别,将所有相关的检验项目归为一类;④某一组或系列检验项目的结果可能预示着一种疾病或病症的特定阶段;⑤分析某种病症的诸多检验结果之间的关联性规律,并可根据检验结果反推某种疾病的概率。

(2)估值:估值与分类类似,不同之处在于,分类描述是离散型变量的输出,而估值通常处理连续值的输出;分类的类别是确定数目的,而估值的量是不确定的。例如:①计算某个检验项目每天的平均值、中位数、标准差、最大值、最小值,这些值基本上恒定,且只在一定范围内波动,可以作为结果质量控制的达标与否的判断依据;②计算某个检验项目某个阶段的阳性率,如乙型肝炎表面抗原的阳性率,可以反映肝炎的患病率;③评价试验项目的诊断价值,如阳性率、阴性率、假阳性率、假阴性率等。

(3)预测:是通过分类或估值起作用的,也就是通过分类或估值得出模型。该模型用于对未知变量的预测,其目的是对未来应变量值的预测,这种预测是基于对数据的科学分析,同时需要时间来验证,即必须经过一定时间后,才能证实预测的准确性。例如:①通过监测健康体检者的血脂结果,观察连续5~10年的动态变化,可以反映饮食习惯、消费水平、群体生存环境的变化等对人群血脂水平和代谢等的影响;②预测某种疾病检验结果的变化趋势,如前列腺癌患者术前、术后随访监测血清PSA结果及分析变化趋势,预测长期生存情况;③预测实验室的工作量,如某个专业组的患者数、标本量、收入、消耗等,可以做出前瞻性的管理决策等。

（4）回顾性科学研究：医学科研的设计遵循重复、对照、随机化的原则。对临床检验历史数据进行回顾性研究，因其暴露因素、干预措施、结局因素等均已发生，且其研究资料是现存的记录，故具有省时省力的优点。利用已有的海量历史数据，进行提取、归类、补充、分组等处理，形成科研数据库，再经统计、分析可形成新的知识。如乙型肝炎主题科研数据库的建立：①从LIS的海量历史数据中查询乙型肝炎表面抗原阳性患者，建立患者资料库和对应的检验结果资料库。②从病历概要、病历记录中收集整理诊断、治疗、用药的关键数据，尽可能细化到可以直接统计的数据元，以完善患者资料。③可根据诊断，将数据分为急性肝炎、慢性肝炎、重型肝炎等组别，每个组别可进一步细分亚组。或根据药物治疗情况，将数据分为干扰素、拉米夫定、恩替卡韦等组别，每个组别可根据剂量和疗程进一步细分为亚组。④按分组情况，整理检验结果数据，形成队列研究或病例对照研究，进一步提高数据的证据级别，建立能用于科研的专题数据库。⑤根据研究需要，从数据库里选择数据进行统计、分析，发掘新知识、新现象、新课题。⑥随着医学的发展，可不断调整数据库的结构和内容，以满足实际工作需要。

数据资料既是临床实验室的劳动成果，也是现有的资源和潜在的巨大财富。如何积极运用信息技术等现代科技知识和成果，不断挖掘临床实验室数据、结果的价值，促进疾病防治水平的提高，保障人民群众的健康，是一项历史赋予广大检验医学工作者的重大任务，也决定着检验医学的发展方向和行业地位，任重道远。

2. 应用大数据技术　日常工作产生的各类检验数据不仅体量巨大、类型繁多，还有特征高维和冗余等特点。但检验数据本身并不产生价值，如何分析和利用使其在疾病的诊断、分型、疗效评价和预后预测中发挥临床价值才是关键。随着医学的发展，除传统医疗机构的检验外，还有基因组学、代谢组学、蛋白质组学等个体化检测，同时还有患者自我监测的健康数据。另外，患者可因疾病预防、监测、疗效控制的需要，重复多次就诊检查。随着时间的推移，患者个人的医疗数据会越来越多。但这些数据可能分布在不同的医疗机构、检测部门，没有统一的数据结构和标准，检测间隔时间不固定，存在碎片化、不连续、难共享、利用低等问题，造成了严重的医疗资源浪费。

在患者再次就诊或转诊时，医生因担心漏诊、缺乏经验、避免法律纠纷，或者依据实践指南或操作惯例，会开出大量的或重复的检验项目。这不仅造成医疗资源的浪费，还会增加患者经济、身体负担。通过临床检验的语义数据融合技术将多源异构的数据同步到检验大数据中心。构建临床检验大数据服务平台，提供临床决策支持服务，包括自动审核、结果解释、检验智能分析摘要等。服务平台的应用将均衡医疗资源的配置，延伸优质实验室服务的区域辐射范围，提升基层医疗机构的检验水平。

（1）临床检验大数据的智能分析摘要：患者的检验结果可能包括大量的检验项目、同一项目的多次结果，医生面对海量的、林林总总的数据，如何进行快速、准确的决策分析是当前面临的一大难题。通过大数据、云计算、人工智能等技术，对临床检验数据进行智能分析摘要服务，包括检验结果概况、重点或异常项目、可能疾病及变化趋势、建议下一步检查项目、看曲线图解释等。

1）检验结果概况：对所有检验结果进行分析并形成摘要，包括检验项目、检验次数、结果描述、可能实验室诊断等。通过摘要可以查看详细资料，如历次结果、项目意义、病历记录等。

2）重点或异常项目：有些检验项目特别重要，如肾功能检查中的肌酐。可直接显示重点或异常项目的结果及异常等级（轻度、中度、警戒、极值、危急等），忽略不重要或正常的结果。

3）可能疾病及变化趋势：根据历次的检验数据，分析历次可能的实验室诊断，推断当前可能的疾病及变化趋势，提供疾病知识库支持。

4）建议下一步检查项目：根据当前及历史结果，建议患者下一步的检查项目，并对不必要的检查项目予以提醒。

5）根据曲线图解释趋势：针对患者历史结果的曲线图，计算平均数、标准差、变异系数、最大值及最小值等统计参数，根据时间序列算法预计结果趋势，按曲线变化提供疾病变化描述，自动实现根据曲线图解释趋势功能。

（2）基于大数据为患者提供检验增值服务：通过对临床检验及相关数据的挖掘，为患者提供增值服务，将优质的检验技术、检验服务远程辐射到乡镇农村，均衡城乡医疗资源的分布，缩小城乡医疗差距。主要内容包括基于大数据的检验知识库、患者教育、检验结果查询系统、流行性疾病预警及疾病预测等。

1）基于大数据的检验知识库：基于大数据建立的与检验医学专家水平相一致的知识库，一方面支持检验结果的审核和解释，另一方面提供试验项目的临床意义和在线帮助，供医生在选择试验项目或结果解释时参考，也供患者或健康人员参考。知识库通过收集临床实验室常规开展的检验项目所需要的检验基本知识，满足普通医生、患者等对检验项目的具体知识进行深入完整了解的要求，并提供知识关联及知识导航，方便使用者浏览相关的检验项目，以及按照层级的方式对整个检验知识进行系统的了解。

2）基于大数据的患者教育：患者需求数据库的数据可以来源于患者对检验知识库的检索、互联网、移动互联网及APP平台。通过对大数据的挖掘，如果发现患者对临床检验存在误解、曲解及知识盲区，可通过移动互联网建立患者教育平台。教育的形式和内容可以多样化，既可以是文献，也可以是专题报告、知识集锦、爱心解答、视频课程等。这既能帮助患者了解疾病预防、治疗和生活保健知识，避免互联网不准确的信息干扰患者的判断，也能够促进医患沟通，创造更好的医疗环境。

3）基于大数据的检验结果查询系统：患者通过唯一性账户和密码，登录移动终端平台查询大数据平台提供的检验结果，不仅可以查询当前标本的状态、历次检验的结果，还能进一步了解同一检验项目的变化趋势，以及结果提示等信息。

4）基于大数据的流行性疾病预警、疾病预测：通过对临床检验大数据的挖掘发现特殊的、临时的数据增长点，结合临床知识，及早地发现可能暴发的流行性疾病或季节性疾病。通过对临床长期积累的数据库进行挖掘，发现疾病转归与检验结果的相关性，预测疾病的发展与预后、并发症等。

5）个性化参考区间和临床决策值：根据患者历史结果，基于检验项目的生物学变异和方法学变异，计算个性化参考区间。依据检验项目的文献资料，建立基于个性化（如性别、年龄）的临床决策值。在患者结果里展示个性化参考区间及临床决策值（适用时）。

3. 应用机器学习　机器学习（machine learning，ML）可以辅助疾病的诊断、风险评估及预后分析，可用于形态学识别与诊断、智能质量管理、精准医学诊断等。ML在实验室中的应用是临床实验室发展的重要方向，有助于突破检验大数据的临床转化瓶颈，提升检验诊断服务的质量。

（1）形态学识别：从外周血细胞、骨髓细胞到尿液、粪便、阴道分泌物等有形成分的识别，各种来源标本的病原体的准确识别和分类，结合标本自动化流程可实现快速、便捷的临床标本检测，成为ML在临床形态学检验发展的重要方向。

1）数字图像采集：采集高质量图像是图像识别的前提，主要设备是显微镜、数码相机及机械控制，通过程序控制可实现自动对焦、调整位置、图像采集等功能。数字图像采集与标本的进样、充池（推片）、染色、定位、清洗等标准化处理过程相结合。

2）图像分割算法：图像分割就是把图像分成若干个特定的、具有独特性质的区域并提出感兴趣目标的技术和过程。基于YOLO系列、ResNet系列、VGGNet等特征提取网络进行细胞分类，常用的方法如边缘分割、阈值化分割、区域分割、聚类分割、形态学分割、神经网络分割、基于小波的分割等。图像分割算法需要大量的已标注数据进行训练，目前公开的数据集仍较少。

3）图像特征提取：特征提取是图像识别的重要步骤，ML方法提取血细胞图像特征，包括形态特征：核质比、大小、形状、形态、体积等；纹理特征：细胞质颗粒的多少或大小、细胞核染色质、副染色质的细致度、核仁有无；颜色特征：细胞、颗粒、细胞质等颜色。ML通过大量训练集自动化地提取高维特征。

4）细胞分类：自动分类是将一组描述符分配给特定类的过程。常用分类器有支持向量机（SVM）、决策树、神经网络（NN）、k最近邻（k-NN）、随机森林（RF）、朴素贝叶斯等。深度学习通常在特征提取卷积神经网络之后直接再加入一层使用卷积操作的全连接层作为分类器，但可解释性较差，需要大量的标注数据进行训练，但其凭借强大的自动特征抽取能力展现出优异的性能。

（2）疾病诊断或预测模型：机器学习在实验室中应用，可赋予传统检验报告单除数据和箭头或+/-以外的更多信息，还可将检验大数据与临床信息、疾病特征结合并进行综合分析解释、疾病预测或预警风险提示。通过常用检验项目的疾病知识图谱，在患者结果中展示检验结果关联的疾病信息。按性别、年龄、病史、检验结果等数据，建立某种诊断或预测风险概率，在患者结果满足参数条件时，可展示诊断或风险预测概率。

示例1：基于智能数据和集成机器学习算法对尿液检验解释性报告进行探索，突破以往研究对单一疾病的限制，同时对糖尿病、尿路感染、肾小球肾炎、肾病综合征、肝病、泌尿系统结石、泌尿系统肿瘤共7种疾病进行预测和评估建模。结果显示，每份报告分为正常、异常、疾病、危重4个等级；单个项目结果判断为正常、轻度、中度、重度、极重度5个等级并提供大数据的人群分布；基于AdaBoost机器学习模型运用于7种疾病的训练准确度（≥88.3%）、真阳性率（≥80.0%）、曲线下面积（≥0.954）。建立了智能的结果解释性报告系统，能区分报告异常程度，具有较高疾病预测准确性，可提供个性化的临床决策信息。

示例2：收集肝癌组298例和非肝癌组882例患者数据，筛选出模型建立的特征参数，通过统计学方法筛选出2种最佳特征参数组合，采用XGBoost算法构建的Model3［ROC曲线下面积（AUC）=0.952，准确度=0.899］和Model8（AUC=0.951，准确度=0.897）的性能指标最佳。Model3和Model8共有的特征参数包括性别、年龄、甲胎蛋白、C反应蛋白、半胱氨酸蛋白酶抑制剂C。Model3的特征参数还有纤维蛋白原，外部验证集的AUC=0.823，准确度=0.793。Model8的特征参数还有清蛋白，外部验证集的AUC和准确度分别为0.816和0.793，基于常规检验数据构建了原发性肝癌的风险预测模型。

（杨大干　胡长爱　何剑虎）

参 考 文 献

杨大干，杨勤静，胡长爱，等，2015. 临床实验室数字化信息生态圈. 中国医疗设备，30（6）：78-81.

杨军霞，连荷清，庞博，2023. 人工智能血细胞形态学检查的关键技术进展. 中华检验医学杂志，46（3）：326-330.

沈立松，曾俊祥，2022. 机器学习在检验医学应用的现状与思考. 中华检验医学杂志，45（12）：1197-1200.

胡长爱，伍秋淇，杨大干，2022. 凝血功能结果解释性规则的建立及应用. 临床检验杂志，40（10）：742-745.

胡长爱，杨大干，叶章辉，等，2021. 基于智能数据和机器学习的尿液检验结果解释性报告. 中华检验医学杂志，44（6）：524-531.

曹晓强，高颢瑾，杨大干，2023. 基于常规检验数据的原发性肝癌风险预测模型的建立与评价. 临床检验杂志，41（8）：575-580.

Coskun A，Lippi G，2023. Personalized laboratory medicine in the digital health era：recent developments and future challenges. Clin Chem Lab Med，62（3）：402-409.

Çubukçu H C，Topcu Dİ，Yenice S，2023. Machine learning-based clinical decision support using laboratory data. Clin Chem Lab Med，62（5）：793-823.

第二章　临床实验室信息标准

临床实验室信息标准包括管理标准和技术标准。管理标准是规范临床实验室活动工作内容、质量要求和采用技术及方法的标准。技术标准是为实现管理要求的软硬件环境及信息技术方案。介绍国内外实验室信息标准现况，为实验室信息化、数字化和智能化提供依据、指南或基准参考。信息安全是实验室信息化的基础，实验室务必建立规范的信息安全等级保护体系，并符合我国信息技术应用创新产业的相关要求。

第一节　ISO 15189在信息领域的应用需求

ISO 15189：2022《医学实验室质量和能力的要求》通过建立临床实验室质量和能力认可体系，提升患者诊疗质量和实验室用户的满意度，有助于临床实验室和其他医疗服务部门之间开展合作，促进信息交流及方法和程序的一致化，促进患者检验结果的可比性和结果互认。依据CNAS-CL02：2023《医学实验室质量和能力认可准则》、CNAS-CL02-A001：2023《医学实验室质量和能力认可准则的应用要求》及相关标准和指南等涉及信息领域的应用需求，采用信息化、数字化、智能化等工具或手段，可以更有效地落实ISO 15189认可准则的要求。

一、总体要求

按ISO 15189的总体要求，信息系统宜做到：

1. 条款4.2.1信息管理　信息系统应满足实验室管理患者信息的要求，包括隐私和保密。不允许患者信息在未授权情况下被查询、复制或使用。

2. 条款4.2.2信息发布　信息系统应将可以发布的信息通知到相关患者，只有被授权者可以查询结果等信息。

3. 条款4.3患者相关的要求　实验室首要考虑在确保患者的健康、安全和权利的前提下，信息系统可提供以下支持：

（1）应提供查询途径，可查询检验相关信息和知识，协助选择检验方法和解释检验结果。

（2）可通过信息系统，如LIS、网站、小程序等，提供检验费用（适用时）、结果报告时间、检验前的留取标本注意事项等。

（3）提供检验项目的适宜性评估，包括检验项目申请的合理性，检验项目收费的合规性，项目套餐设置的合理性，检验结果异常率的分析，临床对检验结果的反馈等。

（4）可通过信息系统，发布导致或可能导致患者危害的事件，以及实验室为减轻这些危害而采取的措施。

（5）在实验室关闭、收购或合并的情况下，信息系统应确保保留的患者记录的持续可用性和完整性。

二、结构和管理要求

按ISO 15189的结构和管理要求，信息系统宜解决：

1. 条款5.3.3 咨询活动 信息系统可为检验全过程的咨询服务提供支持，帮助客户更好地利用实验室服务，包括：①为选择和使用检验项目提供帮助，包括对采集标本类型、采集时间、检验频率、检验方法的适应证和局限性等给出提示；②为临床病例诊断、病情评估、进一步的检验等提供建议；③为检验结果的解释提供专业判断，如对同一项目不同检测方法所得结果的判断解释；④推动实验室服务的有效利用，包括新项目、重要检验项目和不常用的检验项目的标本采集、临床意义及应用效能评价等；⑤记录并反馈临床或患者相关的信息，如不合格标本的分析，为改进提供数据支持。

2. 条款5.5 目标和方针 信息系统可协助实验室建立质量指标和目标，建立质量目标和质量方针的对应关系，并定期对质量指标进行监控和大屏展示，为评价质量方针的适宜性提供数据支持。

3. 条款5.6 风险管理 信息系统可支持数字化的风险全过程管理，包括实验室活动维护、KPI指标数据、风险识别、任务分配、风险估计、风险审核、风险监控、风险报告等，采用智慧大屏展示风险点及相关指标的监测情况。支持实验室建立风险源库。

三、资源要求

实验室可通过信息化手段对人员档案、继续教育、培训、考核及授权等，设备档案、运行维护、校准及溯源等，试剂信息、出入库、储存环境等，实验室环境监控、门禁等，以及外部供应商等资源要求进行数字化管理，具体要求如下：

1. 条款6.2.1 人员通用要求 信息系统应提供医学实验室认可、适用的法律、法规等文件。提供聘用条件和期限、员工设施、健康和安全要求，以及职业健康服务等培训材料。

2. 条款6.2.2 人员能力要求 信息系统应对员工的教育、资格、培训、再培训、技术知识、技能和经验进行要求和记录，提供信息技术支持对员工能力要求的符合性评估。信息系统支持员工专业能力的评估考核和记录。

3. 条款6.2.3 人员授权 信息系统可对人员的实验室活动进行授权，包括检验全过程、信息系统权限、仪器及检测系统等。

4. 条款6.2.4 人员继续教育和专业发展 信息系统支持人员培训的实施，提供数字化的培训材料，以及为评估计划和活动的适宜性提供数据支持。

5. 条款6.2.5人员记录 信息系统可支持人员档案、能力要求、岗位描述、培训、授权、能力监督等人员记录。

6. 条款6.3.2设施控制 信息系统支持记录、监控、评审实验室设施条件。信息系统应监控和记录温度、湿度、水质等环境条件。可支持实验室门禁系统、冷库警报系统、病原微生物实验室视频监控系统。

7. 条款6.3.3储存设施 信息系统可支持储存设施条件的监控,以及储存样品的定位管理。

8. 条款6.3.5样品采集设施 信息系统应保证标本采集期间保护患者隐私。

9. 条款6.4.1设备通用要求 实验室应制定信息系统选购或定制、授权、安装、测试、操作、运维、停用的程序。

10. 条款6.4.2设备要求 实验室应有满足实验室检测活动所需要的信息系统和计算机设备。计算机设备应有唯一性标签。

11. 条款6.4.3设备验收程序 实验室的计算机、服务器、软件等在投入或重新投入使用前应进行测试、验收,确保符合实验室的要求。

12. 条款6.4.4设备使用说明 信息系统的操作人员应进行人员培训、考核和授权,应建立信息系统标准化操作规程并可随时获取。

13. 条款6.4.5设备维护与维修 信息系统应对设备维护和维修进行记录。

14. 条款6.4.7设备记录 信息系统对每台设备进行数字化管理,建立仪器设备管理档案,保存从设备安装验收到报废过程中所有重要信息及证明材料,尤其是直接影响检验性能的相关记录,实现设备的全生命周期管理。

15. 条款6.5设备校准和计量学溯源 信息系统应对设备校准计划和校准记录(校准报告、原始记录、校准状态、再校准日期、修正因子等)、计量学溯源进行管理。

16. 条款6.6.2试剂和耗材——接收和储存 信息系统可支持试剂和耗材出入库、库存管理,对储存条件进行监测和记录。

17. 条款6.6.3试剂和耗材——验收试验 信息系统应保留新批号或新货运号试剂和影响检验质量的耗材的性能验证记录。

18. 条款6.6.4试剂和耗材——库存管理 信息系统可对试剂和耗材进行数字化管理,如利用SPD物资管理软件进行试剂入库、试剂出库、试剂报损、申购提醒、库存统计等的管理。

19. 条款6.6.5试剂和耗材——使用说明 信息系统有试剂和耗材的使用说明文件。

20. 条款6.6.7试剂和耗材——记录 信息系统应对试剂和耗材的记录进行数字化管理。

21. 条款6.8.1外部提供的产品和服务通用要求 信息系统可支持收集员工对外部提供的产品和服务的意见,评价外部提供的产品和服务。

22. 条款6.8.2 受委托实验室和顾问 信息系统应支持受委托实验室检验数据的互联互通,支持委托项目的申请,检验方法学查询,检验结果的传输,报告的发布,以及结果的解释等。应支持受委托实验室出现危急值时能及时提醒,按危急值流程进行处理。

23. 条款6.8.3外部提供的产品和服务的评审与批准 信息系统应支持对外部提供的产品和服务的评价,确保外部提供的产品和服务在提供给用户之前符合实验室规定。

四、过程要求

按ISO 15189的过程要求，信息系统实现检验前、检验中、检验后全过程的数字化管理。例如，检验前信息系统应保障标本采集工作顺利进行、标本运送符合要求等，检验中信息系统可保证实验室检验数据正常传输、个性化的参考区间展示、患者数据实时均值质控等，检验后信息系统支持结果智能审核、危急值闭环管理、标本归档记录、报告单格式应用等功能要求。应建立信息系统宕机预案，保持信息系统服务的连续性。具体要求如下：

1. 条款7.2.2实验室提供给患者和用户的信息 信息系统通过如LIS、HIS、网站、APP、小程序等为用户和患者提供相应的实验室信息，应包括：①实验室地址、工作时间和联络方式；②检验申请和样品采集的程序；③实验室活动的范围和预期可获得结果的时间；④咨询服务的获取；⑤患者知情同意要求；⑥已知对检验性能或结果解释有显著影响的因素；⑦实验室处理投诉的流程。

2. 条款7.2.3.1检验申请 信息系统应提供方便、简易、智能的数字化的检验申请，申请单有唯一的编号，同时保证：①可关联到对应的患者；②可识别申请者的身份及联络方式；③可识别申请的检验项目；④可在报告中提供临床和技术建议及临床解释。

3. 条款7.2.3.2口头申请 信息系统应对口头申请检验进行记录。

4. 条款7.2.4.1原始样品采集和处理要求 信息系统应提供电子版的标本采集手册，支持不合格标本处理，为定期评审标本采集量提供数据支持，允许设置试管合并规则和对接标本前处理系统。

5. 条款7.2.4.2采集前活动的指导 信息系统应为采集前活动提供充分的指导信息，包括：①患者在标本采集前所需做的准备；②采集原始标本的类型、量、采集容器及必需添加物，必要时注明样品采集顺序；③特殊标本的采集时间；④影响样品采集、检验或结果解释，或与其相关的临床信息；⑤可标注采集部位标识；⑥实验室接受或拒收申请的检验所用样品的标准。

6. 条款7.2.4.3患者知情同意 信息系统应记录特殊操作的知情同意书。

7. 条款7.2.4.4采集活动的指导 信息系统应提供采集活动的指导和支持，包括：①确认患者身份，如扫腕带、人脸识别；②确认并记录（相关时）患者符合检验前要求，如禁食、用药情况（最后服药时间、停药时间）、在预定时间或时间间隔采集样品等；③可显示原始样品采集注意事项，如容器及必需添加物、采集顺序等；④分装样品、原始样品关联，且可追溯到被采集患者；⑤可记录采集者身份、采集的日期及时间；⑥必要时，分离或者分装原始样品的要求；⑦采集的样品运输条件和储存条件；⑧采样物品使用后的安全处置，销毁记录。

8. 条款7.2.5样品运送 信息系统应建立数字化的样品转运全过程管理，可监控标本转运情况，并定期评估其充分性。可与实验室全自动物流系统互联互通，记录和监控运送过程。

9. 条款7.2.6.1样品接收程序 信息系统应有样品接收功能，包括：①可追溯到患者和标注采集部位；②记录接收样品的日期、时间和接收人；③急诊样品条形码上需增加特殊标记；④监控样品周转时间；⑤可追溯到原始样品。

10. 条款7.2.6.2样品接受特殊情况 信息系统应记录不合格样品，并支持不合格样品后续检测的闭环管理。记录让步检验情况，并在报告上备注。

11. 条款7.2.7.2附加检验申请标准 信息系统应提醒附加检验的时限。

12. 条款7.2.7.3样品稳定性 信息系统应按照设置的样品稳定性时间，监控样品采集到检测之间的时间，在超出允许时间时进行提醒。

13. 条款7.3.1检验过程通用要求 信息系统中应包含所有检验过程的程序和支持性文件，如与实验室活动有关的说明、标准、手册和参考数据，应保持最新并易于员工使用。信息系统应记录在检验过程中从事重要操作活动的人员身份，如检验者、审核者、POCT操作员。

14. 条款7.3.2~7.3.4检验方法验证和确认，测量不确定度（MU）的评定 信息系统可支持方法学评价的过程，包括正确度、精密度、线性范围、可报告范围、检出限、符合率、参考区间、测量不确定等。支持标本选择、数据管理、结果计算和统计分析、形成报告等评价过程管理。

15. 条款7.3.5生物参考区间和临床决定限 信息系统中应维护每个项目的个性化参考区间，适用时设置临床决定限。可支持参考区间直接法和间接法的建立和适宜性评估。可支持临床决定限的建立和评估。

16. 条款7.3.6检验程序文件化 信息系统应支持检验程序文件的全生命周期的数字化管理。

17. 条款7.3.7.2室内质量控制（IQC） 信息系统应有室内质量控制程序，包括质控批号设置、靶值、允许范围、质控数据、质控图等功能。监测每日质控情况，失控时采取处理措施。按月或批号进行周期性小结。适用时，可采用基于患者数据的实时质量控制（PBRTQC）监测结果的质量。

18. 条款7.3.7.3室间质量评价（EQA） 信息系统应支持EQA/能力验证（PT）/院际比对的计划管理、数据管理、结果分析及整改等。

19. 条款7.3.7.4检验结果的可比性 信息系统应支持结果比对的方案设计、标本选择、数据管理、结果判断，并形成可比性报告。

20. 条款7.4.1.1结果报告通用要求 信息系统应该保证患者获得的结果报告准确、清晰和明确，以及涵盖需要解释检验结果的必要信息。在检验报告延误时及时通知患者。

21. 条款7.4.1.2结果审核和发布 信息系统需保证结果在发布前，经授权的检验人员审核。适当时，审核者可访问室内质量控制、临床信息、历史检验结果、相关性检验项目结果、知识库等。记录结果发布者及接收者。

22. 条款7.4.1.3危急值报告 信息系统可获得危急值患者的临床信息，对危急值结果进行数字化的识别、警示、确认、网络报告、临床接收、处理、病历记录、统计分析等全流程的闭环监管。

23. 条款7.4.1.4结果的特殊考虑 信息系统可以简化方式报告结果或初步报告结果，但要保留记录并保证最终将完整报告发送用户。在符合相关法律和监管要求时，实验室结果可用于流行病学、人口统计学、临床研究等目的。

24. 条款7.4.1.5结果的自动选择、审核、发布和报告 信息系统可提供自动审核功能。

该功能经实验室批准，审核规则和逻辑易于理解，记录自动审核状况、审核人及日期时间。实验室应在引入前、使用后定期评估与验证自动审核，可快速暂停自动审核。

25. 条款7.4.1.6报告要求　信息系统应确保每份报告包括下列信息：①页码和总页数，每页有患者的唯一标识，原始样品采集日期和报告发布日期；②实验室标识；③患者姓名及病历号等；④原始样品类型和必需的样品描述性信息；⑤检验项目名称；⑥必要时，所用检测系统和检验方法；⑦适用时，检验结果的测量单位；⑧生物参考区间、临床决定值；⑨研发项目的声明；⑩审核结果、授权发布报告者（或可在系统中查询）；⑪危急值提示。

26. 条款7.4.1.7报告的附加信息　信息系统应记录报告的附加信息，如原始样品采集时间，报告发布时间，委托实验室信息，结果解释和注释。

27. 条款7.4.1.8修正报告结果　信息系统应保证在修订报告时注明原因，标明修订版且可追溯至所替代的原报告，修订报告应通知用户。

28. 条款7.4.2检验后样品的处理　信息系统中应记录检验后标本的归档位置和销毁日期。

29. 条款7.6.1数据控制和信息管理通用要求　实验室应获得开展实验室活动所需的数据和信息，如住院和门诊电子病历；审核时显示修改结果、历史结果、仪器报警信息等数据；提供质量指标监测等决策信息；提供标本全过程闭环数字化流转信息；提供危急值全过程闭环信息；提供科研数据的支持服务等。具备实验室活动相关的所需的软件功能，如自动审核、结果解释、图文报告、智慧大屏、互联互通、环境监测等。

30. 条款7.6.2信息管理的职责和权限　信息主管部门负责信息系统的采购、安装和调试、网络安全，负责信息系统的使用、培训、维护、升级及故障处理。实验室负责员工实验室活动涉及信息系统的使用授权。专业组组长负责收集专业领域信息系统存在的问题，并及时反馈。信息管理员负责信息系统的日常管理和维护，需求整理，跟踪和验证软件需求和功能，负责数据传输一致性验证和计算公式验证，信息系统年度评审，组织信息系统应急演练。

31. 条款7.6.3信息系统管理　信息系统（包括实验室信息系统、中间件、仪器主控系统、试剂耗材系统等）管理应包括：①信息系统在引入前，经过供应者确认及实验室的运行验证；在使用前，信息系统的任何变化，包括实验室软件配置或对商业现成软件的修改，均应获得授权、文件化并经验证。②信息系统日常运行和维护等形成文件，可被授权用户获取。③考虑网络安全，以防止系统未经授权的访问，并保护数据不被篡改或丢失；内网限制U盘使用、使用物理隔离、内外网安全策略、远程控制、软件安装授权等安全管理策略。④在符合供应者规定的环境下操作，或对于非计算机系统，提供保护人工记录和转录准确性的条件。定期审查对医院的信息安全制度、规则和标准的遵守情况。⑤定期维护以保证数据和信息的完整性，系统故障管理和应急响应，仪器、中间件、HIS、EMR、小程序之间的数据和信息的一致性验证。⑥应对计算公式和数据传输进行适当校验和系统检查，应对自动审核进行验证，特别是发生影响规则逻辑的变化时。⑦新系统引入时、发生变化时、新员工入职时及员工调整岗位时应对员工进行系统操作培训，定期进行信息安全培训和应急演练。

32. 条款7.6.4宕机预案　实验室应制定信息系统宕机预案，并组织员工进行培训和演练，确保实验室信息系统发生故障或宕机期间实验室活动可以正常进行。

33. 条款7.6.5 异地管理 信息系统在异地或由外部供应者进行管理和维护时，同样要求符合条款7.6.1～7.6.4的要求。

34. 条款7.7 投诉 信息系统支持投诉的接收、确认、调查、采取措施、效果确认等全流程闭环管理。

35. 条款7.8 连续性和应急预案 实验室应识别信息相关的风险，制定信息系统应急预案，包括服务器应急预案、网络故障预案、计算机故障处理、通信故障处理等。员工宜定期培训和演练信息系统应急预案。

五、管理体系要求

信息系统应在ISO 15189的管理体系要求中起到支撑作用，如信息系统中应支持实验室对管理体系文件的编写、控制；支持实验室进行风险点识别和控制；对质量指标的信息化统计和支持快速收集分析员工与患者反馈等。具体要求如下：

1. 条款8.1 管理体系总体要求 信息系统支持建立、编制、实施和保持管理体系以支持与证明实验室持续满足ISO 15189要求。

2. 条款8.2 管理体系文件 信息系统支持管理体系文件的全生命周期的管理，包括文件的起草、修订、审核、发布、查阅、反馈、作废等全过程，且方便员工获取和使用。必要时，监控员工文件学习和使用情况，通过关联题库来评估其对文件的熟悉度。

3. 条款8.3 管理体系文件的控制 信息系统支持管理体系文件的控制，包括文件唯一性标识管理，文件操作权限，如修订、审核、发布、查阅、作废等管理，作废文件的管理，以及发放控制，文件更改和当前修订状态的识别等。

4. 条款8.4 记录控制 信息系统应支持岗位日志、安全巡查、设施设备维护等各类记录，确保每项影响检验质量的活动可以被清晰地记录，修改的记录可追溯到之前的版本或原始记录。应保留原始和修改后的数据和文档，包括修改的日期时间、修改内容和修改人的标识。每项记录有唯一性标识，识别记录人、记录时间，防止非授权的获取及修改，在必要或要求的期限内可供检索、查阅，记录自动归档，并及时进行备份。

5. 条款8.5 应对风险和改进机遇的措施 信息系统支持实验室风险管理的实施和监控，包括风险计划、风险识别、风险估计、风险监控、风险预警、风险整改、风险报告等过程。

6. 条款8.6.1 持续改进 信息系统支持持续改进过程记录和管理，支持性数据的统计分析、可视化展示，改进机遇的预警等。

7. 条款8.6.2 实验室患者、用户和员工的反馈 可用电子问卷等形式向患者、用户和员工征求意见，并进行闭环管理。

8. 条款8.7 不符合及纠正措施 信息系统支持不符合及纠正措施的管理，包括事实陈述、不符合依据、原因分析及影响范围、整改措施、效果验证、见证材料等过程管理。

9. 条款8.8.2 质量指标 信息系统实现数字化的质量指标管理，包括数据的采集、数据分析和统计、监控预警、监控周期设置、可视化展示等。

10. 条款8.8.3 内部审核　信息系统支持实验室内审的全过程管理，包括策划、通知、任务分配、条款核查、不符合开具、内审报告、不符合整改等过程和记录管理。

11. 条款8.9 管理评审　信息系统支持管理评审的全过程管理，包括计划、任务分工、材料输入、评审报告、管理评审输出、不符合整改等过程和记录管理。

第二节　CAP Checklist对实验室计算机服务的要求

CAP Checklist中实验室通用检查列表有关于实验室计算机服务的要求，包括计算机设施、硬件和软件、系统安全性、患者/客户数据、自动审核、数据检索与保存、接口等内容。实验室如果符合CAP要求，对提高临床检验的质量和效率具有积极的促进作用。

一、计算机设施

CAP Checklist对计算机设施有以下规定：

1. 计算机设备维护

（1）要求：实验室计算机设备所处环境应严格按照供应商要求，保持实验室环境清洁且通风良好，定期对计算机设备进行清洁与维护。

（2）见证材料：计算机设备定期维护记录，实验室环境通风、清洁。

2. 消防设备

（1）要求：实验室应配备针对计算机设备的消防设施，如二氧化碳灭火器、卤化剂灭火器、七氟丙烷灭火器。除非危及人员和财产的危险情况，不建议实验室使用干粉灭火器，因为有腐蚀性的损坏。

（2）见证材料：计算机机房配备洁净气体灭火器。

3. LIS电源

（1）要求：实验室应配备不间断电源系统和电涌保护器，防止计算机设备遭遇电力中断和电流浪涌等情况的破坏。实验室应定期监控不间断电源系统和电涌保护器的运行情况。

（2）见证材料：计算机配备不间断电源系统和电涌保护器，不间断电源系统和电涌保护器运行情况记录。

二、硬件和软件

CAP Checklist对实验室的硬件和软件有以下规定条款：

1. LIS测试

（1）要求：信息系统在引入或功能更改前，需经过供应者确认及实验室的运行验证。信息系统任何功能修改均应获得授权且文件化记录，测试记录需保留到信息系统达到使用寿命后两年。

（2）见证材料：信息系统验证记录。

2. 客户化 LIS

（1）要求：实验室可根据自身需求使用客户化的信息系统。实验室需记录信息系统客户化和修改内容，并对信息系统中所有程序的用途、运行方式及其与其他程序的交互进行说明，以便于后续对信息系统的维修与修改。

（2）见证材料：客户化 LIS 的文件和记录。

3. 制度和程序审批

（1）要求：实验室主任或指定人员需在信息系统使用或进行重大修改前建立一套信息系统使用制度。该制度需符合实验室实际情况，能够指导员工日常操作与相关人员进行维护。

（2）见证材料：信息系统使用制度和程序审批的记录。

4. 计算机系统培训

（1）要求：信息系统使用初期或进行功能修改后，实验室应对信息系统所有用户进行培训并有相应记录。

（2）见证材料：计算机系统培训记录。

5. 计算机故障通知

（1）要求：实验室应制定书面的信息系统宕机预案，宕机预案中需注明信息系统故障时相关责任人的联系方式。

（2）见证材料：计算机故障通知程序文件及记录。

三、系统安全性

CAP Checklist 对系统安全性有以下规定条款：

1. 用户认证

（1）要求：实验室应建立用户认证制度对员工访问信息系统的权限、访问方式等进行要求，保证员工不能越权访问患者数据或对信息系统进行修改。对员工访问系统时使用密码的强弱等级进行要求；设置多少次密码验证失败后锁定账户功能。

（2）见证材料：用户认证的程序文件及记录。

2. 用户授权权限

（1）要求：实验室应建立员工权限制度对每个岗位人员信息系统中的权限进行限制，保证员工权限与岗位工作内容相符合。防止员工未经授权通过实验室信息系统访问、修改医院其他信息系统。

（2）见证材料：用户授权权限清单。

3. 未经授权的软件安装

（1）要求：实验室应建立相应制度，保证信息系统不会被未经授权私自安装任何软件。

（2）见证材料：未经授权的软件安装控制策略。

4. 公共网络安全

（1）要求：如果实验室信息系统中有设备需使用到公共网络，实验室应配备相应的网络流量保护措施，保证其中的信息不会被未经授权访问。实验室数据存储的云平台应实施静态加密和传输加密，保证网络和数据的安全性。

（2）见证材料：实验室信息系统保护制度。

四、患者/客户数据

CAP Checklist 对实验室的患者/客户数据有以下规定条款：

1. 患者计算数据验证

（1）要求：实验室应定期（两年一次）或信息系统发生可能会涉及计算公式的改动时对计算数据进行验证并保留相应记录。部分特定项目验证频率可按实验室需求增加。

（2）见证材料：计算试验结果的验证记录。

2. 标本质量评价

（1）要求：信息系统中应有相应组件能够对影响标本分析质量的因素（如溶血、脂浊、黄疸等）进行评估。

（2）见证材料：患者报告。

3. 数据输入 ID

（1）要求：实验室信息系统可通过标本的唯一标识号对标本检测的全流程各个节点进行跟踪，能够追溯到每个步骤所涉及的操作者与时间，如每个测试结果所用的检测仪器，自动审核报告的自动审核标识，POCT 检测人员。

（2）见证材料：检验结果可以追溯所涉及的操作者与时间。

4. 结果审核

（1）要求：LIS 具有审核功能，确保无论是手动录入或自动化传输的数据都由满足资质要求且经过授权的人员审核，以确保检验报告的准确性。

（2）见证材料：结果审核程序。

5. 宕机结果报告

（1）要求：实验室应制定信息系统宕机预案，保证实验室能够在信息系统宕机和恢复期间通过适当的方式告知患者结果。

（2）见证材料：实验室信息系统宕机预案。

五、自动审核

CAP Checklist 对实验室的自动审核有以下规定条款：

1. 自动审核验证

（1）要求：实验室应在自动审核应用前和系统发生可能影响自动审核逻辑判断的改变时对自动审核规则进行验证。验证保证自动审核覆盖所有可能的患者结果范围并且决策规则能够正常工作。

（2）见证材料：自动验证记录。

2. 当前自动审核规则

（1）要求：实验室应记录当前使用的自动审核规则并保持实时更新，以便信息系统出现故障时实验室可重新生成自动审核。

（2）见证材料：当前自动审核规则记录。

3. 自动审核质量控制标本

（1）要求：实验室应定期对自动审核进行验证。实验室应保证自动审核开启前会确认自动审核验证结果是否在控，若不在控或未定期验证，实验室可手动停止自动审核。

（2）见证材料：定义质量控制（quality control，QC）过程的程序。QC数据表明，QC是在规定的时间间隔内执行的。

4. 自动审核结果

（1）要求：自动审核程序应包含测试结果合理性检查规则，包括与可接受范围、危急值范围的比较，检查异常标识、报警信息，以及其他需要人工干预，如需要复检、稀释重检、电话报告或沟通等情况。

（2）见证材料：自动审核的合理性检查规则。

5. 自动审核审计跟踪

（1）要求：实验室应能识别出自动审核的报告，并能追溯到自动审核的时间。

（2）见证材料：自动审核标识和审核时间。

6. 自动审核差值校验

（1）要求：自动审核程序应包含所有人工审核使用的差值校验规则。

（2）见证材料：自动审核的差值校验规则。

7. 自动审核暂停

（1）要求：实验室能在检验过程出现差错时快速暂停自动审核程序。

（2）见证材料：自动审核程序暂停功能。

六、数据检索与保存

CAP Checklist对数据检索与保存有以下规定条款：

1. 存档测试结果

（1）要求：在患者诊疗时，完整的检验报告可被方便、快捷地检索，报告的内容应包括检验结果、参考区间、解释性注释、异常标识、备注说明和报告时间。

（2）见证材料：信息系统中患者报告的检验结果、参考区间、解释性注释、标识和原始报告时间。

2. 分析仪ID

（1）要求：实验室应保证每台仪器具有唯一的标识号，信息系统能追溯每个测试结果对应的检测仪器。

（2）见证材料：每个测试结果对应的检测仪器标识。

3. 数据保存/破坏性事件

（1）要求：实验室应建立相应的应急预案以保证在发生意外事件和软件或硬件故障时，实验室能够及时恢复数据并进行数据的完整性检查。程序文件应包含以下内容：①充分应对实验室电力或功能中断的处理流程；②通过演练等措施定期检查预案的有效性；③数据和计算机程序的备份策略，副本的存储要求；④系统和数据恢复后检查要求。

（2）见证材料：信息系统意外事件预案和演练记录。

七、接　　口

CAP Checklist 对接口有以下规定条款：

1. 参考区间/单位传输

（1）要求：适当情况下，实验室应保证患者结果与参考区间、测量单位一同通过接口传输，保证结果与参考区间、测量单位的一致性，尤其是特定患者的个性化参考区间。

（2）见证材料：参考区间/单位同时传输。

2. 接口结果完整性

（1）要求：当启用新接口或发生可能影响接口传输准确性的更改时，实验室应对数据传输进行验证，验证需包括仪器数据传入实验室信息系统、实验室信息系统输出到电子病历系统、实验室信息系统输出患者报告等。验证内容包括患者测试结果、结果异常标识、参考区间、解释性注释等。

（2）见证材料：以截图方式展示的数据一致性验证报告。

3. 接口关闭/恢复

（1）要求：实验室应制定相应措施以保证在接口关闭和恢复期间能够保障患者检测数据的完整性。措施应包括验证接口系统的恢复、必要时替换或更新数据。

（2）见证材料：接口关闭和恢复期间的措施。

第三节　智慧医院对临床检验的要求

"三位一体"智慧医院是集医疗、信息技术和管理服务为一体的新型医院管理模式，具有系统化、个性化、智能化等特点，智慧医院的建设内涵随新一代信息技术发展而不断更新。为贯彻落实国务院办公厅印发的《关于推动公立医院高质量发展的意见》（国办发〔2021〕18号）要求，稳步推进"进一步改善医疗服务行动计划"成果，国家卫生健康委员会和国家中医药管理局联合印发《公立医院高质量发展促进行动（2021—2025年）》（国卫医发〔2021〕27号），将信息化作为医院基本建设的优先领域，建设电子病历、智慧服务、智慧管理"三位一体"的智慧医院信息系统，完善智慧医院分级评估顶层设计。"三位一体"智慧医院评审可分为电子病历应用水平评价、智慧服务分级评估标准体系、智慧管理分级评估标准体系及互联互通标准化成熟度测评四个方面。

一、电子病历应用水平评价

电子病历评级是指电子病历系统应用水平分级评价。为落实国务院办公厅《关于促进"互联网+医疗健康"发展的意见》（国办发〔2018〕26号）和《关于进一步推进以电子病历为核心的医疗机构信息化建设工作的通知》(国卫办医发〔2018〕20号),国家卫生健康委员将对2018年12月的《电子病历系统应用水平分级评价标准(试行)》进行修订。

(一)电子病历评级检验相关评分标准

与检验相关的电子病历系统应用水平分级评分标准,具体见表2-1～表2-3。由于目前电子病历评级一般从四级开始,故一级至三级的评审细则不纳入本表。

表2-1 电子病历评级检验相关评分标准——病房医师端

项目代码	业务项目	主要评价内容	数据质量评价内容
01.02.4		(1)下达申请时可获得检验信息,包括标本、部位、注意事项、适应证、采集要求、作用等 (2)申请能实时通过系统传输到医技科室	(1)完整性:检验申请记录须具备满足医政监管要求的重要指标 (2)合规性:有全院统一的标本项目字典
01.02.5		(1)检验申请数据有全院集成管理机制,并统一显示 (2)有全院统一的检验标本字典并在申请中使用 (3)下达申请医嘱时,能查询临床医疗记录,能够针对患者性别、年龄、诊断、以往检验申请与结果等进行合理性自动审核并针对问题申请时给出提示	(1)完整性:检验申请记录须具备全部常用项 (2)合规性:检验申请记录中时间类型指标必须为日期型变量 (3)同一性:检验申请记录与医嘱记录、护理执行记录可对照
01.02.6	病房检验申请	(1)支持检验申请闭环管理,标本状态和检验结果各阶段进程状态可实时获得 (2)下达申请时可根据临床路径(指南)及知识库等推荐所需检验项目,如有中医病房,需检查中医临床路径 (3)可引用患者在外部医疗机构产生的检验记录 (4)写入院医嘱时,可根据患者院外结果,判断检验互认项目并提示	(1)唯一性:委托外部机构(以下简称委外)检验记录院内外标识 (2)完整性:委外检验记录重要项 (3)合规性:检验申请记录(申请下达时间)≤医嘱开写时间<检验执行记录(检验执行时间、护理采样时间) (4)新开检验申请单同步执行计划时间<1分钟
01.02.7		(1)下达申请时,可根据医疗机构内外诊断与检验结果及知识库提出所需检验项目建议 (2)可预约外部医疗机构的检验申请,并给出外部医疗机构名称、位置及注意事项 (3)可根据患者院外结果和医师开具项目,自动过滤有效互认项目,生成差异化的检验申请	(1)合规性:委外检验申请中标本项目字典与院外字典可对照 (2)时效性:委外检验申请同步院外机构时间<30分钟
01.02.8		(1)在申请检验项目时,可查看患者自采健康记录内容,以此作为了解病情的参考 (2)可以利用患者医疗机构内外医疗及健康数据,自动为患者制订持续的检验计划,供医生确认引用	(1)唯一性:患者检验计划记录 (2)完整性:检验计划记录项目须具备全部常用项 (3)同一性:检验计划记录与院外执行记录可对照 (4)时效性:院外检验执行状态变化,同步时间<15分钟

续表

项目代码	业务项目	主要评价内容	数据质量评价内容
01.03.4		（1）可获得实验室报告数据 （2）医师工作站中可在下达医嘱、书写病历时，同屏直接查阅历史检验结果 （3）查阅检验报告时能够给出结果参考区间及结果异常标记，可获得项目说明 （4）检验报告与申请单可进行关联对应 （5）查看区域内患者的检验结果，互认结果有标识	（1）完整性：检验报告须具备满足医政监管要求的重要指标 （2）合规性：检验科室有全院统一的字典
01.03.5	病房报告浏览	（1）检验报告有全院统一集成管理机制，并统一显示 （2）查阅报告时，对于有多个正常参考区间的项目能够根据检验结果和诊断、年龄、性别等自动给出结果的判断与提示 （3）可根据历史检验结果绘制趋势图 （4）对于危急值检验结果，医师、护士能够在系统中看到 （5）可在下达医嘱、书写病历时，同屏直接查询患者本机构和区域内外部医疗机构的主要医疗记录（包括住院病案首页、门急诊病历、诊断证明书、住院医嘱、门诊处方、检验结果、检查报告；其他医疗机构记录实现不少于3类） （6）查询的院外医疗记录中，对于可互认的报告及内容应有明确标识	（1）完整性：检验报告须具备全部常用项；危急值记录须具备全部常用项 （2）唯一性：患者院内外标识；危急值记录标识 （3）合规性：检验报告中时间类型指标必须为日期型变量 （4）同一性：住院患者标识与外部医疗记录患者标识可对照
01.03.6		（1）支持检验危急值闭环管理，危急值处置各环节（包括通知、处置、记录、追溯等）可追溯；危急值结果，能够主动通知医师 （2）支持医师在院外浏览患者的完整信息，包括医嘱、病历、检查报告、检验结果、治疗记录、图像等 （3）互认项目有明确对照，可结合院内外检查、检验结果进行提示	（1）合规性：检验审核时间＜危急值发布时间＜危急值接收时间＜危急值处置时间 （2）时效性：院内新发布报告同步时间＜5分钟；委外检查新发布报告同步时间＜30分钟
01.03.7		（1）对于院内及委外检验的危急值，具有按时效管控、按接收人员分级通知、处理记录反馈功能 （2）对于委外完成的检验结果，可直接浏览报告结果，并与检验申请关联 （3）可根据检验结果，按临床路径（指南）及知识库提示后续诊治方案，如有中医病房，需检查中医临床路径	（1）合规性：检验项目字典与外部项目字典可对照；标本项目字典与外部医嘱药品字典可对照 （2）时效性：委外检验状态同步时间＜15分钟

续表

项目代码	业务项目	主要评价内容	数据质量评价内容
01.03.8	病房报告浏览	可利用患者医疗机构内外的医疗及健康信息提出处理建议，院外数据、患者自采数据有明显颜色标示，可与本机构数据进行比较，绘制趋势图等，图中有明显颜色或符号标记	（1）唯一性：患者健康记录、患者生命体征记录标识 （2）完整性：患者健康记录、患者生命体征记录须具备全部常用项 （3）同一性：患者生命体征记录数据院内外可对照 （4）时效性：可穿戴设备数据同步至医师管理系统时间＜30分钟

表2-2　电子病历评级检验相关评分标准——门诊医师端

项目代码	业务项目	主要评价内容	数据质量评价内容
03.02.4	门急诊检验申请	（1）下达申请时可获得检验项目信息，包括标本、部位、注意事项、适应证、采集要求、作用等 （2）检验项目来自全院统一的检验项目字典	（1）完整性：检验申请记录满足医政监管要求的重要指标 （2）合规性：标本项目有全院统一的字典
03.02.5	门急诊检验申请	（1）检验申请数据全院集成管理，并统一显示 （2）有全院统一的检验标本字典并在申请中使用 （3）下达检验申请单时，能够针对患者性别、诊断、以往检验申请与结果等进行申请合理性自动审核并针对问题申请给出提示	（1）完整性：检验申请记录须具备全部常用项 （2）合规性：检验申请记录中时间类型指标必须为日期型变量 （3）同一性：检验申请记录与医嘱记录可对照
03.02.6	门急诊检验申请	（1）支持检验申请闭环管理，标本状态和检验结果各阶段进程状态可实时获得 （2）申请检验时，能够查询历史检验、外部医疗机构检验结果和报告，并能给出重复检验的判断和提示 （3）可根据患者全周期诊疗数据（包括病史、体征、检验、检查、用药等）、医师主观描述（包括病情记录、讨论等）及体检数据，综合进行检验推荐，对于不合理内容进行控制 （4）开具检验项目时，可根据患者院外结果判断检验互认项目并提示	（1）唯一性：委外检验记录院内外标识 （2）完整性：委外检验记录重要项 （3）合规性：检查检验申请记录（申请下达时间）＜检验执行记录（检验执行时间、护理采样时间） （4）新开检验申请单同步执行计划时间＜1分钟

续表

项目代码	业务项目	主要评价内容	数据质量评价内容
03.02.7	门急诊检验申请	（1）委外完成的检验结果，可直接浏览报告结果，并与检验申请关联 （2）具有适用于门诊的疾病诊断知识库，提供诊断辅助的检验方案 （3）支持接收院外检验申请记录，可直接转为院内申请记录，并给出检验地点和注意事项 （4）不少于3个专科（重点优先）纳入独立专科诊疗体系，形成可覆盖专病全诊疗周期的持续干预体系，支持基于疾病指南或专家共识的专科检验方案推荐 （5）可根据患者院外结果和医师开具项目，自动过滤有效互认项目，生成差异化的检验申请	（1）合规性：委外检验申请中标本项目字典与院外字典可对照 （2）时效性：委外检验申请同步院外机构时间＜30分钟
03.02.8		（1）可查看患者自采健康记录内容 （2）可以利用患者医疗机构内外医疗及健康数据，自动为患者制订持续的检验计划，供医生确认引用	（1）完整性：检验、检查报告、治疗记录须具备满足医政监管要求的重要指标 （2）合规性：检查、检验、治疗科室有全院统一的字典
03.03.4		（1）能够在门诊医师工作站环境中查阅检验报告 （2）可在医师工作站中开写处方、书写病历时，同屏直接查阅历史检验结果 （3）能够给出结果参考区间及结果异常标记，可获得项目说明 （4）检验报告与申请单可进行关联对应 （5）查看区域内患者的检验结果和检查报告，互认结果有标识	（1）完整性：检验报告须具备满足医政监管要求的重要指标 （2）合规性：检验报告有全院统一的字典
03.03.5	门急诊报告查阅	（1）查阅报告时，对于有多个正常参考区间的项目能够根据检验结果和诊断、性别、年龄等自动给出结果的判断与提示 （2）可根据历史检验结果绘制趋势图 （3）对于危急检验结果，门诊医师能够在系统中看到 （4）可在下达医嘱、书写病历时，同屏直接查阅患者本医疗机构内外的主要医疗记录（包括住院病案首页、门急诊病历、诊断证明书、出院带药、门诊处方、检验结果、检查报告、本院体检报告等；外部医疗机构记录实现不少于3类），查询内容可被主要业务功能界面直接调出 （5）查询的院外医疗记录中，对于互认的报告及内容应有明确标识	（1）唯一性：危急值记录标识 （2）完整性：危急值记录须具备全部常用项

续表

项目代码	业务项目	主要评价内容	数据质量评价内容
03.03.6		(1) 可随时跟踪检验进展情况和结果 (2) 对于危急检验结果，能够主动通知（如系统弹窗、发送至移动设备等）医师、护士 (3) 支持危急值闭环管理，各状态可实时监控，处置可追溯 (4) 支持医师在院外浏览患者的完整信息，包括医嘱、病历、检查报告、检验结果、治疗记录、图像等 (5) 可根据患者全周期诊疗数据（包括病史、体征、检查、检验、用药、护理记录等）及体检数据，自动给出诊疗建议，供医生确认引用 (6) 互认项目有明确对照，可结合院内外检验结果进行提示	(1) 合规性：检验审核时间＜危急值发布时间＜危急值接收时间＜危急值处置时间 (2) 时效性：院内新发布报告同步时间＜5分钟；委外检验新发布报告同步时间＜30分钟
03.03.7	门急诊报告查阅	(1) 能够对比历史检验结果和外部医疗机构的检验结果 (2) 对于危急值通知具有按时效管控、按接收人员分级通知、处理记录反馈功能 (3) 委外完成的检验结果，可直接浏览报告结果，并与检验申请关联 (4) 互认检查检验项目可与关联的院内项目同屏展示，检验项目进行关联显示	(1) 合规性：检验项目字典与外部项目字典可对照；标本项目字典与外部医嘱药品字典可对照 (2) 时效性：委外检验状态同步时间＜15分钟
03.03.8		可利用患者医疗机构内外的医疗记录、体检记录及健康信息提出处理建议，患者自采数据有明显颜色标示，可与本机构数据进行比较，绘制趋势图等，图中有明显颜色或符号标记	(1) 唯一性：患者健康记录、患者生命体征记录标识 (2) 完整性：患者健康记录、患者生命体征记录须具备全部常用项 (3) 同一性：患者生命体征记录数据院内外可对照 (4) 时效性：可穿戴设备数据同步至医师管理系统时间＜30分钟

表2-3 电子病历评级检验相关评分标准——检验处理端

项目代码	业务项目	主要评价内容	数据质量评价内容
06.01.4	标本处理	(1) 临床科室有与实验室共享的标本字典并具有与项目关联的采集要求提示与说明 (2) 实验室与临床科室共享标本数据 (3) 标本采集和检验全程有记录，并可在全院共享	(1) 完整性：检验申请记录中须具备满足医政监管要求的重要指标 (2) 合规性：使用耗材有全院统一的字典

续表

项目代码	业务项目	主要评价内容	数据质量评价内容
06.01.5	标本处理	（1）标本字典、标本采集记录等数据在医院集成管理，并统一显示 （2）标本采集过程有对标本类型、患者身份、采集要求等的确认机制，防止标本差错 （3）对接收到的不合格标本有记录 （4）即时检验（POCT）实现系统接入	（1）完整性：检验申请记录中须具备全部常用项；POCT记录中须具备全部常用项 （2）合规性：检验申请记录中时间类型指标必须为日期型变量 （3）同一性：标本记录与检验申请记录可对照
06.01.6	标本处理	（1）可获得标本采集、传送及交接状态，并供实验室、临床科室共享 （2）支持与患者用药、生理周期、检验项目等相关联的自动核对，避免获得不恰当的标本 （3）对于上机后的不合格标本能够通过系统反馈至临床科室，并形成闭环 （4）能够根据检验项目的要求自动提示采集者在采集过程中的注意事项 （5）能对检验标本质量进行管理分析，通过统计分析从标本采集到接收的时间记录，并进行质量管理 （6）委外的检验报告，可纳入医疗机构检查、检验系统统一管理，并有明显颜色或符号标记	（1）唯一性：标本转运记录标识 （2）完整性：标本转运记录中须具备全部常用项 （3）合规性：检验申请记录（申请时间）＜标本记录（标本采集时间） （4）同一性：标本转运记录与检验申请记录院内外患者标识可对照
06.01.7		可接收外部医疗机构的检验申请及标本，并将外部机构申请的检验结果通过系统传输回申请者	（1）唯一性：院外申请记录标识 （2）完整性：院外申请须具备全部常用项 （3）同一性：院外检查申请记录与院内申请记录可对照；标本类型、检验项目内外字典可对照 （4）时效性：院外检查申请记录同步时间＜5分钟
06.01.8		（1）具有统计分析从标本采集到发布报告时间的记录，并依据数据进行质量管理分析与控制 （2）可获得区域标本质量管理指标并用于与本实验室质量数据进行对比分析	无

续表

项目代码	业务项目	主要评价内容	数据质量评价内容
06.02.4	检验结果记录	(1) 检验结果可供全院共享 (2) 出现危急检验结果时能够通过系统及时向临床科室发出警示 (3) 对支持双向数据交换的仪器实现双向数据交换	(1) 完整性：检验结果记录中须具备满足医政监管要求的重要指标 (2) 合规性：检验设备、检验方法有全院统一的字典
06.02.5	检验结果记录	(1) 检验结果数据全院统一集成管理，并统一显示 (2) 检验结果可按项目进行结构化数据记录 (3) 系统中有实验室内质控记录	(1) 完整性：检验结果记录、检验质控记录须具备全部常用项 (2) 合规性：检验结果记录、检验质控记录时间类型指标必须为日期型变量 (3) 同一性：检验结果记录与检验申请记录可对照
06.02.6	检验结果记录	(1) 支持检验过程闭环管理，可实时监控检验处理过程，包括标本接收、分析、报告、审核、发送等，根据闭环节点监控标本流转时间，可对不合格检验结果进行质量分析 (2) 能够结合临床诊断、药物使用等对检验结果数据进行核对分析，并可实时给出提示	(1) 合规性：检验标本记录（标本签收时间）≤检验结果记录（结果报告时间） (2) 时效性：检验结果处理状态时间与医生站系统同步时间＜3分钟
06.02.7	检验结果记录	可查询院外的检验结果，院外数据有明显颜色标记	合规性：检验项目字典与外部项目字典可对照
06.02.8	检验结果记录	可获得区域检验质控指标，并能够用于与本实验室质控指标对比	无
06.03.4	报告生成	(1) 报告数据可供全院使用 (2) 审核报告时，可查询患者历史检验结果 (3) 发出报告中的异常检验结果的标识 (4) 检验报告包括必要的数值、曲线、图像	完整性：检查报告记录中须具备满足医政监管要求的重要指标
06.03.5	报告生成	(1) 检验报告纳入全院统一数据管理体系 (2) 报告审核时能自动显示患者同项目历史检验结果以作为参考 (3) 报告审核时，可同屏直接查阅患者本机构和区域内外部医疗机构的主要医疗记录（包括住院病案首页、门急诊病历、诊断证明书、住院医嘱、门诊处方、检验结果、检查报告；外部医疗机构记录实现不少于3类）	(1) 完整性：检验报告记录中须具备全部常用项；检验危急值记录中须具备全部常用项 (2) 合规性：检验记录、检验危急值记录中时间类型指标必须为日期型变量；检验项目、危急值分类有全院统一的字典 (3) 同一性：检验报告记录与检验申请记录可对照

续表

项目代码	业务项目	主要评价内容	数据质量评价内容
06.03.6	报告生成	（1）检验审核、结果状态能够与临床共享 （2）报告审核时可自动显示患者历史检验结果和其他相关结果以供分析 （3）报告审核时，检验结果与饮食、用药等相关项目可实时提示饮食、用药等信息 （4）能够根据检验结果、历史检验情况自动判断报告是否需要人工审核，可根据性别、年龄、诊断、历史检验结果等自动给出检验结果性质的判断 （5）检验报告结果可自动进行国际单位换算 （6）检验报告可供给外部医疗机构引用	（1）合规性：标本记录（标本采集时间）＜检验结果记录（检验时间）＜检验报告记录（报告发布时间） （2）时效性：检验报告处理状态时间与医生站系统同步时间＜3分钟
06.03.7		（1）支持将委外检验的结构化报告通过系统传送回申请者，并能结构化存储作为医疗机构检验系统的内容 （2）能对检验危急值从发送到处理过程进行记录并进行质量管理分析与控制 （3）能对审核后的错误检验报告进行质量管理分析与控制，并闭环管理	（1）唯一性：院外申请报告记录标识 （2）完整性：院外申请报告记录须具备全部常用项 （3）同一性：院外检验申请记录与院内报告记录可对照；检验报告项目、分类院内外字典可对照 （4）时效性：新生成院内报告记录同步时间＜30分钟
06.03.8		可获得区域检验报告质量指标数据，并与本实验室的阳性率、重复检验率、质控等质量指标进行对比分析	无

（二）临床实验室应用案例

参考智慧医院建设要求，对实验室信息系统功能进行如下梳理和完善。

（1）门诊标本采集：采集人员在标本采集界面，通过刷卡、就诊码等方式输入患者唯一识别号，获取患者个人信息和检验医嘱。通过检验项目维护界面为不同检验项目来设置不同采集要求，如患者用药、生理周期、空腹等要求。标本采集时，系统从病历中提取相关信息，自动核对后给予采集提示，如"该患者近期有使用XXX药物，对XXX检验项目结果有XXX影响，请核对和确认！"。采集标本即自动生成唯一性条形码。通过条形码实现标本全流程闭环管理，可在系统中查询标本状态。

（2）病房标本采集：护士登录信息系统后，核对、确认、执行医嘱，打印标本标签，根据系统提示选择正确的采集管后，在PDA医技执行界面选择标本采集，扫描患者手腕带与检验标本标签完成患者确认。PDA根据病历系统中检验项目、患者用药、月经周期等信息提示标本采集注意事项。通过物流小车二维码、运输人员的PDA等形成标本周转链信息，送检状态可供实时查询。

（3）标本接收：标本运送至实验室后由检验人员或自动分拣机进行接收，信息系统中同步标本流转状态。实现可获得标本采集、传送及交接状态，并能够供实验室、临床科室查询。

（4）不合格标本登记：收到不合格标本后，检验人员在信息系统的不合格标本登记页面输入标本对应的条形码号，点击不合格标本登记，选择不合格标本类型和处理方式，备注相关信息并确认。不合格标本登记后，标本返回到未采集状态。如果是门诊标本，由检验人员电话联系患者进行重新采集。如果是病房标本，在检验人员完成不合格标本登记后，护士端会对不合格标本进行提示并注明标本不合格原因，护士可以直接退回医嘱打印界面重新进行采集。通过系统间数据共享，将标本不合格信息反馈给采集部门。根据监测要求，系统自动生成不合格标本统计报表，供实验室和行政部门分析、使用。

（5）报告审核：报告审核界面应有以下信息或信息链接：①患者基本信息、临床诊断；②标本状态标识，如未测定、测定中、已测完、已审核等，且标本状态可被临床查询；③危急值标识；④可展示仪器拍摄的标本照片和标本质量信息；⑤历史结果及变化曲线；⑥相关检验项目结果等。

（6）标本销毁：在规定时间内进行标本销毁。销毁前需核对标本数量，并在信息系统中勾选待销毁标本。标本销毁后完成标本流转状态的整个闭环。

（7）检验知识库：根据临床诊疗指南、用药指南、专家共识、教科书等知识源，构建检验专业知识库。将检验项目与知识库中标准知识的项目进行对码。基于知识库中设置的规则，可结合临床诊断、药物使用、检验结果数据进行结果核对分析并给予提示。

智慧医院建设对实验室信息系统的要求是一整套完善且成体系的内容。除上述内容外，还有一些细节要求，如：①实验室信息系统应支持标本归档完毕后再次检验并重新归档的二次出入库记录；②检验项目可维护不同的超时未接收预警时间；③血培养的三级报告每级报告均有完整记录并能够闭环监控；④标本采集界面提示信息规则可在后台配置；⑤检验知识库中结果核对分析规则的可配置性；⑥系统支持双人审核并在标本全流程闭环中体现。

二、智慧服务分级评估标准体系

智慧医院建设的第二个领域是实现以患者为对象的智慧服务。2019年，国家卫生健康委发布《医院智慧服务分级评估标准体系（试行）》（国卫办医函〔2019〕236号），将医院"智慧服务"分成5级，主要指医院（特别是三级医院）利用互联网、物联网等信息化手段，为患者提供预约诊疗、候诊提醒、院内导航等服务，范围涵盖诊前、诊中、诊后和基础安全等就诊全流程。对医院应用信息化为患者提供智慧服务的功能和患者感受到的效果两个方面进行评估，分为0~5级。

0级：医院没有或极少应用信息化手段为患者提供服务。医院未建立患者服务信息系统；或者在挂号、收费、检查、检验、入出院、药事服务等环节中，面向患者提供信息化服务少于3个。患者能够通过信息化手段获取的医疗服务信息较少。

1级：医院应用信息化手段为门急诊或住院患者提供部分服务。医院建立服务患者的信息系统，应用信息化手段对医疗服务流程进行部分优化，在挂号、收费、检查、检验、入出院、药事服务等环节中，至少有3个环节能够面向患者提供信息化服务，患者就医体验有所提升。

2级：医院内部的智慧服务初步建立。医院应用信息系统进一步优化医疗服务流程，能够为患者提供智慧导医分诊、分时段预约、检查检验集中预约和结果推送、在线支付、床旁结算、生活保障等智慧服务，患者能够便捷地获取医疗服务相关信息。

3级：联通医院内外的智慧服务初步建立。电子病历的部分信息通过互联网在医院内外进行实时共享，部分诊疗信息可以在院外进行处理，并与院内电子病历信息系统实时交互。初步建立院内院外、线上线下一体化的医疗服务流程。

4级：医院智慧服务基本建立。患者医疗信息在一定区域内实现互联互通，医院能够为患者提供全流程的个性化、智能化服务，患者就诊更加便利。

5级：基于医院的智慧医疗健康服务基本建立。患者在一定区域内的医院、基层医疗机构及居家产生的医疗健康信息能够互联互通，医院能够联合其他医疗机构为患者提供全生命周期、精准化的智慧医疗健康服务。

医院智慧服务分级评估的具体要求见表2-4。

表2-4 医院智慧服务分级评估检验相关要求

类别	业务项目	等级	是否为基础项	系统功能评估内容
诊中服务	信息推送 医院为患者提供告知、信息传送的能力	2	否	患者可使用自助设备完成医疗记录的打印，包括检查报告、影像资料、检验结果等
		3	是	为患者提供移动端的诊疗活动情况告知，如手术通知、入院提示、出院提示，以及取药、报告、危急值信息等
	标识与导航 医院为患者提供电子化就医引导的环境与服务	2	是	挂号、收费、药房等服务部门的公共信息有电子化展示，并能够与所在部门业务系统联动，如就诊到检、剩余号源、候诊信息、取药信息、抽血到检、检查到检等，实现不少于3项
				打印的号条、检查单、导诊单上有准确的诊疗科室位置信息
		3	是	支持患者使用自有移动设备及PC设备查询各类公共信息，如就诊到检、剩余号源、候诊信息、取药信息、抽血到检、检查到检等，实现不少于3项
诊后服务	患者反馈 电子化收集及了解患者反馈的能力与应用情况	3	是	患者可使用自有移动设备及PC设备完成满意度调查问卷
				患者可使用自有移动设备及PC设备完成投诉及意见反馈
				系统支持对投诉意见的分类处理，可通过短信、APP消息等方式通知医院管理部门
		4	是	对于患者投诉支持以短信、APP消息等方式回应
				可根据患者就诊活动，动态推送满意度调查内容，满意度调查结果与就诊活动可对应

续表

类别	业务项目	等级	是否为基础项	系统功能评估内容
诊后服务	患者反馈 电子化收集及了解患者反馈的能力与应用情况	5	是	结合医院信息系统数据、患者满意度调查结果、舆情监测等信息，对医疗服务进行综合评估
	基层医师指导 医联体中医院通过信息手段指导基层医师的能力	3	否	支持开展远程医学影像、远程心电、实验室检验等功能中的至少1项
全程服务	智能导医 医院为患者提供个性化就医引导的功能	4	否	系统可根据患者历史诊疗情况、检查、治疗安排等给出分诊建议
	远程医疗 医院应用远程医疗系统开展的会诊、咨询服务功能	4	否	针对慢性病、复诊患者，可实现在线交互诊疗，在线开具处方、检查单、检验单等，至少支持1项

三、智慧管理分级评估标准体系

智慧管理主要指医院运用物联网、大数据等技术进行内部管理，通常为后勤、运营等领域的智慧用电、能耗在线监测等系统建设，也包括科研、教学智慧化管理的内容，相当于为医院配备"智能管家"，促进医院管理精细化，以评促建，推动医院智慧化和标准化建设。医院智慧管理分级评估项目见表2-5～表2-14。

表2-5 医院智慧管理分级评估项目——医疗护理管理

业务项目	项目说明	主要评价内容
医疗、护理质控管理	院级、科室级医疗质量控制，各类医疗护理的数量与质量控制指标设定、统计报表、数据查询与展现处理	（1）能够直接从门急诊、住院、医技科室、辅助科室系统获得相关业务运行基础数据 （2）有全院统一的医务管理、护理管理综合数据处理与展示环境 （3）已建立完善的医务管理、护理管理指标库，能针对全院、部门与科室等分别设立预期指标要求，可定期将指标结果与设定的指标要求进行比较 （4）有全面的医疗、护理的数量、质量指标分析与对比查看工具 （5）能够提供多年数据纵向对比功能
医疗准入管理	各种医疗准入内容管理，以及医务人员岗位职责和业务权限的管理	（1）有统一管理医务人员岗位职责和业务权限的机制与工具 （2）能够将岗位职责和业务权限记录与运营管理、医疗、患者服务相关业务系统共享，并能用于相关管理控制 （3）医务人员能够在系统中申请、查询自己所需的岗位职责和业务权限
医院感染管理与控制	医院感染管理的相关工作	（1）能够统一管理院内感染、传染病上报数据 （2）能够对空气和环境进行监测记录 （3）能够对纳入重点防控的多重耐药菌的发现、治疗进行记录

续表

业务项目	项目说明	主要评价内容
不良事件管理	各类不良事件报告管理，不良事件处理追踪与反馈	（1）能够对不良事件报告进行通报与处理反馈 （2）有分析与控制不良事件的管理指标，能够从报告、处理记录中自动产生指标结果，并能生成直观的分析图表供管理部门使用 （3）系统对不良事件有分级处理功能，对高级别不良事件能及时提醒管理部门处理
和谐医患关系	患者投诉、纠纷预警与处置等记录，职工、患者满意度调查	（1）有统一的医患沟通关怀系统，能够对医患纠纷、信访、患者反馈、满意度调查、投诉信息进行统一管理并集中浏览 （2）有与高风险问题清单内容相对应的预防与处置措施知识库 （3）能够通过移动设备采集患者的反馈、投诉、满意度调查等信息

表2-6　医院智慧管理分级评估项目——人力资源管理

业务项目	项目说明	主要评价内容
人力资源规划	部门、人力规划，招聘管理	（1）能够对岗位、编制、人员信息进行自定义筛选条件及统计，并根据分析结果进行岗位编制相关决策支持 （2）能够根据工作量变化、预测期内退休人员与补充人员情况等信息，进行整体人力资源需求预测，对于岗位缺编与超编情况进行智能提醒
人事管理	人事档案、职务与职称管理	（1）院内人员能够在线办理个人事务，如个人信息浏览、入职申请、证明打印等 （2）能够自动提醒人员事务管理，如职称晋升、专业资格考试、评审、合同到期等，并可通过系统公告、邮件、短信等方式向员工推送 （3）具有人员档案校验知识库，能够自动检测数据的逻辑错误，如出生日期错误、工作经历覆盖冲突、所在部门与机构设置不符等
人员考核与薪酬管理	薪酬、绩效、福利管理	（1）院内人员能够通过信息系统查询自己的考核结果和薪酬信息 （2）科室能够利用信息系统进行绩效的二次分配 （3）能够进行科室绩效薪酬分配的线上审批，审批后的薪酬结果能够与财务系统对接 （4）能够进行多种类型的薪酬核算，如离职扣款、离职补偿、出国停薪、补发工资等 （5）能够进行人力成本核算与薪酬的测算，通过与院内其他系统对接获取核算基础数据

表2-7　医院智慧管理分级评估项目——财务资产管理

业务项目	项目说明	主要评价内容
财务会计	会计账务管理	（1）医疗收入数据能够与相应业务系统对接，包括门急诊和住院收费数据 （2）重要支出数据能够与相应业务系统对接，包括药品试剂、物资耗材采购消耗、职工薪酬等数据 （3）会计科目与医疗科目能够对照
资产账务管理	医院固定资产、流动资产管理	能够通过信息系统准确记录多经费来源的资产信息，并与经费管理等系统进行联动业务处理；对于资产的附属资产、附属部件信息进行详细记录

表2-8　医院智慧管理分级评估项目——设备设施管理

业务项目	项目说明	主要评价内容
购置管理	设备论证、采购、合同、验收过程记录与管理	（1）能够从设备管理相关系统中获取设备资产分布、维修记录、耗材和配件、服务工作量、收费等信息，生成设备购置论证客观指标 （2）能够设置设备配置额度指标，有超标预警提示
使用运维管理	设备保障与运行维护记录	（1）能够统一展示和查询设备运维管理综合数据（包括医疗和后勤各类设备运行使用记录、维护巡检、故障维修、配件更换、应急调配、报废鉴定等） （2）有运维管理指标库，能够分别设立全院、部门与科室预期运维指标，定期记录运维指标数据，并与成本管理联动 （3）通过移动端完成维护巡检、故障维修、盘点等，并自动生成电子记录 （4）有运维相关知识库，能够自动统计维修、保养标准工时并与实际数据对比处理，并能够用于运维保障人员管理
质量管理	设备计量、质控管理	（1）能够统一展示和查询设备（包含医疗、后勤设备）计量和质控综合管理数据 （2）有质控指标分析与对比查看管理工具，能够进行历史数据对比
效益分析	设备投入产出与使用效益分析	（1）能够通过网络从设备管理部门（如医工、信息、总务等）的管理系统自动获取汇总各科室各类设备的收入和成本数据（包括折旧成本、运行成本、维修成本等） （2）能够综合基础数据生成使用科室设备效益分析报表 （3）能够设置各科室设备综合效益指标 （4）搭建全院设备效益指标统一平台，实时查看全院医疗设备运营效益（经济指标、风险指标等）

表2-9　医院智慧管理分级评估项目——药品耗材管理

业务项目	项目说明	主要评价内容
库存管理	物资验收、库存管理	（1）能够统一汇总展示全院各类物资（包括通用物资、医用材料、药品等）入出库数据及库存信息，并进行历史数据对比 （2）按国家政策要求能够监管追溯耗材的历史纸质版检验报告、温度记录可数字化存储，并与相关结构化数据进行关联 （3）医用耗材使用时出现的问题有记录，内容包括问题、使用部门、使用人及时间 （4）库房温湿度监控系统有持续记录，并能够动态监测和报警
消毒与循环物品管理	消毒供应物品、重复清洗物品的发放、回收、清洗、打包、消毒过程信息记录与处理	（1）能够统一汇总和展示消毒与循环物品管理数据 （2）能够从各科室相关系统直接获取细化分类的消毒与循环物品管理数据，如消毒包用量、种类、成本等 （3）有指标分析与对比查看管理工具，能够进行历史数据对比

续表

业务项目	项目说明	主要评价内容
监测与使用评价	物品使用情况监测与管理	（1）不良事件能够统一汇总展示，并纳入对产品、厂商的评价中 （2）能够评价同类同效产品，包括价格、用量等差异分析，同产品不同科室、使用人等差异分析

表2-10　医院智慧管理分级评估项目——运营管理

业务项目	项目说明	主要评价内容
成本控制	各部门成本记录与管控措施及成效	（1）能够定期从物资仓库、药库、工资、固定资产、总账等系统中获取成本数据，如工资与补贴、医用材料、化学试剂、房屋与设备折旧及公摊费用等 （2）能够灵活设置成本分摊方式和转移对象 （3）各科室能够查看并追溯直接成本数据和分摊成本数据 （4）各科室能够获得自身成本分析报表 （5）有不同类型科室业务与成本相关的知识库 （6）能够借助信息化系统分析历史数据，提供一定的决策数据支持，完善并精细化医院成本管理流程 （7）各科室能够根据成本数据，结合收入，分析科室收益情况
绩效核算管理	结合医院预算管理和成本管理的情况，比对收入、成本进行运营分析管理	（1）能够按类别统计收入，如服务、研究、药品、耗材、检查检验等 （2）管理部门统一使用科室、收入分类、成本分类、房屋面积等字典，实现收入、成本、工作量等核算数据的共享 （3）收入核算和分析细化到部门 （4）能够按全院和部门查询收入核算与分析报表
医疗服务分析评价	医疗服务数量、质量、类别的记录、分析、评价	（1）能够通过接口从门急诊及住院、检查、检验等系统中获取工作量等信息，生成符合要求的指标数据 （2）能够按类别查看及分析全院和各科室的医疗服务相关指标 （3）能够从门诊、住院、检查、治疗等信息系统实时获得业务量、主要环节时间点等数据，并实时生成医疗服务指标分析结果 （4）具有对重复和缺失数据进行校验的功能 （5）建立基于数据的医疗服务综合评价体系

表2-11　医院智慧管理分级评估项目——运行保障管理

业务项目	项目说明	主要评价内容
后勤服务管理	餐饮、工程维修、物流运送、电梯服务、保洁管理	物流运送系统具有传送过程追踪功能，能够对重要医疗物品（如标本、药品等）与相应医疗系统进行信息对接
安全保卫管理	视频监控、停车、保安、门禁、消防、外协人员、应急预案与演练等管理	（1）安保信息全院统一管理，能够综合查询与显示 （2）有集中管理的视频监控系统，全院范围监控视频记录能够实时查看 （3）能够集中管理医院门禁，人员离职后能够同步取消门禁授权 （4）医患报警、财务、电力、燃气、毒麻药品、危险与放射药品等医院重点管理内容能够通过监测与报警系统将报警信息传送给安保部门

续表

业务项目	项目说明	主要评价内容
医疗废弃物管理	医院医疗废弃物收集、转运、消纳转出处理、监督与追踪、统计分析等	（1）已建立医疗废弃物称重管理、监督、追踪的数据库 （2）各科室与管理部门能够查询医疗废弃物数据的产生情况 （3）各科室产生的医疗废弃物处理费用能够计入本科室成本，并用于科室运行效益分析
楼宇管控	建设项目管理、房屋使用分配与记录、设备设施监控、能耗与资源管理、成本计量与分配等	（1）能够直接从信息系统中获取综合能耗（水、电、气、热等）量和费用，并以此计算单位建筑面积能耗量、费用、床日能耗量等数据 （2）有全院统一的综合智能楼宇信息系统，针对房屋面积、维修、空调、管线、弱电、强电、燃气、水、消防、监控、医用气体等至少5项运行数据进行管理，档案及时更新 （3）能够充分利用综合智能楼宇信息系统中已有的数据，如能耗管理、建设项目管理、维修管理、房屋使用分配与记录、设备设施监控、成本记录与分配等
信息系统保障管理	建立信息系统运行、维护、巡检的管理体系，有医院信息规划能力和信息系统建设与升级项目的管理机制	（1）建立较完善的信息系统保障管理体系，可集中管理事件、问题、变更、配置、知识库等信息 （2）能够对事件分配、值班排班、系统发布等进行智能化提醒 （3）能设置定期管理检查的内容，并能够根据周期、频次等信息自动生成事件提醒、巡检提醒、变更提醒等信息 （4）能够监测重要设备的运行状况与计划任务执行情况，并有自动记录与报警功能 （5）具备信息资源管理能力，对现有系统中的信息资源有明确的清单，并能够按照政策法规对信息资源的使用进行管控

表2-12　医院智慧管理分级评估项目——教学科研管理

业务项目	项目说明	主要评价内容
教学管理	院校、在职教育与训练、专业技能培训和考核等管理	（1）能够根据人员类型及教学计划自动生成轮转安排和课程方案 （2）能够根据教学计划，对教师进行上课提醒、监考提醒等 （3）能够通过移动端查看个人学习计划，填报有关信息，小结反馈等 （4）能够对专科或专项培训（如抗菌药物使用、特殊手术与操作、专科护理技能培训等）进行电子记录，并与临床管理系统共享 （5）能够在线管理教室、实验室、教具、课题等教学资源，包括在线申请、审批场地、教室、教具等
科研管理	科研项目、科研经费、知识产权、伦理审查、学术会议等管理	（1）能够实现科研事务的在线办理和审批，如课题申报、立项审批、学术活动等 （2）能够与人力资源、教育系统等对接，实现数据的实时同步 （3）能够对科研人员的课题申报、结题答辩、经费使用等时限进行智能化提醒 （4）能够进行科研管理所需的各种查询、对比和分析，实时生成并展现院内各部门和人员的科研情况，智能化分析与管理医院科研产出 （5）能够与财务系统对接，实现科研经费到账、支出等经费管理信息与财务系统共享 （6）能够通过科研部门的管理指标库与知识库，对科研能力进行分类对比

表2-13 医院智慧管理分级评估项目——办公管理

业务项目	项目说明	主要评价内容
协同办公管理	公文流转、行政审批流程、院内信息发布与公告、会议信息等管理	（1）支持移动端协同办公 （2）能够通过系统督办工作，督办人员可以跟踪、催办协同处理人员 （3）协同办公系统能够与关键业务系统对接，共享采购、人事、财务业务审批单等信息 （4）能够进行协同效率分析，包括流程效率、节点效率、部门效率、个人效率等 （5）行政办公各类文件（如下发文件、会议决议等）有系统归档记录，支持有管控的共享
档案管理	决策记录（含三重一大）、审计记录及意见	（1）实现医院运营相关档案内容的院内统一服务功能 （2）档案服务系统具备对档案的权限管理、申请审批与查阅日志处理功能，权限管理应当细化管理到文档、借阅人、访问时间等

表2-14 医院智慧管理分级评估项目——基础与安全

业务项目	项目说明	主要评价内容
基础设施与网络安全管理	基础设施、安全管理、安全技术、安全监测	（1）重要数据实现不同地点容灾（不能在同一建筑物内） （2）能够对网络设备、安全管理设备、服务器等硬件的操作行为进行审核并记录，操作行为记录保存6个月以上 （3）能够对信息系统运行进行实时安全监测，具备基本网络安全态势感知能力，能够及时发现网络安全攻击行为并进行有效处置 （4）每年定期对互联网上暴露的信息系统进行渗透测试和漏洞扫描，发现的问题及时整改落实 （5）对互联网上运行的管理信息系统重要数据进行加密传输、加密存储，使用的加密算法符合国家法律法规要求

第四节 国外临床实验室数字化相关标准

国外已有一些LIS标准和规范，如美国临床和实验室标准化协会（Clinical and Laboratory Standards Institute，CLSI）中的AUTO03、AUTO04、AUTO08、AUTO09、AUTO10、AUTO11、AUTO15、AUTO16、LIS01、LIS02等文件，已经被美国FDA评估和确认，作为满足监管要求的批准级别的共识指南。HL7是医疗信息交换标准，包含实验室信息化和信息系统的内容，IHE是基于HL7技术提供了若干临床实验室领域的集成技术框架。LOINC（logical observation identifiers names and codes）是实验室检验项目和临床观测指标的编码标准，对于系统间进行信息识别互认非常重要。这些标准均可作为LIS技术指导或开发指南，促进实验室信息化和标准化的发展。

一、CLSI

CLSI是一个全球性的、非营利性的标准制定组织，是临床实验室领域最具影响力的标准化组织。与LIS和自动化有关的标准主要有：

1. LIS01-A2 临床实验室仪器和计算机系统之间传输信息底层协议的标准规范 LIS01-A2 描述了临床实验室仪器与计算机系统之间的数字信息的电子化传输的底层通信协议。

2. LIS02-A2 临床仪器和计算机系统之间信息传输的标准规范 LIS02-A2适用于在临床仪器与计算机系统之间进行远程请求和结果的双向数字传输。可使任何两个这样的系统都能够建立起文本通信的逻辑链接，达到以标准的、可解释的方式发送结果、请求或患者信息的目的。

3. AUTO03-A2 实验室自动化：与自动化临床实验室系统、仪器、设备和信息系统的通信 AUTO03-A2提供了促进自动化实验室元件之间准确、及时地交换电子数据和信息的标准。

4. AUTO04-A 实验室自动化：系统操作要求、特征和信息要素 AUTO04-A描述了临床实验室自动化系统的操作要求、特征和所需信息要素。该信息用于确定临床实验室自动化系统内临床标本的状态及临床实验室自动化系统的实际组成部分的状态。

5. AUTO08-A 实验室信息系统的管理和验证 AUTO08-A为开发LIS验证协议及评估LIS在存储、检索和传输数据时的可靠性提供了指导。

6. AUTO09-A 临床实验室诊断设备的互联网远程访问 AUTO09-A为仪器系统供应商、设备制造商和医院管理层提供了标准通信协议，允许远程连接到实验室诊断设备。远程连接可用于监控仪器的子系统；收集诊断数据以进行远程系统故障排除；收集电子库管理数据。

7. AUTO10-A 实验室检验结果的自动审核标准指南 AUTO10-A为实验室工作人员突破传统、进入新的自动审核模式提供了一套新的指导方针，允许使用更成熟的算法来满足实验室需求，同时更准确地提示检验结果的临床意义。该标准为实验室提供的自动审核框架更易于设计、实施、验证及定制基于患者群体特异性的规则。

8. AUTO11-A2 体外诊断仪器和软件系统的信息技术安全 AUTO11-A2提供了与安装于医疗机构中的IVD系统（包括设备、分析仪器、数据管理系统等）安全有关的技术和操作需求，以及技术实施程序。

9. AUTO15-A 实验室检验结果的自动审核标准指南 AUTO15-A提供有关医学实验室生化、凝血、血液、免疫、尿液等专业领域使用的自动审核算法系统的设计、测试、验证、实施和持续支持的详细信息。

10. AUTO16-A 下一代体外诊断仪器接口 AUTO16-A可以帮助实验室或IVD制造商提高互操作性，减少连接安装成本和时间，并提高患者数据的完整性。

二、HL7 和 IHE

HL7组织是从事医疗服务信息传输协议及标准研究和开发的非营利性组织。"Health Level Seven"直译为健康第七层，其定义为国际标准化组织（ISO）的开放系统互联（open system interconnection, OSI）的网络七层模型中第七层即应用层的协议。由美国国家标准学会（American National Standards Institute, ANSI）批准颁布，已成为信息系统之间共享和交换信息的权威标准。

HL7标准侧重于描述不同系统之间的接口，这些系统用于发送或接收住院登记、出院或转院（ADT）数据、查询、资源、患者预约、医嘱、检查结果、临床观察、账单、主文件的更新信息、病历、预约、患者转诊和患者保健等。HL7适用于不同的系统环境中的应用和数据结构之间的通信。目前，消息交换标准至今仍是HL7组织的主要努力方向，但它正在不断地将其标准产品从旧模型的第七层扩展到其他领域。

HL7采用消息传递方式实现不同软件模块之间的互联。对于不同格式的应用程序数据，首先按照HL7标准的语法规则，转化成各个系统可识别的标准数据格式，HL7标准的规则消息（目前多采用XML文档格式），然后按照一定的网络传输协议，通过符合TCP/IP等协议的数据表或以E-mail的方式传送到接收方。接收系统应用层在接收数据表后，回传数据传输的应答消息，并对收到的数据进行有效性的验证；消息通过有效性验证后传到应用程序，再按HL7标准的规则进行解析，将消息转换为应用程序可以识别的数据，从而完成不同系统间的数据交换和互联互通。

IHE（Integration Healthcare Enterprise）最初由一些医疗机构和医疗卫生IT厂商在北美放射学会（Radiological Society of North America，RSNA）和医疗卫生信息和管理系统协会（Healthcare Information and Management Systems Society，HIMSS）的倡导下共同发起，其目的是推动放射影像IT应用系统之间基于工业标准的互操作性。IHE提供了各领域的技术框架，从而帮助选择医疗信息系统、集成医疗信息系统，但IHE本身并不是标准。它是对现有标准的应用、执行过程及实施方式等进行规范与合理定义，即定义一个共同的语言来帮助人们讨论怎样集成不同类型的信息系统，并主要通过提升已经建立的工业标准（如HL7、DICOM）的协调使用水平来明确指定对患者的最佳诊疗和处理。

如今，IHE被广泛认为是医疗IT领域中较成功的标准组织之一，在RSNA、HIMSS、美国心脏病学会等机构的支持下，其集成规范已从医院内部系统互联扩展到区域医疗平台甚至国家级数字医疗信息计划中的EHR体系建设，已经成为许多医疗IT开发项目的核心技术框架。通过开发解决这些问题的集成规范，IHE对医疗机构在业务流程整合中最急迫的需求做出回应。同时，在解决这些问题的过程中，IHE也逐步把它的领域从放射学扩展到了IT基础设施、临床检验、患者照管协调、医疗质量。

与检验密切相关的是IHE在2004年发布的实验室信息技术框架（laboratory technical framework，LAB-TF），该文档中讨论了4个整合大纲：实验室确定工作流、实验室患者信息事后同步、床旁检验、院际间检验。目前LAB-TF已修订到第2.1版，涵盖了体外标本测试的大部分专业，如生化、微生物和血库测试，但不包括解剖病理学和血库内部实现的输血工作流程。

LAB-TF利用HL7、ASTM、IETF、ISO、CLSI、OASIS和W3C等标准，集成各种与实验室相关的医疗信息产品，改善临床检验工作流程，促进医疗机构间的实验室报告共享。LAB-TF中定义的消息类型和文档类型（报告电子文档）的事务分别遵循HL7 V2.5和V3 CDA R2标准。

1. 工作流程集成模式　LAB-TF集成模式包括实验室测试工作流程、实验室设备自动化、即时检验、实验室代码集分配、实验室标本条形码标签、实验室预定工作流程、实验室信息协调，但未涉及检验收费流程。

2. 内容集成模式 提出了检验结果文本共享内容规范（XDS-LAB），限定文本格式为一类从XDS-MS导出的CDA R2L2文本，并加入CDA R2L3的编码内容模板作为可选项。该CDA R2文本用来表达临床检验结果报告。LAB-TF的共享操作需要通过ITI-TF中的文档共享模式实现，分别是跨医疗机构的文本共享（cross-enterprise document sharing，XDS）、医疗机构间通过存储介质的文本交换（cross-enterprise document media interchange，XDM）或医疗机构间可靠的文本交换（cross-enterprise document reliable interchange，XDR）。此外，还包括了对即时检验结果数据的集中管理。

三、21 CFR Part 11 compliance

21 CFR Part 11 compliance是指被美国FDA正式认定为符合21 CFR Part 11法规要求的状态，生成、访问、存储、修改或传输任何受监管的信息需要符合21 CFR Part 11法规的要求。

《美国联邦法规》（CFR）第21篇规定了受美国FDA监管的组织的生产标准。该法规于1997年3月发布的第11部分制定了保证电子记录与纸质记录同样可靠且值得信赖的标准，并于2003年8月颁布相关行业指南来阐明该法规的范围和适用范围。

21 CFR Part 11法规中规定了电子记录、电子签名和电子记录上的手写签名是可信的、可靠的，并且通常情况下等同于纸质记录和手写签名的标准。该条款适用于法规中规定的任何创建、修改、维护、存档、检索和传输的电子形式记录。本部分条款也适用于根据美国《联邦食品、药品和化妆品法》和《公共卫生服务法》的要求提交的电子记录。如果电子签名及其电子记录符合该条款的要求，则该机构的电子签名等同于完整的手写签名、首字母缩写和机构法规要求的一般签名。如果电子记录符合该要求，同样可以代替纸质记录。

四、HIPAA

《健康保险流通与责任法案》（health insurance portability and accountability act，HIPAA）是一项美国联邦法律，旨在保护患者的受保护健康信息（protected health infomation，PHI），确保以电子方式创建、维护、处理、传输或接收PHI的机密性、完整性和可用性，即电子受保护健康信息（ePHI）。

为落实HIPAA的要求，美国卫生与公众服务部（US Department of Health and Human Services，HHS）发布了HIPAA隐私规则，HIPAA隐私规则保护PHI，隐私规则涉及受隐私规则约束的医疗机构对PHI的使用和披露、个人了解和控制其健康信息被如何使用的权利。隐私规则的一个主要目标是确保个人的健康信息得到适当的保护，同时允许提供和促进高质量医疗保健所需的健康信息流动，并保护公众的健康和福祉。隐私规则允许医疗机构妥善使用患者信息，同时保护患者的隐私。

隐私规则发布后第2年，安全规则发布。HIPAA的安全规则专门保护隐私规则中定义的ePHI，但不适用于口头或书面形式传输的PHI。实验室为遵守HIPAA的安全性，需确保所有ePHI的机密性、完整性、可用性；识别和预防信息安全风险；禁止不合规的非预期数据使用或披露；保证所有实验室员工符合规定。

2013年，综合最终规则颁布了《经济与临床健康医疗信息技术法案》（Health Information Technology for Economic and Clinical Health Act，HITECH）的条款，该法案对安全规则进行了修改，提高了数据的安全性，并进一步限制对ePHI的访问。综合最终规则还增强了HHS执行HIPAA的权利，更新了违规通知规则，要求责任人对数据泄露和违反HIPAA的行为负直接责任。

实验室应保证患者信息不被泄露，如遇需向外部提供患者实验室数据的特殊情况，实验室应保证患者相关隐私信息，如姓名、性别、年龄、临床诊断等不被透露。

五、LOINC

LOINC是由一些医学信息学者和临床医生在美国Regenstrief医疗研究所协调下开发而成的，旨在促进临床观测指标结果的交换与共享。Regenstrief医疗研究所负责维护和发展该标准，并拥有它的版权。该标准被美国病理学家协会（College of American Pathologists，CAP）认可和美国国家医学图书馆（National Library of Medicine，NLM）收录，在国际方面被很多国家接受作为标准并使用。

当前大多数实验室及其他诊断服务部门在标识检验项目或观测指标时采用的是自己内部独有的代码，这就导致了临床医疗护理系统也只能采用结果产生和发送方的实验室或检测指标代码，否则，就不能对其接收到的这些结果信息加以完全的"理解"和正确的归档；而当存在多个数据来源的情况下，除非花费大量的财力、物力和人力将多个结果产生方的编码系统与接受方的内部编码系统加以对照，否则上述方法就难以奏效。因此，LOINC数据库提供了10万余条通用名称和标识码（超3万条标准的检验项目名称与代码），用于标识实验室检验项目和临床观察指标的医嘱与结果概念来解决上述问题。LONIC在数据库表之外建立了6万多条有关概念的首选术语及4万多条相关术语，实验室部分所收录的术语涵盖了化学、血液学、血清学、微生物学（包括寄生虫学和病毒学）及毒理学等常见类别或领域；还有与药物相关的检测指标，以及在全血细胞计数或脑脊液细胞计数中的细胞计数指标等类别的术语。

LOINC概念的核心部分主要由1条代码、6个概念定义轴及简称等组成。

1. 成分（component） 或称为分析物，如钾、血红蛋白、丙型肝炎抗原等。

2. 受检属性（property） 如质量浓度、酶的催化活性等。

3. 时间特征（timing） 即一项检测指标是某个时刻或短时间的观测结果，还是在更长时间段内的观测结果，如24小时尿标本。

4. 标本类型（sample） 如尿、静脉血等。

5. 标尺类型（scale） 即结果属于定量型、等级型、名义型（如金黄色葡萄球菌），还是叙述型（如显微镜检查的诊断意见）。

6. 方法（method） 是指在获得试验结果或其他观测结果时所采用的方法。

六、ASTM

目前用于临床计算机系统和检验仪器通信的国际标准主要是美国材料与试验学会（American Society for Testing and Materials，ASTM）颁布的E1381和E1394规范。

ASTM E1381是临床仪器和计算机系统之间传送消息的低级协议规范，包含了对通信物理层和数据链路层的规定。通信物理层规定包括仪器和计算机之间传输信息的电子参数、电缆连接；数据链路层规定包括传输连接的建立与释放，数据帧的分隔与同步，帧识别，顺序控制，错误检测和错误恢复等过程。ASTM E1394是临床仪器和计算机系统之间的信息交换规范，具有一定的灵活性，允许对现有记录类型增加字段或创建新的记录类型，以适应新的测试和报告方法。ASTM E1394定义了消息的表示格式，可以让两个系统以标准的、可解释的形式建立基于通信文本的逻辑链接，主要用于临床仪器和计算机系统之间进行远程请求和结果双向数字传输，即由临床仪器发出或向临床仪器发送信息。

ASTM标准通信可以用层次方式描述，如图2-1所示，通信实现分为4层：①物理连接层，采用EIA RS-232串行口连接，通信双方需要设置相同参数；②数据链路层，遵循ASTM E1381，实现通信连接建立、消息传输和连接解除；③表示层，遵循ASTM E1394，解析来自低层的消息，或将业务数据封装后提交给低层发送；④应用层，通过DCOM连接访问远程服务组件，实现结果数据的存储和测试任务获取。这里主要介绍数据链路层、表示层和应用层的实现。

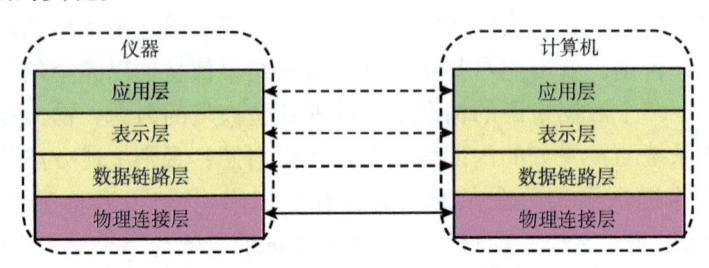

图2-1 基于ASTM的通信层次模型

数据链路层遵循ASTM E1381，使用面向字符协议在直接相连的系统间发送消息，对消息内容中允许出现的字符有所限制，因此软件在打包发送前需要检测文本中字符的合法性。消息由一个或多个帧组成，传输时消息通常分为若干帧发送。为了避免数据缓冲溢出，ASTM E1381规定每帧最多包含247个字符（包括帧协议头），将超过240个字符的消息分为两个或多个帧。每帧尾部附加2个校验字符，对应于和校验的两位十六进制数。帧结构如下：

（1）请求会话帧：＜ENQ＞，ASCII值为5的字符。
（2）结束会话：＜EOT＞，ASCII值为4的字符。
（3）中间帧：＜STX＞FN text＜ETB＞C1 C2＜CR＞＜LF＞。
（4）结束帧：＜STX＞FN text＜ETX＞C1 C2＜CR＞＜LF＞。

在上述中间帧和结束帧结构中：
＜STX＞＝文本开始控制字符
FN＝帧顺序号，从0到7数字字符
Text＝消息的内容
＜ETB＞＝传输块结束控制字符
＜ETX＞＝文本结束控制字符
C1＝十六进制校验值高位字符
C2＝十六进制校验值低位字符
＜CR＞＝ASCII码回车符
＜LF＞＝ASCII码换行符

下面是计算机从检验仪器接收到的一个包含实验结果的完整消息，这里除去了不能显示的控制字符，消息包含的内容需要根据ASTM E1394进行解析。

H|\^&|||H7600^1|||||host|RSUPL^BATCH|P|1
P|1
O|1|11^4053^1^5030^1|R1|^^^53/1|R|||||N|^^||SC|||BMSERV|^^^|||20070920075941|||F
R|1|^^^53/1/not|8.21|U/ml||N||F|||||E11＜CR＞
C|1|I|0|I
L|1|N
E5

ASTM E1394规定了消息由记录（record）组成，每条记录包含若干个字段（field，一般用"|"字符分隔），有时字段还可以有重复信息内容（一般用"&"字符分隔），字段也可以进一步分为多个分量（component）。在检验仪器通信中，最常用的记录类型有：H（消息头）记录、O（项目申请）记录、P（患者信息）记录、R（结果）记录、Q（查询）记录和L（结尾）记录。每个消息必须包含一条H记录和L记录。

LIS可以通过联机来请求检验仪器对指定的项目进行测试，此时消息中必须包含两部分内容：①患者信息，包括患者姓名、性别、出生日期等内容，确定了标本的来源，用P记录类型表示；尽管LIS中有完整的患者资料，但并不是必要的，可根据需要传送部分给仪器；②测试信息，包括标本的编号、架号、位置号、类型、稀释倍数、测试项目选择等，说明标本ID，以及需要做哪些测试，用O记录类型表示。

第五节　我国临床实验室数字化相关标准

目前，我国针对临床实验室信息化建设发布了一些卫生行业、地方、团体等标准，初步形成了相对完善的实验室数字化、信息化标准体系，推动实验室数字化规范化建设进程。相关标准的发布也意味着国家和行业越来越注重实验室数字化的发展，数字化实验室将成为未来临床实验室的发展方向。

一、实验室信息卫生行业标准

我国实验室信息相关的行业标准有：

《实验室信息管理系统管理规范》（RB/T 028—2020）规定了实验室信息管理系统的管理策划、建设、运行、维护、退役等管理要求，适用于设计、建设和使用实验室信息管理系统的实验室及相关方。

《检验检疫实验室管理 第2部分：信息系统》（SN/T 2294.2—2009）规定了检验检疫实验室管理信息系统的一般要求和特殊要求，适用于检验检疫实验室管理信息系统的开发和建设。

《检测实验室信息管理系统建设指南》（RB/T 029—2020）提出了检测实验室信息管理系统建设中的项目启动、需求分析、系统设计、系统构建、系统实施、系统运维和系统更新等方面的指南，适用于实验室信息系统的使用、建设、维护等相关方。

《卫生健康信息数据元值域代码 第9部分：实验室检查》（WS/T 364.9—2023）规定了医学实验室检查相关信息的数据元值域代码，适用于医学检验信息的表示、交换、识别和处理。

《卫生健康信息数据元目录 第9部分：实验室检查》（WS/T 363.9—2023）规定了医疗卫生健康机构对患者进行实验室检查相关信息相关数据元的数据元标识符、数据元名称、定义、数据元值的数据类型、表示格式和数据元允许值，适用于我国卫生健康领域相关实验室检查信息交换与共享。

《电子病历共享文档规范 第7部分：检验报告》（WS/T 500.7—2016）规定了检验报告的文档模板及对文档头和文档体的一系列约束，适用于电子病历中的检验报告的规范采集、传输、存储、共享交换及信息系统的开发应用。

《临床实验室定量检验结果的自动审核》（WS/T 616—2018）规定了临床实验室定量检验结果自动审核程序设计、建立、验证的一般性流程和方法及其应用管理，适用于指导医疗卫生机构临床实验室、独立医学实验室等相关机构实施自动审核系统。

二、实验室信息地方或团体标准

实验室信息相关的地方或团体标准有：

《临床实验室试验项目分类与编码》（DB33/T 903—2013）规定了临床实验室试验项目的分类与编码，适用于各级、各类医疗机构实验室及相关的卫生行政部门，以及不同医疗保健系统、不同医疗机构之间的数据交换与共享。

《智慧实验室信息化管理规范》（DB23/T 3511—2023）标准提供了智慧实验室信息化管理的总体要求、管理内容、监督和评估等方面的相关要求规范，适用于不同领域智慧实验室的信息化管理，可以作为智慧实验室信息化建设、管理的指导文件。

《临床实验室信息系统 第1部分：基本功能规范》（DB33/T 893.1—2013）规定了临床实验室信息系统在标本检验前、检验中、检验后及临床实验室人财物管理的基本功能要求，适用于各级医疗机构临床实验室信息系统的设计、开发、建设、应用和管理。

《临床实验室信息系统 第2部分：数据传输与交换》（DB33/T 893.2—2013）规定了临床实验室信息系统与医嘱管理、自动化装备、电子病历之间的数据传输与交换协议，适用于医疗机构内不同信息系统之间的临床检验数据交换。

《临床实验室信息系统 第3部分：工作流程规范》（DB33/T 893.3—2013）规定了临床实验室信息系统的申请、采样、流转、分析、审核、报告、管理等功能的主要工作流程，适用于各级医疗机构临床实验室信息系统的设计、开发、建设、应用和管理。

《智慧实验室安全管理物联网系统建设规范》（T/CASME 1123—2023）规定了智慧实验室安全管理物联网系统功能建设的术语和定义、实验室安全建设、系统建设要求、系统安全等内容，适用于智慧实验室安全管理物联网系统的建设和运维管理。

《医疗机构智慧检验设施、服务及管理规范》（T/GHINA 1—2023）规定了医疗机构智慧检验的术语和定义、总体要求、基础设施、服务提供、运营管理和安全体系，适用于医疗机构智慧检验制定规划、开展建设及运营管理。

《医学实验室管理和技术能力评价 信息管理系统建设指南》（T/CAQI 360—2023）提出了医学实验室信息管理系统建设中的项目启动、需求分析、系统设计、系统构建、系统实施、系统运维和系统更新等方面的指南，适用于医学实验室、实验室信息系统研发企业和实验室管理系统研发企业等。

《医学实验室管理和技术能力评价 信息系统管理功能规范》（T/CAQI 359—2023）规定了医学实验室信息系统所应具备的信息化、精细化管理的功能要求，适用于医学实验室信息系统的需求方、开发方、使用方及其他相关方。

《数字化实验室建设指南》（T/CITS 0020—2023）提供了数字化实验室建设总则、建设指南和实施路径等内容，适用于数字化实验室的规划、建设、实施、升级等相关方，同时适用于各个领域检验检测实验室，其他类型实验室参照执行。

《数字化实验室等级评价规范》（T/CITS 0019—2023）规定了数字化实验室的等级模型、能力要素、能力等级、评价要素和评价方法等内容，适用于开展数字化实验室的等级评价工作。

《实验室设备一体化交互采集系统》（T/QGCML 2305—2023）规定了实验室设备一体化交互采集系统的术语和定义、系统要求、硬件设计、软件设计、用户界面要求、安全和隐私、测试和验证，规定了实验室设备一体化交互采集系统的设计和应用。

《大数据实训实验室建设与实施标准》（T/BBDA 001—2023）确立了大数据实训实验室建设和实施的总体原则与规范，并规定了实验室教学、实训、科研、考核、管理、软硬件资源、安全等的实施要求，适用于数据科学、大数据、人工智能、数字经济等相关专业，适用于大数据实训实验室的建设和运维，为课程资源建设、案例库建设、人才培养、实施规范等提供指导。

《实验室废物处理信息化管理规范》（T/GXSES 0001—2023）界定了实验室废物信息化处理技术涉及的术语和定义，规定了一般要求、分类存放、收集、转运、储存、信息化管理、环境污染控制与应急防控的相关技术要求，依据微危星危废服务平台编制，适用于实验室废物集中收集、储存、转运及信息化管理的全过程。

《人工智能实验室建设规范》（T/QGCML 1069—2023）规定了人工智能实验室的术语和定义、缩略语、区域设置、工艺设计、环境与设施、设备配置，适用于人工智能实验室的规划与建设。

《生物医学实验室数字信息管理规范》（T/SHDSGY 252—2022）规定了生物医学实验室数字信息管理规范的术语和定义、基本要求、人员要求、数据架构、数字信息管理、数字信息安全，适用于生物医学实验室的数字信息管理。

《智慧型数字化实验室系统 传感器技术要求》（T/CFAS 003—2022）规定了智慧型数字化实验室系统中硬件部分的分类方式与型号，技术要求，配件，以及标志、包装、运输、储存等。智慧型数字化实验室系统及普通数字化实验室系统均应满足本文件规定的功能要求、性能要求、配件要求等。

《实验室环境智能控制系统 通用技术要求》（T/GDSX 1—2022）规定了实验室环境智能控制系统的术语和定义、分类和组成、要求、试验方法，适用于弱电条件或单相器具额定电压220V，其他器具额定电压380V条件下，对实验室空气质量、温湿度、洁净度、压力、风量等环境方面实施控制的设备设施管理与日常事务监控的实验室环境智能控制系统。

《实验室信息管理系统技术规范 检验流程管理》（T/SCTA 261—2020）界定了实验室信息管理系统（LIMS）中检验流程管理的术语和定义，规定了委托登记、合同评审、样品受理、业务登记、财务管理、任务分配、样品检测、结果审核、报告管理、资料归档的检验功能要求，并规定了检验流程管理性能和安全要求，适用于使用LIMS的相关各方，包括检测实验室、设计开发与后期维护服务商、检测实验室认证认可评审机构。

《实验室信息管理系统技术规范 资源管理》（T/SCTA 262—2020）界定了LIMS中资源管理的术语和定义，规定了包含人力资源管理、资产管理、通知公告提醒、合同及文件管理、客户信息管理、成本管理功能要求及其性能要求和资源管理安全要求等，适用于使用LIMS的相关各方，包括检测实验室、设计开发与后期维护服务商、检测实验室认证认可评审机构等，其他机构或个人也可参照使用。

《实验室信息管理系统技术规范 体系管理》（T/SCTA 263—2021）界定了LIMS中体系管理的术语和定义，规定了体系管理一般要求、检验方法和标准管理、质量控制管理、不符合项管理、投诉抱怨管理、认证管理的范围及其性能要求及安全要求等，适用于使用LIMS的相关各方，包括检测实验室、设计开发与后期维护服务商、检测实验室认证认可评审机构。

《实验室信息管理系统技术规范 系统控制管理》（T/SCTA 264—2021）界定了LIMS中系统控制管理的术语和定义，规定了系统控制管理一般要求、用户管理、权限管理、消息通知管理、系统设定及管理、日志管理、备份与归档、接口管理等功能及其性能要求，并规定了系统管理安全要求，适用于使用LIMS的相关各方，包括检测实验室、设计开发与后期维护服务商、检测实验室认证认可评审机构。

《数字化实验室数据控制和信息管理要求》（T/CITS 0042—2023）规定了数字化实验室数据控制和信息管理的基本要求、岗位设置及职责、数据管理功能框架、技术支撑、数据采集与记录、数据传输与处理、数据分析与报告、数据安全保障，适用于第三方检验检测机构、检测和校准实验室对检测结果有关的数据的采集、处理、记录、报告、存储或检索及其实验室信息管理系统的管理，其他类型实验室可参照使用。

《实验室信息管理系统 检验流程管理》（T/AHQTA 004—2023）规定了实验室信息管理系统检验流程中叫号、采血、进样、传输、分拣核收、科内转运、离心、流水线流程处理、报告、资料归档的各流程功能要求，适用于所有医院实验室，可根据医院需求变更参数以匹配不同的功能要求。

《临床实验室检验结果自动审核程序建立及应用指南》（T/CAME 68-2024）提供了临床实验室临床化学、临床免疫学、临床血液学、临床体液学等专业领域定量及定性检验结果自动审核程序设计、构建、验证、实施、管理的流程方法及应用管理的指导，适用于各级医疗卫生机构临床实验室及医学独立实验室、实验室信息系统及体外诊断设备制造商开发检验结果自动审核程序参考。

第六节　信息安全保护体系

随着医疗信息化的发展，医院的信息系统不再孤立，同其他合作单位甚至互联网都存在接口，会有遭受网络攻击和黑客入侵的风险。医院信息系统是国家关键信息基础设施的重要组成部分，应保证系统整体安全性。国家卫生健康委员会发布的《三级医院评审标准（2022年版）》及其实施细则（国卫医政发〔2022〕31号）第一百五十八条要求："落实《中华人民共和国网络安全法》，实施国家信息安全等级保护制度，实行信息系统按等级保护分级管理，保障网络信息安全，保护患者隐私。推动系统运行维护的规范化管理，落实突发事件响应机制，保证业务的连续性。"

实验室应制定相关监管制度，保证实验室内信息可管可控。定期检查实验室内部仪器、软件、系统，并要求其提供数据保密认证，防止未经授权的数据泄露，保障网络安全、数据安全。

一、信息安全保护概述

信息安全等级保护是根据信息、信息系统在国家安全、经济建设、社会生活中的重要程度，遭到破坏后对国家安全、社会秩序、公共利益，以及公民、法人和其他组织的合法权益的危害程度，将信息系统划分为不同的安全保护等级，并对其实施相应的安全保护和监管措施。信息系统所承载的业务应用已经不完全是医疗机构自有的，而是社会所有，它关系到国家安全、公众利益、社会稳定和其他公民组织的合法权益。

（一）信息系统定级与备案

信息系统定级过程实质上是对国家重要信息资产的识别过程，是实施信息安全监督、检查和问责的前提。《信息安全等级保护管理办法》依照信息系统遭到破坏后的危害程度，将信息系统安全保护等级由低到高划分为五级。医院信息系统安全保护等级一般属于三级，三级是指"信息系统受到破坏后，会对社会秩序和公共利益造成严重危害，或者对国家安全造成危害"。实验室应按照《信息安全技术 网络安全等级保护基本要求》（GB/T 22239—2019）要求，严格落实安全通用要求、云计算安全扩展要求、移动互联网安全扩展要求、工业控制系统安全拓展要求，保证信息系统符合第三级安全要求需要。

（二）实验室信息安全保护需求

实验室应依据《信息安全技术 网络安全等级保护基本要求》（GB/T 22239—2019），建立一套符合临床实验室需求的信息安全保护机制。具体方案如下：

1. 实验室信息系统安全物理环境　实验室信息系统机房应放置在具有防震、防风、防雨、防雷、防电、防水和防火等能力的建筑内。机房应尽量避免设在建筑物的顶层或地下室，否则应加强防水和防潮措施。机房入口应配置电子门禁系统且设置防盗报警系统或设置有专人值守的视频监控系统。机房应保证电力供应充足且稳定，并配备UPS不间断电源，保证断电情况下能维持正常运行。

2. 实验室信息系统安全通信网络　实验室应保证信息系统算力能够满足实验室业务高峰期需要，通信过程中应保证数据的完整性和保密性。

3. 实验室信息系统安全边界　实验室信息系统应能够对非授权仪器设备私自联到内部网络的行为进行检查或限制，同时对内部用户非授权联到外部网络的行为进行检查或限制。能够检测、防止或限制网络攻击行为，在严重入侵事件时提供报警。在关键执行环节进行动态可信验证。

4. 实验室安全计算环境　信息系统应对登录用户进行身份识别和鉴别。采用口令、密码技术、生物技术等两种以上组合的鉴别技术，其中一种界别技术至少应使用密码技术来实现。能够监测重要的用户行为和重要的安全事件。信息系统管理员应对实验室员工分配账户和权限，及时清理多余的、过期的账户。

5. 实验室安全管理制度　实验室应建立实验室安全管理制度，并定期进行修订。

6. 实验室安全管理人员　实验室应与员工签署保密协议，定期对员工进行信息系统安全相关的培训和考核。

7. 实验室安全建设管理　实验室在引入新的信息系统前应联合信息中心对信息系统在实验室的运行进行验证，同时对系统进行安全性测试，并出具安全测试报告。外包软件需提供软件源代码进行审查，检测其中是否存在后门和隐蔽信道。定期监督、评审信息系统供应商。

8. 实验室云计算安全管理　实验室应保证云服务商符合国家要求，其基础设施和存储的信息需位于中国境内。云服务商应确保其存储的信息的完整性和保密性，能对网络攻击行为、异常流量情况进行报警。

二、电子签名管理

随着医院与实验室信息系统的不断发展，检验报告、部分标本采集操作病历文书已实现了电子化。电子化的检验报告和病历文书提高了实验室工作的效率，促进了检验数据的深度挖掘应用，有助于临床更为方便快捷地进行信息记录、数据处理。根据《病历书写基本规范》(卫医政发〔2010〕11号)等要求，检验报告、部分标本采集操作病历文书需注明检验者、审核者或操作者姓名，同时《中华人民共和国电子签名法》规定了电子签名同盖章和手写签名具有同等的法律效力。因此，实验室需采取必要措施以保证检验报告和病历文书上的电子签名的真实性、完整性和可靠性。

(一)电子签名的构成

目前主流的电子签名系统主要由证书管理系统、数字签名验证系统、电子签章系统、时间戳系统等构成，保障了电子签名的不可否认性、准确性与可靠性。

1. 证书管理系统　是管理和维护数字证书的软件系统，它将每份数据证书与一名实体用户关联并保存有完整记录的系统。电子签名相关管理者可通过证书管理系统完成证书的签发、更新、吊销等相关操作。

2. 数字签名验证系统　是基于数字证书的实体用户身份识别、数字签名及签名验证服务的系统。当需要使用电子签名时，签名人使用存储有数字证书的存储介质(如手机、U-KEY或IC卡等)再加上输入签名人的PIN码(个人识别码)(如口令、密码、人脸识别、指纹识别、声纹识别等)核实签名者身份，保证电子签名不会被他人冒用和签名行为的不可否认性。

3. 电子签章系统　是实现电子签名可视化展示的系统。报告审核和操作确认时，实验室信息系统可调用电子签章系统以实现电子化的检验报告或部分标本采集操作病历文书上电子签名状态的显示。

4. 时间戳系统　是用于在电子病历系统中加盖时间戳，确定电子签名时间的系统。时间戳系统的时间来源于权威、可靠的时间源，确保每份电子签名的签章时间准确、可靠。

(二)电子签名的原理和方法

电子签名的实现原理是利用非对称加密技术对电子文件进行加密运算产生签名，用签名数据还原的文件与原文进行比对来确认原文是否被修改。

签名人使用一个存放有数字证书的存储介质和PIN码进行数字签名，形成签名密文。当需签名认证时，将原始文件和签名密文提取出来，签名密文通过签名公钥进行解密，通过对比原始文件和签名密文摘要信息来判断电子签名的电子文件是否被篡改。

(三)电子签名的应用和管理

医院需对电子签名进行严格的管理并形成一套完善的电子签名管理制度。医院或实验室应制定一套完善的数字证书发放、使用、注销等制度，保证每个数字证书对应实际的签字人，避免一人多证、人证不对应等现象的出现。同时，医院或实验室需要采取多种验证手段保证电子签名不会被他人冒用，保障签名行为的不可否认性。但电子签名认证需考虑实际工作中签名可靠性与日常工作便利性的平衡，避免一定时间内重复进行签名操作，降低工作效率。对于修改检验报告和操作病历的情况，要求签字者对修订版本进行再签名，再签名的时间戳记录修改结果的时间，反映检验报告和操作病历真实情况。

三、信息技术应用创新产业

信创即信息技术应用创新产业（IT application innovation），是指将新兴的信息技术应用于各个行业，以实现信息化建设的创新。2016年《国家信息化发展战略纲要》提出网络强国"三步走"的战略目标，主要内容是到2020年，核心关键技术部分领域达到国际先进水平，信息产业国际竞争力大幅提升，信息化成为驱动现代化建设的先导力量；到2025年，建成国际领先的移动通信网络，根本改变关键核心技术受制于人的局面，实现技术先进、产业发达、应用领先、网络安全坚不可摧的战略目标，涌现一批具有强大国际竞争力的大型跨国网信企业；到21世纪中叶，信息化全面支撑富强、民主、文明、和谐的社会主义现代化国家建设，网络强国地位日益巩固，在引领全球信息化发展方面有更大作为。信创产业的发展旨在实现信息技术领域的自主可控，为我国经济发展、社会运转构建安全可靠的信息技术支撑，保障信息安全。

（一）信创产业及特点

信创产业覆盖整个IT产业，从IT底层软硬件到上层应用软件的全产业链，包括基础硬件、基础软件、应用软件、信息安全四个领域。其中，基础硬件包括芯片、服务器、存储等；基础软件包括操作系统、数据库、中间件等；应用软件包括办公软件、ERP和其他软件等；信息安全包括硬件安全、软件安全、安全服务等各类产品。信创是国家基于国产芯片和操作系统的PC、服务器、网络设备、存储设备、数据库、中间件等基础设施的技术创新，是经济发展的新动能。

信创具有自主可控、创新升级、跨行业合作和高附加值四大特点。

（1）自主可控：信创产业的核心是技术自主可控，即掌握关键技术的知识产权。这有助于提高我国在信息化过程中的自主可控能力，避免被国外企业垄断技术和专利。

（2）创新升级：信创产业的特点在于不断实现技术创新和业务创新。通过引入新兴技术，企业可以优化业务流程，提高工作效率和降低成本。

（3）跨行业合作：信创产业的发展需要跨行业合作，需要政府、企业、科研机构等多方进行合作，共同推动产业发展。

（4）高附加值：信创产业的产品和服务通常具有较高的附加值，有助于提高我国经济发展的质量和效益。

（二）医疗信创应用案例

医疗行业信创需要行政部门、医疗机构、智慧医疗企业、信创企业应携手合作，共同迎接一个信创时代的到来。医院各业务系统替换顺序为由边缘至核心，先易后难，逐步实现"应替尽替，真替真用"。医疗领域的信创应用案例及场景如下：

1. 电子健康档案（EHR）

实例：卫宁健康的HIS

说明：卫宁健康提供的HIS广泛应用于各大医院，实现了患者信息的数字化管理。系统整合了电子健康档案、门诊管理、住院管理、药品管理等功能，提升了医院的运营效率和服务质量。

2. 远程医疗

实例：微医

说明：微医平台通过互联网技术，为患者提供远程医疗服务，包括在线咨询、远程会诊、健康管理等。特别是在新冠疫情期间，微医的远程医疗服务显得尤为重要，帮助许多患者在家中获得及时的医疗建议和指导。

3. 移动医疗应用

实例：平安好医生

说明：平安好医生是一款移动医疗应用，提供在线问诊、健康咨询、药品配送等服务。用户可以通过手机随时随地进行健康咨询，获取专业的医疗建议，极大地方便了患者的日常健康管理。

4. 人工智能辅助诊断

实例：腾讯觅影

说明：腾讯觅影利用人工智能技术进行医学影像的辅助诊断，能够快速、准确地识别早期食管癌、肺结节等疾病。该技术已经在多家医院进行临床应用，提高了早期诊断的准确性和效率。

5. 智能硬件和可穿戴设备

实例：华为健康智能手表

说明：华为推出的健康智能手表具备心率监测、睡眠分析、运动记录等功能。通过与健康管理应用的结合，用户可以实时监测自己的健康数据，获取个性化的健康建议和预警。

6. 医疗大数据平台

实例：阿里健康

说明：阿里健康依托阿里巴巴强大的数据处理能力，建立了医疗大数据平台，帮助医院进行数据整合和分析。平台能够提供疾病预测、健康管理、资源优化等服务，助力精准医疗和智慧医院建设。

7. 在线药品交易和配送

实例：京东健康

说明：京东健康利用电商平台的优势，提供在线药品交易和快速配送服务。用户可以在京东健康平台上购买处方药和非处方药，享受便捷的送药上门服务，特别是对于慢性病患者，定期购药更加方便。

8. 机器人辅助手术

实例：天智航骨科手术机器人

说明：天智航自主研发的骨科手术机器人系统已经在多家医院投入使用。该系统通过高精度的导航和定位技术，辅助医生进行复杂的骨科手术，提高手术的精度和安全性。

9. 智慧医院

实例：某智慧医院

说明：某医院通过引入先进的信息技术，建设了智慧医院系统。系统包括智能导诊、电子病历、移动支付、远程医疗等功能，全面提升了医院的服务能力和患者体验。

10. 云计算和物联网

实例：华为云医疗解决方案

说明：华为云提供的医疗解决方案利用云计算和物联网技术，实现医疗数据的互联互通和智能分析。该解决方案帮助医疗机构提高数据管理效率，支持远程诊断和智慧医疗应用。

（三）信创在医疗行业中的发展趋势

随着互联网、信息产业的大发展及地缘政治的变化，网络安全风险日益增长。网络安全关乎国家安全，因此我国必须尽快实现自主可控，而信创也就应运而生了。

除了安全可控外，发展信创还有利于我国企业在建设"数字中国"的大背景下，完成企业的数字化转型，以参与、应对未来几十年的工作竞争。同时，发展信创也是为了扶持我国信创领域企业，帮助提升研发实力和人才储备；以及有利于拉动经济增长，带动就业、推动产生技术红利，取代人口红利，实现可持续发展。

信息技术应用创新发展是目前的一项国家战略，也是当今形势下国家经济发展的新动能。近年来，国家出台了多个信创产业的扶持政策，2020年科技部发文《关于推进国家技术创新中心建设的总体方案（暂行）》（国科发区〔2020〕70号），计划到2025年布局建设若干国家技术创新中心，突破制约我国产业安全的关键瓶颈，为构建现代化产业体系、实现高质量发展、加快建设创新型国家与世界科技强国提供强力支撑。发改委、科技部、工信部、财政部等四部委在2020年9月发布《关于扩大战略性新兴产业投资培育壮大新增长点增长极的指导意见》（发改高技〔2020〕1409号）强调要加快新一代信息技术产业提质增效，稳步推进工业互联网、人工智能、物联网、车联网、大数据、云计算、区块链等技术集成创新和融合应用。2023年北京市经济和信息化局制定《北京市关于加快打造信息技术应用创新产业高地的若干政策措施》（京经信发〔2023〕16号）贯彻落实"十四五"时期高精尖产品发展规划，加强技术图片。深化行业应用，加快优质企业培育集聚，优化完善产业生态，加快打造信息技术应用创新产业高地。2024年《工业和信息化部等七部门关于推动未来产业创新发展的实施意见》（工信部联科〔2024〕12号）要求做优信息服务产品，发展下一代操作系统，构筑安全可靠的数字底座。推广开源技术，建设开源社区，构建开源生态体系。探索以区块链为核心技术、以数据为关键要素，构建下一代互联网创新应用和数字化生态。面向新一代移动信息网络、类脑智能等加快软件产品研发，鼓励新产品规模化应用，激发信息服务潜能。发展信创是为了解决本质安全的问题，即把它变成我们自己可掌控、可研究、可发展、可生产的。信创产业发展已经成为促进经济数字化转型、提升产业链发展的关键，从技术体系引进、强化产业基础、加强保障能力等方面着手，促进信创产业在本地落地生根，带动传统IT信息产业转型，构建区域级产业聚集群。信创以其独特的优势和潜力，逐渐成为推动我国经济发展的新引擎。

信创未来发展空间巨大，也是大势所趋，信创产业将会蓬勃发展，随之而来的是各信创产业链环节都将会出现强劲的信创产品，我国实现真正的自主创新，信创也将引领各行各业实现数字化升级浪潮，从而整体实现数据安全、网络安全、自主创新、数字经济的辉煌局面。关键核心技术是国之重器，只有实现关键核心技术的自主可控，才能从根本上保障国家经济安全、国防安全和其他安全。

（杨大干　黄　鑫　范利娜　胡长爱　何剑虎）

参 考 文 献

国家市场监督管理总局，国家标准化管理委员会，2020. 信息安全技术网络安全等级保护定级指南：GB/T 22240—2020.

杨大干，何剑虎，胡长爱，等，2011. 临床实验室信息系统的标准研究进展. 中国数字医学，6（12）：79-82.

中国合格评定国家认可委员会，2023. 医学实验室质量和能力认可准则：CNAS-CL02.

中国合格评定国家认可委员会，2023. 医学实验室质量和能力认可准则的应用要求：CNAS-CL02-A001.

中国医院协会信息管理专业委员会，北京市卫生计生委信息中心，2018. 医院电子病历数字签名实施指南. 北京：电子工业出版社.

中华人民共和国国家质量监督检验检疫总局，中国国家标准化管理委员会，2019. 信息安全技术网络安全等级保护基本要求：GB/T 22239—2019.

College of American Pathologists.Accreditation Checklists.（2023）.https：//www.cap.org/laboratory-improvement/accreditation/accreditation-checklists.

第三章　临床实验室数字化基本功能

实验室信息系统（laboratory information system，LIS）是临床实验室数字化的重要组成部分，支撑临床实验室的日常工作。LIS向实验室的服务对象提供检验申请、标本采集、结果查询、危急值报告等功能，与HIS、EMR等医疗信息系统进行数据集成和交换，辅助临床医疗决策。LIS为实验室工作人员的接收标本、分送标本、分析前处理、质量控制、仪器通信、分析后处理、结果审核、报告发布、结果查询等标本检测过程提供全面的支持，实现自动化、信息化和数字化管理，加快检验报告速度并提升检验工作质量。LIS为管理人员提供分析决策数据、质量指标监控、检验知识支持、赋能教学科研工作，满足科学管理的要求。面对不同等级、类型的临床实验室，LIS部分功能可能存在需要个性化定制或设置的情况，但基本功能需求是一致的，标准化、规范化的LIS功能，有利于实验室高质量的管理。

第一节　实验室信息系统工作流程

工作流程（workflow）是两个或两个以上的人，连续以串行或并行的方式去完成某一任务的工作步骤，规定人员分工及操作顺序。临床检验主要涉及患者、医生、护士、工人、检验等众多人员，工作流程主要分为检验前、检验中、检验后三个大过程，可进一步细分为申请、采样、流转、分析、审核、报告、标本销毁等关键流程。应针对每个流程提出具体的最佳实践要求，使某种技术、方法、过程、活动或机制在一定程度上能使工作流程的实践结果达到最优，并降低出错的可能性。

一、检验前工作流程

检验前的工作对检验标本质量的影响最大，设计合理的检验前数字化管理流程，可规范检验申请、指导患者准备、标准化标本采集，全程监控标本流转过程和周转时间，实现多角色的分工和协作，为标本的检验前质量控制做好充分保障。

（一）检验申请

检验申请通常是医生通过信息系统完成电子申请。在极少数情况下，如院外、急诊、手术、科研等标本，检验人员接收纸质或电子文件申请，并通过LIS手工录入、电子导入或自动转录申请记录。

1. 提交申请 医生根据患者疾病、症状或临床需要选择检验项目，适用时备注标本采集部位、时机等特殊要求，提交电子申请。门诊患者通过诊间或线上完成检验付费后，到检验科或诊间等采样窗口采集标本。分泌物、尿液等类型标本，通常由医生或患者自行采集，再送至接收窗口进行确认。对于住院患者或预付费或后结算患者，医生提交检验申请后，节省付费环节，直接由护士核对、执行电子申请，打印条形码标签，然后进行标本采集工作。

2. 取消申请 一般由临床部门提出，若检验申请未开始执行，医生可直接取消，实验室不允许直接取消检验申请。对于住院患者，若检验申请相关的标本已采集，则需由护士在信息系统中取消申请执行并作废标本和条形码标签后才能退回申请。若标本已经被检验科接收并计费，则需先核实实验室是否已经开始测试，已经开始检测的标本原则上不允许进行取消申请操作。若实验室未开始检测，允许在退费后进行取消检验申请的执行，同时记录作废相关标本并通知申请者。

（二）标本采集

标本采集是检验的第一步，也是患者和实验室接触的主要窗口或途径，应确认患者身份，核对检验申请资料，按检验项目的要求采集标本，还可给患者提供解释和咨询服务。

1. 标本采集 标本采集前，根据预设的计算规则检查检验项目，自动计算该检验申请所需的标本类型和数量、结果报告时间和地点，提示采集和处理要求。执行人员确认检验申请后，打印条形码标签，准备标本容器并粘贴条形码标签。对住院患者进行采样时，若医院配备移动数据终端（personal digital assistant，PDA），可通过扫描腕带上的患者信息，核对患者身份，并查看需要采集的标本信息。采集完成后，再扫描标本条形码标签，确认采集操作完成，PDA记录操作者和标本采集时间。需要医生采集的标本，由医生自己执行检验申请、打印条形码标签，并在第一时间对标本进行采集和标识。

2. 标本重采 在标本接收时，根据实验室接收标准来检查标本，包括标本类型、标本量、标本外观等。若有不合格标本，如空管、容器错误，接收人员在信息系统记录拒收原因及操作者和拒收时间等信息后，生成标本重新采集任务，并通过信息系统主动提示标本采集部门。采集工作站应能自动提示标本拒收信息，以便标本采集人员及时处理。门诊标本则可通过电话、消息、自助取单、服务台等方式直接或间接通知患者，以便及时重新采集标本，避免影响患者的诊疗工作。执行标本重新采集任务时，信息系统自动生成新的条形码ID或使用原来的条形码ID，采集者打印条形码标签，作为新标本进入流转过程，但可以与原检验申请关联。

（三）标本流转

标本流转是一个物流过程，从标本采集点的送出到实验室接收，可能经历一个至多个环节，操作的便捷性非常重要。可采用条形码或射频标识（radio frequency identification，RFID）技术提高标本流转的效率。在标本送出环节，首先确认操作者身份，然后以扫描条形码的方式逐个确认待送标本，或批量确认待送标本。待送标本确认完成后，打印批次标签或绑定一个RFID标识。由指定人员对标本进行打包，打包完成后的标本，以人工运送的方式或自动化物流传送系统的方式，运输到指定地点。物流筒或小车可自动返回起始点。在接收标本环节，以扫描条形码的方式逐个确认收到的标本，或扫描批次标签进行整包确认接收。若发现有不合格标本，进行拒收及标本重新采集操作。对接收标本进行确认操作时，系统应记录标本的接收者及时间。

（四）分析前处理

标本经接收、分拣后进入分析前处理过程。血液标本的分析前处理要求与检验申请有关，在应用自动化标本前处理系统的前提下，LIS可通过消息机制控制前处理系统的识别、去盖、离心、分注/分样等处理步骤。对于全血标本检测的项目，如血常规，血液试管可直接放入仪器标本架，由仪器自动混匀后进行测试。对于血浆或血清检测的项目，如凝血、生化、免疫分析，要先进行离心，可吸取血浆、血清进行分析，也可在原试管直接进行分析。部分标本需要事先分样，用于多个试验项目。分样后产生多个子标本，系统应当为每个子标本进行编号，必要时打印标本标签。有的标本在分析前或分析过程中需要进行稀释，以便获取更准确的测量值，LIS与检验仪器的交互应支持标本稀释的控制。

特殊领域的分析前处理，如微生物检验，需要根据检验申请内容分别进行涂片、接种、培养等操作，并利用软件记录操作内容、操作者及时间。在标本培养过程中，需要进行若干次观察，可通过照片或图像扫描记录该标本外观及文字说明，详见第四章第一节"微生物实验室信息系统"。

二、检验中工作流程

一般来说，标本分析的工作流程是质量控制→准备标本→分析标本→记录结果。标本分析的数字化管理是一个复杂、专业的过程，需要将工作流程具体化、标准化和自动化，以提高实验室的工作质量和效率。

（一）质量控制

按照质量管理体系的要求，LIS应对检测方法的性能验证或确认进行管理。按检验项目的质控要求，对质控结果和数据进行管理与分析，包括在控判断、失控处理、定期小结、质控图绘制等。LIS应支持室间质量评价活动，能向上级临床检验中心上传室内质量控制原始数据。LIS可按实验室参考区间、危急值评审程序来提供原始数据并记录评估情况，按实验室仪器校准和溯源程序来记录仪器的校准报告及溯源情况。

（二）分析中流程

在分析中LIS应提供以下功能：支持仪器及手工两种方式分析标本，可输入手工检验结果，并进行可接受性评估和确认；接收仪器检验结果数据，可包括直方图、散点图或显微镜图像等；从仪器获得失控、未定标、结果异常、仪器报警等信息；记录原始通信数据；当仪器支持双向通信时，LIS能上传试验请求信息（可包括患者信息）；仪器通过条形码识别标本；支持微生物无菌体液的检验过程管理，提供初级、中级、终级报告。按处理的自动化程度，标本分析中工作流程分为自动化分析流程、半自动分析流程和手工分析流程三种。

1. 自动化分析流程 标本经过预处理后，放入检测分析仪的进样架。分析仪自动传送标本，识别标本条形码后向LIS发送该标本ID的查询消息。LIS接收到查询消息后，从数据库提取标本ID对应的检验申请，包括所有测试项目的明细，将消息发送到分析仪，消息内容可包括患者ID、姓名、性别、出生日期等。大部分全自动分析仪支持LIS发送批量消息，向分析仪成批发送标本的检验申请。分析仪完成测试后，自动将检测结果发给LIS，包括检测结果、单位、异常标志、检测时间及特殊情况说明等。有标本需要重新检测时，由分析仪召回标本重新测量，或手工操作分析仪按新的标本进行检测。

2. 半自动分析流程 标本经过预处理后，检验人员生成工作清单，包括标本信息和申请项目信息。然后将标本放入分析仪的标本架或标本位，检验人员可对照工作清单在仪器上手工选择测试项目。分析仪测试完成后，将测定结果发给LIS。

3. 手工分析流程 在打印标签或接收标本时可自动编制标本号。标本号或流水号便于检验人员进行操作、核对，具有位数较少且连续编号的特点。标本经过预处理后，检验人员对照工作清单对标本进行手工分析。若上述自动化及半自动化分析中有疑问标本，也可由手工分析重新检测。分析完成后，检验人员通过软件的操作界面录入结果数据。必要时，需要其他检验者进行核对，如血型检测的双人盲对。

（三）分析后处理

分析后的数据处理，包括参考区间匹配、计算项目生成、危急值处理、数据合并等。检验者对分析后的数据进行初次审核，并记录检验者与审核时间。在审核不通过时，可对标本进行复查，结果特别异常时通知临床相关部门处理。此时，LIS应提供异常结果的醒目标记及提示。复查或修改检验结果后，LIS具备记录原始结果、修改日期和时间、操作人等功能。

三、检验后工作流程

实验室完成标本测试得到结果数据后，通常不直接报告结果，而是要进行核对、审核和解释，以保证结果的准确性和可靠性。检验人员依据审核规则及工作经验，或软件的自动审核功能，在仪器端或LIS中分析与判断数据的准确性，核对报告有关的信息项。在结果确定可靠并且数据完整时，审核通过后生成结果报告。若有可疑情况则应进行标本重测，或修正错误信息项。

（一）审核流程

审核可分为自动审核和人工审核。

1. 自动审核 自动审核结果分为通过和不通过两种情况。通过时，可自动发布结果；不通过时，显示具体原因，由检验人员审核处理后，再发布结果。自动审核的功能包括：①提供检验结果的界限校验功能，如判断是否超出检测线性范围或是否为危急值。对于超出线性范围高限的项目，标本需要稀释后重做，对于低于线性范围的项目，应采用其他方法进行确认；对于出现危急值的项目，应提醒工作人员做相应处理。②提供同一标本和同一患者结果的比值校验功能，超出范围时，提示检验人员在不同的仪器上复查或者按标准操作规程处理。③提供专家系统或人工智能技术进行自动审核，可利用知识库中的审核规则进行智能分析，提示可能的诊断与解释。

2. 人工审核　人工审核通过后，可报告检验结果。审核不通过时，复查结果，必要时通知临床相关部门处理。人工审核流程如下：参照自动审核的过程审核检验结果，必要时，查阅患者电子病历信息；根据患者最近的历史结果和相关检验检查结果进行差值校验、比值校验、逻辑分析等，审核检验结果的合理性。检验结果处于危急值范围或特定传染病检测指标阳性时，应予以提示并记录处理情况。

（二）报告流程

报告流程包括检验报告、结果解释。

1. 检验报告　检验结果可通过自助打印、小程序、电子病历等方式报告患者凭回执单、就诊卡等自助查询并打印报告单（自助打印机通常设在护士站、体检中心、门诊服务台等地方），也可通过网站、小程序等方式获取检验结果。LIS可向其他信息系统传送检验报告，如体检系统、区域健康数据平台等；可查询标本状态，包括申请、采集、接收、分析、审核、打印、查看、销毁等；可记录报告查询情况，包括打印时间、查询时间及次数等。

2. 结果解释　LIS具有知识库及规则维护功能，可提供检验结果解释、咨询服务支持功能，也可根据检验结果及其他诊疗信息辅助临床决策。

四、工作流程规范意义

标准化与规范化是工作流程规范的先决条件。标准化有利于实现医疗卫生信息的共享，规范化可促进医疗服务流程的合理性和科学性。临床实验室工作涉及医生、护士、工人、技师等不同的人员，涉及临床医疗、护理、检验和后勤物流等诸多部门，而且不同规模、不同等级、不同类型的医疗机构，其实验室的日常工作模式和管理方法存在较大差异，为了实现检验同质化与检验结果互认，需要规范化的临床检验工作流程。

规范化、标准化的工作流程有助于规范临床实验室的服务内容和规范检验操作过程，提高临床检验质量和管理水平；可进一步明确医院内部职责和责任，有利于提高LIS的开发、实施、培训、运行和维护的质量与效率，降低管理成本；可指导医院和实验室的工作流程优化和重组。

第二节　实验室信息系统基本功能

临床实验室活动包括检验申请、患者准备、患者识别、标本采集、运送、患者样品处理、选择符合预期用途的检验项目、样品检验、样品储存，以及后续的解释、结果报告和向实验室用户提供建议，还包括向患者提供检验结果、急诊项目的检测和通知危急值结果。LIS的核心功能是实现标本检验前、检验中、检验后全过程的数字化管理，以及相关人员、设施环境、设备仪器、试剂耗材等资源的信息化管理。面对不同级别、类型、性质和规模的临床实验室，LIS的基本功能需求是一致的，主要包括以下功能。

一、检验申请管理

医生在门诊或住院病区等为患者开具检验电子申请单。在开具检验医嘱时，电子检验申请单信息内容包括患者的唯一性标识，如病历号、门诊号、住院号、体检号；患者的相关信息应包括姓名、性别、出生日期、联系电话，也可包括住址或生理周期、民族、体重指数（BMI）等有关信息；患者的临床信息宜包括诊断、标本危险等级、用药情况、治疗措施等；检验项目的相关信息，如申请日期、时间，检验项目对应的标本类型、检测部门，必要时提供标本采集部位；标本的优先级标识，如特急、急诊、普通门诊；申请者相关信息，如医生姓名，可附加申请科室、医疗组、电话等信息。LIS要在检验医嘱申请界面设置上述条件或要求，使开单医生逐条完成，形成完整的检验申请单信息。

检验项目的选择方式有分类选择、过滤选择、智能化推荐，也可以是多种方式的组合。

（一）分类选择

检验项目可按大类、亚类、组合、小项等多个等级分类。例如，可按照生化、免疫、血液、体液、分子、微生物等专业归类，也可按疾病分类，然后再根据项目设置大项如肝功能、心肌酶谱、电解质，最后再设置小项如总蛋白、丙氨酸氨基转移酶等。可通过下拉菜单进入专业类别的主菜单，然后选择检验项目的大项，或继续选择大项中的小项，见图3-1。该方法的缺点是申请者需熟悉多级分类结构和检验项目类别，否则不易找到想要申请的检验项目。

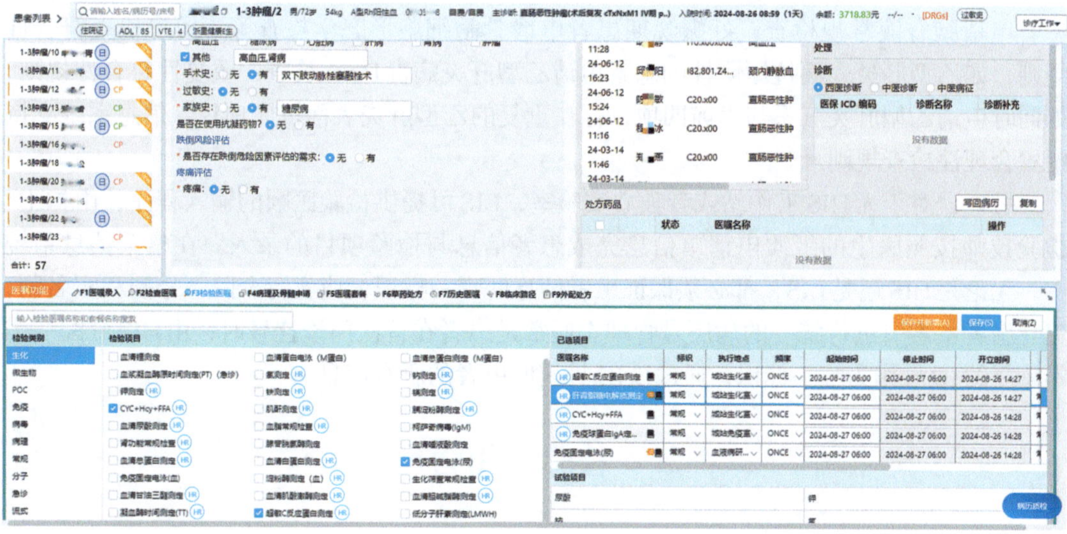

图3-1　检验项目申请

（二）过滤选择

将检验项目名称拼音码的首字母或其他编码或其中某个字作为过滤条件输入，列出满足条件的检验项目，数量多时可分页或滚动条显示，供医生选择并确认所需的检验项目。选择可按全院或医生个人使用频率排序，方便临床医生快速选择常用的检验项目。该方法的缺点是申请者不知道项目名称或拼音码时，或者拼音存在多音字时，或者存在英文时，不易找到想要申请的检验项目。

（三）智能化推荐

在临床决策支持系统的支持下，根据患者性别、年龄、症状、历史检查及诊断情况，智能推荐检验项目以供选择。如儿童发热患者，推荐血常规和C反应蛋白检查。也可按医生自己组合检验项目套餐，成批申请检验项目。如某科入院检验项目组合，包括血常规、血型、尿常规、生化常规、术前四项、凝血功能、肿瘤标志物等。但是，目前临床决策支持还没有达到医生所需的智能化推荐检验项目的程度。

检验申请时，应从临床医生角度出发，提供检验项目的选择、临床意义、参考区间、有无干扰影响因素、方法学评价、患者准备、标本采集要求等知识库支持。支持建立备注功能，医生可以输入特殊要求提供给检验医嘱的执行者。能向患者提供的检验说明或指导内容包括注意事项、检查地点、报告时间，包括相同检验项目不同标本类型的提示。方便患者完成检查的准备、标本采集等工作，提高检验质量和患者满意度。

当医生通过系统提交检验医嘱时，将按照预先设置的控制规则进行审核，系统提示未完成项信息。LIS还应支持针对患者性别、诊断、以往检验申请与结果等申请合理性检查，并针对申请存在的问题给出提示。规则示例：性别符合性规则，如女性患者申请前列腺特异性抗原、前列腺液常规等，男性患者申请阴道分泌物检查；诊断符合性规则，如血友病患者申请脑脊液常规检查，妊娠晚期患者申请骨髓细胞形态学检查等；历史检查符合性规则，如乙型肝炎表面抗原阴性的患者申请乙型肝炎病毒DNA检查；重复性符合性规则，如同时申请乙型肝炎三系与术前四项，存在重复的乙型肝炎表面抗原项目。信息系统支持配置合理性检查规则。

另外，对于无HIS工作站或者独立实验室，LIS可提供检验医嘱的输入程序，由护士、检验技师按照医生的纸质申请单信息完成患者信息与检验项目的录入。在整个信息系统中，无论是HIS还是LIS，都必须保证患者信息的唯一标识，应实行全院一号制和实名制，建立患者主索引进行统一的病历号管理。通常是患者在首次门诊挂号时，由HIS分配一个不重复的ID号作为唯一标识，通过该ID号调取患者的所有信息。

二、检验费用管理

按医院管理需求，可在检验申请、医嘱执行、标本采集、标本接收、检验完成等阶段中选择一个时间点执行检验收费。通过调用HIS的收费功能完成检验收费。患者可自助完成付费操作，如诊间付费、自助机付费、手机支付、第三方交易平台付费。体检或外来标本，根据医院实际情况做出相应处理，如临时挂账、记账、定期结算等。支持检验附加费用的计算功能，如血常规除收取检验费外，还需收取试管、采血器、静脉采血等费用，支持检验套餐和收费明细项目之间的对应关系。支持检验项目的补费功能，如血培养，结果阳性时应追加药敏试验的费用。支持检验退费流程，通知电子病历、门诊收费等有关系统完成退费操作。另外还需要设置系统核查机制，避免检验费用的漏收、错收或重复收费。

一般情况下，检验收费不需要特殊操作，在完成标本采集或标本接收时，软件自动完成检验收费和附加标本容器及采集费用收费，依据医保结算规则来自动判断医保和自费的比例。不合格标本拒收或登记时，软件自动完成关联检验费用的退费操作，特殊情况可进行补录或退费操作，见图3-2。

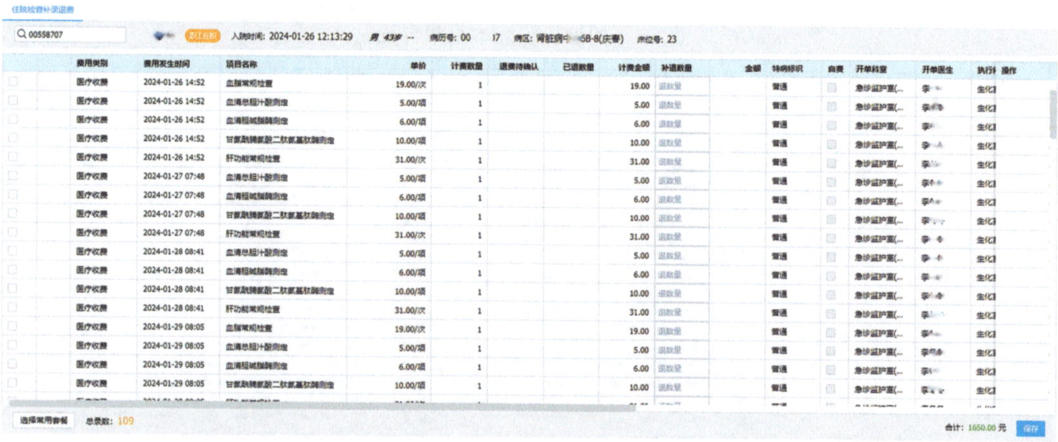

图3-2 检验补录退费界面

三、标本采集管理

正确采集标本是分析前的重要质量控制环节。在标本采集界面，应提示采集要求、标本处理注意事项、传染病标本生物安全警示等。采集人员在准备容器时，直观显示患者准备、采集部位、容器选择和添加物、采集/分装次序、标本类别和数量、特定采集时间等信息，从而保证标本的采集质量。通过患者唯一性标识、申请时间等条件，检索、确认检验申请，确认患者身份，避免抽错标本，防止多次或多位医生不同的检验项目漏采样。门诊、住院、护理终端标本采集界面见图3-3～图3-5。

系统记录标本的采集日期、采集时间、采集操作者及工号等信息，特殊项目可记录尿量、体温、采集部位等附加信息。记录采样时的特殊情况，如昏厥、哭闹、抽血不畅等，包括重新采样。备注从标本采集后至实验室接收之间的运送要求，如冷冻、保温、立即送检等。标本标签宜采用信息量较多的条形码标签，标本标签见图3-6。

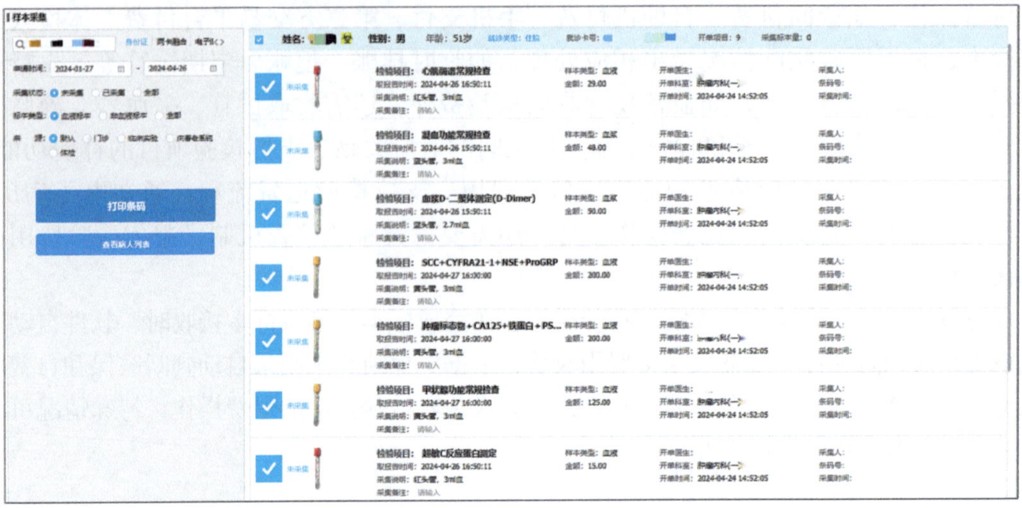

图3-3　门诊检验标本采集界面

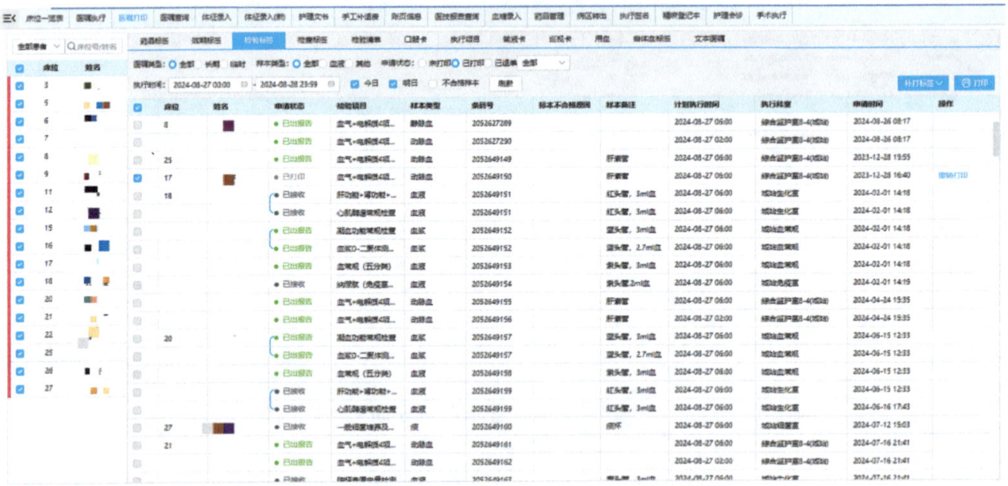

图3-4　住院检验标本采集界面

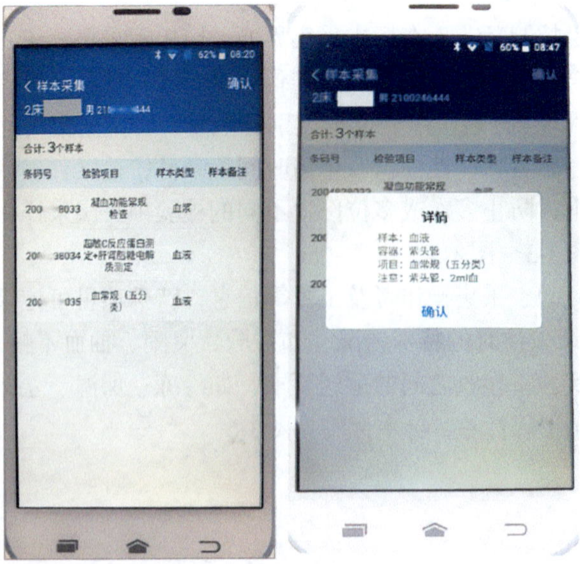

图3-5　移动护理终端采集界面　　　　图3-6　检验标本条形码

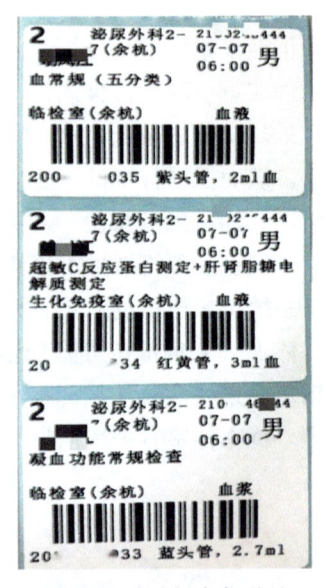

标本在整个检验过程应有唯一性标识，一般用条形码方式显示。条形码（barcode）是指由一组规则排列的条、空及其对应字符组成的标记，用于表示一定的信息。而标本标签、报告单、接收单、回执单等应采用同一个唯一性标识；一条检验申请，有多个标本或需执行多次时，每个标本应有自己的唯一标识；一条检验申请需要对多种不同标本进行测试时，如内生肌酐清除率试验，有血清、24小时尿两个标本，每个标本应有自己的唯一标识，这样才能满足系统规范化管理的需求。门诊一般以患者ID号作为唯一标识，病区则以患者的住院号为唯一标识。

四、标本运送管理

根据临床需要和相关规定，需对标本运送过程的环境，如温度、湿度、机械振动、时间、路径等进行实时监控。临床检验标本院内转运时，用带有生物危害标识的标本袋包装，防止标本泄露后，污染其他标本及运输箱。非血液标本宜用标本袋独立包装。标本袋贴有打包的条形码标签，标签需显示打包者姓名、打包时间、标本数量等信息。软件应支持以包为单位进行交接运送，适用时将包与物流系统（小车编号）关联后再发送到检测部门。

LIS需记录不同院区间、不同交接地点的每次标本交接的日期和时间、运送人员、工号及运输方式，也可查询运送过程中的标本数量及具体信息。LIS能够将时间节点控制应用到标本流转环节中，为管理者提供有效的流转时间监控分析数据。实验室流程中可控制的时间节点有检验申请、标本采集、护理与物流交接、检验科接收、各专业组签收、上机检测、检测完成、结果审核、结果发布、查询或打印报告、标本销毁等，见图3-7。

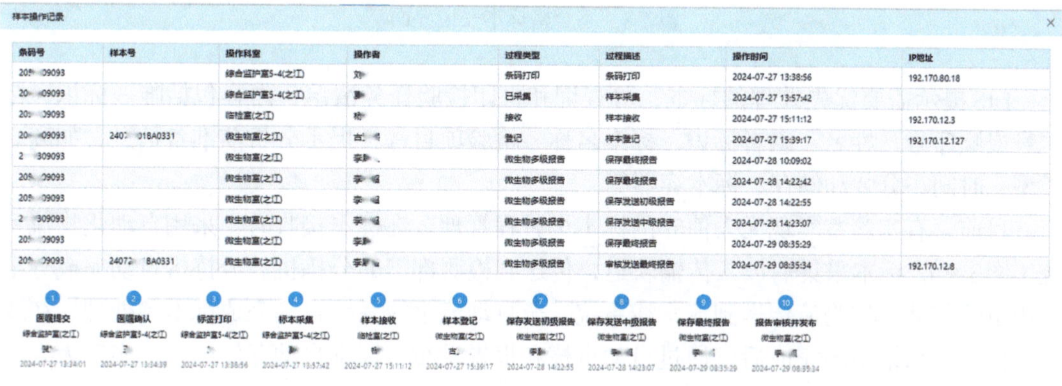

图3-7 标本流转节点查询

LIS支持在各节点中或对某个特殊环节设置预警功能，提示运输时限要求；一旦有急诊标本，从医嘱下达、护士采集、采集后转运、检验科标本接收站等实时报警提示；一旦出现危急值结果，从仪器传输、结果审查、报告发送、临床结果查看等环节逐一预警；标本一旦采集，提供超时检测标本及漏查项目的预警。

五、标本接收管理

实验室可根据检验项目要求规定各类标本的接收和拒收标准。标本运送至实验室后应及时核对验收，核对无误后扫码或自动分拣机确认签收。验收内容包括申请信息完整、标本种类正确、标本量符合、送检及时等。记录所有收到的样品，包括接收者和接收日期及时间。验收时发现不合格标本时，需标明不合格标本类型及原因并按不合格标本管理流程处理和记录，见图3-8。支持不合格标本重新采样，提供新的或原来的唯一性标识。

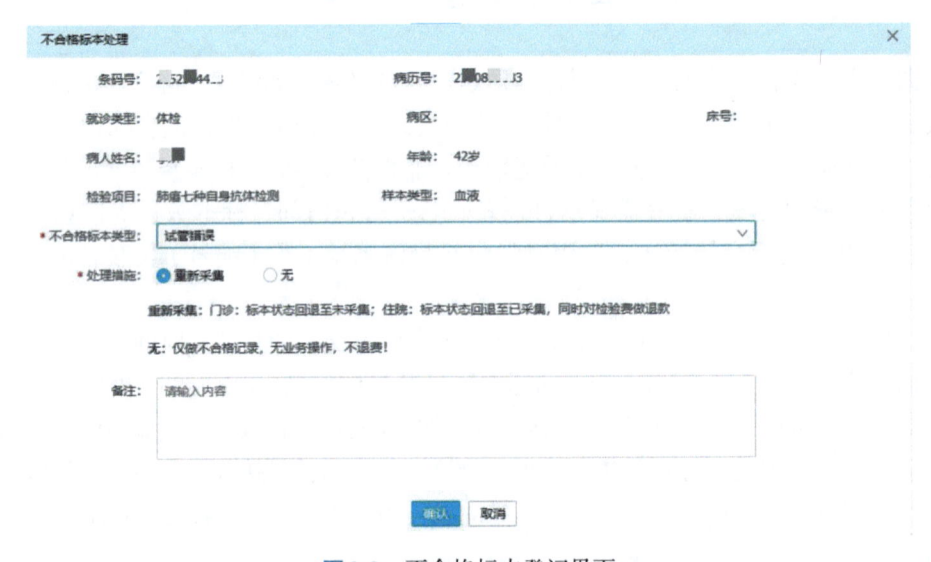

图3-8 不合格标本登记界面

LIS提示需要优先处理的标本，可查询和打印检验任务清单，内容包括唯一标识、标本号或顺序号、姓名、患者标识、标本名称、检验项目等；提示分析前准备信息，如离心类型、时间、分装和储存、标本容器等。

目前，有实验室实现无人值守的标本全过程管理。在标本接收时，采用自动化物流系统（图3-9），标本采集后放入传输轨道，传送到检测部门的分拣机。分拣机自动完成分组并用单管气动管道物流传送到流水线系统，全自动流水线系统自动完成标本预处理、在线结果检测。结果检测完成后，通过自动审核和报告发布，标本自动存储归档，实现无人的智慧实验室。

六、分析前准备

实验室按照标本分组编制标本号，也可以在LIS中设置门诊、体检标本采集或实验室标本接收时，自动产生连续标本号。从采集时产生标本号，有利于后续标本跟踪，防止标本丢失或漏做。另外，对于标本分装后形成的新标本，给予新编标本号。支持查询和打印检验任务清单，微生物标本可打印检验工作单和多张条形码标签。提示分析前准备信息，对于特殊标本，有快速处理模式。

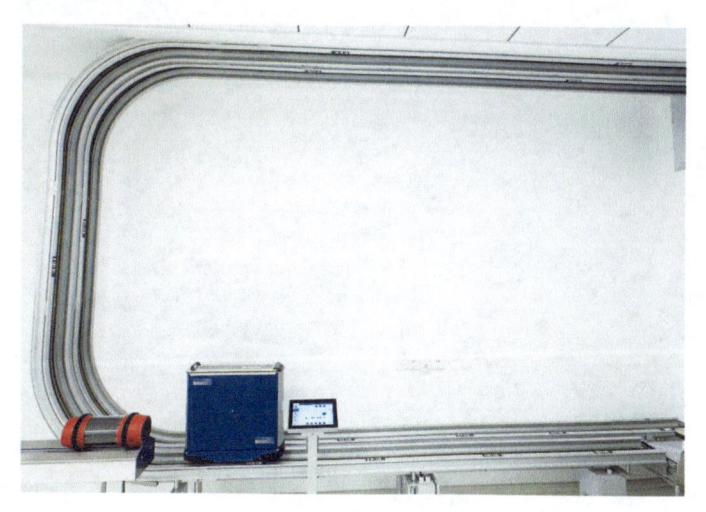

图3-9 自动化物流系统

LIS实时记录前处理设备处理标本的状态，如标本识别、离心、去盖、分装的状况和位置等（图3-10~图3-13），能提供标本处理的报警信息，支持不合格标本处理，记录原因，通知临床相关部门。

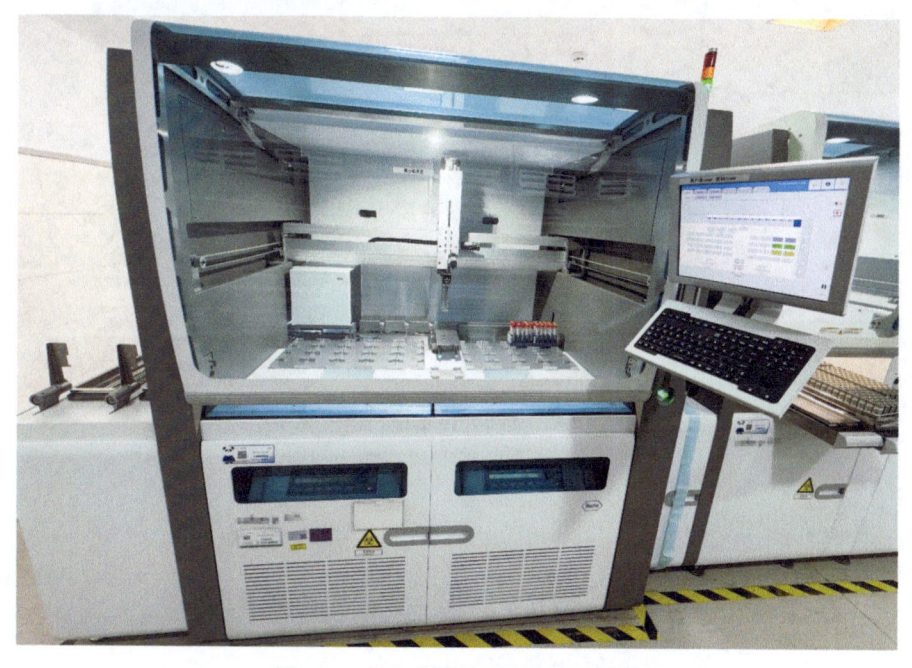

图3-10 某生化前处理系统离心模块

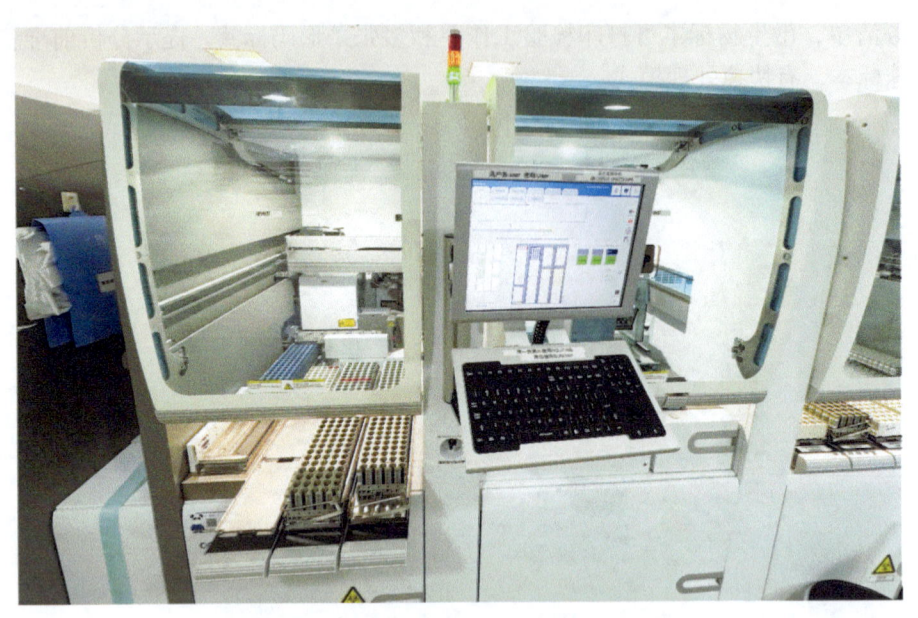

图3-11　某前处理系统进样模块与管理模块

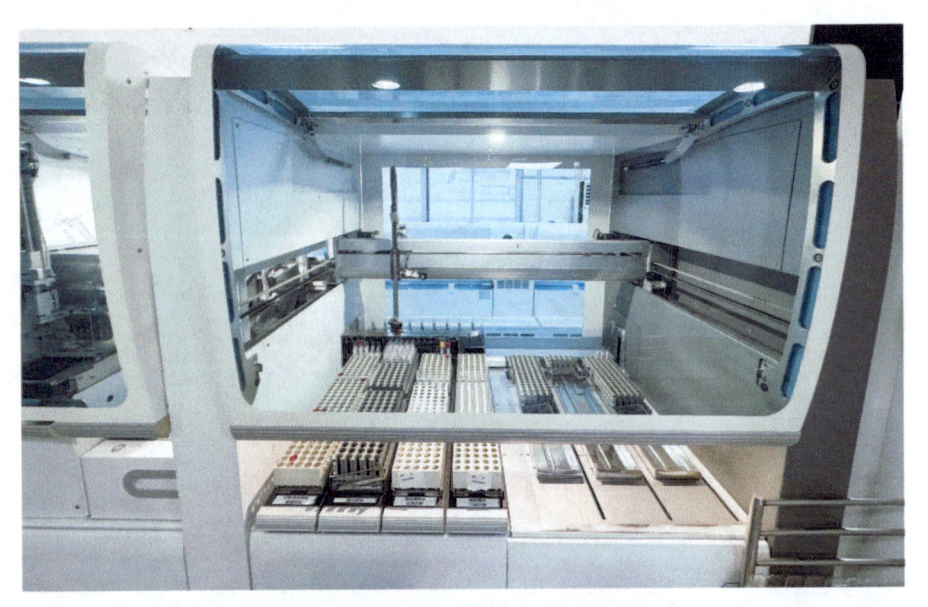

图3-12　某前处理系统归档模块

条码号	样本号	仪器名称	记录时间	位置描述
2047038861	2047038861	C8K2	2024-04-23 12:20:07	6116@3
2047038861	2047038861	C8000-2	2024-04-23 12:17:02	C8000-2-207@3
2047038861	2047038861	RSA	2024-04-23 12:11:06	0@0

图3-13　LIS生化标本归档后位置信息

七、室内质量控制

LIS可为每个质控项目设置质控参数，包括质控品的批号、靶值、标准差、质控品水平、使用期限及质控编号等内容。LIS应能自动获取仪器的质控品测量结果数据及日期和时间，支持手工录入质控数据，支持每位患者的检测结果可链接到相关质控结果。LIS支持不同分析项目采用不同质控规则来分析判断当前质控状态，可采用一个质控规则，也可几个质控规则联合应用。当出现失控时，LIS会提示违反哪一个规则。LIS具有质控数据统计功能，可对当月、逐月和累计的质控数据进行原始和在控数据趋势分析，计算质控数据的均值、标准差和变异系数等数据。LIS支持POCT检验项目，如血糖、血气分析等质控结果的数据管理和统计分析。LIS可以将相关数据导出为Excel表格以便于做后期整理和报告，如室内质控数据上传至省临检中心进行室间监控分析。

质控图根据质控参数的设置自动生成，提供自动绘制项目的各类质控图，如Levey-Jennings图、Westgard图、Z分数图、Youden图、Monica图等。多次质控记录每个数据，保留每天的质控原始数据。质控图默认按月份显示，也可按选定的时间段显示，见图3-14。LIS提供失控报警、提示等功能，显示失控点、在控结果和处理后在控的结果，便于操作者更加直观地从多角度对质控数据进行分析，并可打印输出。LIS可对全科每台仪器的质控情况进行监控，以了解仪器工作状态及工作人员对失控情况的处理过程，有助于管理者及时发现质量问题。项目失控时可锁定审核，一旦出现项目失控且没有得到纠正时，系统将自动关闭相关报告的审核功能，直到失控项目得到纠正为止，同时支持详细记录失控原因及纠正措施，见图3-15。

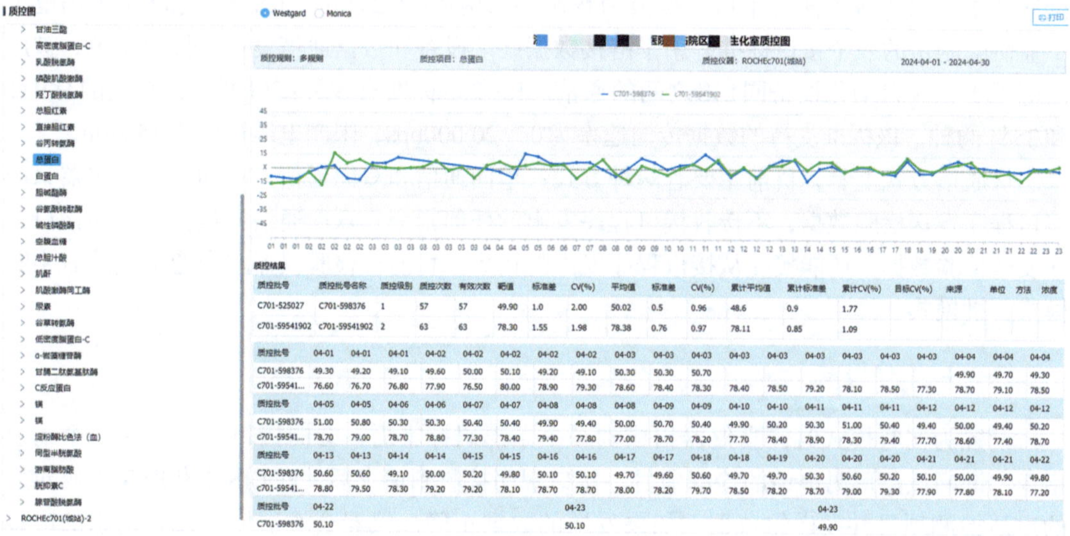

图3-14 室内质控管理界面

八、检验中管理

LIS在应用过程中，除用户所接触到的工作站操作界面外，还有一个重要的功能就是数据通信，数据通信一般在系统后台运行。LIS由通信接口与实验仪器联机并接收仪器发送数据，处理并保存为检验结果。如通信程序具有双向通信功能，带有条形码的标本进入仪器后可自动识别和自动测定，LIS根据条形码号向仪器发送患者及检验项目等相关信息，仪器接收后开始检测，检测完成后将检验结果发送给LIS，LIS将数据处理为检验结果并保存。

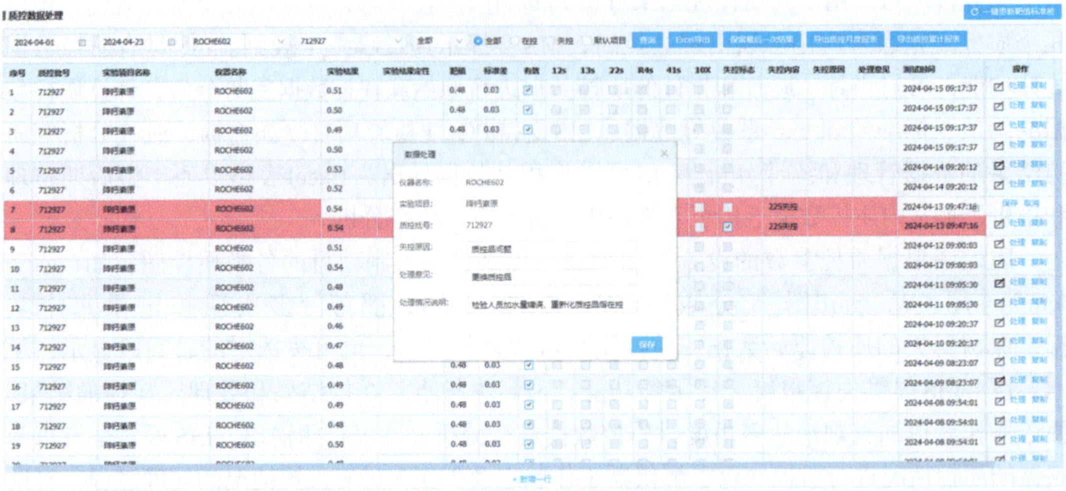

图3-15 室内质控数据失控处理

检验仪器的数据采集主要包括串口通信、USB端口通信、TCP/IP通信、定时监控数据库和手工录入等方法。串口通信最为普遍，采用RS-232标准。RS-232标准是美国电子工业协会制定的一个接口标准，用于链接数据终端设备和数据通信设备的接口规范，被广泛应用于检验自动化设备同LIS之间的通信。RS-232标准有多种接口型号，常见的有9针和25针两种。该标准支持的数据传输速率为0～20 000bps，限制电缆长度为15.24m。

从通信方式上看，目前主要有两种方式：单向通信和双向通信。单向通信：仪器只向接口程序发送检验数据，不接收接口程序发出的任何指令。双向通信：仪器不仅向接口程序发送检验数据，还能接受从接口程序发出的指令。目前，检验仪器双向通信模式有实时模式、批模式。

（一）实时模式

设置为实时模式时，当仪器扫描到一个条形码标本后，会向接口程序发送一个请求指令，询问该条形码申请的检测项目。接口程序接收到请求后，在LIS中获取条形码对应的申请检测项目并发送给仪器。如果发送的数据正确，仪器会发送一个接收请求的应答ACK。接口程序再发送一个结束该次发送的字符EOT，以完成这个发送工作。仪器开始根据接收到的检测项目开始检测工作。实时模式在仪器扫描到条形码前，可以任意改变检测申请，由通信接口程序后台完成数据交换。

（二）批模式

当仪器设置为批模式时，LIS将需要检测的标本及检测项目信息直接发送给相应的检验仪器设备，检验仪器设备将请求信息保存在数据库。当检测到该标本时，就已经知道需要检测的项目。因为提前完成了数据交换，所以实时性和通信速度要求降低，通信的可靠性和正确性提高。

为实现与不同厂家、不同品牌、不同型号、不同类别仪器设备的实时双向通信，结果数据的自动接收和对仪器请求信号的自动应答，LIS应采用通用软件模块配备可修改的参数配置文件，并支持RS-232、TCP/IP等底层通信协议。如果仪器具有标准的RS-232接口，且厂家能够提供相应的数据通信的技术资料，经编写特定的数据接收程序后，LIS就可以实时接收任何仪器发送出来的测定数据，用户也可以随时在系统中添加新的检测项目。将接口通信的各种状态及时显示在操作界面上，便于操作人员在操作计算机或仪器时及时了解仪器通信状态，及时处理各种通信异常问题。

通信程序还应支持从第三方数据库如仪器自带数据库、独立实验室结果查询接口等，读取检验结果数据。通信数据包括仪器接收分析结果、直方图、散点图、显微镜图像、仪器报警、结果异常标志、检测时间等，LIS接收所有可用数据和信息，用于检验结果审核和判断，保证检验结果质量，见图3-16。记录原始通信数据能进行过程回溯，判断处理方法和数据的正确性。LIS应记录检验结果的检测仪器编号、检验技师姓名等信息。

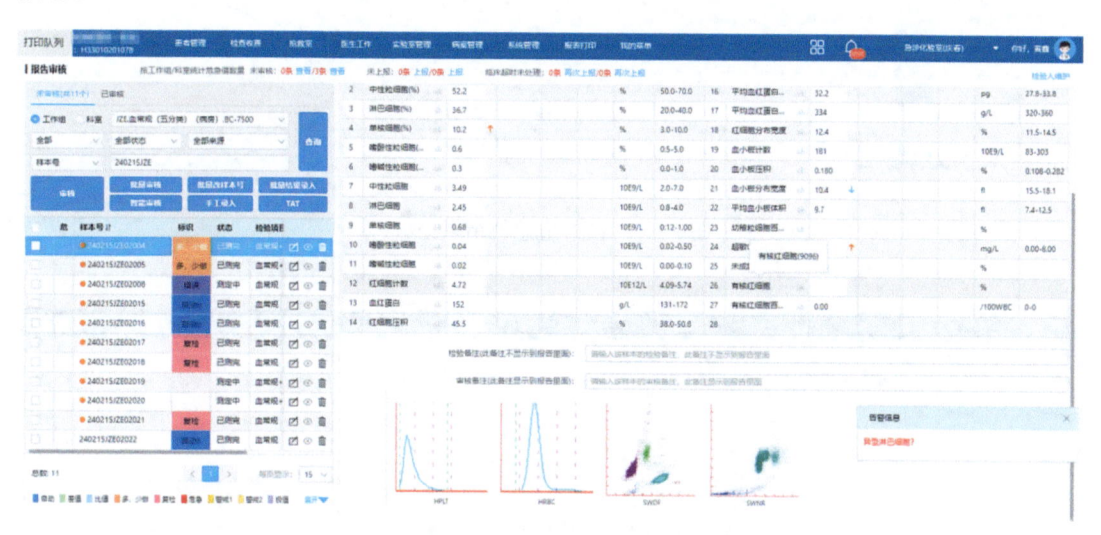

图3-16　LIS接收仪器图形和报警信息

九、检验后处理

LIS支持获授权人员对检验结果进行系统性的分析。修改检验结果应标记并进行记录，记录内容包括修改原因、原始数据、修改人员、修改时间等。应对修改已通过审核结果的权限进行控制，经批准后方可召回检验报告并联系医生、患者等相关人员，需记录召回原因、原始数据、修改人、修改时间等。监控危急值项目，确认危急值结果（critical result，CR），并实时通过报警等方式通知相关人员审核。危急值结果的状态，如未审核、未上报、临床未处理等，以状态栏的方式警示，方便员工快速处理，见图3-17。LIS的参考区间应区分性别、年龄，以及生理周期，年龄段应支持新生儿、婴幼儿、儿童、成人、中年人、老年人等选项，见图3-18。LIS对异常结果使用醒目标记，如采用不同颜色、字体进行区别。LIS可提供附加的数据处理，包括多台仪器数据并入一个报告；多个标本号检验结果并入一个报告，如葡萄糖耐量试验；结果修改，重新生成计算项目结果；申请项目与检验结果的一致性检查，如多做、少做、错做。LIS能根据已有检验项目结果和指定的计算公式自动获得计算项目结果，见图3-19。检验人员应对标本的质量状态、仪器报警、修改或复检结果、结果异常程度进行初次审核。

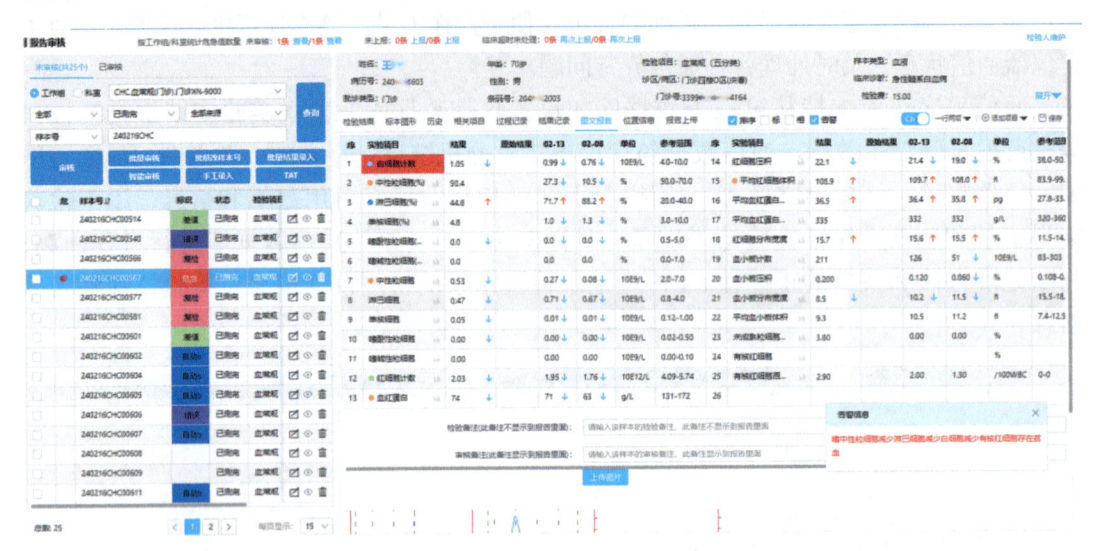

图3-17　异常/危急值结果提示

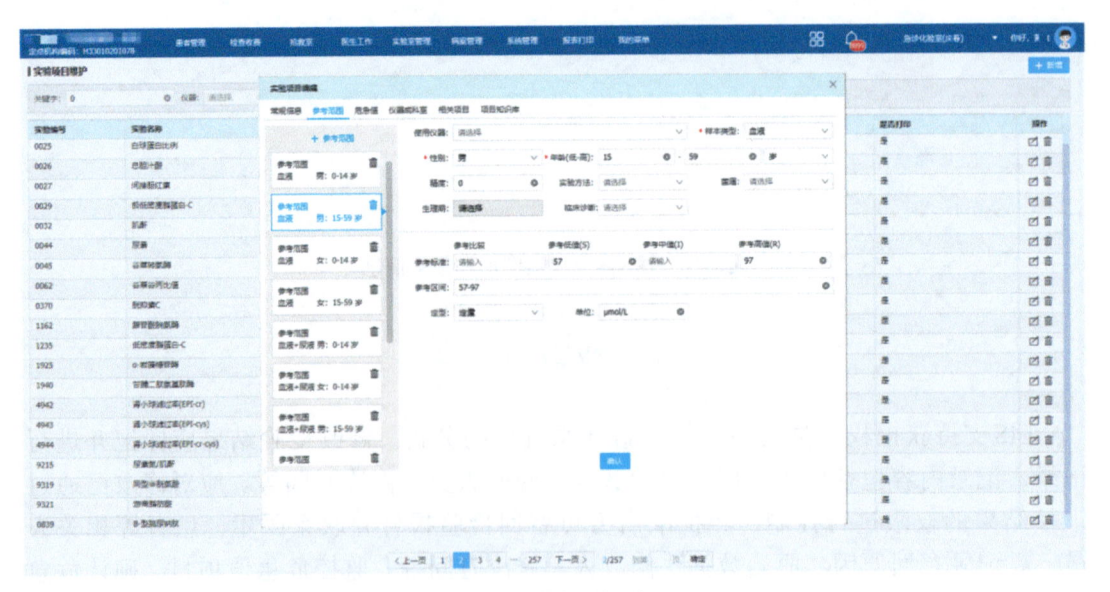

图3-18　参考区间设置

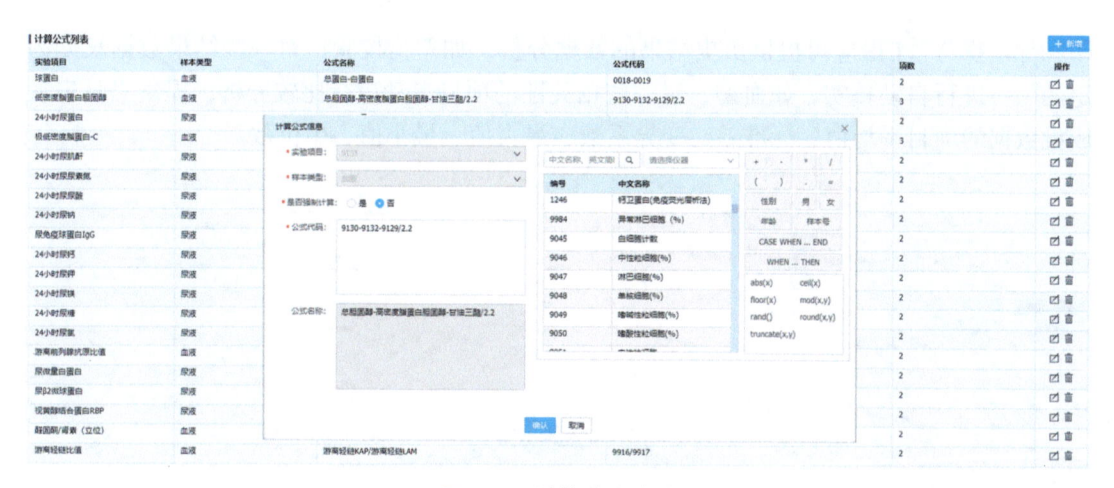

图3-19 计算公式维护

十、结果报告

授权的人员对检验结果进行系统性评审，评价其与可获得的患者相关临床信息的符合性，并授权发布检验结果和解释结果。这一过程是标本检验过程中最后的质量监控，有助于提升检验数据在临床的有效利用。规范检验报告的格式、传达方式与时间，并对检验报告的编辑、审核、签发、登记与保存、更改、补发、结果解释与说明、危急值报告及处理等进行有效控制与管理，保证向实验室服务对象提供准确、及时、可靠的检验数据和检验结果。对检验后标本和废弃物进行妥善的保存和处理，以保证环境的安全性。

（一）结果审核

检验的最终产品是检验报告。LIS应对信息的完整性、异常结果的提示及结果的修改做出严格规定，帮助检验人员提高审核质量与速度，确保检验结果的安全性。审核时，应对当前检验分组下的未检测（无结果）项目予以实时提醒；提供项目合并功能，对糖耐量试验、胰岛素试验、体检报告等特殊检查提供检验结果或者检验单合并功能；在标本分析过程中可提供诸如历史记录、检测线性范围、参考范围、危急值、计算公式等简单规则辅助检验人员审核，对相应的警告信息或标志予以提示，并标注不同的颜色。

出现检测数据异常时，如超出参考范围或线性范围时LIS应予以提示。出现不可能的特殊异常结果，如ABO血型结果出现"Rh型阳性"，LIS应强制拦截，不允许审核通过。出现危急值或特定传染病检测指标阳性时LIS应立即予以提示，提示信息在处理未结束前不得关闭，便于检验人员在第一时间内发现、审核和发出该报告，并记录处理情况。记录内容包括日期、时间、通知人、被通知人、检验结果及反馈情况。从发现、复查、报告上网或打印、阅读报告时间节点及完成人，这整个过程均应被实时记录在系统中。LIS应提供患者最近的历史结果可对同一患者的历史数据进行回顾，提供检验项目结果的趋势曲线图，曲线图每个结点需显示标本编号及检测时间，见图3-20。支持历史报告查询，即可查看选定患者在指定时间范围内的所有检测项目的结果值，并可对历史报告查询结果进行打印和导出操作。LIS应可提供历史结果的数据分析，如差值校验；对一些结果数据长期固定的项目进行自动核实，如血型，对一些相关性的项目自动进行比较分析；提供当日患者成批数据的项目平均值、标准差、变异系数、最大值、最小值、中位数。

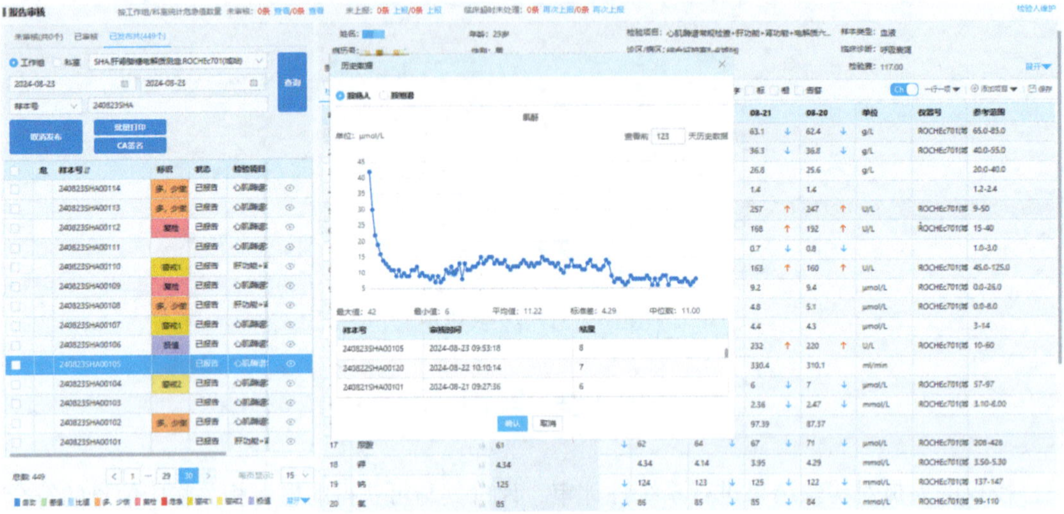

图3-20 结果趋势图

审核通过后，可报告检验结果。审核后已发布或已打印的报告单不能被修改，如果必须修改，只有组长以上级别或被授权人才可修改，修改过程应实时记入系统日志中以备查询。审核不通过时，记录原因、复查建议、复查结果、处理情况等。对超过规定报告时间或指定时间的标本，LIS应进行预警提示。LIS支持标本解除审核操作，解除审核后标本返回已接收未审核状态。

（二）危急值报告

危急值报告制度是临床实验室的核心制度，有利于提高患者安全，现已被世界各地采用。美国病理学家协会（CAP）、国际联合委员会（JCI）、国际标准化组织（ISO）等认证机构对危急值的管理均有明确要求。2007年至今，中国医院协会都将临床实验室危急值报告制度列为患者安全目标之一，并作为医院等级评审的核心条款。

危急值结果全过程数字化管理的建议包括：①制度。根据人群特征、医院的标本量、标本类型、学科特色制定适合医院院情的危急值制度，确定合理有效的危急值列表和范围。②识别。在第一时间识别并警示危急值结果，建议采用信息系统来自动识别和主动识别，确保不漏过任何一个危急值，达到及（即）时报告的目标。③确认。按项目性质制定审核、复检流程和标准。如某项生化结果，超过分析测量范围时，需稀释标本重新检测；某项血细胞计数结果超出规定范围，则需涂片染色镜检。提供不同项目最佳的标准化确认方式，有利于提高用户的工作效率和质量。④报告。提供电话、短信、消息、语音、信息系统等多种方式报告危急值结果。⑤记录。以格式化、电子化、智能化的方式保存记录。⑥处理。临床处理的监管，确保在规定时限内完成处理，并记录在电子病历中。⑦评估。

对周转时间、报告及时率、记录完整率、患者转归、危急值的合理性和有效性等方面进行可视化的数据评估并制定整改措施。危急值追踪监管平台见图3-21。

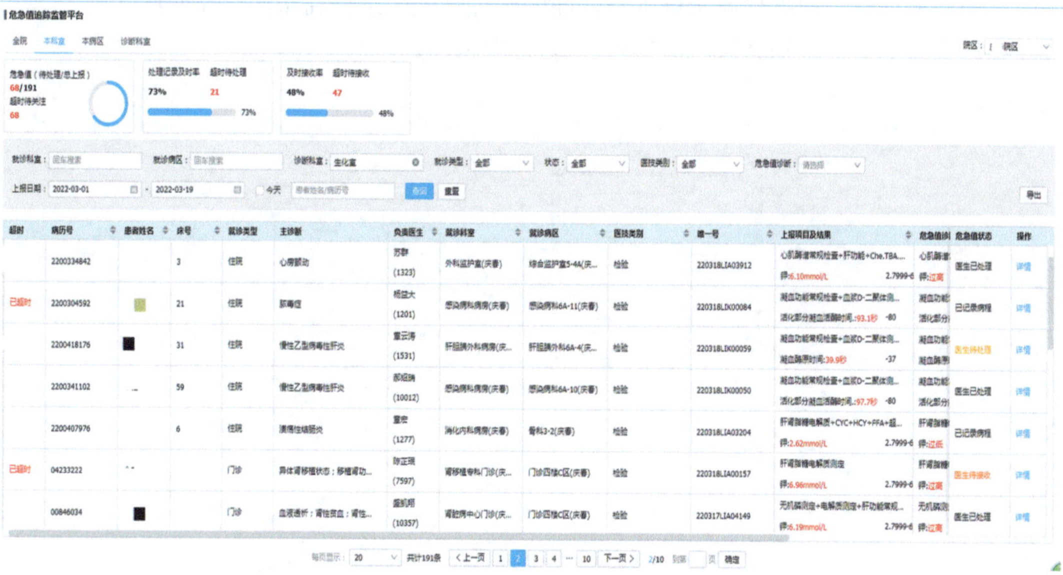

图3-21 危急值追踪监管平台

通过对危急值进行全过程的数字化管理，可使危急值报告实践逐渐一致化和标准化，并具有以下意义：①结合我国实际情况，建立标准化、规范化的危急值管理制度和实施指南，确保患者安全，提高医院整体服务质量和管理水平；②尽早识别患者危急状态，便于医生做出及时有效处理，提高抢救成功率，减少并发症，缩短住院时间，降低医疗费用；③科学、合理的危急值管理制度，可提高实验室和临床的工作效率，有利于区域内患者的同质化管理。

（三）自动审核

结果审核需要经验丰富的检验人员承担。实际上，对于每个项目从检测到报告均有一定的专业质量要求，如血细胞分析复检规则。当人工审核的人员由于责任心、经验及掌握的专业知识水平不同，日常报告审核时的质量差异会很大。许多大型仪器设备厂商针对其检测系统提供了智能化的自动审核软件，如DM2、LABOMAN，极大地方便了操作者，提高了检验速度和质量。实验室可在LIS设置自动审核程序，将审核规则输入并进行验证，确认适用于自己的实验室。标本审核时根据规则判断项目结果的合理性和正确性，实现软件对检验结果的自动初审筛查。自动审核界面见图3-22。

自动审核通过时可自动发布结果。自动审核不通过时显示原因，由检验人员人工审核后再发布结果。支持自动审核逻辑规则的增加、删除、修改和验证。审核规则可分为以下几类：

1. 范围确认类 如项目的检测性能参数，如分析范围、检出限；项目的医学决定水平或在临床诊疗中有关键指导意义的检测值；与临床确定危及生命的重要指标的危急值或警戒值范围。

2. 联合判断类 根据检测项目之间的相关性建立，包括运用计算公式，或者由仪器自身报警信息联合计数结果设置。

3. 历史审核类 根据检测指标本身代谢的生理特性，结合临床诊疗周期设置。

4. 特殊规则类 根据患者特殊年龄、特殊病种设置。

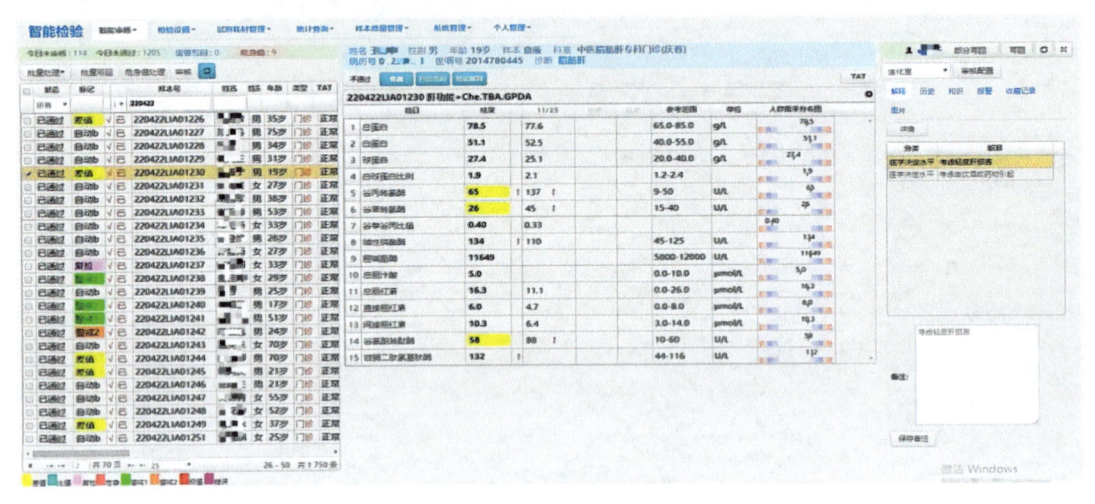

图3-22 自动审核界面

（四）报告单要求

报告单内容应包含以下信息：单位名称、实验室名称、报告单的唯一性标识；患者的唯一性标识、姓名、性别、年龄、科室或病区、床位号；申请医生姓名、申请时间、检验目的；标本名称、采集部位、标本采集日期和时间、标本接收日期和时间、标本备注；项目名称、检验结果及提示，以及生物参考区间、测定方法、计量单位；审核报告日期和时间，检验者和审核者；结果的解释或检验诊断；实验室的声明，如本实验结果仅对所测标本负责；危急值结果的说明，如有危急值，请立即联系医生。电子报告单中的检验者、审核者可采用数字签名。

报告单宜采用与病案同样大小的纸张，如B5。LIS可提供自定义报表工具，自定义申请单、报告单等打印格式；可打印各种图形报告，如血常规的直方图、电泳图形、骨髓细胞图形、体液细胞图形、尿液沉渣图形、外周血涂片细胞图等；可集中打印一个患者的所有检验报告。电子报告单的内容格式符合临床文档架框检验记录的要求，以XML格式存储。

目前，大多数LIS均可实现流程节点信息的远程监控及结果报告信息的远程共享，但存在着数据往来的身份鉴别、难以预防篡改等数据存储过程中的安全性问题。电子签名技术是指能够在电子文书中识别签名人身份，保证数据存储安全，并起到与手写签名或盖章同等法律意义的电子技术方法。利用一对互相匹配的密钥对电子文书进行加密、解密，属于非对称加密体系。其中密钥被分解成一对，即一把公开密钥（加密密钥）和一把专用密钥（解密密钥）。非对称加密体系中任何一把密钥均可作为公开密钥（公钥），以非保密方式向某组用户公开，另一把则作为专用密钥（私钥）由签名人保存且不公开。私钥用于对文书进行加密，加密过程是一个不可逆过程，只有私钥才能解密。

通过电子签名技术将与检验报告有关的患者信息、标本信息、检验结果、操作人员等数据信息进行加密签名，保证报告的完整性和不可否认性，并提交到数据库保存，只能通过解密方可查看，但不可更改，从而保证检验报告的真实性。电子签名等效于手写签名或盖章，可识别签名者身份，确认文书真实性，表明签名者认可主文书中的内容，具备法律效力。电子签名有以下特征。

（1）完整性：可证实文书和签名的完整性，确保未被改动。

（2）非否认性：把个人与签名相联系，防止签名者否认是签过名或签过电子文书、应用过电子签名。

（3）安全性：拥有私钥的人能保障密钥的安全，防止他人使用。

（4）唯一性：签名必须是唯一的签署者，不会与他人存在同样的签名密钥。

（5）校验性：用密钥解密加密了的哈希与原文书的哈希比较，以验证签名与所签内容是否对应。

应用电子签名技术对检验报告实行电子签名，需在具有资质的第三方认证机构进行检验人员的身份备案，由认证机构颁发内含数字证书的U-KEY给已备案人员。U-KEY中包含个人有限时间内的密钥，以供使用者在通过LIS审核检验报告时对签名的检验报告数据信息进行加密与解密，见图3-23。

图3-23 报告单

十一、标本保存

LIS支持对标本处理全过程实施监控，可追溯到各阶段的操作人员。支持对已保存标本的复查和进一步追加检验，记录保存人、保存时间、保存位置，包括冰箱号、位置号等。销毁标本时，记录销毁人、销毁时间。标本位置信息见图3-24，标本销毁管理参见图3-25、图3-26。

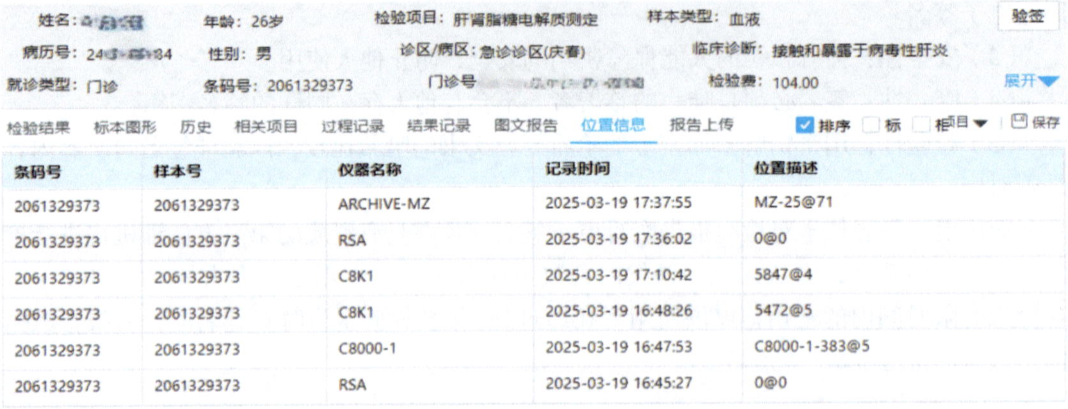

图3-24 标本位置信息

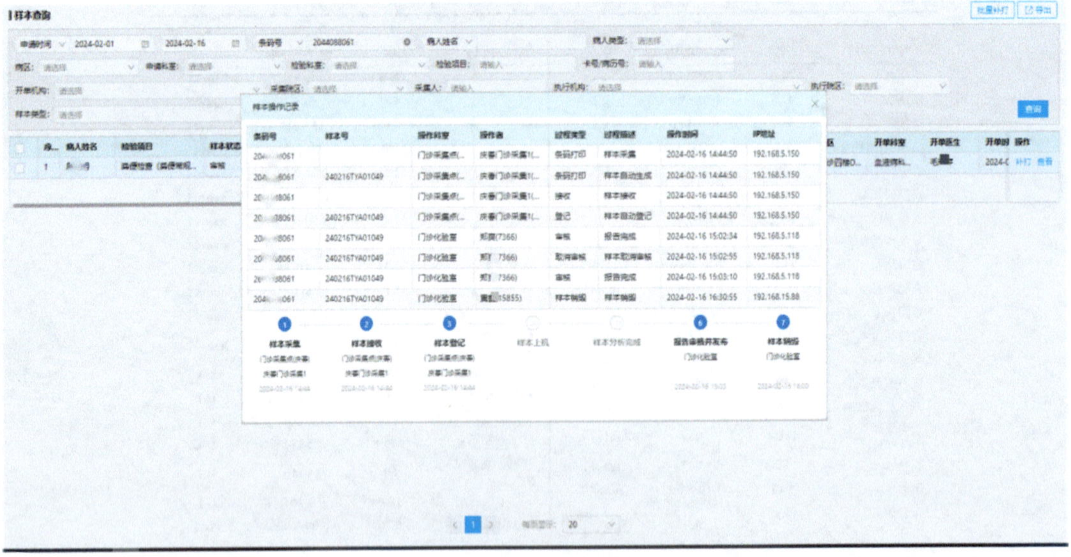

图3-25 标本销毁记录

多个项目标本因测定原理不同，需要通过不同的检测仪检测，或需要采用手工操作的方法，有的标本采集后当天不能完成检测，需要隔天或数天后才能进行检测，甚至还有非本实验室检测项目需要转运。在LIS中通过合理计算和设置检验项目与采集容器的性质，确保采样量既不会不足，也不会过多，避免给实验室后期检测带来麻烦。例如，合并项目后如果一支标本管需经过多台检测仪检测，甚至有的项目还需要手工进行检测时，会影响到报告时间及工作人员的操作流程。

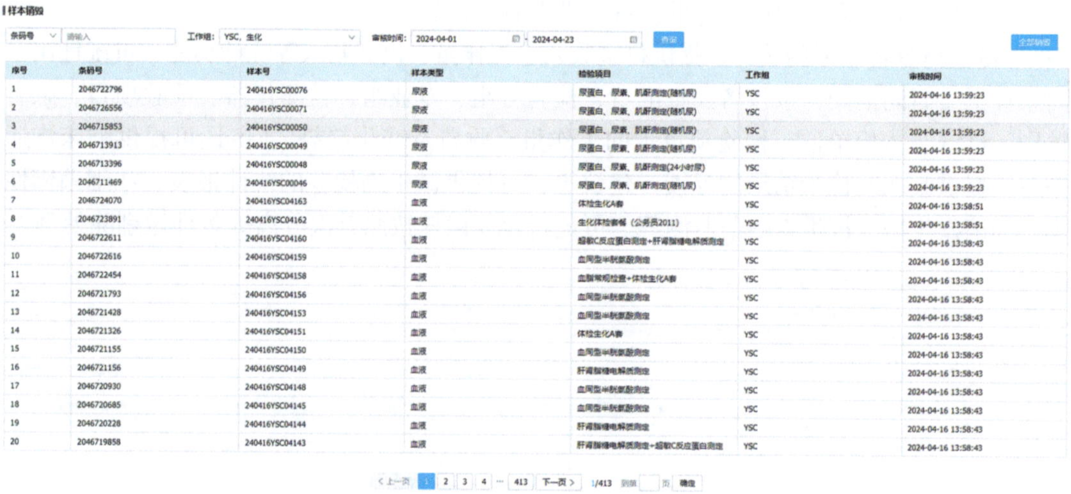
样本销毁

条码号　请输入　工作组：YSC，生化　审核时间：2024-04-01 - 2024-04-23　查询　全部销毁

序号	条码号	样本号	样本类型	检验项目	工作组	审核时间
1	2046722796	240416YSC00076	尿液	尿蛋白、尿素、肌酐测定(随机尿)	YSC	2024-04-16 13:59:23
2	2046726556	240416YSC00071	尿液	尿蛋白、尿素、肌酐测定(随机尿)	YSC	2024-04-16 13:59:23
3	2046715853	240416YSC00050	尿液	尿蛋白、尿素、肌酐测定(随机尿)	YSC	2024-04-16 13:59:23
4	2046713913	240416YSC00049	尿液	尿蛋白、尿素、肌酐测定(随机尿)	YSC	2024-04-16 13:59:23
5	2046713396	240416YSC00048	尿液	尿蛋白、尿素、肌酐测定(24小时尿)	YSC	2024-04-16 13:59:23
6	2046711469	240416YSC00046	尿液	尿蛋白、尿素、肌酐测定(随机尿)	YSC	2024-04-16 13:59:23
7	2046724070	240416YSC04163	血液	体检生化A套	YSC	2024-04-16 13:58:51
8	2046723891	240416YSC04162	血液	生化体检套餐（公务员2011）	YSC	2024-04-16 13:58:51
9	2046722611	240416YSC04160	血液	超敏C反应蛋白测定+肝肾脂糖电解质测定	YSC	2024-04-16 13:58:43
10	2046722616	240416YSC04159	血液	血同型半胱氨酸测定	YSC	2024-04-16 13:58:43
11	2046722454	240416YSC04158	血液	血脂常规检查+体检生化A套	YSC	2024-04-16 13:58:43
12	2046721793	240416YSC04156	血液	血同型半胱氨酸测定	YSC	2024-04-16 13:58:43
13	2046721428	240416YSC04153	血液	血同型半胱氨酸测定	YSC	2024-04-16 13:58:43
14	2046721326	240416YSC04151	血液	体检生化A套	YSC	2024-04-16 13:58:43
15	2046721155	240416YSC04150	血液	血同型半胱氨酸测定	YSC	2024-04-16 13:58:43
16	2046721156	240416YSC04149	血液	肝肾脂糖电解质测定	YSC	2024-04-16 13:58:43
17	2046720930	240416YSC04148	血液	血同型半胱氨酸测定	YSC	2024-04-16 13:58:43
18	2046720685	240416YSC04145	血液	血同型半胱氨酸测定	YSC	2024-04-16 13:58:43
19	2046720228	240416YSC04144	血液	肝肾脂糖电解质测定	YSC	2024-04-16 13:58:43
20	2046719858	240416YSC04143	血液	肝肾脂糖电解质测定+超敏C反应蛋白测定	YSC	2024-04-16 13:58:43

< 上一页　1　2　3　4　…　413　下一页 >　1/413　到第　页　确定

图3-26　标本销毁界面

在没有自动化前处理分杯系统的前提下，可以为标本建立“库位”的概念进行管理。在接收标本时，系统对录入的每一份标本自动生成一个流水号（库位号）。将此号码写在标本管上，按库位号顺序摆放即建立了“标本库”。申请信息入库后，检验申请信息与标本的对应关系即可由程序管理。此时的流水号可作为唯一标志代替条形码共同存入管理模块。

检测前，操作者根据将要检测的项目产生当日工作单。如需检测“乙型肝炎表面抗原”，系统通过选择“乙型肝炎表面抗原”将自动生成“序号-库位号-标本管的条形码-患者种类（住院/门诊）-患者编号（门诊号/住院号）-姓名-性别-年龄-检验项目”表格清单，即为当日需要测定的乙型肝炎表面抗原标本的检测清单。检测者将此表格打印，按工作单上所示标本的库位号从标本库内取出标本，并按序号排列，然后加样、检测。加样后再将标本放回到标本库原来位置供下次检测使用。只要合理分配仪器检测或手工项目的检测时间段，即可实现有序检测，还可以在清单的序列中添加“检测结果-标本号-处理日期-报告人”等信息，直接将手工项目的检测结果记录在此单中并作为原始单保存。这种管理模式下，只要标本被“入库”，就可降低产生遗漏标本或标本中漏检项目的事件发生。

十二、查询统计

医生、护士、检验技师等可根据患者基本信息、申请医生、申请时间、检验医生、条形码、检验申请单、检验报告单、实验仪器、实验结果、报告状态等进行多条件或模糊查询检验结果或检验处理进度。LIS可根据患者基本信息、条形码、检验申请单查询相对应的费用情况，支持对标本所有环节的状态进行分类查询，可查看或打印已审核报告，记录工作站、操作人员、时间等信息。结果查询参见图3-27和图3-28。微生物标本可以通过LIS查询检测过程，如初级、中级、终级结果报告。LIS可查询标本状态，包括申请、采集、接收、分析、审核、打印等不同状态；支持根据项目名称、类型、仪器、标本等关键信息查看；支持查询患者信息、结果记录、批准记录等修改痕迹；支持显示修改前后所有内容，包括检查结果、操作者、审核者、批准者等信息。

LIS支持异常结果的统计，提供科室收入、工作量、仪器收入等统计功能，可统计出不同条件下（时间范围、审核者、批准者、检验分组、专业组、检测仪器、检验项目、患者类别、科室、体检单位、检验项目）的工作量、收费及变化趋势。LIS还可提供临床沟通平台，提供临床对检验结果的反馈、建议等；可提供微生物检验的统计报表，如细菌阳性率、细菌发生率、抗生素耐药监测等。可进行重复菌株按照首次分离等条件做剔除处理。

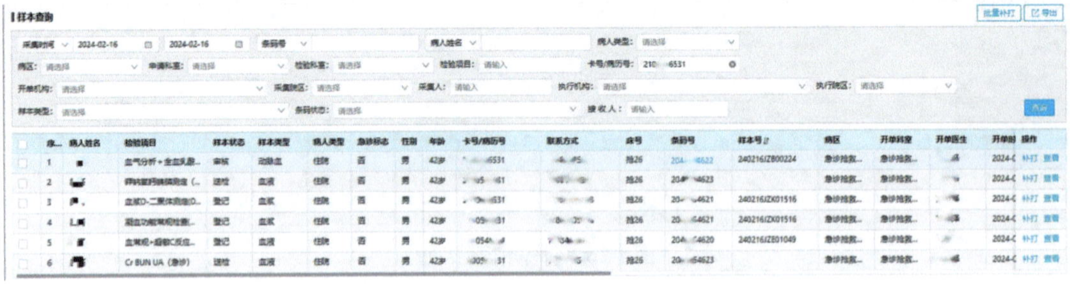

图 3-27　检验端结果信息查询界面

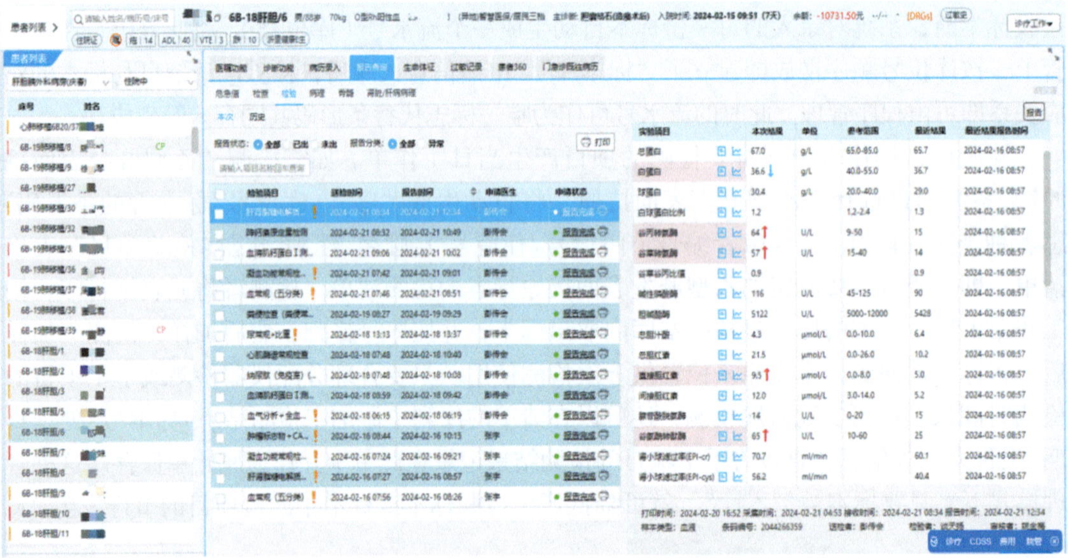

图 3-28　医生/护士端结果信息查询界面

十三、资源管理

不同时期实验室资源管理的要求不同，不同信息化发展阶段，LIS的资源管理功能也有所不同，但其核心是围绕标本检验的全过程进行信息化、数字化和智能化管理，是医疗和科研工作不可或缺的软件工具。LIS对实验室资源的管理中，基本功能模块包括以下4种。

1. 人员管理 包括基本信息和人员档案、教育培训和考核、年度考核评价、岗位职责和授权管理等功能，见图3-29。

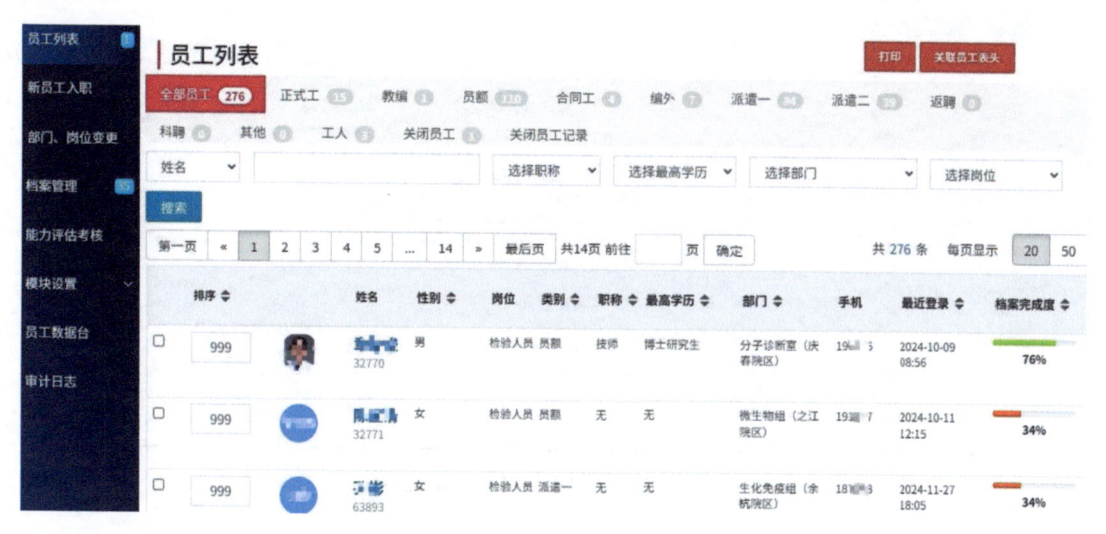

图3-29 人员管理系统

2. 设备管理 包括设备档案、预防性维护、仪器校准、故障维护、性能特征等管理模块，见图3-30。

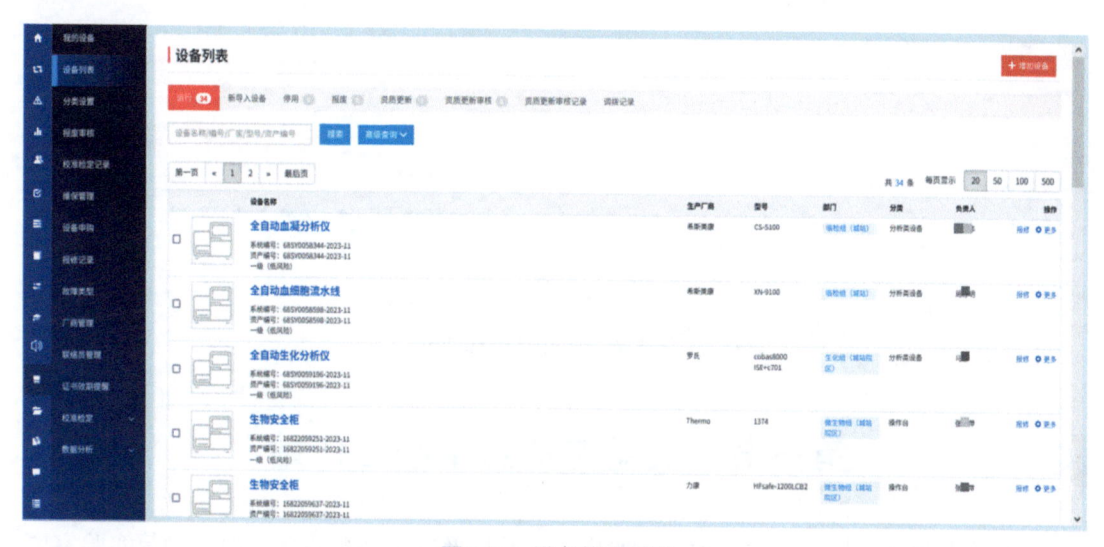

图3-30 设备管理系统

3. 试剂和耗材管理 包括资质及供应商管理、采购全过程管理（申购、审批、计划、采购、入库、验收、出库、报损、不良事件等）、成本结算管理等功能，见图3-31。

4. 文件和记录管理 提供文档管理功能（如预览、打印、记录阅读者），可以对电子文档提供添加、修改、删除功能和版本控制。实现文档过程管理，包括分类、起草、修订、审核、批准、版本、作废、查询等。提供实验室岗位日志等记录管理，见图3-32。

图 3-31 试剂和耗材管理系统

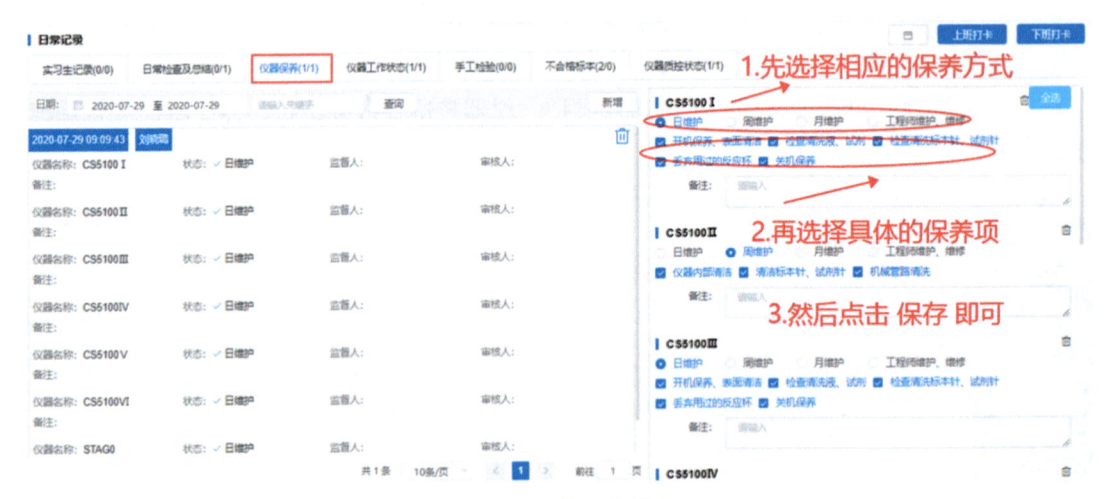

图 3-32 工作日志管理

第三节　实验室信息系统工作站

　　LIS基本功能包括标本检验前、检验中、检验后及临床实验室人、财、物等实验室要素的信息化管理。涉及实验室的主要角色有：患者——接受医疗服务的人；医生——具有行医资质的人，在诊疗过程中提出检验申请，解释检验结果并进行临床处理；护士——从事护理工作的人员，执行检验医嘱、采集标本，再执行临床医嘱；护工——辅助医生、护士、技师完成医疗活动的勤杂人员，如运送标本；检验技（医）师——从事临床检验技术工作的人员，完成标本检测分析操作，其中负责审核和解释检验结果的人员，须具有临床检验诊断资质；供应商——向实验室提供外部服务的人员或机构；系统管理员——具有一定信息技术知识，保障信息系统正常运行的人员；实验室管理者——管理实验室活动的人员或实验室主任。随着LIS发展，在临床医师、护理、标本传递和检验实验室之间形成了一个完整的标本物流与相关信息流紧密结合的网络系统，从而使得实验室的管理和检验报告的质量实现了一个质的飞跃，实现了无纸化和智慧实验室管理。根据角色和功能配置，实验室信息系统工作站可分为五个重要环节或站点，即医生工作站、护士工作站、标本采集及接收工作站、检验工作站和管理工作站，各个工作站协同完成以患者和临床为中心的临床检验服务。

一、医生工作站

医生工作站的核心功能电子病历，与检验有关的功能主要包括检验项目的申请、检验结果的查询、危急值报告的接收和处理、检验结果分析解读等。

（一）检验项目的申请

根据医生权限对所诊疗的门诊患者或所管辖的住院患者，依据病情申请检验项目，进行申请检验项目的完整性检查、医保合规性检查、医嘱合理性检查。为方便医生和专科特色的申请，医生工作站可根据入院检查、定期复查和病种等条件设置多种组合，以允许医生依据诊疗需求设置个性化的申请检验项目组合。为方便对危急重症患者的诊治，医生工作站应提供标识明显的急诊检验选择功能，标签显示"急"。实验室要建立急诊检验的项目清单，医生宜在清单范围内选择申请急诊检验项目。医生下达医嘱后，可能因患者出现特殊情况而不能执行，医生工作站应提供取消或作废已经生成的检验项目申请。

（二）检验结果的查询

根据医生权限可查询所属患者的检验状态，如申请、采集、运送、接收、上机、出结果、审核、发布、已阅等。医生工作站可查询本院检验结果、委托检验结果、区域互认检验结果，按时间变化显示结果变化趋势，可快速复制、粘贴异常的检验结果，方便病程中记录异常或阳性结果。医生工作站可按检验项目查询知识库，提供检测方法及性能参数、临床意义、影响因素、注意事项等知识供参考。

（三）危急值报告的接收和处理

依据危急值报告制度，自动识别危急值结果，结果审核时自动报告给医生，在医生工作站闪屏显示消息，弹窗提示，强制阅读，确认后自动记录接收者和接收时间。危急值接收后，医生依据临床情况进行对症处理，并记录处理情况及时间。处理完成后，最终在电子病历中采用固定格式或事件形式将危急值的处理情况进行临床记录。

（四）检验结果分析解读

实验室可将结果分析解读在检验报告中反馈。医生可查询临床决策支持，提供最新文献资料或依据，如检验项目的临床意义、使用检验项目的临床指征、申请检验的频率等建议。必要时，可联系实验室对检验结果进行复查或附加检验。医生结合患者病情进行检验结果的分析和解读，依据临床情况进行医疗处治。

二、护士工作站

护士工作站与检验有关的主要功能包括检验医嘱执行、患者身份确认和标本采集、检验标本的运送、POCT检测、检验结果查询及危急值接收和处理等。

（一）检验医嘱执行

护士执行检验医嘱一般分为常规和急诊两种模式。对于常规检验申请，一般可查询3天内的检验预约申请信息，也可通过调整日期区间来查询医生更早之前下达的申请检验信息，确认并执行检验医嘱。对于急诊检验申请，一般来说应即时执行和处理。护士用条形码打印机在不干胶标签纸上打印条形码，标签内容除条形码外，还可包含患者基本信息及相关的检验项目信息，然后将标签粘贴在各种标本容器上。LIS可提供采集前活动的指导信息，特别是对于患者自采集标本的指导。

（二）患者身份确认和标本采集

护士采用PDA扫描患者腕带确认患者身份，逐份扫描条形码标本容器后再按操作规范采血，实时记录采集者身份、采集日期及时间。LIS可提示操作标准和规范信息，原始标本采集说明如多个血标本的采集或分管次序和颠倒混匀次数，同时提醒采集的标本运送到实验室之前的稳定条件和合适的储存条件，以及采样物品使用后的安全处置。患者完成自采集标本后，患者自助确认采集时间，在符合生物安全的指定地点临时储存。

（三）检验标本的运送

标本送出前，护士应对每个标本进行扫描，记录送出人员和时间，将同一个送达目的地的标本放于密封袋内，打印整包的条形码。如果是工人在临床科室收集标本，护士须逐份扫描标本的条形码标签，系统自动记录收集者及收集时间。如果采用自动化物流时，则需护士扫描小车架号并关联标本包。标本打包送检可以提升交接的工作效率。一旦有急诊标本，从医嘱下达、护士采集到采集后转运、检验科标本接收站等都应实时报警提示。

（四）POCT检测

POCT项目，如快速血糖、血气分析、心肌损伤标志物等，一般由护士来完成标本的采集、检测和报告。血气分析由护士参照检验科完成质量控制和整个检验过程管理，包括POCT危急值结果的报告。快速血糖可采用护理系统进行数据管理。

（五）检验结果查询及危急值接收和处理

根据护理单元可查询所属患者的检验状态，如申请、采集、运送、接收、上机、出结果、审核、已阅等。依据危急值报告制度，护士确认危急值报告并通知医生，记录护理处理过程，协同医生完成全闭环的危急值过程管理。

三、标本采集及接收工作站

标本采集及接收工作站的主要功能是采集血液标本，采集鼻/咽拭子标本，接收患者自采集的标本，标本接收及流转管理，检验标本分类等。

（一）患者标本采集

检验医师或护士从事血液、鼻/咽拭子等标本的采集。采集窗口配有叫号系统，患者有序排队，按病历号等确认患者信息和身份。LIS提供标本采集确认界面，或提供数据由自动贴码机完成试管标签粘贴，或由智能采血机器人完成血液标本采集。

（二）体液标本接收

患者自采集标本，可自助打印体液检验项目的标签。患者按规范要求留取标本，体液窗口接收标本时，记录接收者、采集日期及时间。接收时，可自动生成标本号，方便标本后续操作的跟踪。

（三）标本流转管理

标本送到实验室后，逐份标本执行"送达扫描"操作，适用时可按"标本包"条形码成批接收。标本流转至实验室，应接收和登记，记录接收者和接收时间。标本一旦采集，LIS提供超时检测标本的预警，提供漏查标本的预警，及时发现未送检等异常情况并联系处理，减少意外事件的发生概率。

（四）检验标本分类

可采用自动分拣机按工作组进行分类。自动分拣机可完成标本接收记录、检验费用计算和计费、标本自动分类和编号等功能。根据不同类别的检验项目及标本试管帽的颜色，实验室内部进行快速分类，并将分类完成的标本分配到具体仪器或交给实验室员工，进行下一步的检验操作。

四、检验工作站

按检验亚专业或检验组合分类，形成院区或各部门实验室的检验工作站。检验工作站是LIS最大的应用模块，也是检验技师的主要工作平台，完成实验室日常数据处理，包括标本登记、质控管理、标本复检、结果填写、报告审核及危急值报告等功能，以及各类检验数据的分析统计等功能。员工登录检验工作站时，依员工岗位设定所属的实验室部门，将数据和信息限制在该部门相关的标本、工作组、仪器或设备、试验项目等，不宜跨部门操作和审核检验结果。

（一）标本登记

实验室接收到标本后，按工作组进行标本编号和登记，记录登记人、日期及时间。按实验室需求，有些标本在采集或接收时，自动产生标本号，可以省略标本登记过程，提高效率。在标本的处理过程中，如有不合格标本，记录标本不合格原因及后续处理，临床界面会有弹窗形式实时反馈给护士。护士确认标本拒收信息后，只需按照标本采集流程重新准备条形码标本容器，重新采集标本后送检。

（二）质量控制

按项目设置室内质量控制方案，包括质控物水平、检测频次、检测时间、质控规则等。员工按要求检测质控品，确认质控检验结果，如失控时分析原因并采取纠正措施，定期分析和总结质控数据。需记录岗位工作日志，包括环境设施、仪器维护保养、仪器质控状态、项目校准、复查检验结果、试剂和耗材情况、日常及安全检查等。

（三）标本预处理和仪器检测

不同的检测项目的标本预处理方式不同。比如，生化、免疫、凝血检测的标本需要离心，血常规标本则直接上机测定。实验室人员一般需要逐份检查标本的外观质量，如抗凝血是否有凝块、血量与抗凝剂的比例是否满足要求、标本是否够量、血气标本中是否有气泡、是否用错标本容器等。

对于合格的标本，处理后直接上机，分析仪扫描标本条形码，与LIS实时通信，查询并下载标本对应的检测项目信息，然后自动进行测定，结果出来后直接将数据发送到LIS，与对应的患者信息组成一份报告，待工作人员审核。符合条件时，同一标本需要在多台仪器上检测，自动汇总检验结果。手工检验项目需手工录入结果，可成批录入，也可默认结果录入。如有计算项目，符合条件时自动计算结果。必要时，需对检验结果进行仪器再次检查或换方法再次检测，或用手工方法复检。

（四）结果双审

标本检测完成后，检验员工依据标本的质量状态、仪器报警、修改或复检结果、结果异常程度对结果进行初次审核，再由审核人员对标本的病历信息、历史结果、项目相关性、关联项目结果等信息进行二次审核，如果符合要求则通过审核，否则复查标本，必要时需及时联系临床。记录检验者、审核者、双审日期及时间，必要时添加审核备注或结果解释。可采用自动审核对标本进行智能审核，不通过时可进行人工审核确认。需定期关注未审核标本，及时完成审核并报告。如果已经审核通过的标本，需要修改检验结果，可撤回重新审核，记录撤回原因和操作人员。

（五）危急值报告

LIS能主动识别危急值结果，以警示方式如未审核、未上报、临床未处理等提示危急值未处理状态及数量。如有危急值结果，员工应优先审核，审核通过后，LIS以系统消息、短信等形式推送至临床终端。医生或护士10分钟未确认危急值结果，实验室应打电话报告危急值结果，并记录接收者、日期及时间，复述是否正确等。危急值结果应确认结果无误并与临床相符合后再报告，忌报告后又撤回又报告危急值。

（六）标本存档

检验结果审核发布后，或一天的工作结束后，将标本按日期或按周在冰箱存档，以便需要时复查结果。标本在保存规定时间后，LIS执行销毁操作，记录销毁人、日期及时间。

五、管理工作站

管理工作站的基本功能包括系统配置管理、质量指标监控、环境参数监控、科室排班管理等。为实验室的质量指标监测和日常管理工作提供全面的数字化支持，在符合质量管理体系要求下为实验室人员提供全面的管理决策支持。

（一）系统配置管理

1. 检验项目 检验项目的检索条目包括项目关键字、院区、科室、容器、启用状态等。检验项目的可自定义内容包括检验项目名称、标本类型、采集说明（一般标注采集管类型、采血量）、对应科室、实验项目（检验项目内可包括多项实验项目）、单价等，此外还可选择检验项目的并管或排斥规则。并管时可将多个检验项目合并打印在同一条形码，排斥时检验项目不被允许合并打印。对应科室设置可以规定该检验项目检测的科室，允许用户按院区分别设置。实验项目条目内可设置该检验项目下涵盖的实验项目，见图3-33。

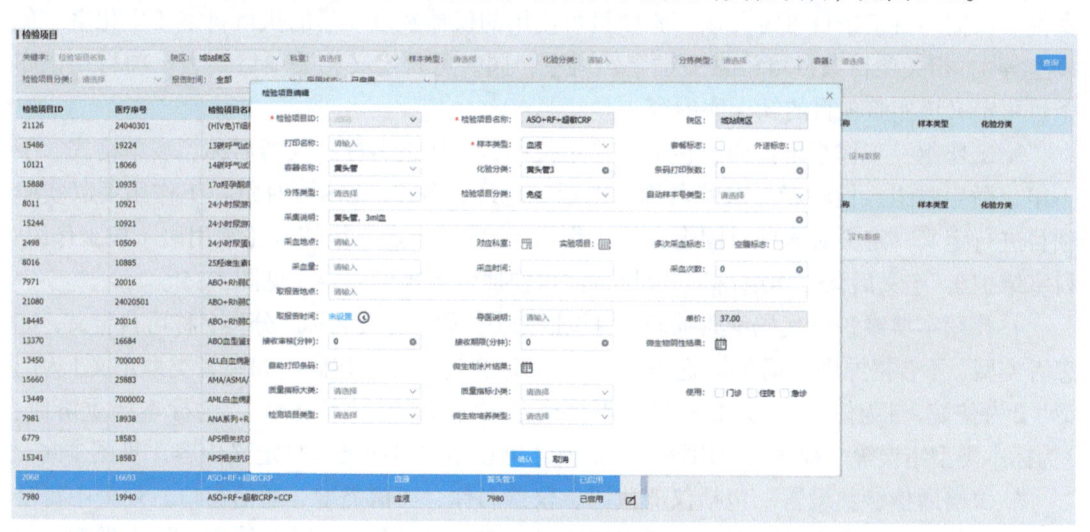

图3-33 检验项目管理

2. 实验项目 实验项目的检索条目包括关键字（中英文名称、实验编号等）、仪器、项目分类、科室、状态（启用、停用）等。实验项目可自定义内容包括常规信息、参考范围、危急值、仪器或科室、相关项目、项目知识库。常规信息内可定义实验项目的中英文名称、单价、负值/零值/非数字提醒、打印顺序、打印名称、是否打印、精度等，见图3-34。

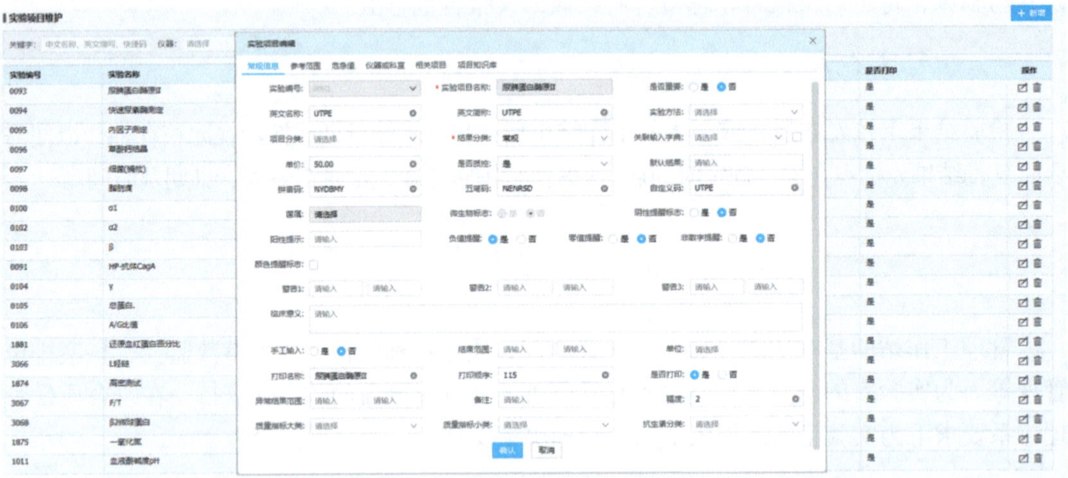

图3-34 实验项目管理

参考区间（范围）内可定义标本类型、性别、年龄、精度、参考标准、单位等，若勾选异性复制可同时定义男性与女性。参考范围内可以自行设置临床诊断，用户可根据诊断设置独特的参考区间。年龄单位可选择日、月、年，用以涵盖初生儿、婴幼儿。其中标本类型需要与预设的标本类型一致，否则在结果审核界面与报告中不会显示参考范围。

危急值条目可定义性别、年龄、危急低/高阈值，若勾选异性复制可同时定义男性与女性。仪器与科室条目可定义该实验项目可使用的仪器及该项目的执行科室（生化室、免疫室等）。相关项目条目可检索关键字、科室，同时可自定义相关项目列表。项目知识库条目可定义该实验项目的知识库内容。

3. 工作组 工作组维护内容包括工作组代码、工作组名称、仪器名称、表单格式、手工组、微生物组、检验者、医院名称、电话、地址、备注。LIS可对每一工作组关联实验项目进行定义，定义后该项目固定在该工作组。LIS可自定义审核备注常用语（按工作组/科室维护），定义后该工作组/科室审核备注可快捷输入预设内容，见图3-35。

4. 代码字典维护 代码字典维护条目包括分类代码、分类名称。分类名称可自定义，如患者类型、不合格原因、退单措施等。LIS可新增自定义分类代码，如患者类型定义1为门诊、2为住院、3为体检、4为血库等，不合格原因定义1为标本凝血、2为标本严重溶血、3为标本类型错误等。程序需引用该代码字典才可在用户界面展示自定义内容，见图3-36。

5. 仪器通信参数设置 包括仪器代码、仪器名称、通信类型、通信窗口。列表中每个特定代码的仪器可自定义的内容包括实验项目、实现项目名称、英文简称、标本类型、仪器通道、上传通道、检测下/上限、系数、启用标志，其中各项目的实验项目编号、通信参数设置的仪器通道号、仪器中预设的通道号必须三者统一，通信参数设置的标本类型、参考范围设置的标本类型、危急值设置的标本类型必须三者统一，以确保结果在LIS中的正确传输，见图3-37。

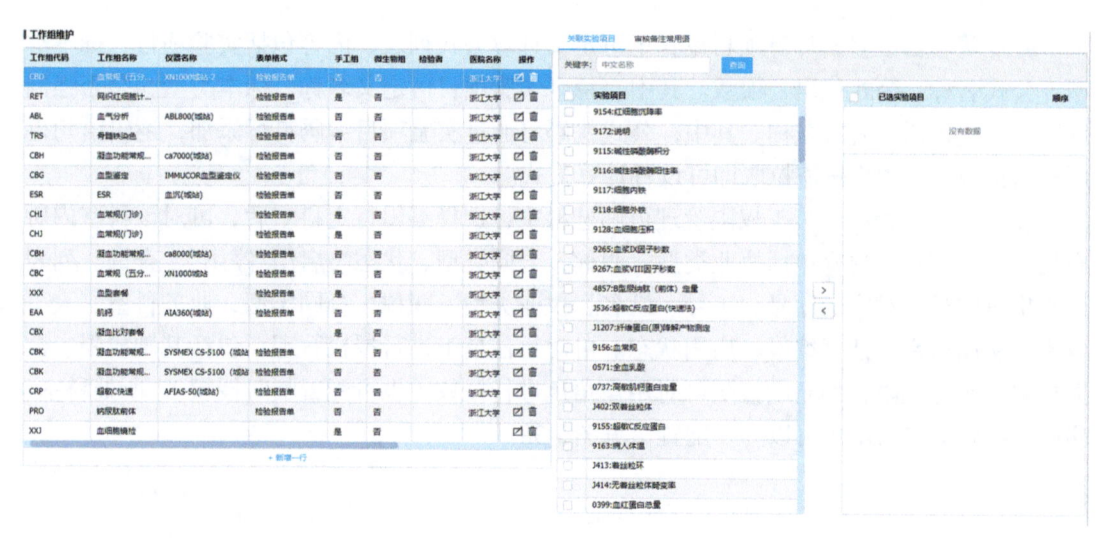

第三章　临床实验室数字化基本功能　·113·

图3-35　工作组管理

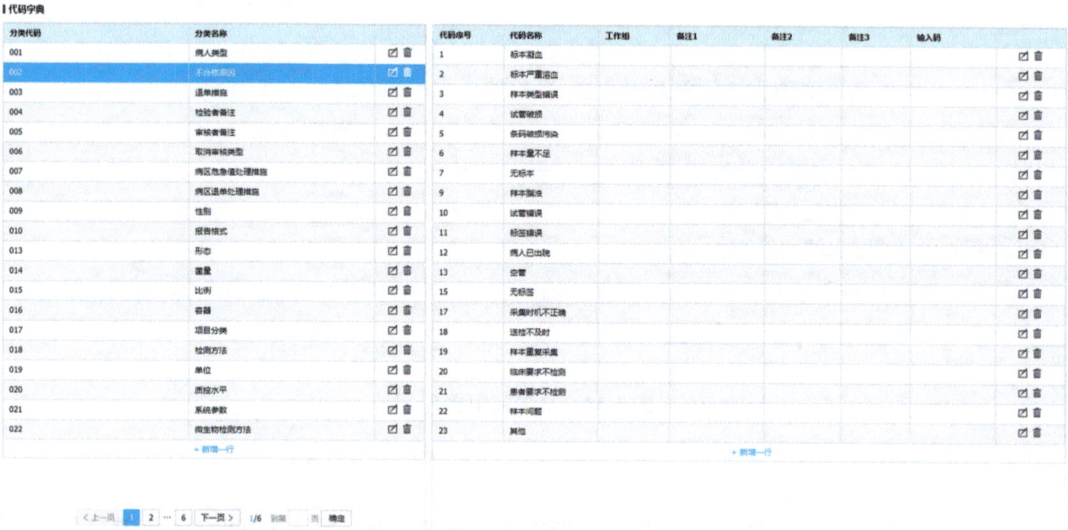

图3-36　代码字典管理

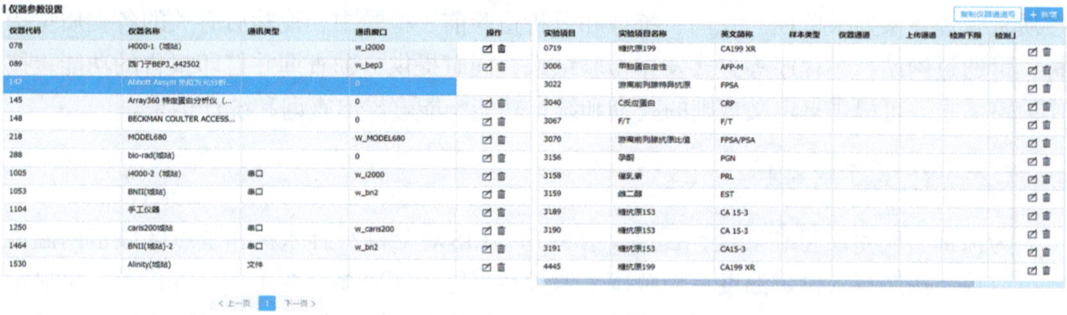

图3-37　仪器通信参数管理

6. 计算项目设置 计算项目设置里可定义计算公式列表，内容包括实验项目、标本类型、公式名称、公式代码、项数。其中，每个实验项目可定义名称、标本类型、是否强制计算、公式代码、公式名称。其中，公式代码可通过实验项目编码自行添加，逻辑语句也可提前预设好，用户按需拉取即可设置计算公式。

7. 员工权限管理 员工权限管理可筛选科室，选择编辑特定科室后，可对该科室内所有员工进行筛选，内容包括执业类型、职称、合同类型、状态（启用/停用）、查询。列表列举出每位员工对应的序号、工号、姓名、执业类型、职称、合同类型、业务科室、人事科室、从属科室、证书编号、启用状态。可对每位员工进行授权管理，包括基础权限、数据权限、医疗权限，如基础权限可对用户角色进行授权（也可配置临时授权），所处科室、病区、特定菜单权限也可以一一配置，见图3-38。

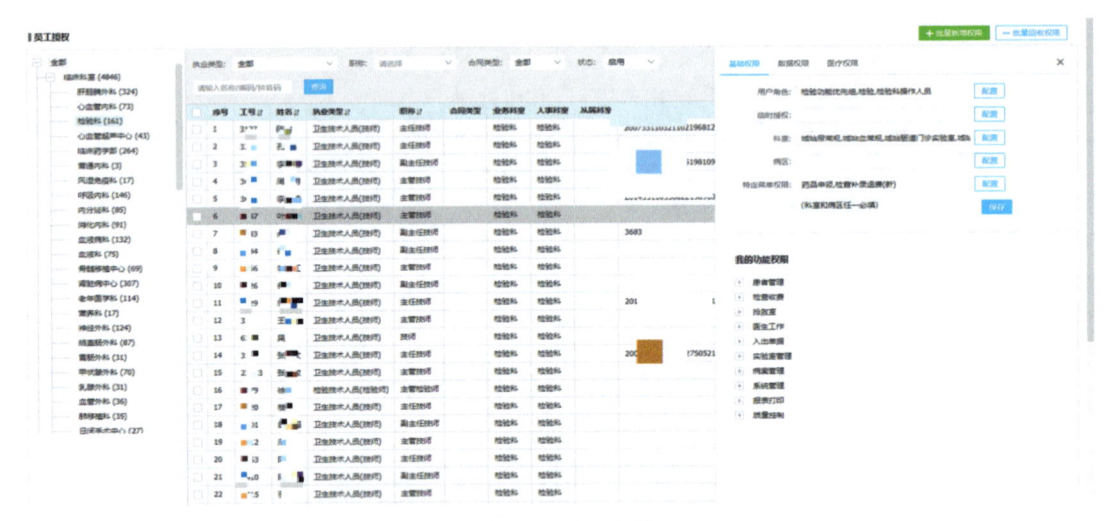

图 3-38 员工权限管理

（二）质量指标监控

根据实验室的现状，对用户满意度、标本不合格率、标本周转时间、危急值报告、结果修改率、血培养污染率等质量指标提供数据的采集、分析和大屏动态展示。

LIS可自动监测各阶段的标本周转时间，如实验室周转时间、整个标本周转时间；可按质量管理体系要求监控、查询、统计和分析检验前、检验中、检验后有关的各类质量指标；可通过网站、小程序等方式发布检验结果，同时提供自助查询并打印报告的功能；按实验室需求，可提供自定义规则的查询和统计功能，能够导出查询和统计结果。

（三）环境参数监控

为保证实验室质量和安全，提高工作效率，LIS对全科所有冰箱和重点区域室内温度实行监控，按照要求设定温度在控范围。监控数据除了实时显示在工作计算机上，也显示在急诊检验室、门诊检验室、生化室等实验室的液晶彩电屏上，对于超出控制范围的数据，以红色字体标识提醒，并实时发送到各专业组负责人手机上，相关负责人和工作人员获知失控提醒信息后，应及时处理，处理措施记录在温控系统，见图3-39。实验室设施和环境管理包括门禁系统、智能建筑、温湿度监控、实验室视频监控等功能。

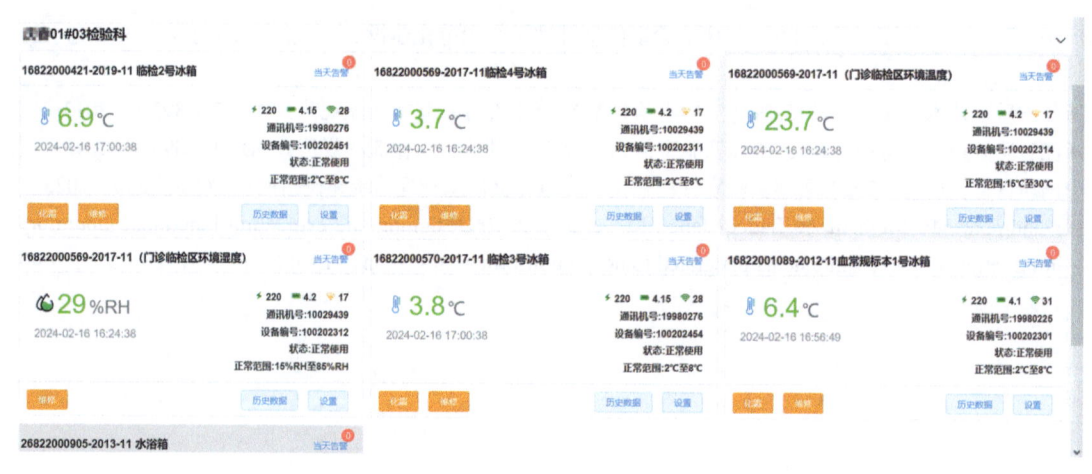

图3-39　环境管理

（四）科室排班管理

实验室提供全天候的临床检验服务，科室排班可分为公共班和专业组班。LIS提供夜班、抽血、发热等多个公共班的单独人员名称及排序，优先排公共班再排专业组班的班次；可自定义班次和时间，同一员工可以安排多个班次；提供多种方式的轮班，如按天、周、月轮班，也可任意指定每天的班次；提供多种方式的排班情况查询，包括按姓名、科室、日期。排班管理系统的界面应直观、清楚、方便操作，见图3-40。

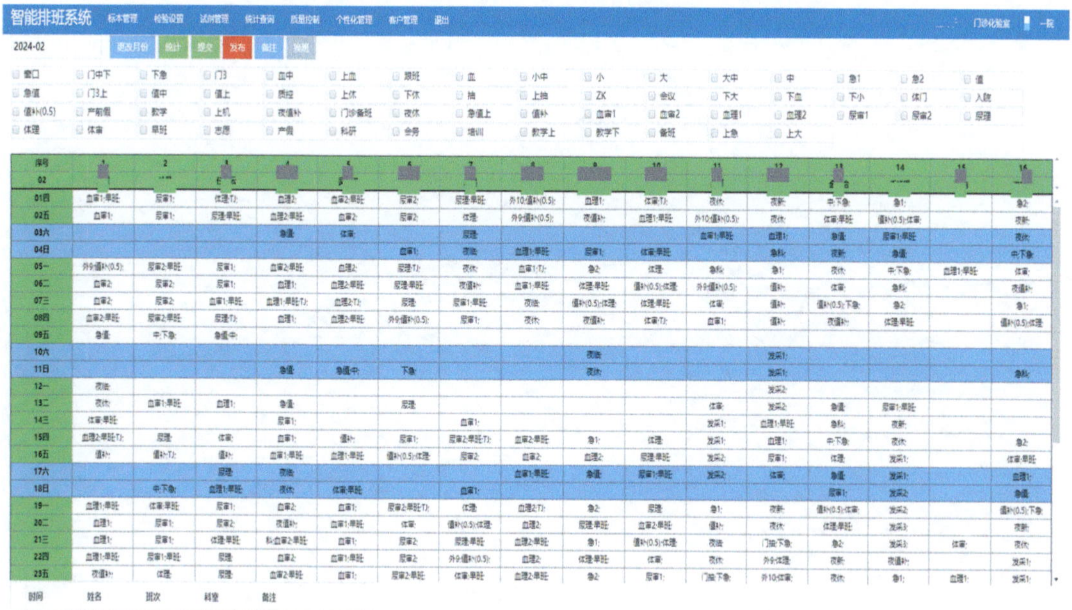

图3-40　科室排班系统

（杨大干　朱颖明）

参 考 文 献

邱骏，顾国浩，许斌，等，2013.临床实验室信息管理系统规范化建设.中华检验医学杂志，36（10）：869-872.

浙江省质量技术监督局，2013.临床实验室信息系统 第 1 部分：基本功能规范：DB 33/T 893.1—2013.

浙江省质量技术监督局，2013.临床实验室信息系统 第 3 部分：工作流程规范：DB 33/T 893.3—2013.

中国质量检验协会，2023.医学实验室管理和技术能力评价信息管理系统建设指南：T/CAQI 360—2023.

Farzandipour M，Meidani Z，Sadeqi Jabali M，et al.，2019.Designing and evaluating functional laboratory information system requirements integrated to hospital information systems.J Eval Clin Pract，25（5）：788-799.

第四章　特殊专业领域信息化与数字化

　　临床检验实验室按专业可细分为临检、生化、免疫、分子诊断、微生物、输血、骨髓细胞学、染色体核型、流式细胞术、病理等亚专业。部分亚专业由于报告流程的特殊性，在通用LIS的基础上新增部分特殊功能需求，如特殊报告审核流程、质量控制方案、图文报告发布（涉及病理报告、骨髓报告、细胞形态、染色体报告、流式报告等）、二代测序（next-generation sequencing，NGS）技术管理、基因结果解释性报告等。本章将围绕LIS在特殊专业领域的具体实现情况，介绍微生物实验室信息系统、临床用血信息系统、第三方检验信息系统和区域检验中心信息系统的数字化发展现状与未来发展趋势。另外，病理信息系统是病理科的数字化平台，覆盖全流程管理，集成数字切片扫描、图像分析和人工智能辅助诊断，支持多学科协作和远程诊断，提高诊断效率和准确性。NGS报告系统集成质量控制、序列比对和变异检测等数据处理，整合各种数据库、算法及临床资料，对检测到的基因变异进行注释和解读，支持临床决策。图文报告系统提供扫描、框选、识别、预分类和统计分析，提供图文报告工具，协助临床生成诊断报告。LIS为特殊专业领域提供个性化的功能优化，旨在提高特殊专业领域信息化与数字化程度，使LIS能够更好地满足特殊专业领域功能需求，提升检验报告质量和效率。

第一节　微生物实验室信息系统

　　微生物检验是一个相对特殊的专业，具有标本种类分布广、生物性状多样、检验过程繁杂、检验周期较长、自动化程度低、结果报告项目复杂且需详细描述等工作特点。微生物实验室信息系统（microbiology laboratory information system，MLIS）是LIS的组成部分，针对微生物检验的特殊性，独立于或整合在LIS中。MLIS以微生物标本流向为主线，以菌株操作流向为辅线进行微生物检验全流程的数字化管理，兼顾分段计费、分级报告、传染病报告、质量管理、多重耐药菌监测、菌种留存等功能，实现检验过程智能辅助、检验报告自动审核、无缝对接实验室自动化系统。

一、微生物检验数字化的现况和问题

　　当前新发感染性疾病不断涌现，病原菌耐药性日益增多，微生物检验对于感染性疾病的诊断和治疗具有至关重要的作用。微生物检验涵盖了病原微生物的直接观察或染色镜检、培养与鉴定、药物敏感性测试、代谢产物分析，以及质谱技术和分子测序等尖端鉴定方法。

与生化、免疫等临床实验室检测流程相比，微生物检验手工操作多、检验周期长，培养出的微生物种类及鉴定药敏方案多变，使得微生物检验的管理相较于其他实验室而言，呈现出更为显著的复杂性。我国早期LIS的微生物检验模块，其设计思路主要沿用了生化、免疫等传统专业检验的框架，尽管实现了标本条形码化、报告生成及编辑发送等基础功能，但在专业内部操作层面仍大量依赖于手工操作，这种现状未能充分满足临床检验日益增长的实际需求，主要体现在以下4个方面。

（一）手工操作步骤多，过程繁杂，未规范化检验流程

微生物检验手工操作步骤多，从接种到细菌的鉴定及体外药物敏感性试验、结果判读、历史结果查询、结果复查、报告发送等工作均需手工操作，工作流程烦琐。由于检验周期长，即使多个检验岗位、不同的检验人员分工精准匹配也无法实时监控操作过程及标本培养状态，存在追溯困难的情况。临床标本接种培养基也存在不同的差异，不同种类的标本需要接种不同的平板或进行不同的处理，如痰液标本须接种于血平板、巧克力平板、麦康凯平板等，实际操作中会有工作人员漏种巧克力平板的情况发生，这可能会导致流感嗜血杆菌的漏检。在整个烦琐的微生物检验流程中，很多数据或试验结果需依据经验判断，操作过程中易出现数据录入错误、革兰氏染色结果判读错误、仪器细菌鉴定错误、检验结果审核错误等问题，这些错误不仅影响检验结果的准确性和可靠性，还可能延误患者的治疗时机，甚至导致医疗纠纷。因此，临床微生物实验室迫切需要一套全面覆盖检验流程的数字化、标准化的信息管理软件。

（二）员工需经验积累，涉及多学科知识，未提供专业知识辅助检验过程

微生物检验中病原微生物的镜下形态学检验、菌落形态的观察均需要较长的专业培养时间，对工作人员经验的要求高。正确识别病原微生物的镜下形态，判断微生物是否为致病菌也需要专业的培训。例如，挑选菌落进行试验时，要根据菌落形态特征来区分正常菌群和致病菌群，挑错菌落会导致错误的检验结果。抗生素体外敏感试验结果受很多因素的影响，如细菌的种类、细菌的耐药机制、试验用药的纯度和菌液的浊度、培养基的厚度、抗生素的效价及孵育时间等。此外，有些细菌会出现体外测试敏感而体内应用无效的现象。无论是微生物检验工作人员还是临床医生都要熟悉、记忆并掌握如此众多且复杂的专业知识，这对他们来说是一种挑战。因此，MLIS宜提供规范、专业、智能的技术指导，为微生物实验室和临床的诊疗提供更好的辅助决策支持。

（三）检验周期长，需提供分级报告，以减少报告时间

常规微生物检验周期需要48～72小时，特殊标本或生长缓慢的微生物需要更长的检验时间，如血培养检验时间为5～7天，丝状真菌培养需要10～20天，结核分枝杆菌培养需要20～40天。微生物学检验报告结果类型和数量是根据分离的病原菌种类及数量决定鉴定与药敏的结果，无法提前预测。检验结果回报时间的及时性是影响临床医生诊治的重要因素，而及时、准确、早期使用正确的抗生素将直接决定感染性疾病的转归，尤其是针对血流感染的患者，结果回报时间将直接影响其死亡率。因此，准确、快速的微生物报告是临

床医生和患者的迫切需求，MLIS提供分级报告功能可让临床医生早期、快速获取检验报告。

（四）数据统计分析难，需提供院感监测，辅助临床治疗

多重耐药菌株尤其是耐碳青霉烯类肠杆菌（carbapenem-resistant Enterobacteriaceae，CRE）、耐碳青霉烯鲍曼不动杆菌（carbapenem-resistant Acinetobacter baumannii，CRAB）、耐碳青霉烯铜绿假单胞菌（carbapenem-resistant Pseudomonas aeruginosa，CRPA）及泛耐药株的流行给临床治疗带来极大的压力。微生物实验室可以提供多重耐药菌的判别，在临床报告中提供明确的提示信息，对多重耐药菌株的诊断和治疗至关重要。准确、及时和完整的微生物检验结果报告能指导临床抗生素治疗的选择，也能帮助院感及时监测到多重耐药菌株的暴发。微生物检验人员需进行有关抗菌药物耐药性方面的各种试验，受理抗菌药物合理应用的临床咨询；密切结合临床，与临床医师讨论、研究及处理有关感染性疾病的问题；参与抗菌药物临床合理应用的管理和医院感染监测、控制和管理等，有助于防止多重耐药菌的发生和传播。因此，要求信息系统需具备替代院感监测和强大的数据统计分析功能，辅助临床决策分析。

二、微生物检验数字化的技术方案

MLIS应能够全面记录工作环节的操作细节，并智能辅助检验操作，为工作人员提供操作的标准化方案；与实验室仪器及流水线进行双向智能连接，实现微生物检验的自动化流程；构建知识库、应用大数据分析和支持临床决策，为检验人员和临床医生提供药敏报告及临床用药指引。具体解决方案如下：

（一）微生物检验流程的全过程管控

微生物检验主要有接收、接种、涂片镜检、培养、菌落观察、菌落鉴定、药敏检测、结果报告等多个核心的工作环节，各个环节工作相对独立，但检验流程却相互关联。MLIS应用预设检测方案及智能学习模式进行智能工作引导，以及对部分手工操作进行工作分配，从而将标本分配到不同的工作环节中，通过全过程的智能工作分配优化传统微生物检验全手工操作的流程，实现检验任务的智能分配及全面监控。

实验室全过程数字化管理的关键问题是如何将手工记录实验步骤的完整操作有条理地记录在MLIS中。通过混合多样式的标本条形码标签和物联网等信息化手段，实现微生物检验标本接收、涂片、培养、分纯、鉴定、药敏等各个环节检验信息的叠加、更新、储存、提取和传递。在检验各个环节通过手工输入标本号或条形码扫描定位到相应的标本，将各个工作环节信息记录于MLIS，并在其中进行检验流程管理。MLIS自动记录了每份标本检验全流程中各节点的操作内容、操作时间、操作地点和操作者，保证了检验质量，降低了差错率，推动了微生物检验全过程的信息化、无纸化、自动化、智能化全面转型升级。

MLIS根据微生物检验过程中的工作任务对功能模块、预报告时间、检验状态等信息进行明确划分，包括需做、已做、超时等状态，在不同工作环节可设置不同状态分组，明确检验人员工作岗位内容，明晰检验人员工作思路。微生物检验过程的各阶段情况均在

MLIS中一一如实记录，包括操作事件、人员、时间等信息，工作人员可以随时调用及查看所有的操作环节，实现全方位的实时监控。

由于微生物检验整个操作周期长、环节多，很多情况下需要与下一个或多个岗位的工作人员进行工作交接，同时存在很多工作流程之外的特殊情况。需在不同岗位之间或相同岗位不同工作时间之间进行的工作交接，微生物系统可一键进行工作提醒，在切换到当前标本或同一患者的所有标本时弹出工作提醒，要求接收到此标本的工作人员进行相应的标本处理。

（二）微生物检验过程智能化

微生物的检验流程可分为前期的标本流和后期的菌种流，针对不同检验过程可建立相应的知识库，需要时提供正确的提醒，见图4-1。

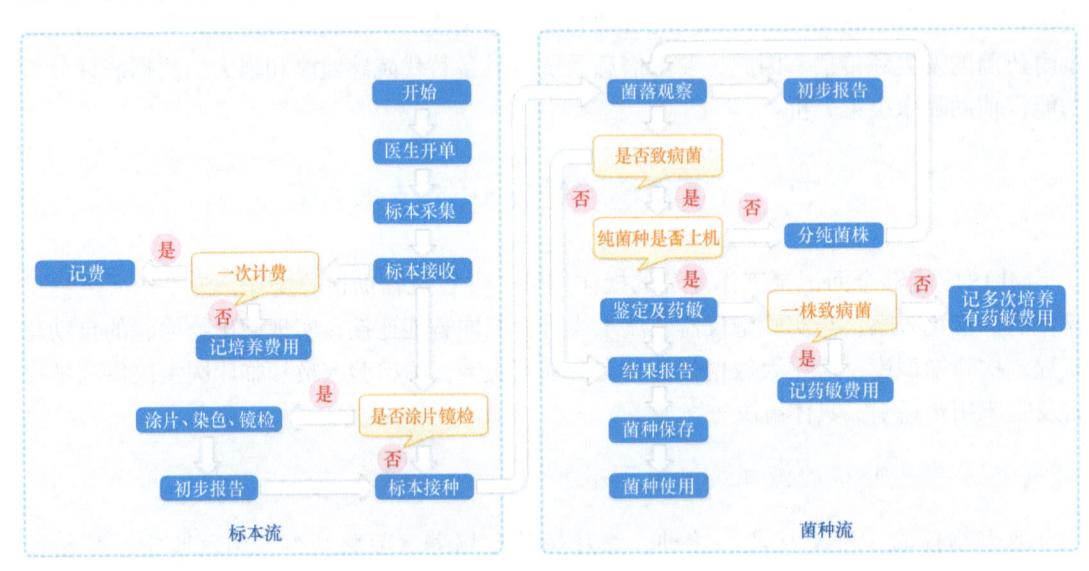

图4-1 微生物检验流程

标本流主要涉及标本接收、标本处理、涂片镜检三个环节。标本接收和标本处理的知识库包括方案名称（培养基、涂片、血培养瓶等）、培养条件（温度、湿度、气体等）、培养周期（初次、后续）等。根据标本种类与检验目的进行相应的知识库设置，如标本接收与处理的缺省方案组合、备选方案组合、是否自动转种、转种方案设置、是否需要记录标本性状、是否需要记录采集部位、是否打印条形码、报告设置TAT要求等，在标本接收与处理过程中进行相应培养基的智能引导，保证检验过程的统一。涂片与阴性结果建立标本种类与检验目的对应的默认结果及相关阴性结果知识库，在镜检和结果报告时系统自动显示相应的结果，同时也可自动输入默认结果或选择相应结果。

菌种流主要涉及菌落观察、结果报告等环节。根据菌株的科、属、种建立涂片、分纯、鉴定、药敏等操作方案知识库，以及正常菌群、天然耐药、药敏分组等知识库，在菌落观察时检验人员选择所需的操作，系统智能提示相应的检验方案，以及推荐特殊菌株的药敏方案。结果报告根据CLSI发布的CLSI-M100《抗微生物药物敏感性试验执行标准》、欧盟药敏试验标准委员会（European Committee on Antimicrobial Susceptibility Testing，EUCAST）发布的《专家规则：天然耐药和罕见表型》（Expert Rules Intrinsic Resistance and Exceptional Phenotypes）、《医院感染管理办法》、《医院感染监测标准》（WS/T 312—2023）等法律法规、标准、指南建立多重耐药判断、传染病判断、不可能药敏结果、药敏推导等相应的知识库，未来计划引入机器学习技术，使系统自主学习专家指南和行业标准，形成更加智能动态的知识库，在菌株输入、结果报告时调用专家系统进行智能审核。

（三）微生物仪器设备智能连接

MLIS将称重仪、前处理接种流水线、图像采集系统、质谱仪、血培养仪、鉴定药敏仪等设备仪器全线集成，也可与中间件双向对接。对不同仪器设备可使用中间件、单机等方式的双向联机方案将所有的仪器对接，实现不同厂家仪器间的数据交互，达到全实验室检验设备信息一体化采集和管理。支持断线重联、数据续传功能，确保仪器传输数据的完整性，确保标本初步报告及时发送。

随着微生物检验自动化流水线的应用和普及，应用轨道和硬件连接不同的自动化模块组成完整的自动化流水线，涵盖的临床微生物检验工作流程包括涂片、染色、接种、孵育、读板、鉴定、体外抗菌药物敏感试验及结果报告等检验步骤。MLIS与流水线紧密对接，为流水线提供标本接种、鉴定药敏等实验室方案，也从流水线实时获取标本接种处理、孵育、培养结果、鉴定药敏结果观察等检测信息，同时也可获取流水线等专家系统信息，结合微生物系统自身智能化系统程序，实现微生物检验全自动化。全自动微生物检验流水线和信息系统共同提供了微生物检验的流程信息，实验室应根据流水线功能建立相应的标本跟踪日志，通过软件管理微生物检验标本溯源信息，减少标本漏检和培养皿遗失的情况，提高微生物标本检验质量。

（四）大数据分析和临床决策支持

基于数字中台的微生物检验数据分析平台可以提供更为丰富的统计、分析报表功能，支持设置不同查询条件进行不定期数据统计，从而导出标本相关信息；支持多维度汇总统计和二级报表嵌套；支持单维度环比、同比等各种分析可视化展现，自定义分析构件并形成构件库，选用构件自由定义实验室微生物监控、运控大屏；具有强大的统计报表，建立不同模式的各种统计报表，如血培养报表、送检情况报表、工作量报表等，以方便用户的统计需求；支持对微生物科室的数据进行长期趋势分析，有利于发现不同条件下的数据差异。

MLIS可建立一系列的报表模板，可设置不同的查询条件格式对报表进行统计分析，以便于医院定期（季报表、年报表）查询。支持依据Word分析报告模板自动定时生成微生物统计季度、年度手册。

（五）微生物检验知识库构建

构建微生物知识库，为微生物检验人员和临床医生提供微生物的生物学特性、致病性、检验方法、耐药性、治疗方案等详尽知识，同时可增加临床典型图库，方便检验人员全面了解微生物特性，快速提升专业技能水平。构建基于微生物检验大数据分析的抗生素合理用药指引系统（antibiotic usage guidance system，AUGS），在发送初步报告的同时智能推送医院及科室同类型标本菌种分布、检出细菌耐药率分布，为临床准确、合理用药提供帮助。

微生物知识库提供抗菌药物的适应证、使用剂量、不良反应、抗菌谱、耐药性、药理学机制、药动学参数等全面的抗生素相关知识图谱，方便检验人员、临床医生学习熟知抗生素知识，提高抗生素应用水平。抗生素使用指引规则知识库建立不同感染部位、菌种的抗生素应用规则，在不同阶段进行初步报告时提供抗生素在不同菌种、感染部位的使用建议，指导临床及时调整及正确应用抗生素，提高临床治疗效果。

三、微生物检验数字化的实现情况

现代化的微生物检验要求信息系统能够做到标准化、智能化、精细化，微生物检验数字化管理使实验室可通过信息系统完成从检验申请到报告发送、菌种保存的全面工作流程监控。同时，实验室采用智能化室内质控系统应用来提升微生物检验的质量，并且兼顾分段计费、分级报告、传染病管理、多重耐药菌管理等特殊流程的全流程数字化管理，强化实验室质量管理，实现检验过程智能辅助、检验报告自动审核与实验室自动化。

（一）微生物检验数字化工作流程管理

微生物检验通常检验周期长、涉及岗位多，一般采用基于标本的工作流程管理，按日期进行标本列表管理，所有工作按标本顺序进行管理，登记工作环节的信息。另一模式是按工作岗位对标本进行管理，智能分配或根据工作人员操作自动将标本分配到相应的岗位，确保标本的检验信息和操作过程实时更新传递。MLIS对微生物检验各个环节全面监管，实现数字化流程管理。

1. 检验申请 检验项目申请应有针对性和合理性。软件可以根据患者情况，如体温、超敏C反应蛋白等异常结果推断出患者可能需要送检微生物标本，从而给出提示。例如，患者肺部结节检查，进行CT引导下肺穿刺活检时，软件会提示医生将标本送检到微生物室做一般涂片检查及细菌真菌培养检查等。对于疑似感染的患者，软件提示尽快申请细菌培养与药敏试验，并力争在使用抗菌药物之前送检标本，以便及时获得致病菌的鉴定和药敏结果，正确使用抗菌药物。

由于细菌检验的特殊性，细菌检验申请单需提供相关临床资料，包括标本来源、临床诊断，必要时说明感染类型或目标细菌，特别应注明患者是否使用过抗菌药物及其种类。软件在各个需要的界面可以随时调用电子病历，以掌握患者相关病史，为病原菌的确定及特殊病原菌的检出提供帮助。

2. 标本采集 对于微生物检验，检验标本的质量直接决定了检验结果的准确性。软件应建立标本采集相关知识库，见图4-2。在医嘱申请后，临床医护人员可学习及掌握检验医嘱相关申请、患者准备、采集要求、送检注意事项等信息。例如，血培养标本的采集有严格的采血指征，软件会在护士收到申请单后给出标本采集所需注意事项，以便采集到高质量的标本。在采集各种拭子标本时软件会给出建议，如"使用运送培养基运送，以免拭子变干";采集呼吸道标本时提示"要求患者清水漱口,咳深部痰液送检";留取痰液标本进行抗酸染色检查时提示"取晨痰、夜间痰并及时送检"等信息。

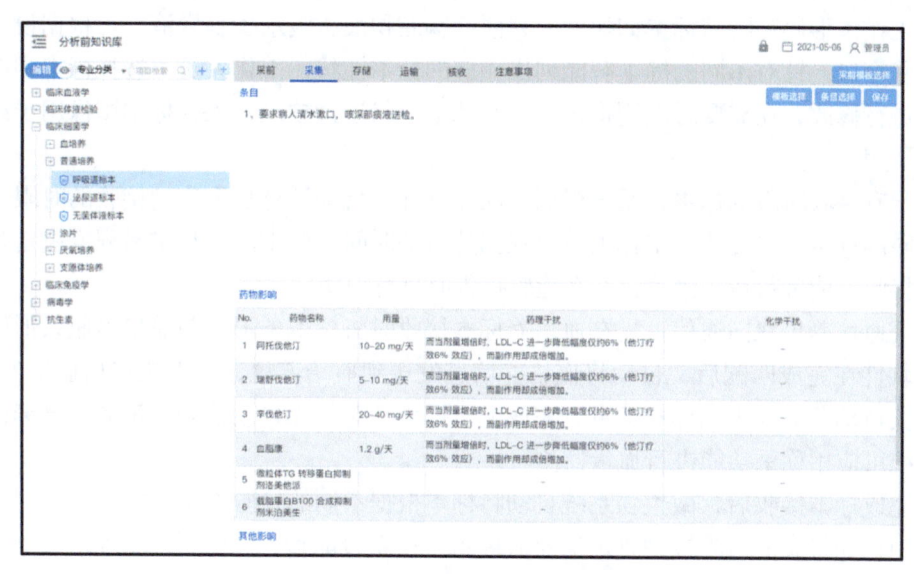

图 4-2　标本采集时知识库维护

3. 标本接收　标本接收时扫描标本条形码后自动生成标本编号,同时触发标本检验方案的制订及标本鉴定费用的计算。标本编号可设置不同的编号模式,如标本编号可按年、月、日不同周期进行连续编号,也可按无菌体液组、痰液组、尿液组等不同工作组进行分组编号,亦可按标本类型合并检验项目进行分类编号。标本编号可支持数字或字母加数字的组合。

软件根据当前接收标本的标本类型和检验目的智能分配检验方案,如果当前临床医生有特殊要求可手工调整检验方案,如增加或减少接种的培养基等,见图4-3。当检验项目存在两种方案时,工作人员可根据实际情况手工选择,如胸腔积液可直接标本送检或使用血培养瓶进行送检,直接标本送检接种至哥伦比亚血琼脂,而血培养瓶送检则需接种至对应血培养瓶后上血培养仪培养。

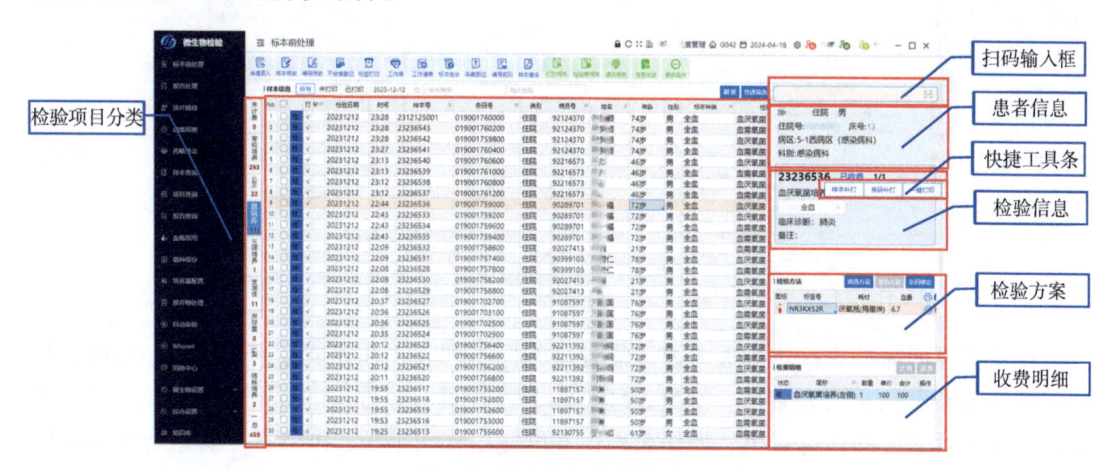

图 4-3　微生物标本接收界面

软件在标本接收后可应用不同的条形码或标本清单打印策略。对于应用无纸化流程的医疗机构无需进行清单打印，标本条形码可根据设置自动打印检验方案相应的条形码或手工打印工作条形码。特殊标本如痰液、粪便、胸腔积液、腹水、脑脊液，可根据设置自动弹出性状窗口，针对不同的标本智能列出相应的标本性状，工作人员可选择标本相应的性状手工进行修改，在需要时应用摄像系统对标本性状进行拍照，保存标本图像用于后续检验流程调用。

对于有接收时限的标本，系统根据不同类型标本自动计算从采集到接收的时限，超过规定时限的标本予以提醒，工作人员可根据超时的时间、标本的采集难易程度决定是否进行标本接收，或进行让步接收，并在检验报告时进行说明。

实现血培养仪双向通信，需在血培养标本接收时将标本条形码与血培养瓶条形码进行匹配，软件在完成匹配后，自动将血培养信息发送到血培养仪，在上机扫描血培养瓶时，血培养仪自动获取并识别标本信息，完成上机操作。对于无自动监测血量的血培养仪，微生物系统可应用称重功能进行血量监测。

在完成标本接收后，微生物系统自动将标本根据不同的检验方案分配到相应的工作环节列表中，如将痰液培养接种哥伦比亚血琼脂、巧克力琼脂、沙保弱琼脂等培养工作分配到第2天的菌落观察环节的标本列表中，将涂片革兰氏染色镜检分配到当天的涂片镜检环节的标本列表中。

4. 标本处理 标本处理界面用于登记手工操作相应标本，同时可进行标本定位培养功能，实现标本定位管理，解决标本漏做问题。标本处理界面一级列表有需处理标本的来源，分为标本接收、自动转种、菌种分纯三类；二级列表有需处理标本、已处理标本、超时未处理标本，见图4-4。

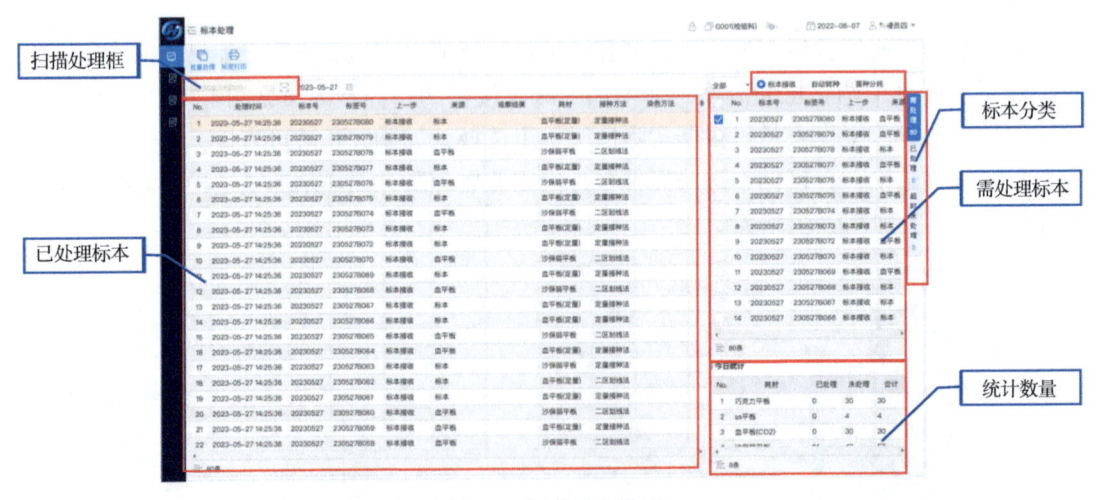

图4-4　标本处理界面

在系统界面需处理标本列表中显示需处理的标本列表，在完成标本处理后，可通过扫描工作任务条形码、列表多选、批量处理（标本号区间）等方式进行处理登记，记录处理人员、处理时间、操作计算机、操作名称，并可使用移动平板、PDA等工具进行标本定位存放，随后放入相应的培养箱中培养。

5. 涂片镜检 涂片镜检界面用于涂片标本结果录入、图像采集及图片结果的报告，见图4-5。标本分类可分为待镜检、已镜检、已报告、超时未镜检、超时未报、当日涂片等预定义标本分组，不同的医疗机构可根据实际情况自行调整。涂片镜检界面可对不同类型的染色进行分组，如革兰氏染色、抗酸染色、特殊染色等。通过分类和分组可以快速定位需处理的标本。待镜检标本来源于标本接收、菌落观察、结果报告等不同工作环节中产生的需进行涂片镜检的标本。

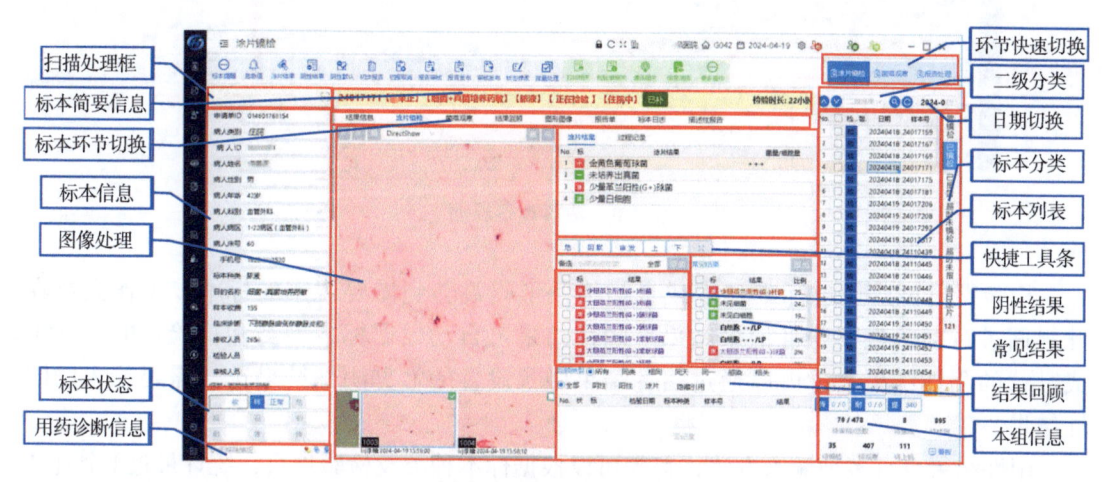

图4-5 涂片镜检界面

将显微镜摄像头拍摄的图像采集及处理功能直接嵌入MLIS，在涂片镜检界面直接同步显微镜下视野，双击可保存所需要的图片，从中选择典型的图片用于图文报告，对于特殊的图片应加入相应的知识库，建立微生物的典型图谱或特殊图库，用于学习、科研、教学等工作。涂片镜检采集的图像在后续检验的各个环节中应用，如菌落观察、结果报告等功能模块，支持计算机双屏、带鱼屏显示，辅助进行菌种的鉴定及结果报告。

涂片结果输入可根据标本种类和检验目的自定义常用的涂片结果及默认的涂片结果，在出现不常用结果时选择全部，列出所有可用的涂片结果供选择使用。利用大数据分析功能，每个月自动根据标本种类和检验目的对涂片结果进行统计分析，按涂片结果统计出的百分率进行倒序排列，在常见结果中列出统计的结果信息，用于快速输入涂片结果，并可全面了解此标本各类的涂片结果分布。

6. 菌落观察 菌落观察界面用于记录菌落观察结果，对阳性结果制订下一步操作方案。菌落观察的结果经常与标本性状、涂片结果有非常重要的相关性，此界面可以显示在涂片镜检时，辅助痰液标本判断痰液质量，同时用双屏中的副屏显示涂片镜检采集的镜下形态，辅助进行菌种的鉴定，见图4-6。

菌落观察的一级列表为需观察标本、无处理已看、需处理已看、超时未观察、超时未报、分纯标本等分类，不同医疗机构可根据自身需求设立不同的分类。二级列表为体液培养标本、痰液培养标本、血培养标本、特殊培养标本等检验目的分类，也可根据实验室要求自行定义。菌落观察环节的待观察标本来源于接收的标本、多次观察周期的标本、分纯后培养的标本。

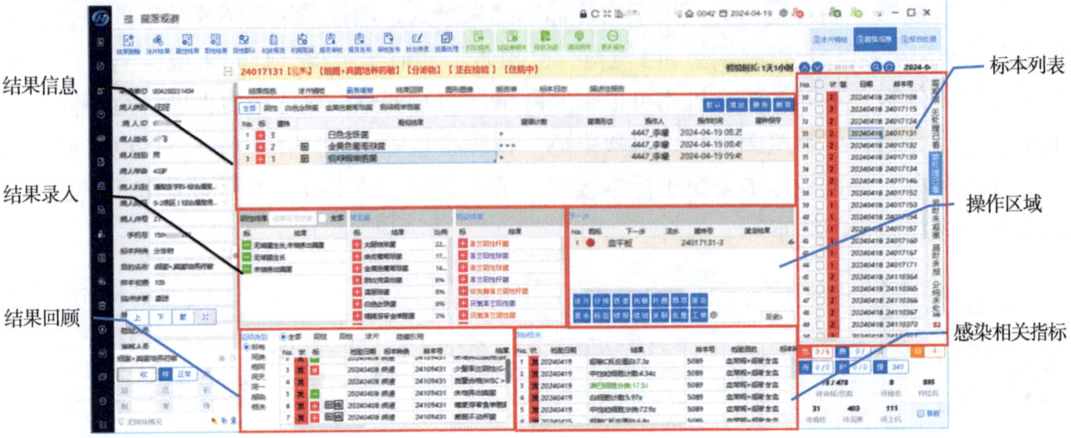

·126· 数智临床实验室

图 4-6 菌落观察界面

检验人员可以通过标本列表或者扫描条形码跳转到需要观察的标本，工作人员在此界面进行菌落观察并且记录结果。阴性结果可自动根据标本种类和检验目的自动生成默认的阴性结果，也可以通过阴性结果中预设置的常见阴性结果选择需要录入的阴性结果。

阳性结果也有多种输入方法，首先可以根据标本种类及检验项目，统计最近1个月结果百分率，按照倒序进行结果快速选择录入；其次可通过拼音码或者中文快速检索录入的结果。

微生物培养的结果观察判断与该患者的历史微生物培养结果、抗原抗体、分子生物学结果、感染指标、临床诊治信息相关，菌落观察界面可同时回顾微生物历史结果、常规检验感染相关结果及患者电子病历调阅，做到全方位评估检验情况，准确区分病原菌。

微生物培养结果回顾可以针对患者的所有相同部位、相同标本、相同日期、同一标本等条件进行检索，查询的结果可再划分为全部、阴性、阳性、涂片等类别，方便检验人员快速筛选出关注的结果，并可隐藏引用的结果。感染相关指标包括微生物抗原抗体、分子生物学、其他感染指标（如血常规、C反应蛋白、降钙素原等）相关检测，系统根据标本部位设置此部位相关的感染指标，标本切换时系统自动列出该患者相关的感染指标。工作人员可以根据历史结果及病历文书对培养出的结果进行辅助判断，如培养出的微生物是否为病原菌、是否需要进行药敏等下一步处理或者是否可引用最近的微生物结果。

在结果录入时专家系统可智能判断结果的一致性，是否输入正常菌群等，以确保结果录入的准确性。如存在未培养出真菌时输入白色念珠菌，则系统提示结果存在矛盾。

对于血培养、脑脊液等无菌部位的培养，菌种结果输入时系统自动判断涂片结果类型与微生物鉴定的结果是否一致。如果不一致则要求检验人员在完成初报结果的情况下与临床沟通并进行登记。

对于呼吸道、消化道、皮肤、泌尿生殖道等存在正常菌群标本时，输入正常菌群结果，系统自动提示该菌为正常菌群。

阳性结果录入以后，检验人员如需进行微生物的下一步操作，如涂片、分纯、鉴定、药敏等工作，工作人员只需点击相应操作的按钮，系统则根据患者信息、标本种类、微生物种类等智能产生下一步操作方案，保证操作的统一性和标准化，打印出下一步操作条形码，同时根据项目自动编号和匹配方案，并将相关信息分配给检测仪器，自动生成流水号，并上传给中间件或仪器，见图4-7。

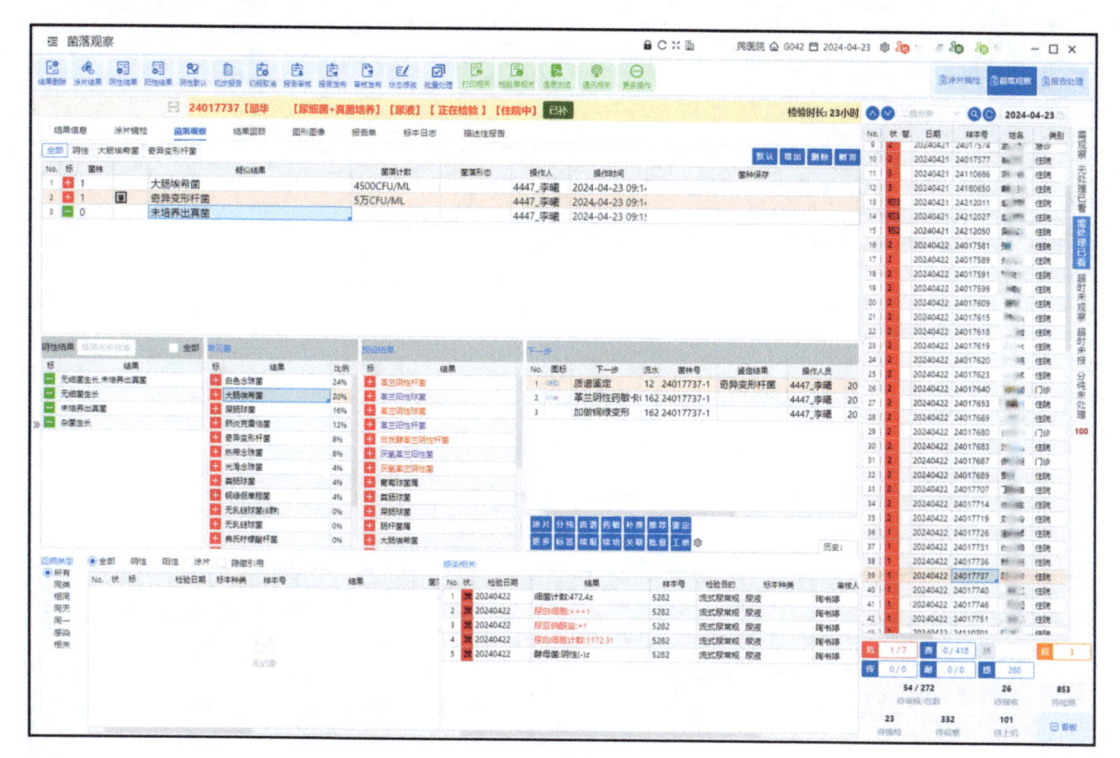

图 4-7　检验处理方案

软件对于无固定的商品化药敏卡或未自定义药敏组合的特殊微生物，支持推荐药敏方案，便于工作人员根据提示选择自己需要的药敏方案。

7. 药敏鉴定　药敏鉴定界面可实现全实验室统一进行鉴定及药敏操作，也可按实验室工作组进行分别操作，如无菌体液组、痰培养组或全部。按工作分为鉴定、药敏、复查、上机登记4个功能，见图4-8。

在完成质谱快速鉴定或者生化反应鉴定后，快速生成进行鉴定结果浏览和处理的界面。系统提供疑似结果与鉴定结果比对，两者不符时显示红色。对于鉴定与疑似结果不符的标本可进行重新匹配或调整药敏方案，以及修改流水号等，对于血培养或特殊结果可进行初步报告。

在完成药敏后，系统提供药敏结果数量的快速浏览功能，包括手工药敏、仪器药敏等不同来源的药敏结果，仪器来源结果还可显示仪器提示的耐药表型。支持ATB药敏、手工药敏的快速输入功能，见图4-9。

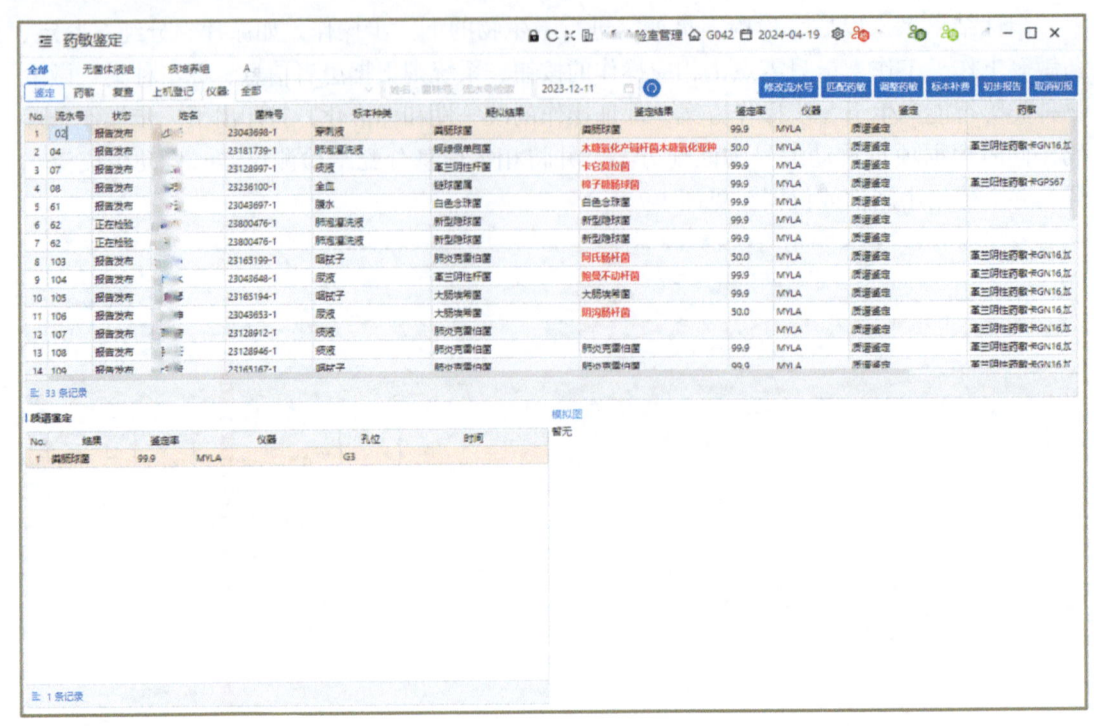

图 4-8　鉴定功能界面

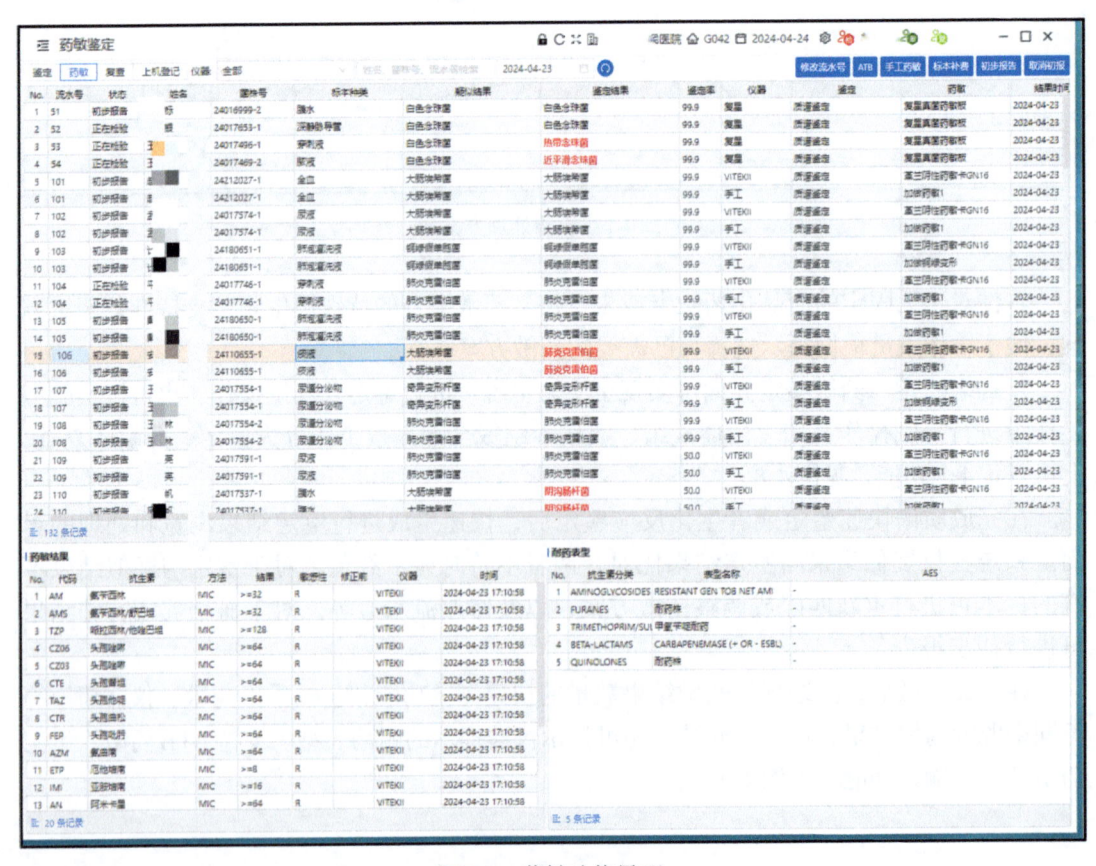

图 4-9　药敏功能界面

进行非组合抗生素结果的手工复查，在结果报告界面经专家系统提示需进行复查的抗生素，选择相应的复查抗生素及复查方法。系统自动将标本加入此工作环节，在完成复查后进行结果录入。

用于不同仪器的上架排版、上机操作，并与仪器或中间件进行双向连接。系统将产生的患者信息、标本信息、菌种信息发送到相应的仪器，同步可产生上机清单，应用清单上的条形码实现快速上机。

菌落观察后对需要鉴定及药敏分析的标本根据方案分配到此界面，并可能根据不同的方案分配给相应的仪器。

软件系统根据不同的仪器产生相应的架子种类进行排版，如梅里埃的质谱架为4×12，VITEK2为10个标本一架，做到所见即所得，实现系统与仪器位置一致，可实时明确标本在仪器中的位置，用于菌液浊度的调制及上架参考，通过上机功能将标本及菌株信息发送给相应的仪器，并生成上架清单，在仪器上扫描条形码获取标本及菌株信息，完成快速上机功能，见图4-10。

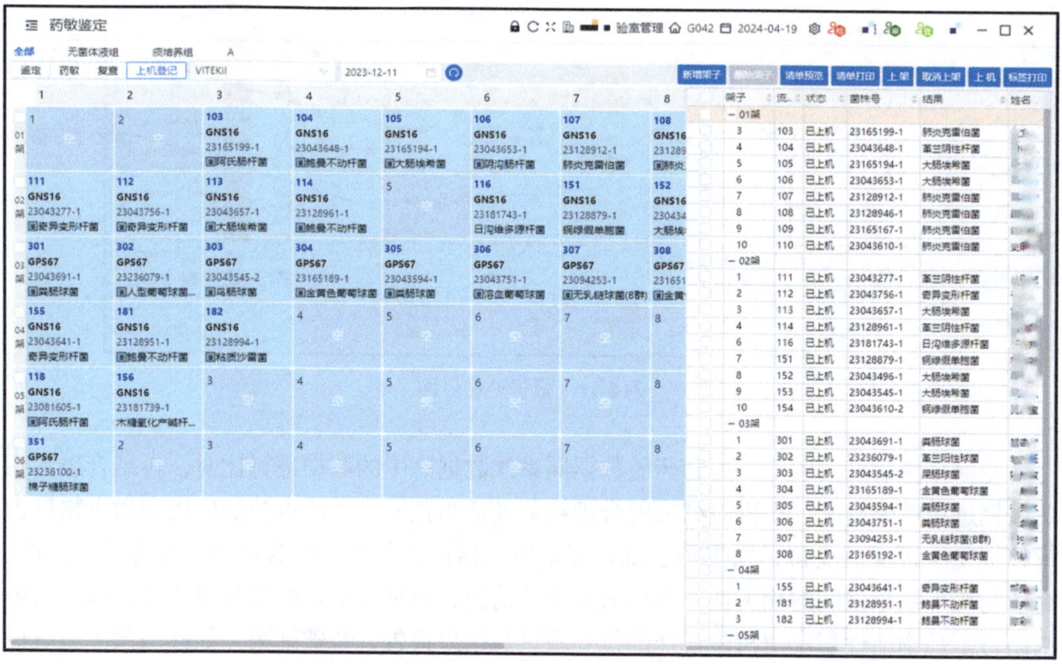

图4-10 上机登记功能界面

8. 结果处理报告 结果处理报告用于微生物检验的报告审核。需报告标本来源于报告时间大于或等于标本接收时生成报告时间的标本。标本一级分类有需报告、昨日鉴定药敏、超时未报、已报告等，二级分类为检验类型如体液标本、痰液标本、特殊检验标本、革兰氏染色标本、抗酸染色标本，标本的分类可根据实际情况自行定义。

菌落观察时录入的微生物结果可同步到结果报告界面，抗生素结果可由仪器入库、鉴定药敏界面批量手工录入，也可在报告界面进行少量的结果录入。对于ATB或其他手工商品化板条，系统支持所见即所得的快速录入功能。用户只需点击目标位置即可生成与原板条位置和颜色一致的模拟板条，系统随后根据用户选择智能判断，自动生成鉴定结果及药敏报告。

微生物检验报告结果通常包括定量和定性数据：标本来源、微生物名称和数量、分子生物学或质谱鉴定方法、每种微生物药敏试验的抗生素名称，以及每种抗生素定量、定性药敏结果。标本与微生物、微生物与微生物、微生物与抗生素结果之间的关联性、数据类型的多样性及最终完成时间的差异（由于培养过程中微生物的特殊性）给微生物实验室结果的报告带来极大的挑战，微生物报告审核发送要求检验人员具有非常强的专业知识，通常需要3～5年的专业训练才能掌握微生物报告审核的能力，见图4-11。

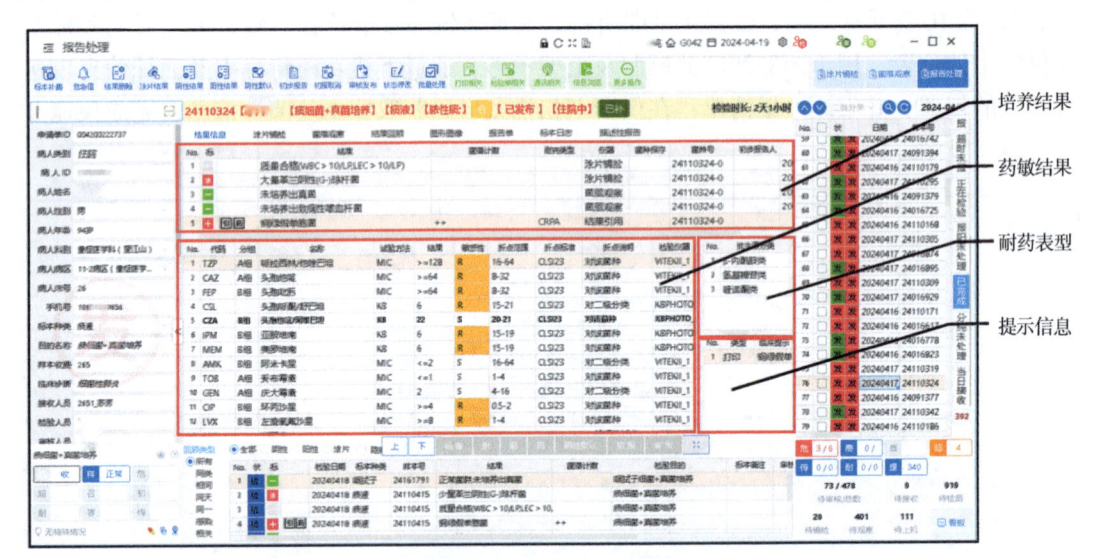

图4-11 报告处理界面

专家系统对细菌鉴定数据和药敏数据同系统数据库中的数据进行比对，再结合患者相关数据进行逻辑判断，提供对结果的合理解释及适当预警。智能审核的应用为微生物报告审核提供了极大的支持，微生物系统智能审核包括标本种类、检验目的与菌种的一致性、涂片与培养结果之间的相关性、菌种天然耐药情况、菌种抗生素药敏分组建议、药敏结果遵循特定药物活性层次逻辑、特殊部位药敏试验结果报告、特殊细菌（如沙门菌）药敏报告等相关逻辑，同时智能审核还可进行药敏结果的推导、药敏结果的修正、重要耐药类型判断等操作。智能审核对智能审核规则进行重要性分级，分为错误规则、审核规则等，对于触发错误规则的菌种必须进行人工处理或重新进行鉴定、药敏分析等操作后才能进行结果的报告，见图4-12。

微生物专家系统对菌种耐药机制与抗生素关联的治疗用药进行提示，对实验结果数据进行综合分析，为临床诊治提供建议，并打印在报告单的"临床提示"中，给临床医生诊治提供帮助，见图4-13。

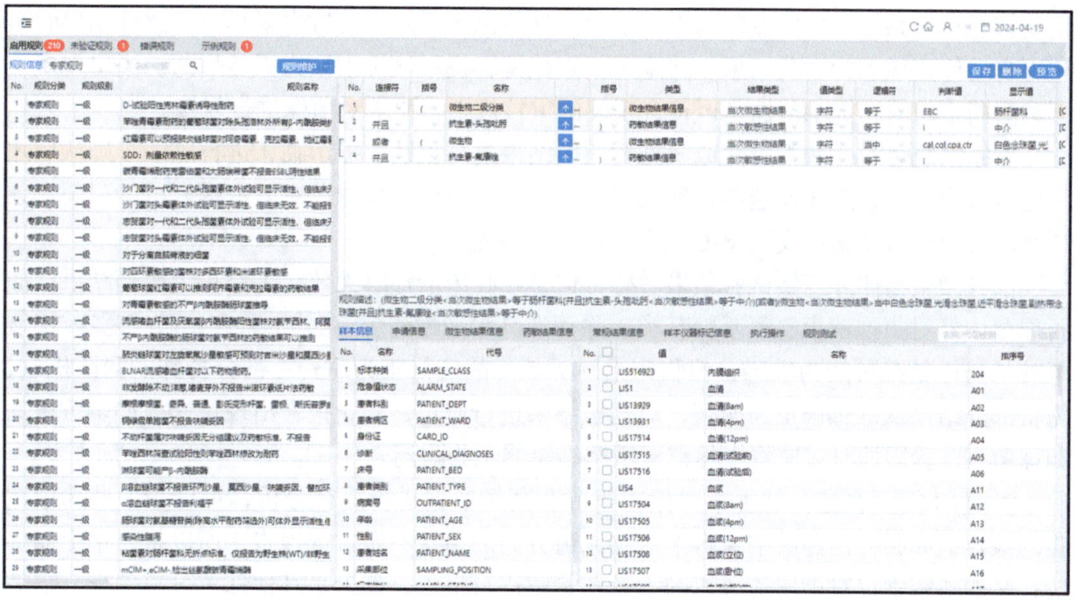

图 4-12　智能审核规则设置界面

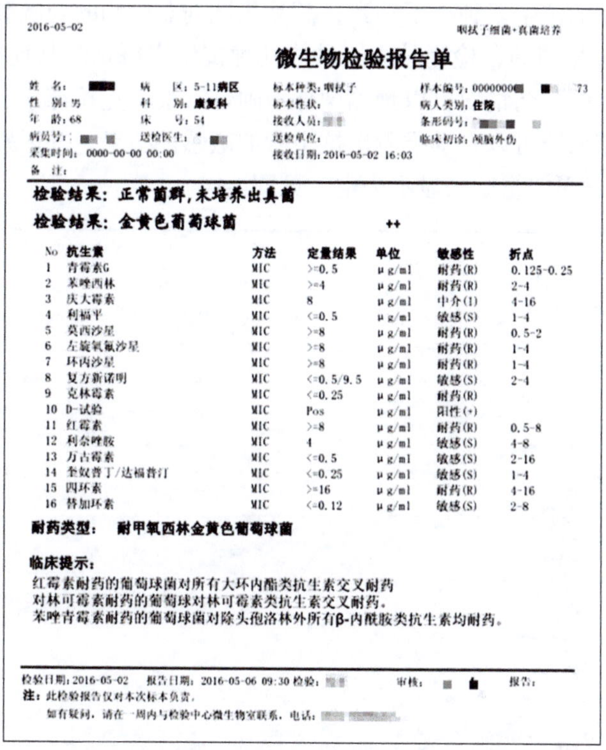

图 4-13　金黄色葡萄球菌临床用药相关提示

某些细菌由于其固有的生物学特性，对某些抗菌药物具有天生不敏感的现象。其耐药性由染色体基因决定，并可代代相传。不同医疗机构可根据实际情况设置删除或隐藏天然耐药的抗生素结果，可在报告的"临床提示"中说明该微生物对哪些抗生素天然耐药。微生物智能审核系统建立天然耐药库，临床菌株检测出天然耐药抗生素具有敏感性结果时系统可自动修正敏感为耐药结果，并隐藏折点范围，提示该抗生素为天然耐药。当出现多个天然耐药不符时，提示菌株是否符合正确的审核规则，要求对菌株进行复核。

专家系统可对一些不可能或罕见的药敏结果进行识别，提示临床进行进一步确认后才能进行报告审核，防止发送不正确报告。比如，金黄色葡萄球菌对万古霉素罕见耐药，系统判断后提示重新鉴定或用MIC法重新做药敏检测。

部分微生物体外药敏试验结果敏感，但是在临床治疗时无效，需修正为耐药结果，如肠球菌体外对头孢菌素、氨基糖苷类（除筛选高水平耐药）、克林霉素和磺胺甲噁唑/甲氧苄啶的药敏结果可能为敏感，但临床治疗无效，故应修正为耐药；部分特殊的耐药机制，需将部分结果从敏感修正为耐药，对药敏结果进行修正，防止报告出现错误，如金黄色葡萄球菌D试验阳性时，应将克林霉素敏感结果修正为耐药。

参照CLSI药物选择的标准对标本来源和药敏数据进行综合分析，可屏蔽一些药敏试验的报告，如肠杆菌药敏中氯霉素对泌尿道分离的菌株不做常规报告，所以报告单上需屏蔽；又如磷霉素仅对泌尿道分离的大肠埃希菌进行报告，如果是其他部位分离菌株，也需屏蔽。

不同实验室使用的抗生素种类不一致，商品化试剂盒检测的药敏数量有限，许多同类抗生素的耐药机制是相同的，检测其中一种或几种抗生素可预测其他相关抗生素的结果，如葡萄球菌对红霉素的耐药情况可以预测菌株对阿奇霉素、克拉霉素、地红霉素的敏感和耐药性。微生物专家系统可以自动推测出抗生素的敏感性结果，并区别于检测结果，如试验方法用"*"表示，而定量结果显示为空，见图4-14。

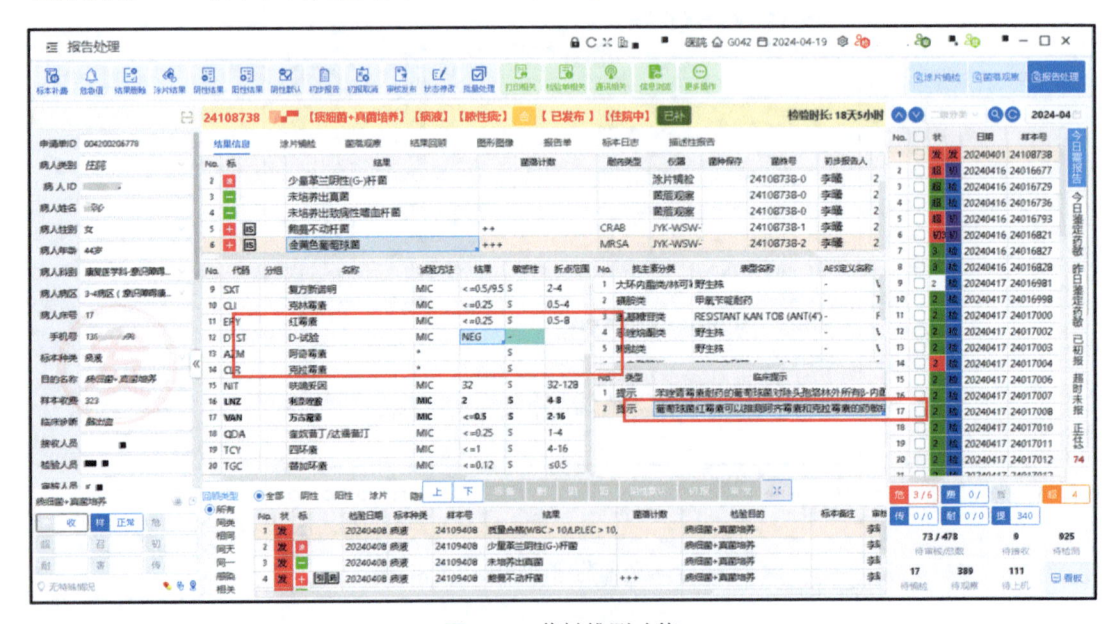

图 4-14　药敏推测功能

（二）微生物检验的智能计费

微生物检验培养与常规检验在结果类型和费用核算上存在显著差异。培养出的微生物种类繁多，不同微生物的药敏种类及数量也不同，这使得微生物的费用核算较为复杂，计费流程也呈多样化。常规检验费用通常情况下为标本接收时进行一次性计费，但微生物检验分为培养费、鉴定费、药敏费等，不同省市对鉴定及药敏费用按次、按项计费模式均有区别，定性与定量药敏费用也不相同。

使用手工计费模式存在工作量大、效率低下、漏收、错收等问题。软件可根据不同省份不同的收费方案，设置不同的计费模式及费用套餐，根据设置的方案自动对药敏进行计费或退费。

由于微生物检验周期较长，许多患者在未完成报告前已经出院，因此会导致费用的多收或少收，为适应不同医疗的计费需求，MLIS可实现不同的计费方案。现主要有两种计费模式，一种为预计费后退费模式，可在标本接收时进行培养、鉴定、药敏的预计费，在报告完成时，进行费用重新计费，多退少补；另一种为后计费模式，在不同的环节逐步进行计费，可在标本接收时进行培养或培养+鉴定费用，在菌落观察的药敏方案中进行药敏费用缺省计费，在结果报告时再次根据鉴定及药敏的实际结果重新核算费用并自动进行计退费操作，减少计费的差错及出院后对计费的影响。

（三）多重耐药菌株的监测及隔离

多重耐药菌（multidrug-resistant organism，MDRO）医院感染监测对于提高医院感染管理水平、保障患者安全、促进抗菌药物合理使用及防控耐药菌传播具有重要意义。MDRO的监测和管理需要临床、微生物学、感染控制管理、药学等多个学科的协作，有助于建立多学科协作模式，提高防控效率。

微生物专家系统结果报告时智能审核，对多重耐药类型进行判别，自动判断并标识出多重耐药和特殊耐药表型的菌株。部分病原菌存在两个以上的多重耐药菌类型，微生物专家系统可根据不同医疗机构的耐药监测要求选择报告优先级最高的多重耐药类型，也可报告所有的多重耐药类型。

微生物信息系统与医院信息系统对接，在报告发布时将多重耐药类型通过专门的接口发送给医院信息系统，接收到多重耐药类型数据后，可于医院感染系统中进行统一管理，也可在各病区患者主页中显示多重耐药及隔离标识，及时提示进行患者的隔离工作。

（四）传染病报警

微生物专家系统结果报告时自动进行传染病判断并添加传染病标识，根据不同传染病管理要求，在信息系统的标本采集、标本检验等不同工作环节中进行提示，加强传染性标本的生物安全管理。

微生物专家系统同时与医院信息系统对接，通过专用接口与传染病报卡系统对接，在传染病报卡界面显示相关的患者列表，并通过短信系统进行传染病报卡提醒。

（五）微生物检验的质控管理

微生物检验质控系统是用于确保临床微生物学检验结果准确性和可靠性的重要工具。微生物检验质控涉及的质控种类繁多，如生化鉴定质控、质谱鉴定质控、涂片质控、药敏定量与定性质控、血清学质控等，存在质控判断方法不统一、部分仪器质控数据不外传等问题，MLIS 的质控板块能够实现智能生成质控方案、自动判断质控结果、智能提示失控原因，并进行质控结果全流程管理。

微生物质控系统分成基础数据维护模块、质控计划设置模块、质控图形模块、质控图像浏览模块、数据处理模块、质控多途径提醒模块、失控处理模块、质控归档模块、数据上报模块。

1. 基础数据维护模块 系统数据维护用于定义系统基本的数据信息，包括质控计划参考库、失控信息表、质控事件表、质控频率表、质控判断范围表等系统数据。

2. 质控计划设置模块 由于检验人员难以详细掌握微生物质控的内容，以及频次及菌株等信息，质控系统建立了一个质控智能触发模块。该模块用于协调微生物系统、物资管理系统、仪器管理系统之间的信息，并触发质控方案，智能生成需要进行的质控项目。根据实验室及文献资料建立预定义的各种类型的质控模板，包括生化试剂质控、培养基的质控、血清学质控、细菌生化反应鉴定质控、细菌质谱质控、细菌 KB 药敏质控、细菌 MIC 法药敏质控、染色液质控等。同时该模块还包括质控菌株、质控频率、触发条件等信息的缺省信息，以便于质控计划建立和引用，以及方便快捷建立实验室的质控计划。实验室根据开展的检验项目、检验周期、标本数量等情况，建立符合自己实验室的质控计划。

3. 质控图形模块 根据微生物质控的类型，系统自动生成多层的质控项目树，按质控大类、质控项目小类、质控项目、质控日期分层进行质控结果的浏览，通过折线图的方式展示质控情况，用不同的颜色来区别质控是否在控，见图 4-15。

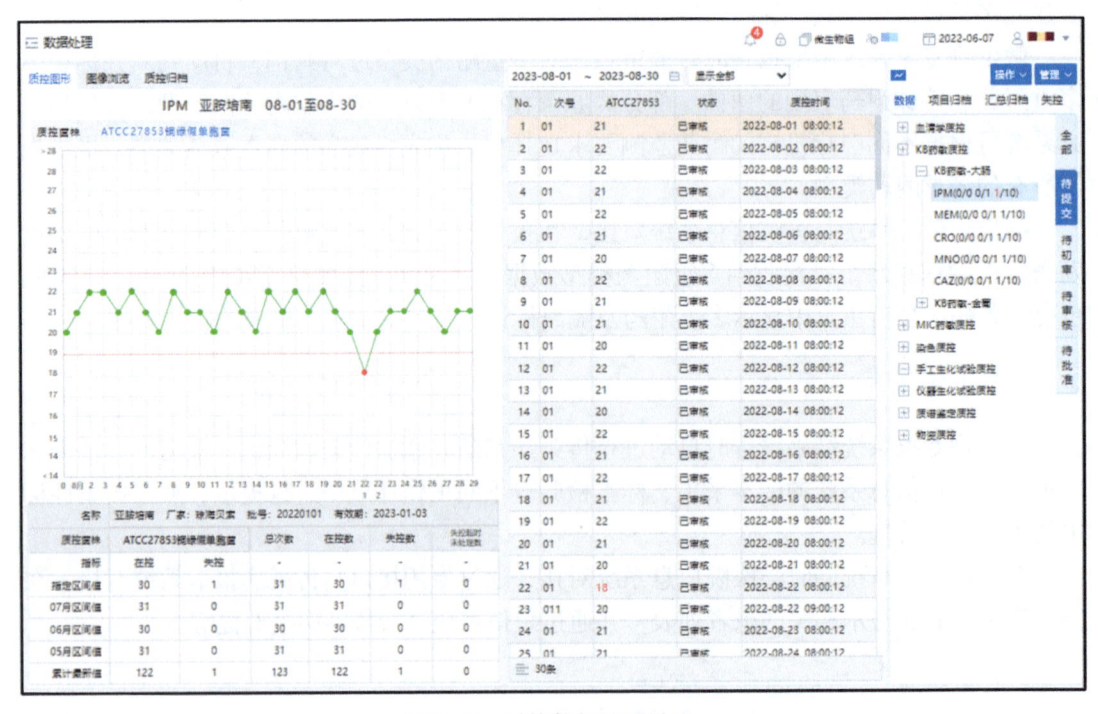

图 4-15　质控数据处理界面

4. 质控图像浏览模块 对于染色液质控及手工药敏质控，通过显微摄像头及多功能药敏测量仪器进行图像采集，实现图文并茂，保证质量控制。

5. 数据处理模块 系统会根据智能触发模块的定期任务、试剂管理系统中新的试剂入库、微生物系统中培养基配制、微生物系统中血清学鉴定方案、仪器管理系统提示的仪器维修及保养等自动生成每日需做的质控项目，防止少做及漏做。

数据处理界面列出当日所有的质控项目，质控结果，并对质控结果进行判断，显示出质控是否在控。针对微生物检验仪器进行双向数据连接，实现检验与质控数据的接收，解决手工输入质控结果易出现错误的问题。而且部分仪器的微生物鉴定及药敏质控数据不能外传，可通过常规标本方案上机，实现质控数据的传送与分析。

6. 质控多途径提醒模块 在生成每日质控后，系统可在微生物系统登录时提醒当日需做质控项目，或通过实验室监控大屏、信息系统的消息中心（检验工作站、短信、微信或钉钉）等途径进行提醒。

在质控出现失控的情况下，系统也通过以上的途径进行失控提醒，并在微生物系统中对未做质控或失控期间检测的报告进行拦截，避免发送质量不在控的微生物报告。

7. 失控处理模块 一旦出现失控的情况，系统会对不同类别的微生物进行失控原因分析，建立失控知识库，同时根据新出现的失控原因，系统自动分类保存到失控原因库中，定期提示用户进行整理和维护。

如果出现失控的情况，系统对失控原因进行智能分析，提示可能的失控原因，按失控处理的流程进行失控处理，如重做质控、留样再测等，记录处理过程并提交实验室主任进行审核。

8. 质控归档模块 根据质控的频次，系统可以按周、月、季度、年度不同频次对质控数据进行分析并总结，形成完整的质控报表，经质控审批流程，最后自动归档到信息系统的档案管理模块，见图4-16。

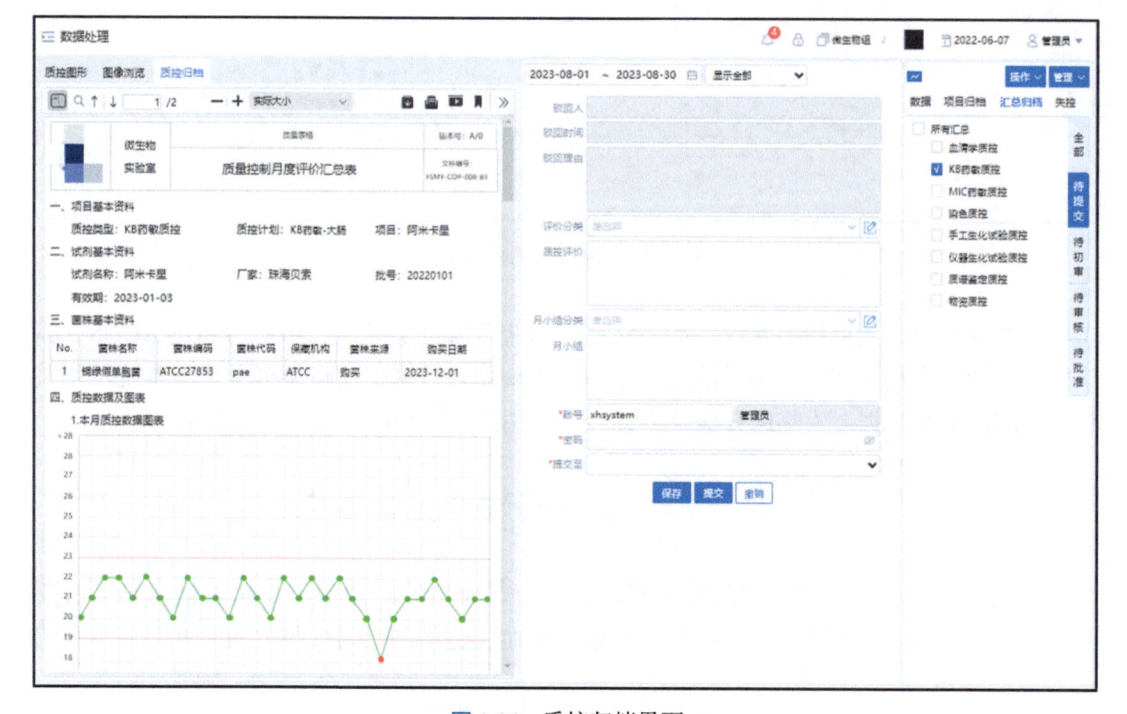

图4-16 质控归档界面

9. 数据上报模块 系统根据质控类型及时间进行数据统计，并支持对上报项目的设置及数据导出。

（六）微生物检验的数据查询

1. 项目查询 通过多条件的患者信息、标本信息、结果信息对检验标本及结果报告进行查询，查询的数据支持导出Whonet标准数据格式，用于科研统计及数据分析。

2. 统计报表 微生物数据统计分析对耐药性监测、临床经验用药等具有重要的意义。微生物统计分析的报表及格式非常多，主要有标本送检分析、标本合格率分析、送检阳性率、菌株分离率、耐药率统计、多重耐药统计报表、血培养统计报表及各类趋势性分析等。微生物系统分别从总体情况、病区、科别、标本的种类及归类等不同纬度进行统计，以表格+图表的形式进行展示，同时界面支持自定义编辑与格式调整，以及报告导出、打印等功能，见图4-17。

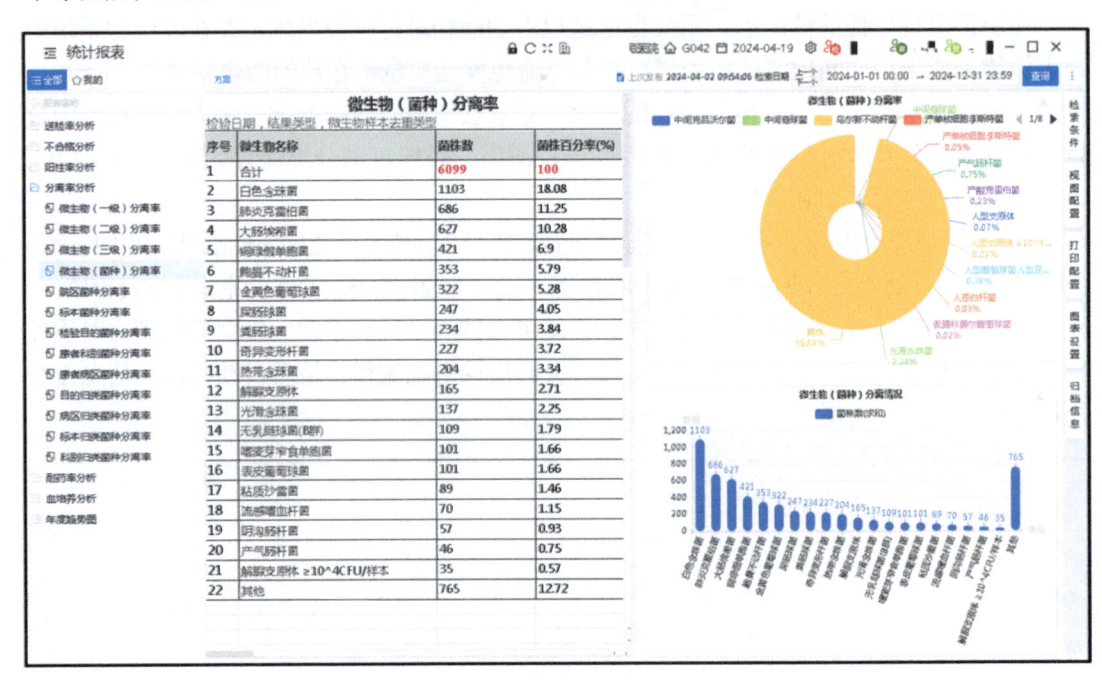

图4-17 菌株分离率分析

3. 抗生素合理使用指引系统（AUGS） 构建基于微生物检验大数据分析的AUGS，临床医生及检验人员可在手机端微信公众号快速查询耐药数据，使临床医生了解本院及相关科室的耐药监测数据，为临床查房及会诊、合理用药提供帮助和支持，见图4-18。

四、血培养全流程管理及多级报告

传统血培养分离培养鉴定药敏流程，临床获得血培养阳性鉴定及药敏信息至少需要3~4天，阴性结果需要5天才能报告。快速诊断血流感染已受到日益关注，针对血培养的各个环节提出各种优化的方案。同时进行全流程管理及分级报告，方便临床医生实时了解血培养的每一步进展，为血流感染的诊治提供帮助。

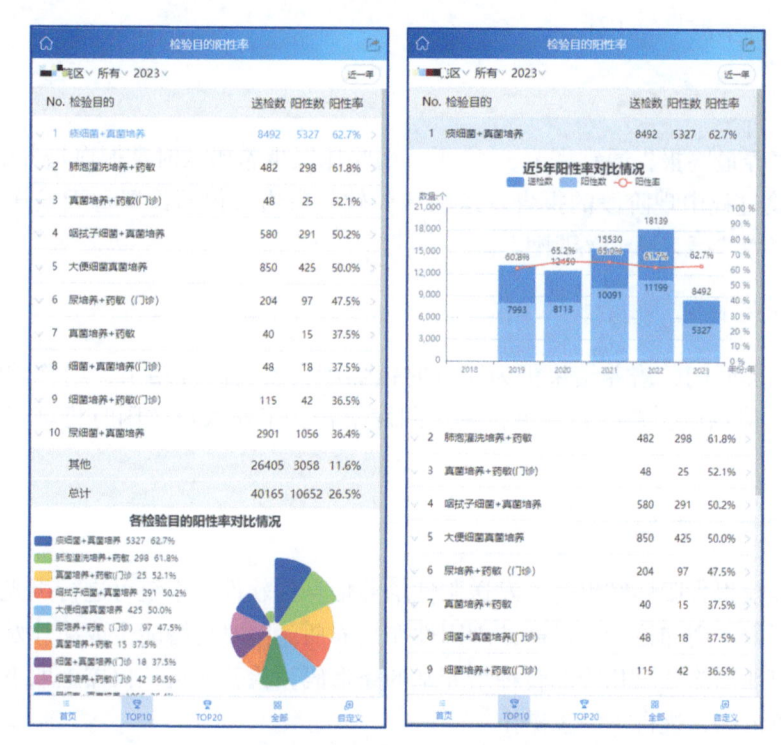

图4-18 阳性率统计和趋势分析

（一）血瓶管理

血培养瓶为高价值耗材，为了更好地管理血培养瓶，微生物室可对血培养瓶进行出入库管理。临床科室需要使用血培养瓶时，由护士向实验室提出申请的数量，实验室人员根据数量对瓶身码进行扫描出库，记录该临床科室领取的血培养瓶数量及时间。系统则显示该科室血培养瓶数量及有效期，同时当临床科室出现血培养瓶临近过期时给予提醒。

（二）双向联机

软件可直接连接仪器或中间件与血培养仪实现双向互联。软件在接收标本后自动传送该标本的患者信息、检验信息及血培养瓶信息到血培养仪；血培养仪可在样本装载、检测完成（含阴性/阳性结果）及样本卸载时将相关标本操作信息发送至软件。

（三）接收上机

在软件中扫描血培养瓶上的标本条形码，对该标本自动进行编号。将血培养瓶放在电子秤上，根据重量计算血培养瓶的采血量。完成标本接收操作后，软件将该标本的信息传送到血培养仪，血培养瓶上机时扫描培养瓶的条形码，仪器会根据收到的标本信息自动匹配该培养瓶码对应的标本号，然后检验人员将血培养瓶放入血培养仪可用的培养孔中完成上机。

目前部分血培养仪可使用自动上机功能，当血培养仪检测到上机位有血培养瓶时，将血培养瓶传送到相应的位置，进行称重并全瓶扫描拍照，识别照片上的标本条形码和瓶条形码，并将标本条形码、位置等信息上传给软件。软件接收到标本条形码后自动进行标本接收、计费、标本编号等工作。

（四）初步报告应用

由于血培养最终报告通常需要5～7天，而临床医生希望及时掌握血培养的培养动态。软件可将检验过程中现阶段的报告发送临床。软件可通过仪器设置每天发送当日初步报告，报告内容为"第×天培养阴性"。

（五）阴性血培养瓶报告

如到达培养时间，培养结果仍为阴性时仪器则会发送阴性结果，当软件收到血培养仪阴性报告的信息后，系统自动审核发送阴性报告。工作人员空闲时将培养瓶下机处理即可。

（六）阳性血培养处理

当血培养仪报告阳性结果时，发送阳性培养信息到软件，系统可进行声光报警、短信报警、大屏报警，通知检验人员需处理阳性血培养瓶。同时可智能生成涂片及转种的工作任务，自动打印出涂片及相应的转种培养基的条形码，检验人员从仪器上取下血培养瓶及涂片、转种条形码，进行下一步操作。

（七）涂片报告采集

在转种的同时进行涂片染色操作。镜检时采集血涂片的图像，利用结果列表或预定义可选结果，快速输入涂片的结果。涂片报告可通过初步报告系统发送至临床医生工作站。

（八）危急值报告

当软件接收到血培养仪发送的阳性结果后会自动产生一条血培养危急值信息到危急值系统，及时提示工作人员进行进一步处理。当输入血培养的涂片结果时，调用危急值系统，自动获取血培养的报阳时间、涂片结果等内容。危急值可通过网络、短信、钉钉等途径发送给护士及临床医生，可通过短信、钉钉、临床端软件进行危急值确认。当危急值报告超过规定时，如果5分钟无人确认，由检验人员电话联系临床，见图4-19。

（九）阳性鉴定及药敏流程改造

在转种3～4小时后进行菌落观察，查看是否有菌苔或菌落生长，对已生长的标本进行质谱鉴定及药敏操作，结果通过中间件传送到软件。软件智能审核鉴定结果是否与涂片结果一致，如鉴定结果与涂片结果不符合，要求工作人员电话联系临床，并登记相关联系信息。完成鉴定后可进行初步报告，临床可查看报告并浏览到该菌种前一年科室分布、耐药趋势和用药指导。

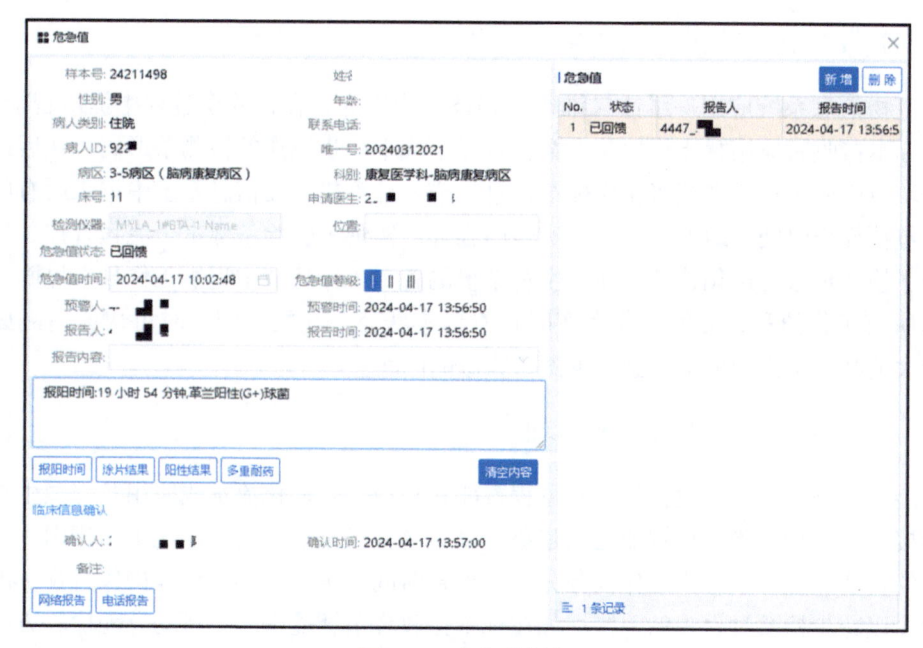

图4-19 危急值报告

（十）智能初报

对于快速生长的细菌，通常可在6～8小时完成药敏结果，大多数实验室未安排单独的微生物夜班，须到第2天才能进行抗生素结果的报告。对血液和脑脊液等重要标本，仪器在完成药敏结果分析后，结果自动传送到软件进行智能审核，自动发布初步报告到临床，同时提供相关的用药指导，临床医生可在计算机客户端、手机端查看初步报告，实现早期、准确、及时调整抗生素，提高临床疗效。

（十一）结果报告

工作人员整合仪器及手工药敏后，将最终药敏结果传送到信息系统，完成最终报告的审核和发送。

（十二）污染处理

软件根据阳性血培养瓶是否单侧及细菌是否为常见污染菌，智能给出污染菌报警提示。工作人员可查看电子病历中患者的情况如体温、感染指标，必要时与临床医生沟通，以判断是否为污染菌，并对标本进行污染菌标记。

五、微生物检验数字化的预期效果

应用微生物信息系统实现微生物实验室的智能化和自动化，对微生物检验进行全过程的数字化监控，实现全程追溯检验过程，查找分析检验过程的每一细节，减少检验过程中的差错，优化检验流程，提高检验质量。

（一）微生物检验全过程数字化管理

微生物信息系统应用一维或二维条形码技术为媒介，在检验全过程中提供智能提示，在临床标本接收时应用智能化检验方案，智能生成下一步操作的检测条形码。在后续操作的各个环节中应用扫描系统将相应标本信息扫描入计算机，在信息系统中记录所有的实验过程，包括操作时间、地点、人员、实验内容等，实现了实验室标本全流程管控、检验流程再造、检测记录无纸化管理。在微生物系统的各个工作环节中提供工作日志界面，监控标本的所有工作流程，方便操作者实时查看标本状态，在发现问题时可快速追溯原因所在，极大地减少工作中标本漏做、少做、错做的问题。

（二）微生物检验的智能化管理

智能微生物实验室建设包括检验过程智能化建设、自动化流水线应用及与微生物系统智能对接。微生物检验过程智能化构建覆盖微生物检验全过程的智能化工作指引，包括工作方案的智能分配、下一步工作任务分配、报告时间确定等，实现检验操作过程标准化和同质化，以减少检验过程中的差错。如在标本接收环节智能编号、自动分配检验方案，同时将下一工作任务分配到涂片镜检、标本处理、血培养上机环节。

微生物菌株的识别、结果可靠性鉴定、特殊菌株药敏方案的选择、药敏结果准确性判断等工作均需要较强的专业知识，临床工作中新员工经常出现差错。MLIS集成菌株、药敏等方案的庞大知识库，如配备的菌落观察功能可为转种、鉴定、药敏等提供智能化指引，特殊菌株药敏推荐功能可对矛盾结果、正常菌群等进行智能化提示；结果报告环节引入专家系统，对微生物报告进行智能审核，对天然耐药、多重耐药判断、不可能药敏结果、药敏结果推导等药敏相关信息进行全面的分析判断，保证微生物报告的准确性，提升微生物报告质量。

由于临床微生物检验标本类型复杂、采集容器规格不一、病原菌生长需求多样、分离培养时间长及检测结果需要人工判读等因素，自动化流水线开发难度大，应用缓慢。近年来，全自动微生物检验流水线日趋成熟，自动化接种、涂片、孵育及半自动化的鉴定和药敏形成了由不同的自动化模块组成的流水线，模块之间由轨道和硬件连接。MLIS与自动化流水线双向无缝连接，在标本接收、标本处理、孵育、菌落观察的各个环节智能发布相应方案给流水线，如需接种培养基种类、数量、孵育温度、气体、时间等。

应用智能化全流程监控的MLIS全面监控微生物检验标本接收、标本处理、涂片镜检、菌落观察、鉴定药敏、结果报告的所有过程，智能化和无纸化极大地提升了微生物检验的效率，降低了处理过程中的差错率。

在标本接收过程中实现智能分配标本编号，智能提示标本性状输入，自动生成检验方案，自动进行费用核收，自动打印接种及涂片相应的条形码，省去了传统信息流程中烦琐的打印及手工记录标识唯一性的步骤。避免操作过程中手工记录单与标本的对应、手工编号、培养基及玻片类型选择等人为错误，尤其是教学医院中实习生、进修生、规培生及新入职工作人员由于操作生疏产生的差错。同时，与传统的微生物流程比较，工作效率明显提高，大大缩短了标本处理时耗。

可通过标本处理流程进行单个或批量涂片、培养基接种登记，并可通过计算机或移动终端结合培养框的摆放顺序来进行标本的定位，可以将接种的所有培养平板进行精准定位。移动终端系统标本入库界面只需要一步操作即可完成签收、入库记录。入库过程实现了精益管理，每个工作节点均可及时发现是否存在标本漏做、少做的问题。应用标本处理流程后，工作人员的工作量有少量的增加，但实现了对所有手工环节的登记，避免了标本漏做及少做的差错发生。

MLIS直接调用摄像系统，可在系统内进行标本接收时标本性状、显微镜下形态和平板上菌落形态的图像采集，同时与抗酸染色阅片系统、纸片扩散法（K-B）药敏试验抑菌圈直径测量系统进行双向获取相应阳性图像及药敏判断图像，应用带鱼屏或双屏技术在菌落观察和结果报告时可同时查看患者、标本、菌株信息和图像信息。该系统可大幅减少工作量，提升检验质量；形态学的检验可以快速识别特殊的病原菌，以及为菌落形态的观察提供帮助，提升生长缓慢及特殊病原菌的检出率。与K-B药敏试验仪器双向连接，仪器将结果自动回传到LIS，避免了人工判读误差对药敏试验结果的影响，在药敏结果出现疑问的情况下，可以直接查看原始的结果，查找到底是操作误差还是菌株变异出现的问题。

利用自动阴性默认、拼音码输入及智能数据统计菌种分析等快速输入方式，极大地提升了结果的输入速度，并减少了输入差错。在菌落观察时工作人员通过选择需要的方案进行下一步的操作等，如涂片、分纯、鉴定、药敏等。操作系统智能推荐相应的操作方案，规范了操作，减少了工作人员的主观选择错误。

系统实现了血培养的自动报告、支原体模拟测试板模式的快速报告等报告模式，省去了手工编辑、手工记录、人工判读、人工选择等步骤，极大地提升了检验效率，降低了差错率。结果报告时应用智能审核专家系统对标本结果进行智能分析，自动审核及识别少见及矛盾结果报告，避免人工审核报告时发生的遗忘复核、错发报告、漏发等问题。

微生物信息系统与实验室信息系统，以及医院信息系统之间相对独立又可整合的工作模式，有效地减少了信息沟通不足及系统发生故障时诊疗信息查询瘫痪等风险。通过与全自动微生物检测设备的有效联机和双向通信，以模块方式帮助微生物实验室实现了实验室部分仪器检测的自动化，提高了检验质量，节省了人力资源，大幅缩短了报告时间，提高了工作人员的素养，取得了较好的社会反馈和经济效益。

（三）微生物检验助力临床沟通

常规微生物检验周期较长，临床医生诊治过程急需掌握最新的检验结果，因此微生物信息系统采用分级报告制度。根据检验流程发布最新检验结果，如涂片结果、培养结果、初步药敏结果等。构建智能解释报告体系和微生物检验解释结果库，针对少见菌或罕见菌，以及对临床有价值的菌种创新提供微生物检验解释性报告，帮助临床从菌种特性、感染途径、临床意见、用药建议等方面全方位掌握该菌种的详细信息。同时，在发送初步报告时应用大数据分析功能提供该菌株于本科室及医院耐药的监测数据，为临床医生用药提供参考。

MLIS智能判断多重耐药菌株并进行标识，同时将多重耐药标识发送到医院信息系统，在医院信息系统中建立多重耐药隔离标识，遏制微生物耐药发展与蔓延。MLIS发现具有传染性的菌株后智能标识，并将传染病标识发送到医院信息系统，要求临床尽早实施传染病隔离，同时进行传染病报告。

（四）微生物结果与 Whonet 信息交互

MLIS 监测病原微生物和抗生素耐药性，及时发现新的耐药菌株和耐药模式，从而指导临床合理使用抗生素，减少细菌耐药性的产生和传播，为抗菌药物的规范管理提供了科学依据。通过耐药监测数据可以了解抗菌药物的使用情况及细菌耐药的情况，从而更科学地对医疗机构的临床诊疗进行规范和指导，国家建立了包括国家级、省级、市级等不同层次的耐药监测网络。

Whonet 软件是世界卫生组织开发并推荐的用于管理细菌实验结果和数据分析的软件，早期我国有部分医疗机构使用 Whonet 软件进行微生物结果报告，随着我国信息系统发展，目前极少有医院使用 Whonet 软件进行临床应用，但我国医疗机构均认可 Whonet 软件的数据标准、微生物和药物等标准基础数据，以及统计分析功能，因此 Whonet 软件是目前细菌耐药监测网数据上报及耐药数据分析最常用的软件。

MLIS 基础数据与 Whonet 软件保持一致，应用微生物信息系统根据需求查询出所需数据后，直接导出 Whonet 格式的数据文件，实现与 Whonet 软件之间的数据交互，并可将此数据直接上传到各级耐药监测网络，助力医疗机构快速完成国家细菌耐药监测上报，并保证数据准确性和质量。

（胡庆丰　羊婷婷）

第二节　临床用血信息系统

输血是临床治疗的重要手段，也是一项高风险诊疗活动。当前，输血科的管理要求有《三级医院评审标准（2022版）》——输血管理与持续改进、《临床用血质量控制指标（2019年版）》（国卫办医函〔2019〕620号）、《电子病历系统应用水平分级评价管理办法（试行）及评价标准（试行）》（国卫办医函〔2018〕1079号）等，用于指导输血信息化的建设。临床用血信息系统（clinical blood information system，CBIS）是利用信息技术对血液从采集到临床输注全过程进行信息化管理和服务的信息系统，基于对输血科工作业务流程及医疗质量控制中的输血管理关键环节的研发，其能在临床安全有效输血管理、血液预警及响应管理、库存调控管理、发血控制管理、输血申请管控、合理用血评估及输血疗效的评价等方面实现标准化、数字化和智能化，避免产生人工差错，保证输血安全和工作效率。

一、临床用血管理的现状和不足

现今大多数医院使用的 CBIS 已包含输血流程所涉及的各种功能模块，包括医生端的输血申请提呈；检验端的输血申请处理；护理端的输血过程管理等。但 CBIS 同时也存在着操作烦琐、页面显示凌乱、智能程度不高等问题。临床用血的常规流程是指从临床医生下达用血申请开始到血液输注后完成输血后评价结束的一个全过程。首先临床医生在医生端获取患者的输血相关信息，根据临床输血指征，把握患者输血时机，向输血科提出有效血液成分的输血申请。输血科技术人员依据患者的输血相关信息及输血申请信息和库存量，按照工作流程进行输血相容性检验，与采供血机构建立信息共享，参照临床科室的用血情况，科学、合理地制订用血计划。临床护士在护理端接收并执行用血医嘱，评估患者用血时机，取血后进行输血过程管理。

（一）临床用血管理流程

临床用血的常规流程见图4-20。

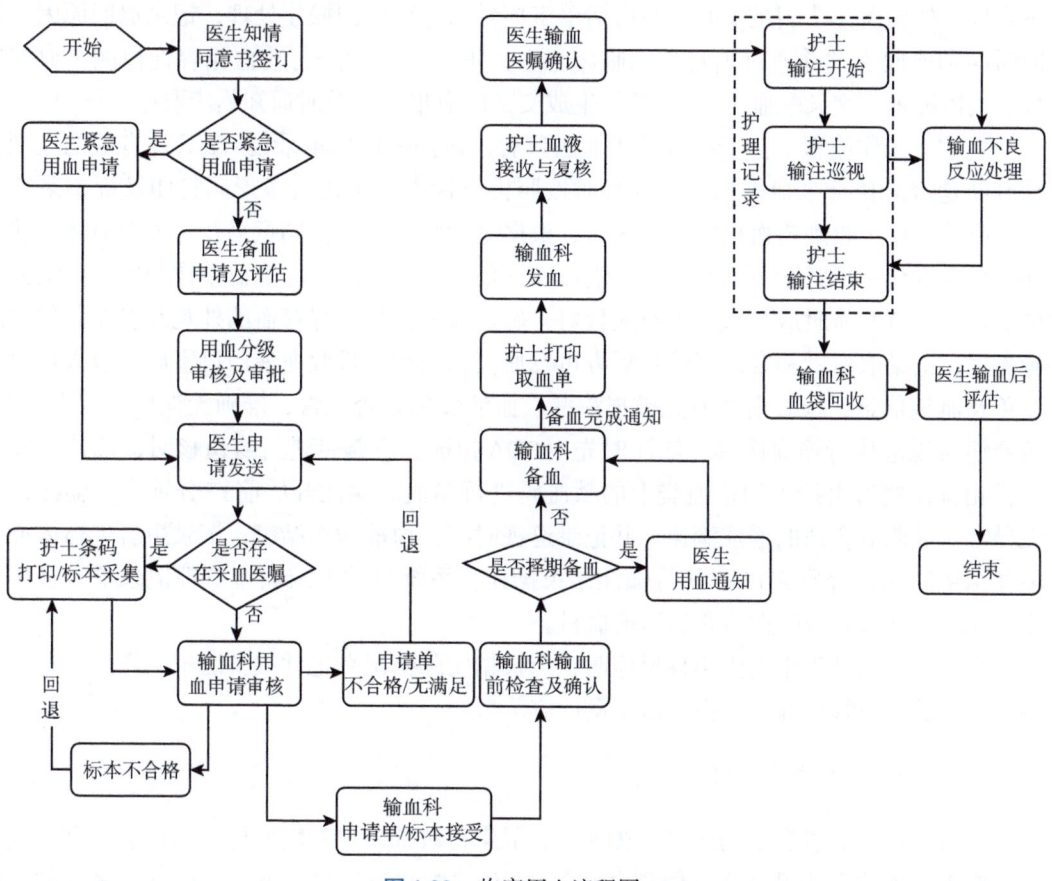

图4-20 临床用血流程图

1. 医生工作流程 临床医生应严格掌握输血适应证，根据病情进行临床用血申请。临床用血申请分为紧急用血申请和备血申请。紧急用血申请：无需输血前评估及用血申请分级审核，由具有输血申请资格的医生申请输血，申请单标明紧急状态，同时与输血科联系。备血申请：根据处理时效性，备血申请可以分为常规输血申请和择期备血（包括自体备血）申请，申请前须进行输血前评估，根据患者用血指征结果情况进行客观评估。当存在客观评估不合理情况时，需要进行主观用血评估，即通过患者生命体征及临床诊断等多种不可衡量指标进行评估，作为输血理由以供输血科审核申请时参考。

临床输血申请单应包括患者姓名、性别、年龄、病历号、科室、床号、临床诊断、输血目的、输血要求（紧急用血、常规用血或择期备血）、输血史、妊娠史、骨髓/造血干细胞移植史、预定输血成分、预定输血量、预定输血日期、受血者输血前检查［血型、血红蛋白、血细胞比容（HCT）、血小板、凝血功能、丙氨酸氨基转移酶（ALT）、HBsAg、HCV抗体、HIV1/2抗体、梅毒螺旋体抗体］、申请医生、申请日期及时间。

医生在输血结束后24小时内对患者输血前后的症状变化及相关检验结果进行对比，评估其疗效。最后在系统填写相关输血后疗效评价等内容。

2. 输血科工作流程 输血科人员对已送达的标本和工作站中的用血申请单逐一进行接收、核对，根据用血申请的合理性及库存血量进行审核，如标本不合格或申请单申请内容不合理（如用血无法满足）时，在申请单审核界面进行退回操作处理，记录退回原因、退回时间和退回人，并通过消息提示临床科室。审核通过则进行输血相容性检测（血型复核、抗体筛查、交叉配血），根据结果生成交叉配血报告，及时通知临床取血。

3. 护士工作流程 护士接收到用血医嘱后，根据配血标本采集后3日内有效的规则自动判断是否需执行采血医嘱，需执行时按照检验标本要求进行条形码打印及标本采集确认。此外，护士收到输血科取血通知后，根据患者签订的知情同意书及患者生命体征状况评估患者资料是否齐全及其是否适合输血，评估通过后及时打印取血单作为凭证到输血科取血。输血科发血时应与取血者双人核对，确认血液信息、保存血的外观及发血单信息准确无误，记录取血者和发血者信息后方可发血。临床护士接收血液回科室后，双人核对发血单及血袋信息，检查血袋有无破损渗漏，血液颜色是否正常，准确无误后，双人签名，按照输血规范执行输血医嘱。输注时先用PDA扫描患者腕带进行身份核对，确认与配血报告相符，然后由护士扫描血袋上的献血码进行输血。输注开始前15分钟缓慢输注，如无异常，可调节合适的输注滴速，并记录巡视时间；血液输注结束，记录患者生命体征及输注结束时间，分别在PDA执行输注结束操作，系统自动形成输血护理记录单。临床护士需在输注结束后及时把血袋送回输血科。

当患者输血过程中发生不良反应时，应根据实际情况登记并报备医生，遵医嘱进行处理，且需及时向管理部门上报输血不良反应。

（二）临床用血管理的不足

除国家有关信息安全的法律、法规外，卫生行政部门也对输血行业的信息安全做出明确的要求，如原卫生部《血站管理办法》规定，"血站应当建立献血者信息保密制度，为献血者保密"，又如原卫生部《血站质量管理规范》对血站计算机信息管理系统的安全也提出了明确的要求，其内容包括数据安全、电子口令的安全、计算机病毒防范、防止非授权人员入侵等。目前CBIS还存在以下不足。

1. 缺乏数字化的全过程闭环管理 临床输血信息化水平存在发展不均衡的现状。仅部分医疗机构实现了临床用血全过程实时监控的闭环式管理，进行了人工智能在输血医学领域的应用探索实践，实现了红细胞需求量预测、血液动态库存管理、输血不良反应预警等。大部分医院的临床输血信息化仅关注输血科（血库）内部质量管理，如血液入库、交叉配血、发血、血液库存等，忽视了输血过程中的其他关键环节，如患者输血前采样、贴签、输血前床边检查、输血过程监控、输血不良反应报告等。无法做到用血全流程的闭环管理，如血液储备、申请、审核、发放、输血、输血后评价等相关节点记录不全，无法实现对用血全流程进行跟踪与监管。

2. 缺乏不同信息系统间数据互联互通　医院可通过集成平台使HIS、LIS、PACS、影像平台、电子病历、手术麻醉系统、智慧药房、人财物管理系统等信息系统之间的互联互通。但CBIS可能无法与HIS、LIS、EMR、移动护理系统和血液中心端等互联互通，导致工作效率降低。由于输血前评估需HIS、LIS、手术麻醉系统提供基本情况，辅助性指导并综合判断患者是否输血、血液成分及使用量等决策，因缺乏相关临床数据导致预测和辅助决策功能较简单，不能满足实际需求。

3. 缺乏统一智能判断标准　医院血液库存量警戒线、血液有效期的预警天数、输血不良反应填写内容缺乏智能化审核判断，对用血合理性进行评估的填写内容缺乏智能化审核判断。CBIS缺乏输血申请单智能审核规则库，无法通过信息化的手段规范用血标准和用血指征。例如，面对ABO血型不一致骨髓/造血干细胞移植患者的输血申请，系统无法智能判断患者当前移植状态下血液成分的最优选择。

4. 缺乏临床用血监控大屏　临床用血监控大屏可监控输血全过程，对其中的异常情况进行报警和警示，提醒输血科人员对异常情况加以关注。报警和警示的内容包括用血申请监控、血液输注超时提醒、输血反馈提醒、领血登记24小时后未回收血袋提醒、备血完成未领血提醒、血制品库存量预警、血液效期预警、特殊患者信息提示、标本送检超时、绿色通道输血申请提示、质控失控信息提醒、大量用血审批的提示、医生遗漏或不及时处理输血疗效评价、血袋信息的场景监控等。目前CBIS缺乏临床用血监控大屏，无法实现对输血全过程中的异常情况进行报警和警示，因而难以提醒输血科人员对异常情况加以关注。这不利于改进输血质量控制，也不利于优化输血工作流程，从而难以提高工作效率。

二、临床用血信息系统的技术方案

CBIS可分为实验室、血源、仪器设备、临床用血、数据分析等管理模块，按照五条时间轴（申请单、标本、血源、检验、输注时间轴）形成了输血、血液、检验和标本闭环管理系统，提供标本与血源管理、仪器与报告自动推送、血源全流程管理、紧急抢救用血管理和科室运营管理等功能，推动数据闭环的完整性和软件功能的智能化，提升系统操作的便利性。

（一）实验室管理模块

将智慧元素全面融入智能辅助输血申请审核、检验管理、配血管理、发血管理、库血管理、输血反应处理、用血审批、血袋回收等环节，并对整个流程进行闭环管理、智能控制、医嘱协同，临床信息同步、跨平台交互为主题的智能用血，并以智能疾病预警、结构化知识库、智能分析等为主题进行设计。通过涵盖输血全过程的研究，规范输血分析前、分析中、分析后过程，减少差错，提高输血质量，通过对多院区的关联应用，快速、有效地提高医疗机构输血管理水平。

（二）临床用血管理模块

CBIS对临床用血前、中、后三个环节进行闭环监控管理。用血前监控：用血申请权限、科室导航、知情同意书、输血前评估、取血单打印、血液接收等；用血中监管：输血护理文书、输血病程记录、手术用血、不良反应等；用血后监控：智能疗效评价、用血统计、血袋管理、输血反馈等，见图4-21、图4-22。此外，用血决策支持系统和血液输注环节监测系统为临床手术精准、合理、科学用血提供了决策支持。

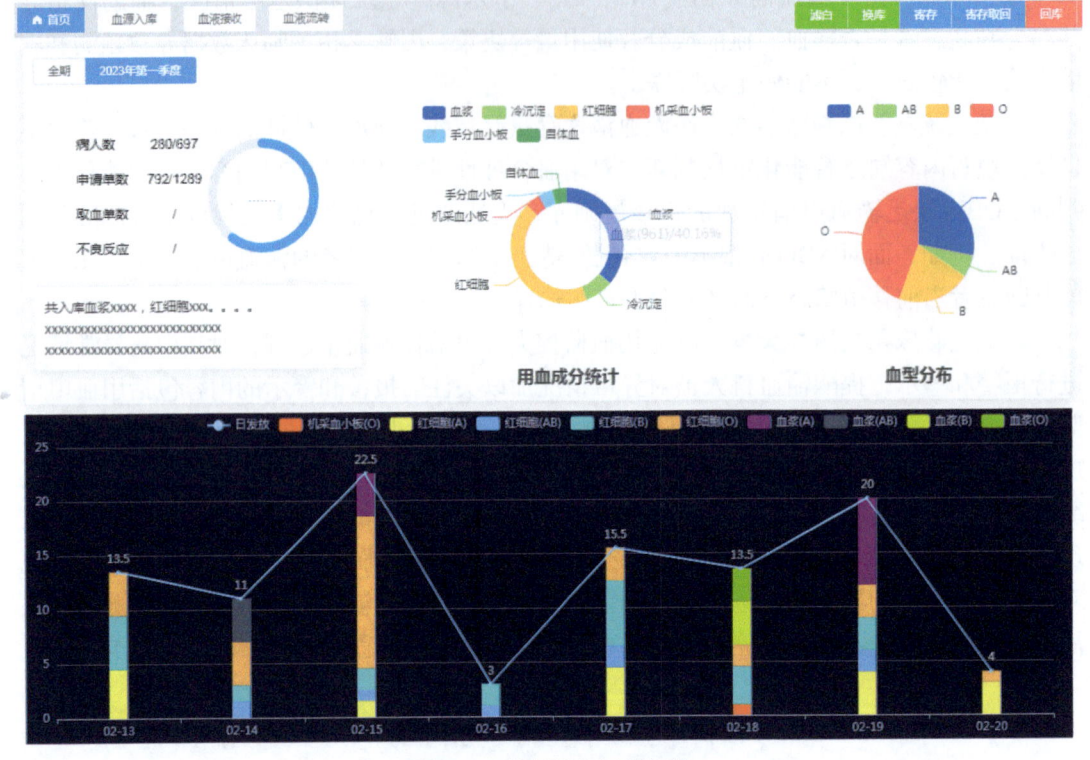

图4-21　临床用血闭环监控

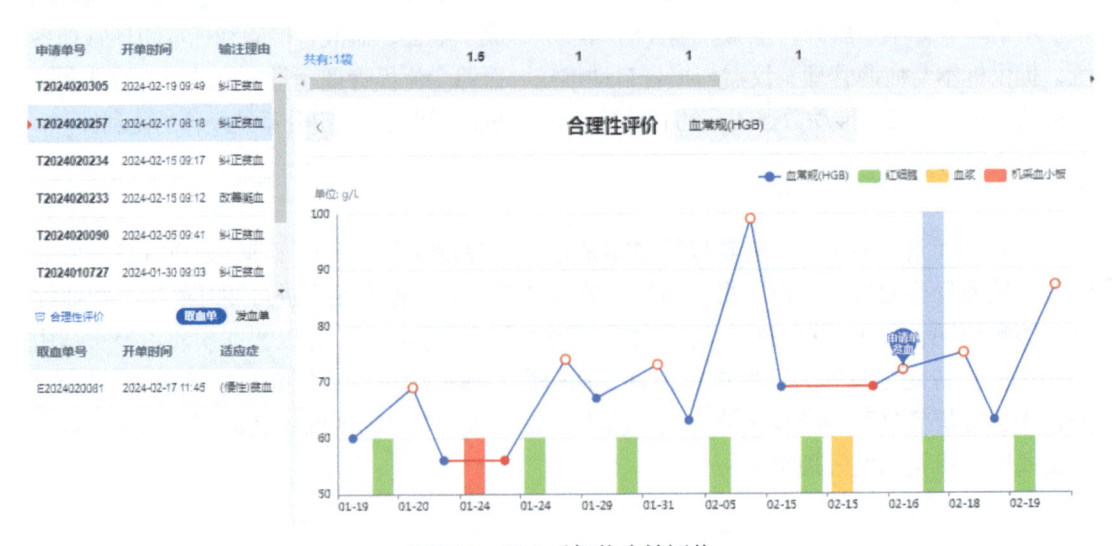

图4-22　用血后智能疗效评价

（三）仪器设备管理模块

参照LIS，对输血科的仪器和设备进行信息化管理，包括档案管理和基础设置，工作人员可快速查阅设备基本信息和相关资料；维护保养模块包括日常保养、计划性维护、故障处理项目；业务管理模块包括申购、验收、调拨、租赁、报废、不良事件报告，可对设备进行全生命周期管理；统计分析模块包括效益、折旧、使用分析项目，可帮助管理者方便地了解科室设备资产效益和使用情况；附件管理模块主要包括设备的三证、相关文件等项目，可根据不同人员设置不同的权限。

（四）血源管理模块

建立血源管理模块，包括预约、入库、接收、库存和出库等，通过血液库存预警与供应保障能力支持系统实时动态监控血液库存量，确保满足临床用血的需求和维持正常的医疗秩序，见图4-23。

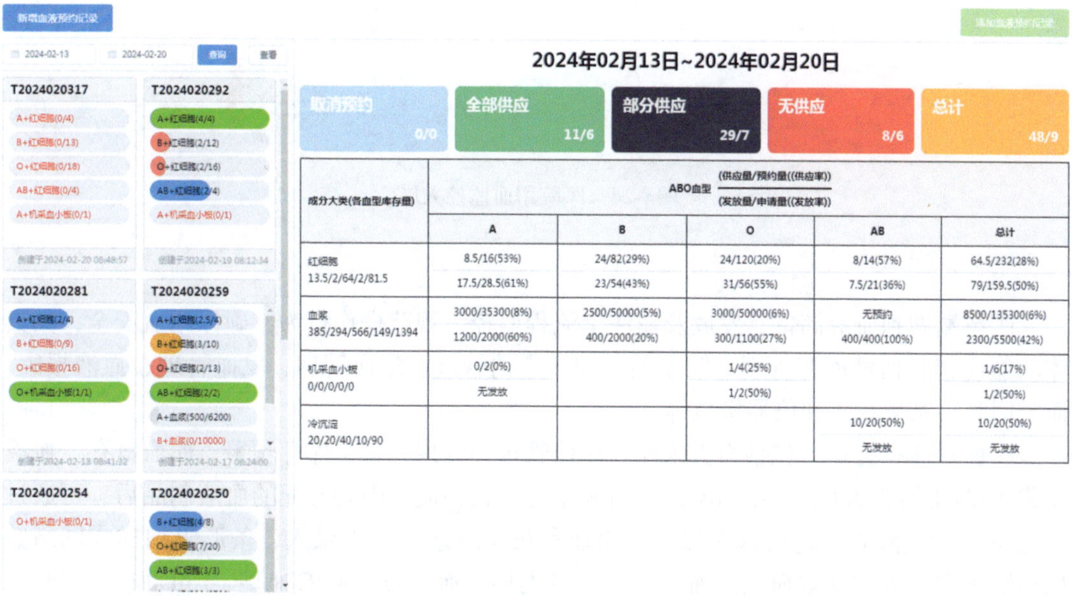

图4-23　血液预约

（五）数据分析管理模块

CBIS支持根据各类预设条件对包括用血总量、人均用血总量、费用、质控数据等进行查询、展示（通过表格、图形等形式）、保存、输出、打印等功能。此外，CBIS还支持按照时间、科别、医生、血液成分等条件进行数据分析，使用大屏幕监控输血全过程中的异常情况并进行报警和警示，见图4-24。

三、临床用血信息系统的实现情况

为构成输血闭环式管理，CBIS分为医技端、医生端、护士端、管理端和患者端共5个应用终端,实现了临床医生用血申请、输血科用血智能审批、护士用血校对执行和用血反馈等流程管理信息化。同时建立管理平台,进行用血总量分析和用血质量分析。

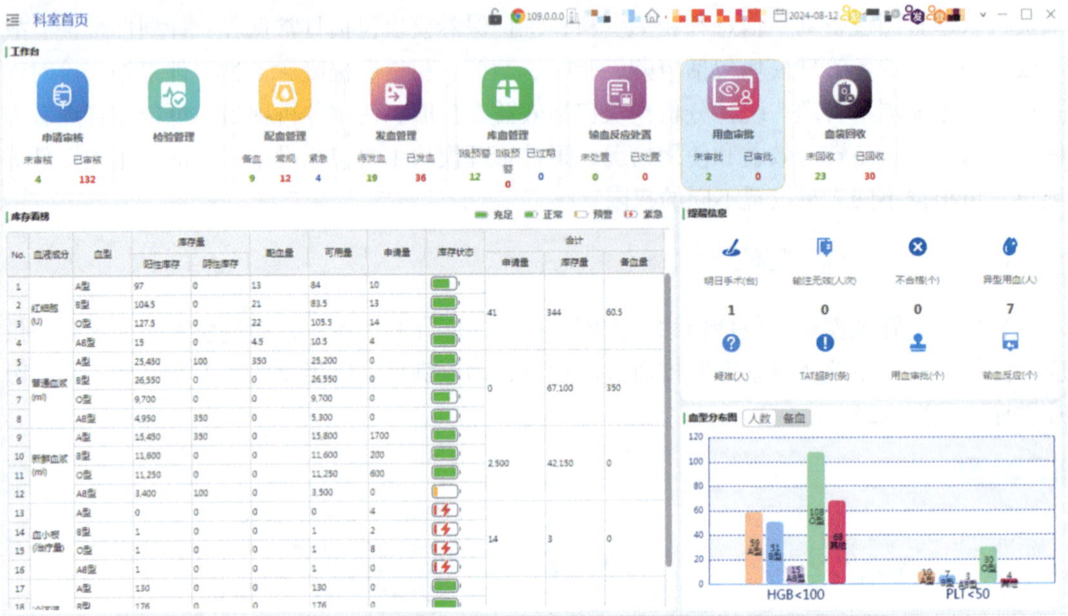

图 4-24　医院用血监控大屏

(一)医技端

医技端做到血液储备、发放及输注全流程监控,规范操作行为,确保用血安全,其具体功能应包括血液库存管理、输血前处理、申请管理、配血管理、发血管理、血液报废、血袋回收、结果录入和仪器接口等。

1. 血液库存管理　包括血液入库、库位管理、效期预警、库存预警、库血盘存、血液血袋信息的追踪等功能,见图 4-25。当输血科接收到血液中心分配的血液制品后,可通过信息系统对血液制品进行入库操作。输血科员工可通过手工录入、条形码扫描或网络数据传输等多种方式获取血站发血单号、血液类型、血袋号、ABO 血型、RhD 血型、数量、单位、采血日期、失效日期、入库人员、血液来源等基本信息。通过扫描血袋上的条形码核对标本信息,核对无误后根据血液类型、血型等属性对血液自动排位入库。若发现不完全合格血液,输血科应申请让步接收并作登记,对于完全不合格血液应将其退回血液中心,并在信息系统中记录。血液库存管理模块可依血袋信息对该血的使用情况进行追踪,并且根据技术规范的规定,依据库存血液的数量与失效日期进行血液效期预警、库存预警的管理,同时能够通过声音或颜色等方式对有效期进行预警或报警。

2. 输血前处理　依据申请血液成分、血液类型、用血时间等申请属性,自动对申请单进行编号、计费。依据诊疗项目的实验室检验相关属性,自动对标本进行分类、分样和编号、计费,见图 4-26。引入接收单元管理机制,实现多院区、多输血科室、多检验科室复杂条件下的部署和管理。对部分不完全合格的标本和(或)申请单进行让步接收并登记,对完全不合格标本和(或)申请单进行拒收,并依据国家相关标准进行不合格标本、不合格申请单登记，并通过消息提示临床科室。

图 4-25　血液库存管理

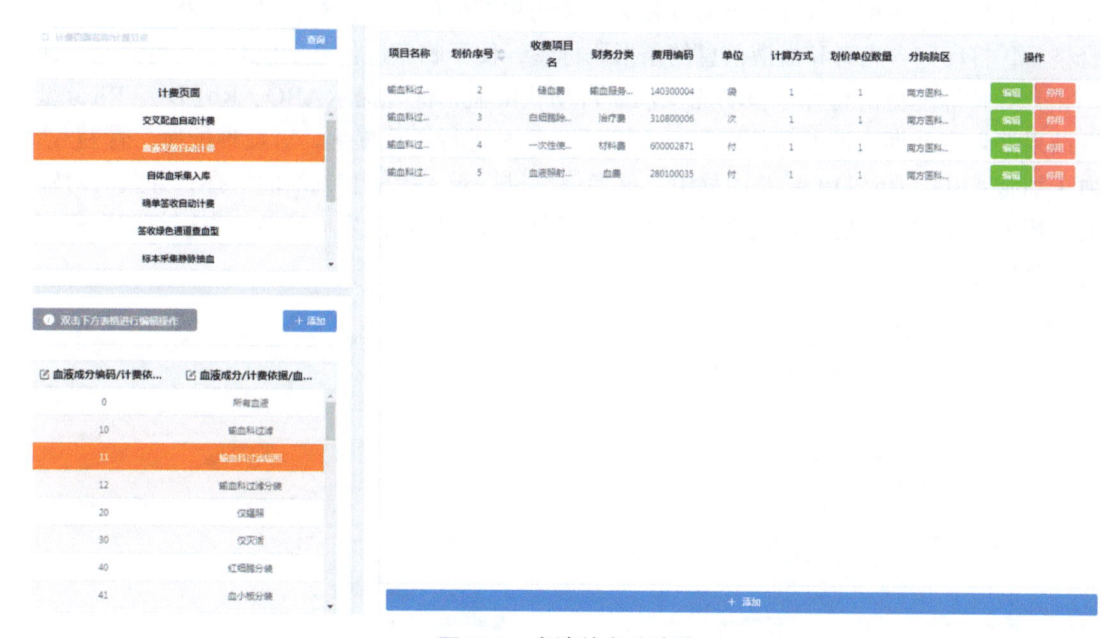

图 4-26　申请单自动计费

3. 申请管理　可查看临床用血申请和大量备血申请。输血科员工可从工作站中直接获取 HIS、LIS、EMR、移动护理系统中患者的医嘱、用药、检验、检查、病历、输血知情同意书等信息，根据用血申请单的合理性及库存血量决定是否通过用血申请，见图 4-27。

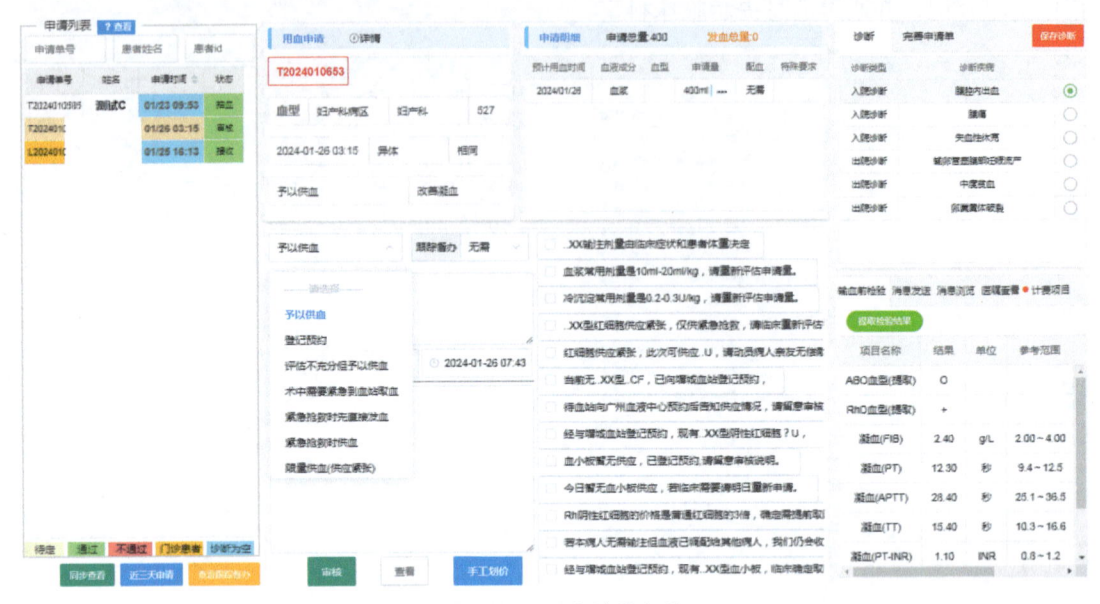

图4-27　用血申请单审核

4. 配血管理　备血标本的血型双盲录入、血型复核、不规则抗体筛查等检验与历史血型结果的核对、血型录入双盲核对及相关检验历史结果的浏览核对，见图4-28。交叉配血合格后，打印包含患者和血液信息的条形码标签，便于临床进行电子核对。支持交叉配血不相合等特殊配血的特殊审核功能及仪器自动化配血，优先提示ABO、Rh（D）、Rh分型等结果接近有效期血液的智能匹配，血型不一致时进行拦截提醒。对疑难配血、骨髓/造血干细胞ABO、Rh（D）异基因移植、患者信息进行录入提醒和判断的选择，并及时对输血前相关检验进行计费。对危重及抢救患者紧急输注，跳过配发血环节，直接打印发血报告单及出库标签。

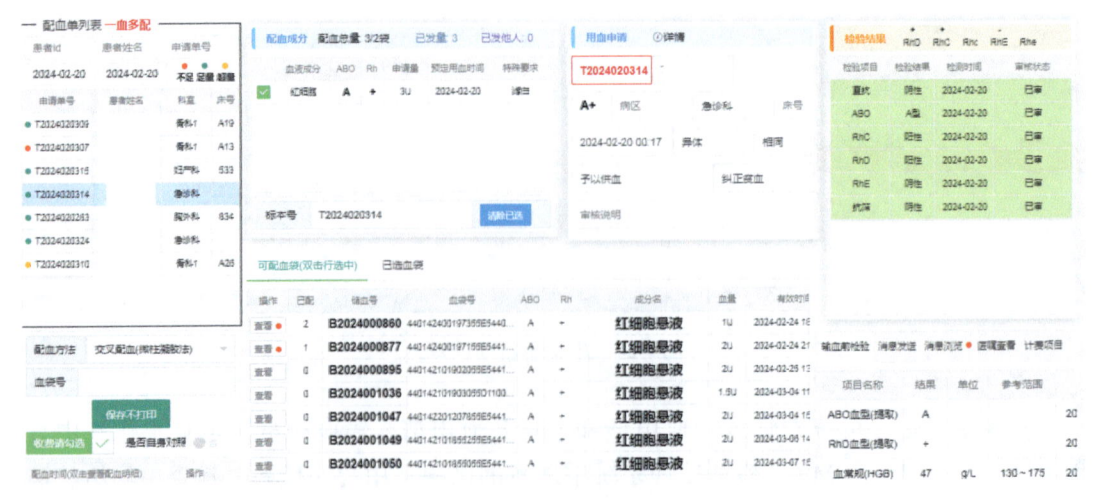

图4-28　交叉配血

5. 发血管理 可根据输血科需求自定义工作界面，对通知取血后长时间未取血的临床科室进行多次系统通知。临床护士根据输血科的通知信息和需要的用血量打印领血单。领血人员扫描工号牌或者输入工号密码确认身份后，扫描领血单信息。输血科工作人员计费出库血制品、打印发血报告单和出库标签，进行发血操作。输血科工作人员和领血人员共同查对血袋信息和血液质量，准确无误后，双方共同签字后完成发血，系统自动登记发血者、发血时间和取血者、取血时间，见图4-29。

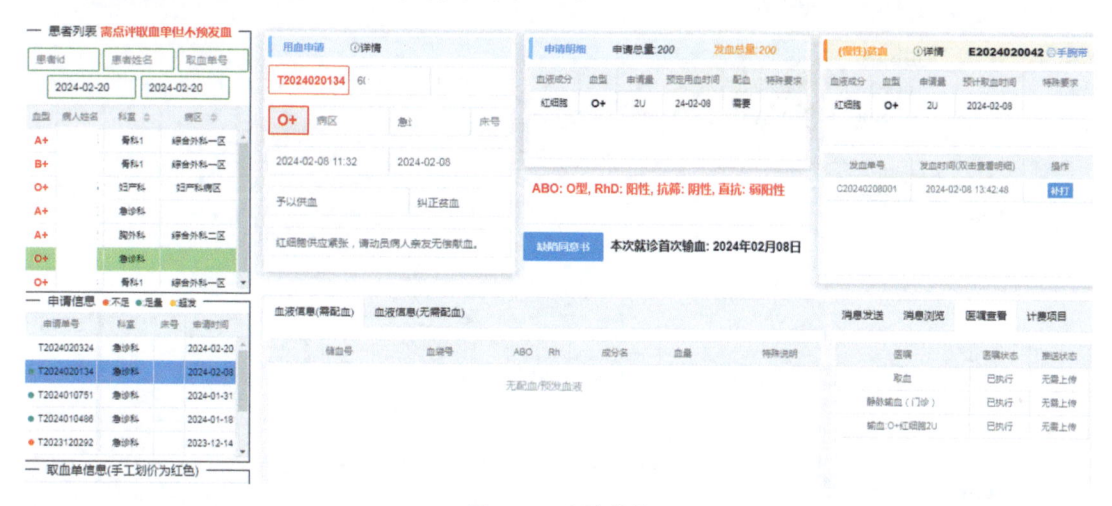

图4-29 血液发放

6. 血液报废 登记报废血液的科室、血液成分、报废原因、报废日期、经手人、审批人等信息。线上支持申请人提交血液报废理由进行申请，主任审核、医务处审批等电子化审批流程。

7. 血袋回收 血袋送达人登录输血科智能管理工作站的血袋回收模块，扫描血袋信息条形码，系统登记送达时间和送达人，输血科人员确定血袋回收，登记确定时间和确定人员信息，根据血液发放和回收的血袋数量统计不同科室血袋回收率。输血科人员将收集存储满24小时的血袋交由医疗废物处理中心集中销毁，并登记送出时间和交接人员信息。

8. 结果录入和仪器接口 能够接收、获取仪器设备的数据和图像，并提供手工录入检验结果的窗口，数据处理必须准确无误，结果处理完毕后，生成检测报告，见图4-30、图4-31。

另外，系统应支持相应检测项目自动计费和退费功能、对临床的用血疗效评价信息进行意见填写和输血不良反应病历填写，以及进行判断（关联性与反应分类）、临床处置、分析等监控处理意见填写。

（二）医生端

CBIS临床医生端应能够做到全流程智能控制、流程管理、智能辅助、智能分析、智能风险管理、输血知识库等方面的全过程管理和分析。其应包含如下功能：

图 4-30　结果录入

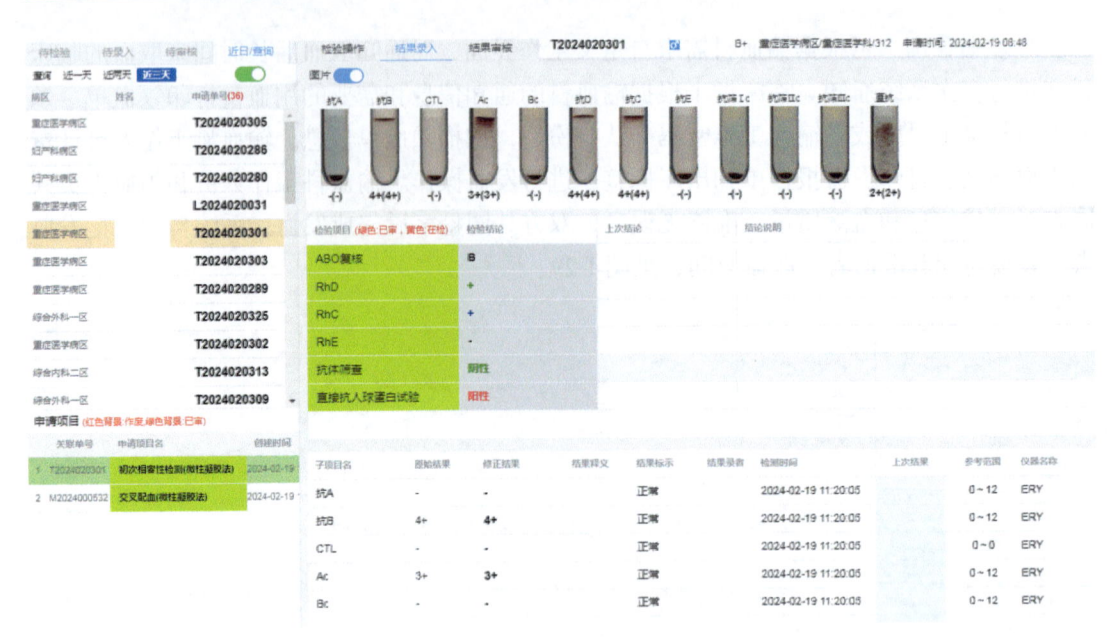

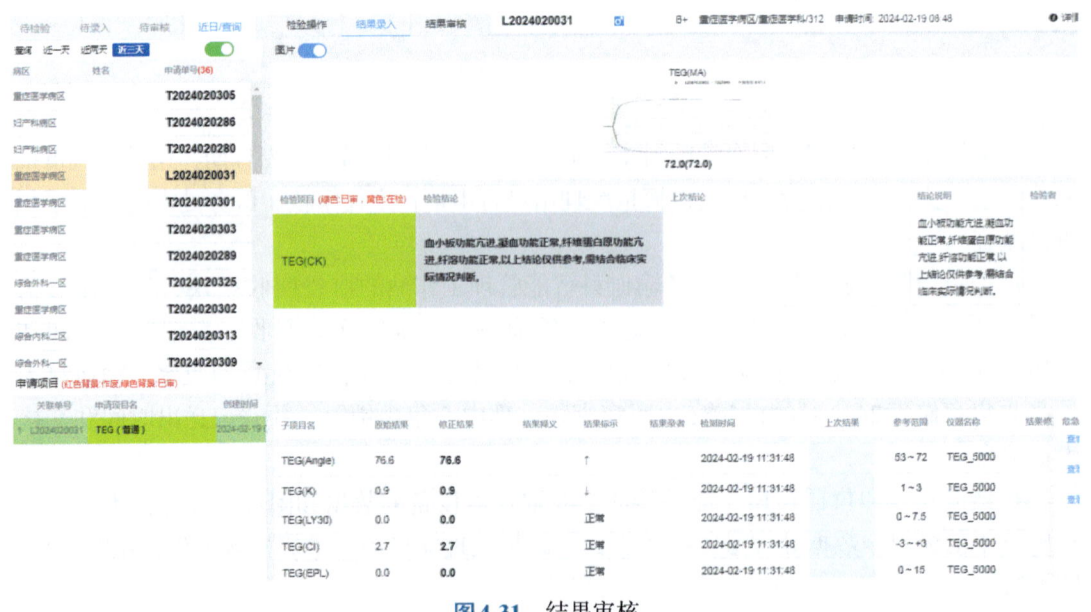

图 4-31　结果审核

1. 用血申请　支持根据《医疗机构临床用血管理办法》(卫生部2012令第85号)预设规则,自动判断医生输血申请权限,实现医生输血申请分级管理。同时根据申请类型智能判断知情同意书模板,支持手写板数字签名、图像采集、视频采集,实现知情同意书无纸化管理;支持临床用血费用直接减免,同意书电子化管理流程;并与对应业务申请流程进行有效关联和管理,若未签知情同意书则控制其申请用血的权限,见图4-32、图4-33。

2. 取血申请　取血申请时除需要填写基本的取血单信息外,临床医生必须对患者进行必要的评估，包括是否发热、感染或缺氧，以及预计失血量、输血预期目标和临床表现等，这些信息作为输血理由供输血科配血前参考，见图4-34。

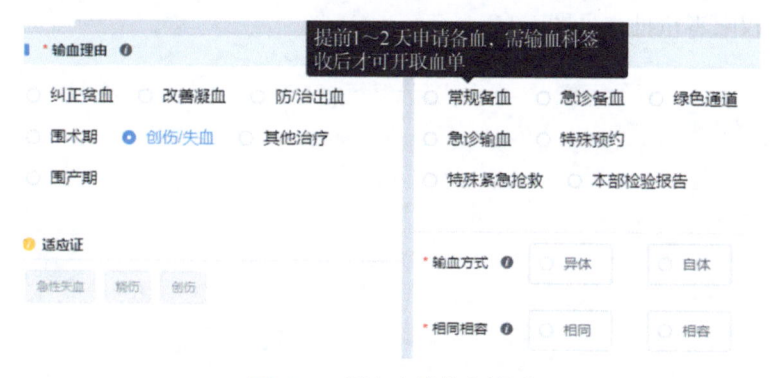

图 4-32　用血申请信息填写

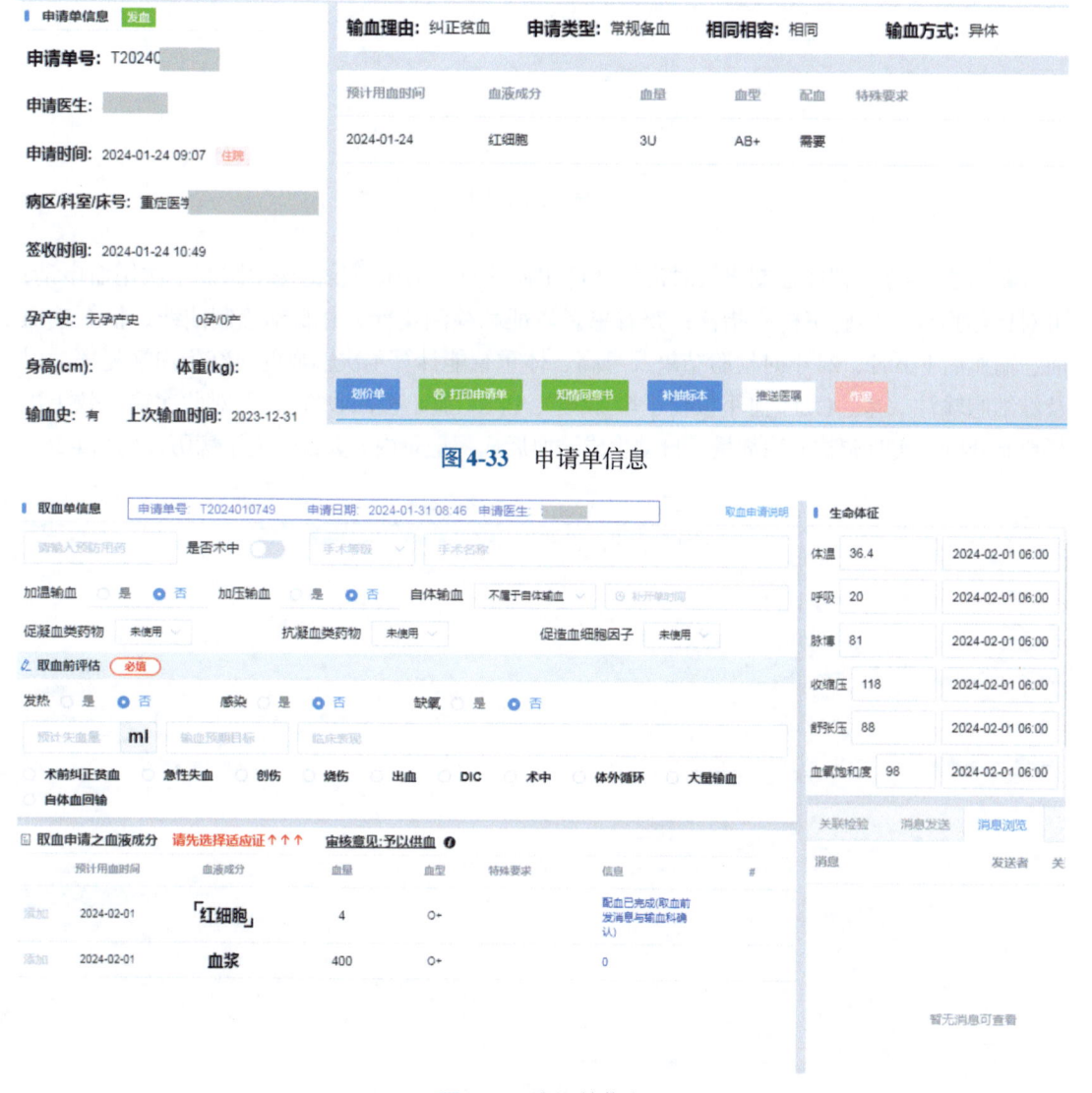

图 4-33　申请单信息

图 4-34　取血单信息

3. 智能分级审核　支持根据《医疗机构临床用血管理办法》(卫生部2012令第85号)预设规则,用血审批根据医生级别和用血类型、用血量予以不同的用血权限,超过使用权限需经上一级权限者审批,见图4-35。

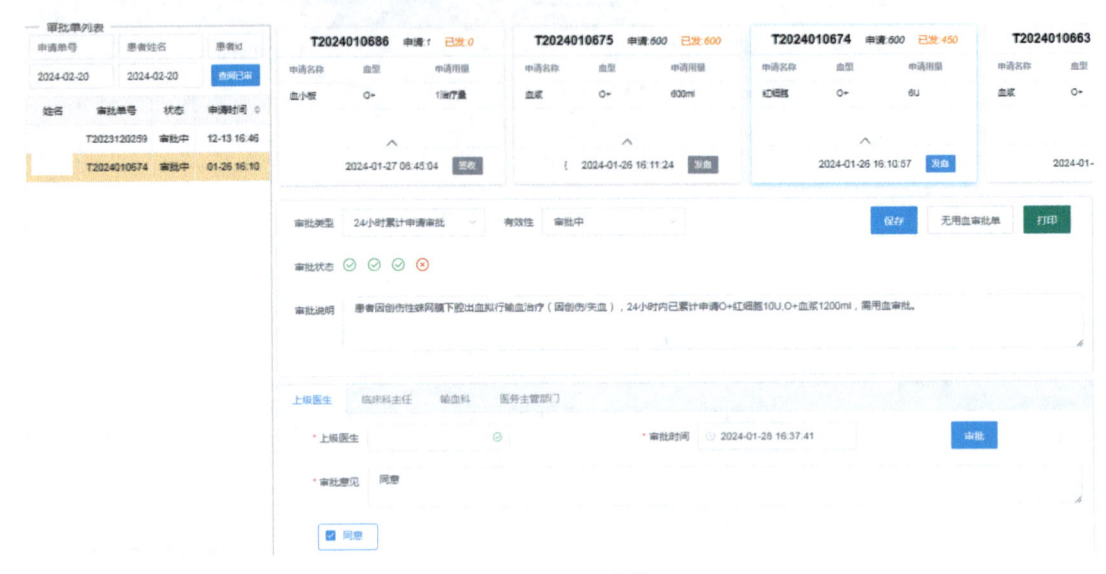

图4-35　用血审批

4. 输血评价　智能控制未及时进行评价用血信息;对未评价的医生限制下次用血申请;可对比输血前后实验室检查指标;查看患者体征和检测指标,并自动绘制曲线;根据输血前、输血后1小时、24小时检验结果及身高、体重智能计算本次输血的血红蛋白恢复率,以及红细胞输注效果、CCI(血小板校正增加值)、PPR(血小板回收率),并对此次输注效果进行智能分析,实时调整输注剂量;自动生成输血后病程记录内容并推送电子病历,见图4-36。

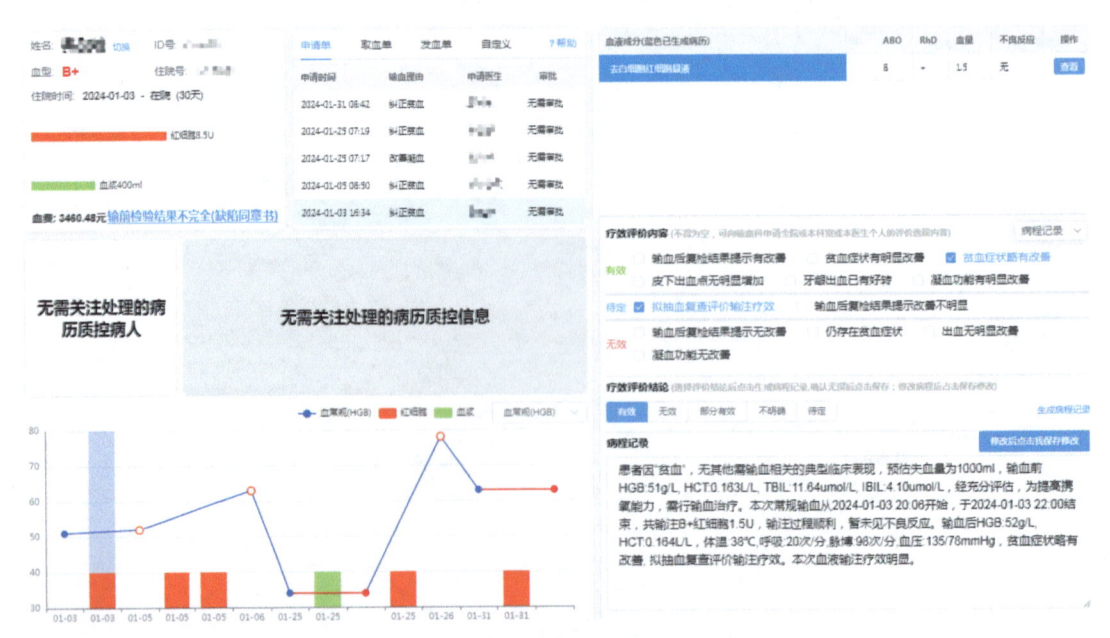

图4-36　输血疗效评价

5. 检验申请 可智能提取患者历史血型结果，并能获取术中血气分析结果后自动汇成曲线；支持对急诊三无患者（无亲人在、无经济来源、无身份证明的）手工申请用血；若患者已送检验项目未出结果时，智能获取检验医嘱状态并判断申请血液类型相关3日内标本；获取相关检验项目历史标本信息、患者输血史、输血反应史、妊娠史、骨髓/造血干细胞移植史；集成360全息图；查看历史配血及用血信息；智能获取库存情况，提醒医生下一步操作。若申请血小板时，可通过维护规则，推送血小板抗体检测检验医嘱，见图4-37。

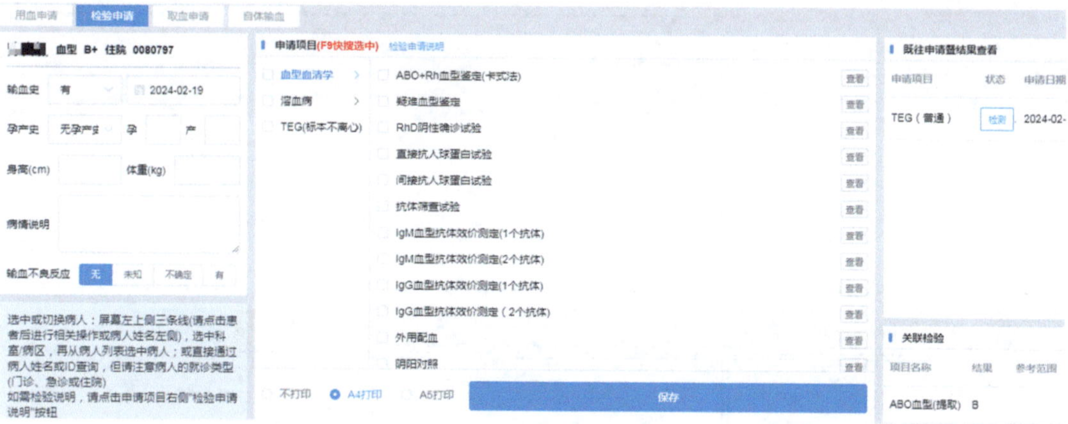

图4-37 检验申请

6. 紧急用血 设置特定程序，支持危重症患者紧急用血申请，确保患者及时用血，对于输血前评估、分级审核等不作系统控制，但需事后进行事项补办。对历史紧急用血后补审批手续未能补登记的开单医生，则控制其不能进行新的用血申请。

7. 术中用血医生站 支持麻醉医生根据术前备血类型向输血科申请用血，同时推送术中用血医嘱；支持术中紧急抢救申请，并打印检验条形码送输血科配血。支持对接麻醉系统，获取自体血记录并进行相关数据统计分析。

8. 用血通知 支持根据申请自动下达用血通知，对于不确定的用血申请可另行下达用血通知。医生工作站可查看输血申请状态。

9. 用血会诊工作站 由临床发起会诊会议，推送至输血科；系统支持调阅患者历史用血情况、查看检验结果、患者电子病历并记录会诊结论。

10. 用血统计 支持输血科室和临床医生用血查询、统计。

（三）护士端

CBIS中护理工作站应形成以护理记录为核心的血制品闭环管理，主要包括血液输注闭环管理、输血护理记录、输血反馈登记等板块。

1. 护士病区首页 根据实时输注情况进行输注超时、结束超时、回收超时等血液进行统计及提示；实时显示病区待处理事项，待开始、待反馈、待接收等状态的血液，并进行操作，同时对当前病区开单及血液信息实时统计分析和可视化展现。

2. 血液输注闭环管理 输血科交叉配血完成后，系统自动发送取血通知到相关的病区或科室，消息中心自动在护士端弹窗提醒；护士取回血液后，需要扫描血袋条形码、血袋成分码，以及患者住院号，并逐一核对患者信息、血袋信息等，支持双查双签核对管理，确保所取回血袋正确无误。在输血管理系统中扫描出库标签条形码和血袋条形码，记录输血开始时间和输血人；有PDA的医院，护士先扫描患者腕带，再扫描出库标签条形码和血袋条形码，记录输血开始时间和输血人；超时未输注时系统给予提醒；输注开始未结束时系统及时预警，见图4-38。

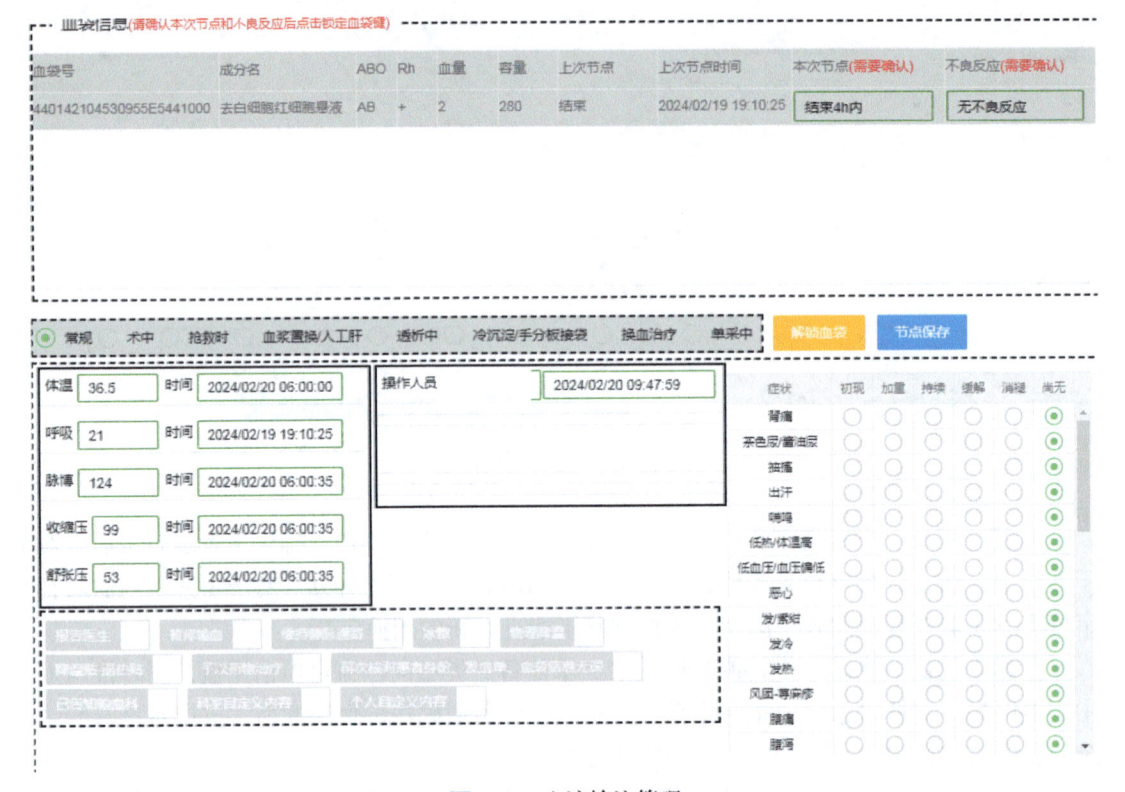

图4-38 血液输注管理

3. 输血护理记录 自动根据输注过程（包括输血开始、中途巡视、输血结束、输血暂停、输血重启、输血终止、输血前、输血后）记录生成护理记录单，并通过接口推送到电子病历中，同时护理记录也同步回传至护理系统中，避免用户二次填写，见图4-39。

4. 输血反馈登记 输血完成后，护士需要在系统填写输血反馈，记录患者在输血过程中及输血结束后的不良反应，通过电子病历接口插入病程记录中，见图4-40。

5. 血袋科室间交接 支持相关输血护理信息随转科操作流转功能，当患者存在转科情况时，可以将患者的输血申请、血液信息在系统中进行转移，保证输血正常进行；输注结束时，在系统中扫描出库标签条形码和血袋条形码，记录输血结束时间和输血人；有PDA的医院，护士先扫描患者腕带，再扫描出库标签条形码和血袋条形码，记录输血结束时间和输血人；输注开始后4小时未输注结束的自动进行提醒。

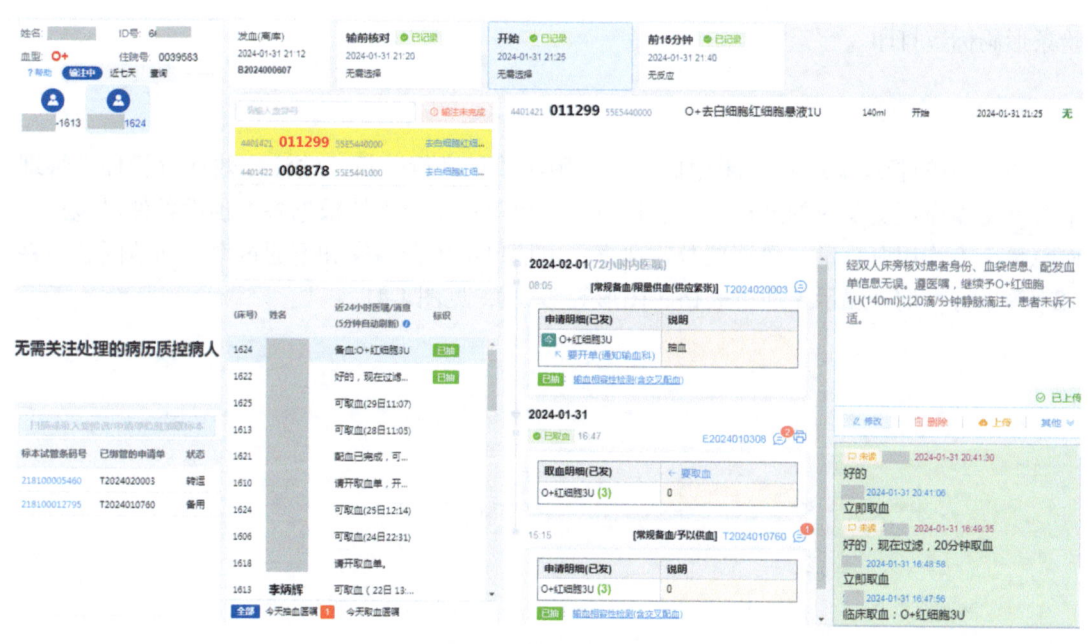

图4-39 输血护理记录

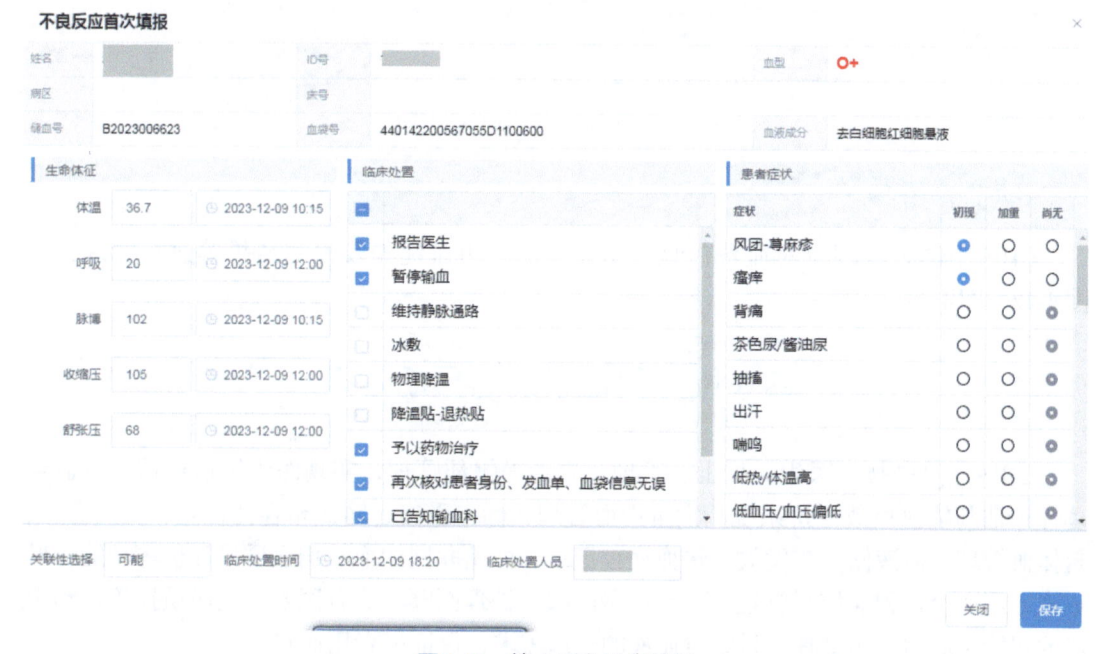

图4-40 输血不良反应填报

6. 血袋管理 输血结束后，护士扫描血袋上条形码进行血袋回收，记录血袋回收人、回收时间；系统显示24小时内与24小时外未销毁的血袋，并且具备超时报警提示。

7. 术中用血护士站 支持手术患者血液的接收、输注开始、巡视、输注结束等操作，支持血液流转到病房并进行血液输注结束、血袋回收、销毁等操作；支持手术患者术中检验条形码标签打印。

（四）管理端

CBIS中的管理端应对临床用血总量、用血质量进行分析，输注疗效评价管理，管理平台支持输血不良反应的处理上报后进行意见填写；系统支持根据各类预设条件对包括用血总量、人均用血总量、血液成分输血率、申请单审核合格率和不通过率、知情同意书签订率等进行查询、展示（通过表格、图形等形式），见图4-41。

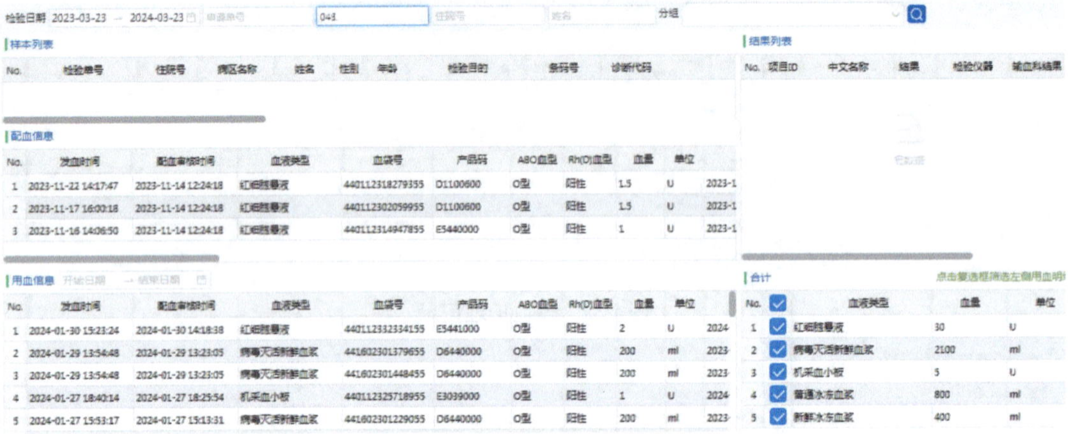

图4-41 单一病号用血量汇总图

（五）患者端

CBIS中的患者端应对血费信息、用血直免、用血优先及检测结果等进行管理，见图4-42、图4-43。

四、临床用血系统的预期效果

CBIS通过医技、医生、护士、管理、患者等闭环管理，实现医生用血申请、输血合理性评估与输血疗效评价系统、大量用血管理、标本采集、输血相容性检测、质控管理、自体血管理、血液储存与发放、输血病程记录、血站联网约血、用血质量评价等功能，形成临床用血全过程监控与管理，实现计费医嘱、护理医嘱、病程医嘱、病历质控等自动生成的智能化应用，满足临床科室对血液的合理需求，保证患者用血安全。

（一）临床输血全过程的智能闭环管理

临床输血智能监控管理应可以从输血前、输注中和输血后各个环节结合患者信息进行输血合理性审查并给出提示，并结合临床决策系统积极完善临床用血服务质量安全管理关键要素和输血各环节的质量控制提醒，保障临床用血规范性和安全性。临床用血服务闭环管理关键要素见图4-44。临床输血智能监控管理流程设计围绕医生、护士、输血科的业务闭环。护士闭环是以血液标本、血袋和血液输注流程执行的3大闭环，护士站闭环包括条

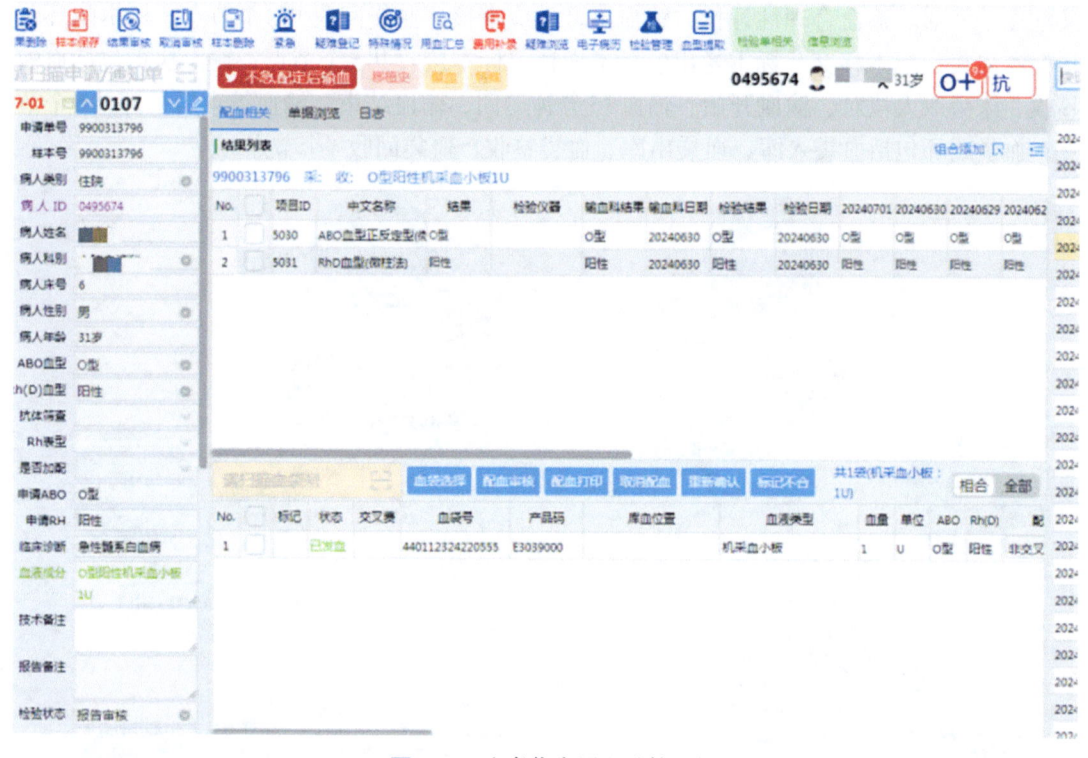

图4-42　患者优先用血（献血）

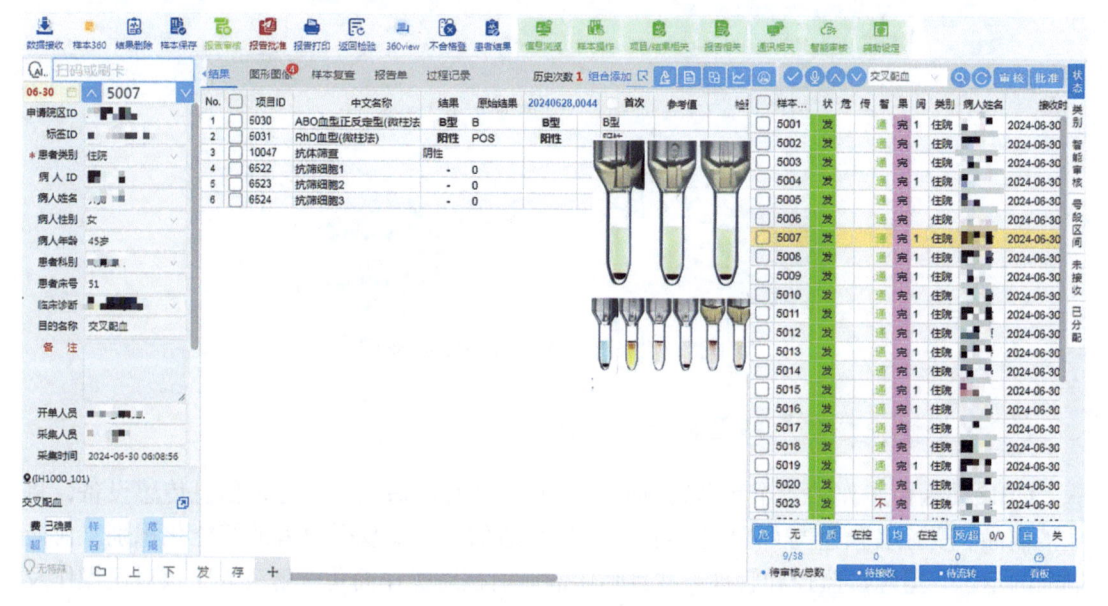

图4-43　患者监测结果

形码打印、标本采集移交、输血前评估、取血、输血执行、输血不良反应上报、血袋回收共7个节点。医生站闭环包括用血前评估、签署同意书、用血申请、用血审核、疗效评价和输血反应登记共6个节点。输血科闭环包括入库、标本接收/用血审核、血型复核、交叉配血、发血、输血合理性评价、输血不良反应审核、血袋回收共8个节点；标本闭环包括标本采集、标本移交、标本送出、标本送达、标本接收共5个节点；输血执行包括血液签收、床旁双人核对、输血开始、输血15分钟巡回、输血结束、输血结束后护理共6个节点；血袋闭环包括血袋入库、血袋出库、血袋签收、血袋回收4个节点。

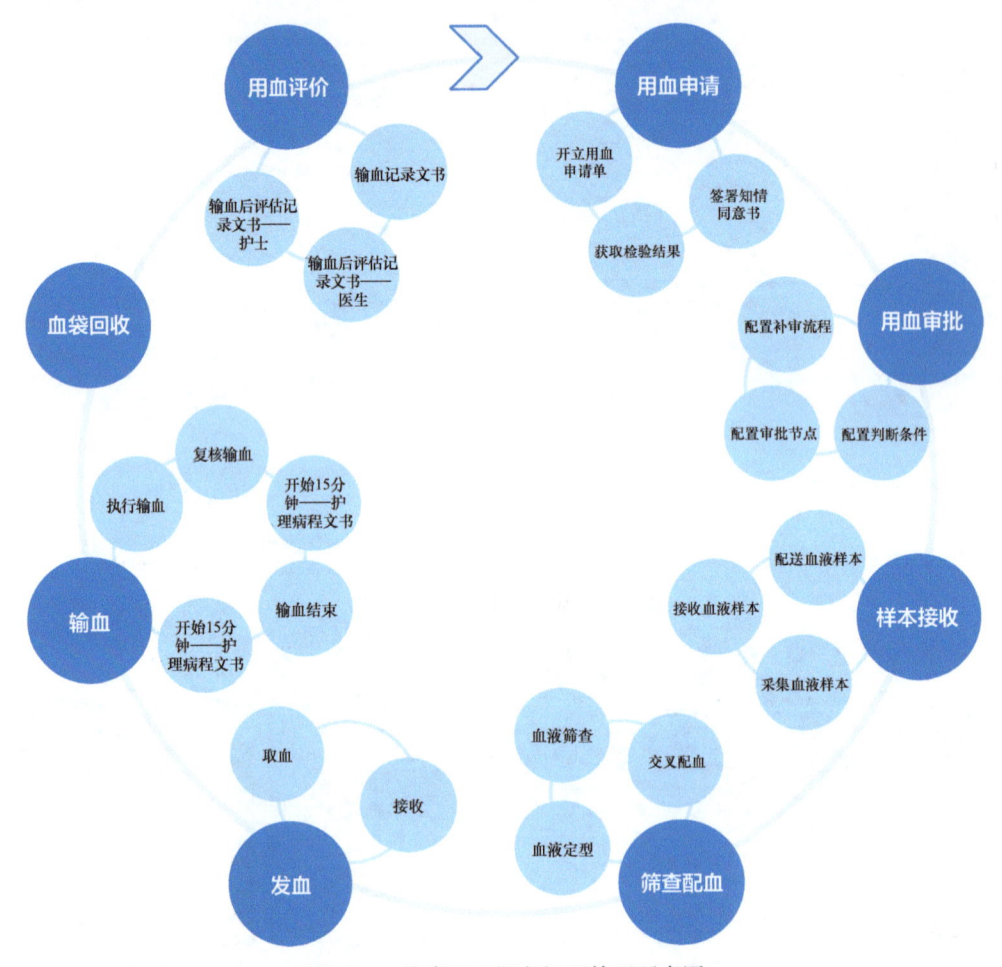

图4-44　临床用血服务闭环管理要素图

（二）医院内外信息的互通与区域网信息共享

CBIS使输血工作的各个环节得到管理控制，具有可追溯性。通过信息传感设备，将血液制品、受血者信息与CBIS进行信息交换和通信，以实现受血者的智能化识别、血液制品的定位、追踪、监控和管理，并且临床输血前核对操作简化，解决人工核对误操作及提高效率等问题。经过与互联互通集成平台的对接和改造后，CBIS接入集成平台的单点登录系统，医生直接点击对应图标即可"一键登录"进入程序。临床医生或输血科工作人员根据输血前评估模块对于患者是否输血、血液成分及使用量等决策给予辅助性指导。这个评估过程需要涉及多系统的信息交互，包括医院信息系统、医院实验室信息系统、手术麻醉系统、电子病历系统、智慧药房、人财物管理系统（计费）、血站供血信息系统等信息连接和共享。随着计算机、智能技术和物联技术发展，智能化管理、远程控制管理、多点供血管理、多医疗机构用血管理、多血科用血管理等管理模式将逐步实现。另外，通过无人机和智能机器人对储存条件及时间要求高的血液标本与医疗制品/物品运送实现全天候24小时"随叫随到"，具备"无接触"和"运输快速"的优势。通过医院内外信息的互通与区域网信息共享，可构建起高效、安全、协同的临床用管理体系，为患者提供更优质的医疗服务，同时推动医疗资源的合理配置与利用。

（三）智能合理用血的推荐

库存量预警血及库血有效期管理预警、输血规则的智能判断、既往输血不良反应的智能获取、血型复核、血型校验、发血与输注控制、调阅患者术前申请、输血前检验结果、配发血记录等信息，对术前备血情况进行监控。例如：发血的智能化比对，实现患者血型信息和血袋信息系统自动匹配对比，如出现患者血型信息和血袋上信息不一致时，系统可实现智能提示。通过患者术前相关检验结果和实时的库存情况，系统自动推荐血液成分的输注和给予其他血液保护方式（自体血）的建议。为临床医生对术前患者贫血的重视程度，纠正患者贫血状态、手术前血小板减少，以及稀有血型患者等提供帮助，使术前备血工作从被动转为主动，切实解决稀有血型患者外科手术治疗备血困难的问题，使稀缺的血液资源能为更多的患者解除病痛。融合AI技术，结合基因组学数据，预测患者输血反应风险，实现精准输血。通过实时视频系统，专家远程指导基层医院输血操作，缩小区域医疗差距。智能合理用血需以患者为中心，融合AI、物联网、大数据技术，构建从献血者到受血者的全链条智慧管理体系，最终实现"安全、有效、节约"的用血目标。

（四）临床用血监控大屏多部门共享

充分利用临床用血监控大屏的大数据功能，按照不同部门的需求设置权限和个性化的提醒功能。例如，护士端重点设置：检测标本不合格回退信息、输血科通知护士取血信息、输注超时提醒、输血不良反应提醒、已发出24小时血袋未回收提醒、备血完成未领血、血液输注超时等。医生端设置：输血后疗效评估填写、输血反应反馈填写、大量用血申请和审批情况、输血申请单填写不合格被驳回信息。在输血科主要有总体的血液需求分布、特殊患者信息提示、标本送检超时、绿色通道输血提示、质控失控信息、大量用血患者资料、手术患者血型分布及贫血情况、稀有血型患者手术排班提醒、手术患者血型分布及贫血情况等。医院输血管理部门主要是大量用血的提示审批、调阅各临床科室手术排班情况和手术患者资料，不同科室和医生申请用血量等信息。总之，通过监控大屏实时提供各种用血信息和数据，再通过智能分析，有针对性地进行提醒或提供指引，从而提升输血管理工作的质量和效率。

（卢燕君　张建国　吕蒙恩　梁　铮）

第三节　第三方检验信息系统

临床实验室按法律地位可分为独立法人和非独立法人。独立法人的临床实验室又称第三方检验或第三方医学实验室或医学独立实验室，是指在卫生行政部门许可下具有独立法人资格的专业从事医学检测的医疗机构。第三方检验与医院建立业务合作，集中收集并检测合作医院采集的标本，检验后将检验结果返回至医院，用于临床决策。第三方检验实验室信息系统（简称第三方检验LIS）是为第三方医学检验机构特定运营需求设计的高度专业化的信息管理系统，可高效地管理海量的检验标本全过程的数据，也可协同实验室内部与外部医疗机构对接，提供跨机构数据的互联互通，确保检验结果的准确性和及时性，降低医疗成本和提升医疗效率。

一、第三方检验LIS的现况和问题

在当今医疗健康领域，第三方医学实验室以其专业化、集中化的服务模式，成为提升医疗服务质量和效率的重要力量。第三方检验LIS支撑着第三方医学实验室的运行，除满足实验室日常管理需求外，也需要满足集团化管理的特定需求。第三方医学实验室的LIS管理现况和问题如下。

（一）信息系统落后于业务需求

众多第三方检验LIS在实验室成本控制、大数据分析和技术平台覆盖度等业务发展方面未能与时俱进，这使得它们在响应速度、服务质量、工作效率、灵活性和功能实现等方面无法满足医学检测机构的期望，进而影响了业务流程的顺畅和客户的满意度。LIS在系统化和平台化建设方面缺乏前瞻性思维，其架构设计未考虑到集成和实验流程的可复用性。例如，微生物检测、骨髓细胞分析、宏基因组学等技术平台各自独立运作，缺乏有效整合和数据共享，限制了数字化建设的持续性和成果的可复用性。

（二）数据分散与杂乱，决策支持不足

在第三方检验业务全流程中，由于多个相互割裂的信息系统，如配送系统、二代测序技术平台、病理平台、宏基因平台、血液病平台、质量管理平台等，系统间的数据分散且杂乱，信息不同步，影响工作效率和客户服务质量。第三方检验LIS不能有效提供人效管控、设备能效监管、项目成本分析、机遇识别、风险应对等运营决策支持，也不能智能化辅助实验室实现如智能审核、综合报告解读等业务，从而难以提升检验质量和临床应用效率。

（三）操作依赖人工多，自动化程度低

许多第三方医学实验室仍旧依赖于大量的人工操作，包括填写申请单、记录标本信息、手动抄写仪器数据及通过电话报告结果等，这不仅增加人力资源成本，也增加了出错的可能性。这些机构未能充分利用自动化物流系统、标本分拣设备、前处理系统及标本后处理定位等自动化设备来提升其自动化水平，也未能充分利用LIS的自动审核、自动报告生成和智能解读等功能来减少人工操作的频率并提高检测工作的效率。

（四）不同系统间集成性差，未能互联互通

第三方医学实验室所涉及的合作单位、物流系统、仪器主控系统、流水线管理程序、

中间件及财务结算等信息系统之间存在整合难题，导致它们之间难以实现数据、硬件和软件的有效集成。此外，新引入的设备或软件与现有的信息系统之间的兼容性和对接过程也面临着挑战，不同信息系统之间通过标准化接口实现数据共享的难度较大，这些都阻碍了信息共享生态系统的建立。

（五）质量管理薄弱，难以满足认可或认证要求

许多质量管理流程仍然依赖于手工操作，这限制了利用实时数据进行决策和实施即时预警的能力。同时缺乏对体系文件管理和工作日志的数字化支持，导致人力资源和纸张资源浪费。此外，质量管理系统未能提供足够的数据支持以应对员工和用户的反馈、投诉、风险管理、改进机会、内部审核和管理评审等关键领域。这种现状使得质量管理难以达到ISO 15189、美国病理学家协会（CAP）等认可或认证的要求。

第三方检验LIS支撑第三方实验室的运行，除满足实验室日常管理需求外，也需要满足集团化管理的特定需求。另外，第三方医学实验室有多种不同的检验平台，要求LIS能够与各种检验设备和软件平台无缝对接，确保数据的准确传输和处理。第三方医学实验室要与多家医疗机构合作，要求第三方检验LIS具备更强的数据处理能力和更复杂的数据交换机制，以适应不同医院信息系统的需求。第三方医学实验室开展的项目覆盖面更广、标本量大，要求第三方检验LIS需要能够处理更大规模的标本量，并且要有更高效的物流和配送管理功能，确保标本的及时接收和结果的快速反馈。此外，第三方医学实验室集团化的LIS管理还存在以下挑战：

1. 跨区域、跨机构的集团化信息管理 随着第三方医学实验室向集团化发展，其LIS面临着实现跨区域、跨机构管理的复杂挑战。为了确保集团内不同地区、不同规模的实验室能够提供统一质量标准的检验服务，LIS必须具备高度的可扩展性和灵活性，以支持集中整合和分析数据的能力。这包括实施检验质量的同质化管理，遵循国际认可的质量控制标准，以及建立能够实现检验结果互认的数据标准化和报告格式统一。此外，LIS需要具备强大的资源调配功能，通过实时监控和智能分析，优化仪器、试剂、人力等资源分配，减少浪费，提高运营效率。LIS还需支持精益管理，通过流程分析工具持续改进工作流程，减少瓶颈和不必要的步骤，实现持续的质量改进和性能提升。同时，LIS的合规性管理功能必须能够适应不同地区的法律法规变化，确保快速响应并符合新的合规要求。最后，集成的数据分析工具应为管理层提供决策支持，帮助实验室识别改进机遇，优化运营效率，并提高服务质量，以满足不断增长的医疗服务需求。

2. 新一代信息技术推动智能化发展 第三方检验LIS的未来发展受到新一代信息技术的推动，如5G通信、物联网（internet of things, IoT）、人工智能、大数据和云计算等技术，促使LIS更加自动化、智能化、智慧化，并提供更高效、更便捷的医疗服务。典型应用包括：

（1）5G技术的高速率和低延迟特性将极大提升LIS的数据处理和传输能力，使得远程医疗和移动医疗应用更加可行和高效。5G网络支持下的LIS能够实现实时的远程病理切片分析、远程诊断和紧急医疗服务，大幅提升医疗服务的响应速度和质量。

（2）物联网技术的应用将使得实验室设备和系统更加智能化。通过物联网设备，实验

室能够实现对标本、试剂和设备的实时监控和管理，自动调整和优化检验流程，减少人为错误，提高检验的准确性和效率。

（3）人工智能技术在LIS中的应用将使得系统能够自动分析和解释复杂的检验数据，提供更精准的诊断建议。人工智能还能够预测疾病风险和发展趋势，为预防医学和个性化医疗提供支持。

（4）大数据和云计算技术将为LIS提供强大的数据存储、处理和分析能力。云平台的运用将使得实验室能够实现数据的远程访问和共享，提供更加灵活的服务模式，如远程诊断和电子病历集成。

3. LIS适应多语言和不同国家的需求 全球化趋势下，LIS需要适应不同国家和地区的医疗标准，提供全面的本地化支持。如用户界面的本地化，包括语言选项、地区性术语和习惯用语，以提高不同国家和地区用户的易用性；集成不同国家医疗法规和标准，确保实验室操作的合规性，包括患者隐私保护、数据安全和行业标准；遵守国际数据保护法规，如HIPAA和《通用数据保护条例》（General Data Protection Regulation，GDPR）；支持国际医疗信息标准，如LOINC和《医学系统化命名法—临床术语》（*Systematized Nomenclature of Medicine - Clinical Terms*，SNOMED-CT），以实现数据的互操作性和准确性；能够处理不同地区的货币、度量单位和时区设置，以适应全球用户的多样化需求；提供多语言的用户培训材料、在线教程和教育资源，帮助用户熟悉系统操作。

总之，第三方检验LIS面临着与医院LIS不同的挑战。为了克服这些难点，第三方医学实验室需要不断创新和改进其LIS，以确保其能够持续提供高质量、高效率的医疗服务。

二、第三方检验LIS的技术方案

第三方检验LIS是专为第三方医学检验机构设计的一套综合信息管理系统，具有一系列独特的功能特征，能够有效地支持第三方检验机构的日常运营，提高服务质量，增强客户满意度，并促进业务的持续发展。第三方检验LIS的技术方案需要符合以下特征。

（一）功能高度集成化

第三方检验LIS需整合多个子系统，如标本管理、检验流程控制、质量管理、报告生成和客户服务等，不同子系统间需互联互通，确保检验流程的高效和顺畅，从而提升整体的医疗服务质量和效率。标本管理模块负责标本的全生命周期跟踪，确保信息的准确性和可追溯性。检验流程控制模块通过自动化工作流程提高检验的标准化和响应速度。质量管理模块则通过实时监控来保障检验结果的准确性，符合国际标准。报告生成模块快速汇总检验数据，提供定制化报告服务。客户服务模块则通过交互界面增强客户满意度。此外，第三方检验LIS搭建与医院信息系统（HIS）、电子病历（EMR）等医院系统的标准中间件连接平台，支持数据共享和流通，避免信息孤岛，提高医疗服务的整体效率。

（二）强大的数据处理能力

第三方检验LIS能处理大规模标本和数据，采用了一系列现代数据库技术和架构优化技术，具体如下：

（1）数据库读写分离：通过分离数据库的读取和写入操作，提高数据库的响应速度和处理能力。写入操作通常较为复杂，而读取操作则可以通过复制到独立的读数据库来分散负载。

（2）冷热数据隔离：将频繁访问的数据（热数据）与不常访问的数据（冷数据）分开存储，可以提升数据访问速度。热数据存储在快速介质上，而冷数据迁移到成本较低、访问速度较慢的系统中。

（3）数据库横向扩展：通过增加服务器来分担数据库负载，实现水平扩展，从而提高系统处理能力和存储容量，适合大规模数据集的处理。

（4）分布式数据库：应用分布式数据库技术，数据可以存储在多个物理位置，同时保持一致性和完整性，提高数据的可用性和容错性，满足大规模和高可用性的数据处理需求。

（5）消息队列：作为异步任务处理和解耦服务间通信的重要工具，消息队列使系统在高峰时段更有效地处理数据流量，增强数据处理的稳定性和可靠性。

（三）灵活的报告定制功能

不同的医疗机构和客户可能对检验报告的格式和内容有不同的需求。第三方检验LIS提供的定制化模板支持根据实验室及医疗机构等客户要求调整报告单布局、样式和内容，还包括字体、颜色、表格和图形，以确保报告的专业性和医院等客户的品牌形象。此外，第三方检验LIS能够选择性展示检验数据，并提供多语言支持，以满足不同语言背景客户的需求。还可以根据临床需求，在报告中增加详细的注释和建议，为医生的诊断和治疗提供更多信息。第三方检验LIS还支持电子版和纸质版报告的生成，以及报告分发管理，确保报告能够安全、及时地送达申请者。通过这些灵活的定制功能，第三方检验LIS不仅提高了报告的实用性和准确性，也增强了客户满意度，从而在医疗市场中保持了第三方检验机构的服务优势。

（四）异地检验与数据共享

第三方检验LIS支持异地检验和数据共享，这意味着实验室可以在不同地理位置收集标本，在特殊项目或特殊情况下进行集中检测并将检验结果实时传输给客户或其他医疗机构，实现了检验结果的快速共享和访问。第三方检验LIS能够提供及时的客户通知，确保客户能够第一时间了解到检验进度和结果。跨域物流提醒功能确保标本在运输过程中的安全性和时效性，避免因物流问题导致的标本损坏或延误。数据集中管理功能则允许医疗机构高效地存储、管理和检索检验数据，提高了数据的安全性和可访问性。内部结算功能简化了财务流程，使得结算更加高效和透明。生物安全管理功能确保了标本的安全交接、处理和存储，防止了生物危害的发生。

（五）质量与安全合规性管理

第三方检验LIS通过全面的质量控制和严格的监管合规性，确保检验结果的准确性和合法性。系统符合国家、地方的法律法规及医疗质量控制标准，遵循ISO 15189和CAP等国际标准。在监管合规性方面，LIS内置了法规遵从性检查功能，以满足HIPAA和GDPR等数据保护法规的要求。

实验室质量和安全管理包括标本、设备、试剂和检验项目、日常记录等精细化管理模块，构建了一个高效、透明、安全的实验室运营环境。标本管理注重对各类标本的保存、异常信息记录和追踪，确保标本的完整性和可追溯性。设备管理采用全生命周期的数字化策略，从选型到维护，通过看板系统实时监控设备状态，提高使用效率和性能监测。试剂管理则通过集成库存管理系统实现标准验证、质量反馈及危化品监控，确保试剂的质量和安全使用。检验项目管理以项目为中心，系统化地进行质量控制，并利用实时看板辅助日常管理和决策支持，同时提供质量统计分析和数量统计，增强项目管理的透明度和效率。此外，实验室的日常记录也实现了无纸化管理，详细记录环境监控、生物安全、设备养护和日常工作任务，便于历史追溯和异常状态的快速处理。第三方检验LIS还支持质量的持续改进，通过分析控制数据，识别并实施改进措施，提升服务质量。

面对集团化管理的挑战，第三方检验LIS能够集中管理不同地区和实验室的质量控制数据，实现集团内质量标准的统一，支持跨区域、跨机构的质量控制和合规性管理。这些功能的整合不仅提高了检验结果的准确性和合法性，还增强了实验室的市场竞争力，为患者提供了高质量的检验服务。

（六）高效的物流和配送管理

由于第三方医学实验室通常涉及广泛的物流和配送活动，第三方检验LIS需要具备高效的物流管理功能来确保标本从采集点到实验室，以及检验报告从实验室返回给医疗机构或患者的整个流转过程的高效性和准确性。利用位置基础服务（location based services, LBS）技术，第三方检验LIS的配送管理模块可实时定位标本和运输车辆，优化配送路线，减少时间和成本。智能算法根据标本的紧急程度和检验需求调度资源，实现多级配送体系的高效运作。实时监控功能跟踪配送状态，快速解决配送中的问题，确保标本和报告安全及时送达。检验报告生成后，迅速传递报告，满足快速反馈需求。第三方检验LIS的配送管理模块记录完整的物流和配送数据，为追溯提供依据，并提供客户服务功能，允许查询配送状态，收集反馈，不断改进服务。标本箱温度监控为冷链运输的标本提供额外保障，确保标本质量。这些功能的综合运用提升了流转效率，以确保了服务质量，满足了医疗需求。

（七）全方位多平台融合

第三方检验机构在提供医学检验服务的过程中，不仅要满足广泛的临床需求，还要适应多样化的病理条件。它们依赖于一系列先进的检验平台和技术，从常规的血液分析到复杂的基因序列测定，每一项技术都是确保患者得到最佳诊断的关键。为了实现这一目标，第三方检验LIS必须展现出卓越的兼容性和灵活性，与各类检验设备和软件平台进行无缝整合。这不仅包括数据的准确传输，还涉及对检验结果的精确处理和分析，确保每一项检验都能为医疗决策提供坚实的数据支持。这些检验平台和技术可能包括但不限于以下几种：

（1）血液学检验：涉及血常规、凝血功能、血型鉴定等多个方面。为了确保检验结果的准确性和及时性，第三方检验LIS需要与各种血液分析仪和相关软件无缝对接。

（2）特检项目：特检通常指的是一些特殊或罕见的检验项目，如分子生物学检测、基因检测、流式细胞术等。这些检验项目对设备和技术的要求较高，第三方检验LIS必须具备高度的兼容性和扩展性，以适应不断更新换代的检验技术。

（3）微生物检验：包括细菌、病毒、真菌等病原体的鉴定和药物敏感性测试。这类检验对实验室环境和设备有严格的要求，第三方检验LIS需能够与微生物培养、鉴定和药敏分析系统进行有效对接。

（4）病理检验：是诊断疾病的重要手段，包括组织学检查、细胞学检查等。第三方检验LIS需能够处理大量的图像数据，并与病理切片扫描仪、图像分析软件等设备和平台进行集成。

（5）免疫学检验：涉及抗体、抗原的检测及免疫细胞功能的评估。LIS应支持与酶联免疫吸附试验、化学发光免疫分析等技术设备和软件对接。

（八）友好的用户操作界面

为了确保实验室工作人员能够高效地使用系统，第三方检验LIS通常设计直观、用户友好的操作界面，以减少操作复杂性，降低培训成本，并提高工作效率。

（1）录单：用户可以选择参照原始申请单进行录单，可提高录单效率，增强录入信息的正确性。可以根据个人习惯，通过拖拽方式自定义录入页面中的字段，设定个人的默认录入模式，从而优化录单工作流程。

（2）分拣分注：可以通过手持扫描器对单个标本进行扫码。第三方检验LIS会即时提示标本类型和标本的分组去向，操作人员根据这些信息手动完成标本的分样可以根据工作。当操作人员需要处理大量标本时，第三方检验LIS可以自动提示每个条形码下不同标本的分组去向，还允许根据标本的送检单位或送检类型进行指定查询，以提高分样的准确性和效率。

（3）检验结果录入：根据不同的检测项目展示不同的结果录入样式；实时录入数据保存，减少因各类突发情况导致的页面关闭情况；可自动根据录入结果生成描述，提供各类病理等形态学相关的结论模板，并自动在模板中填充实验数据；也可根据已设定的规则即时对有问题数据进行标记提示等。

三、第三方检验LIS的实现情况

第三方检验LIS的核心功能全面渗透实验室的关键运营环节，包括但不限于市场拓展策略的制定、客户服务体系的构建、标本处理与管理的优化，以及质量保证与控制的严格执行。每个功能模块均需经过精心设计与开发，旨在提升实验室工作流程的效率、确保检验结果的准确性，并满足第三方医学实验室在高度竞争的医疗市场中对服务质量和客户满意度的要求。

（一）市场管理模块

市场管理模块是第三方检验LIS的重要组成部分，它位于实验室与市场之间，通过市场调研、客户分析和营销策略的制定，为实验室捕捉市场机遇、拓展业务范围提供了强有力的支持，见图4-45。主要功能模块如下：

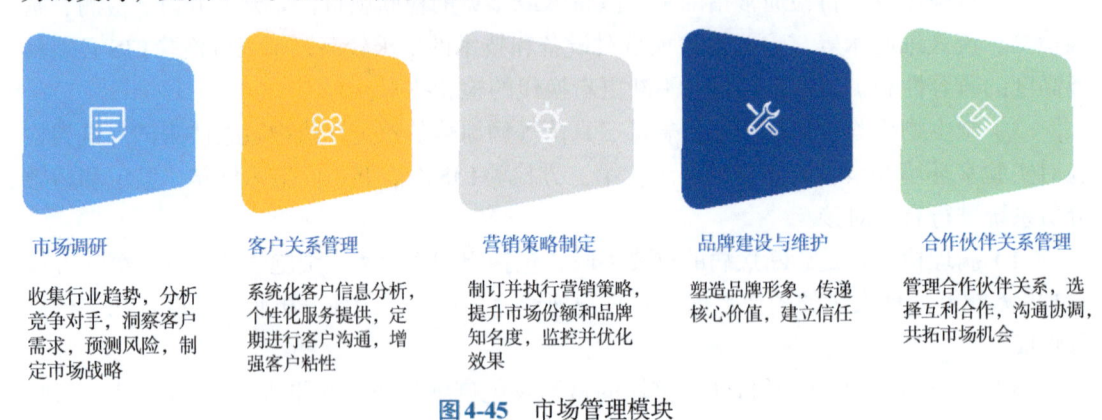

市场调研
收集行业趋势，分析竞争对手，洞察客户需求，预测风险，制定市场战略

客户关系管理
系统化客户信息分析，个性化服务提供，定期进行客户沟通，增强客户粘性

营销策略制定
制订并执行营销策略，提升市场份额和品牌知名度，监控并优化效果

品牌建设与维护
塑造品牌形象，传递核心价值，建立信任

合作伙伴关系管理
管理合作伙伴关系，选择互利合作，沟通协调，共拓市场机会

图4-45 市场管理模块

1. 市场调研 收集和分析行业趋势、竞争对手情况、潜在客户需求等关键信息；及时捕捉市场动态，评估外部环境的变化，并对市场数据进行深入分析；识别新的市场机遇，预测潜在风险，并制定或调整市场战略；提供全面的市场洞察，包括宏观层面的行业分析和微观层面的客户行为研究。

2. 客户关系管理 系统化收集、整理和分析客户信息，以更好地理解客户的特定需求和偏好；提供个性化服务，提升客户满意度；跟踪客户服务历史，收集客户反馈，通过定期沟通维护与客户的长期关系，促进口碑传播，增强客户忠诚度，提升实验室的市场竞争力。

3. 营销策略制定 制定和执行有效的营销策略，以提升实验室的市场份额和品牌知名度；确定目标市场、制定产品定价、设计促销活动、选择合适的广告渠道等；营销策略的制定应基于市场调研的结果，并结合实验室的资源和能力；监控营销活动的效果，收集反馈数据，并根据实际效果进行调整优化。

4. 品牌建设与维护 塑造独特的品牌形象，传递核心价值，建立信任；持续监控品牌表现，及时响应市场变化，维护品牌的正面形象，这其中涉及品牌传播、公关活动、社会责任等多个方面。

5. 合作伙伴关系管理 管理与供应商、分销商、研究机构等合作伙伴的关系；有效地选择合作伙伴，建立互利的合作关系，并在合作过程中进行有效的沟通和协调；获取更多的资源和支持，提高市场竞争力，并共同开发新的市场机会。

市场管理模块通过精准的市场定位和有效的营销活动，推动实验室业务的持续增长和市场扩张。通过客户关系管理，实验室能够提升客户满意度和忠诚度。有效的营销策略和品牌建设有助于提升实验室的市场份额与品牌知名度。良好的合作伙伴关系管理可以增强实验室的市场竞争力，并增加共同开发新市场的机会。

（二）配送（物流）管理模块

配送（物流）管理模块是确保标本及时、安全送达的关键。利用先进的物流技术，如路线优化算法、实时全球定位系统（GPS）追踪、物联网设备、移动通信技术、电子数据交换、自动化调度系统、标本完整性保障措施、时效性管理及客户反馈机制，确保标本能够及时、安全地被收集、运输、存储和分发。该模块通过优化配送路线、实时监控配送状态、管理配送人员和车辆等措施，提高了配送效率，确保了标本的质量和检验结果的时效性。核心功能包括标本接收、存储、处理、分发及检验报告的及时送达，对于保障检验质量和提升客户满意度具有至关重要的作用，见图4-46。

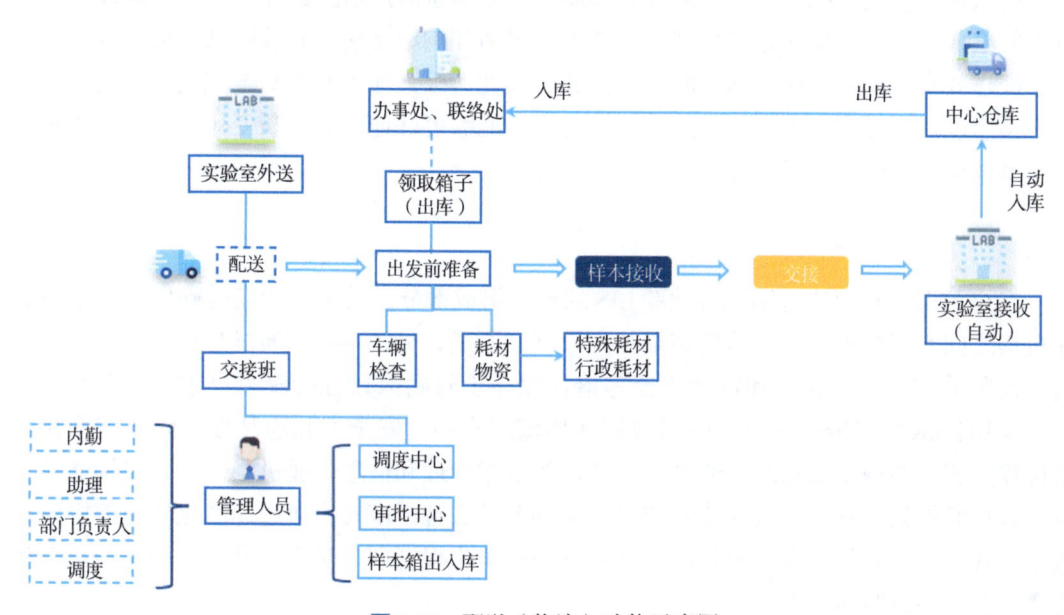

图4-46 配送（物流）功能示意图

1. 标本信息采集、接收与存储 配送员利用手持设备拍照采集医嘱信息，使用OCR识别技术将纸质单直接转换成录单信息，通过实时数据传输功能将这些信息即时回传到第三方检验LIS中，从而实现与标本室协同工作，确保了信息录入的及时性和准确性。在标本装袋入箱的过程中，通过与配送员使用的APP联动，可以清晰地追踪标本的运送信息。当标本送达标本室后，通过扫描箱体码和袋码，工作人员能够迅速核验标本信息，并通过扫码获取医院信息、标本详情及标本的温度状态等关键数据。标本打包与存储需要遵循严格的生物安全协议，先对标本进行生物安全评估，使用个人防护装备，操作标本时必须在生物安全柜中进行，确保标本密封包装，存储在专用且符合生物安全标准的设施中。此外，通过实施标本追溯，定期对实验室人员进行生物安全培训，制定应急预案，进行生物安全审计，明确生物危险标本的标识，妥善处理生物废物，并严格控制实验室的准入。这些措施共同确保了标本的安全处理，保护了实验室人员的健康，同时保障了标本的完整性和检验结果的准确性，满足了高标准的生物安全要求。

2. 路线规划与标本配送 在设计配送路线之前，首先对标本的数量进行统计，了解各个办事处的具体地理位置，以及确认每个办事处的配送时间要求和窗口。此分析为后续的路线规划和优化奠定了基础，确保了配送计划能够满足实际的服务需求。其次，进行全面的数据搜集，这包括精确的配送点地理坐标、实时交通流量数据、路面状况更新，以及天气预报信息。此外，还应收集可能影响配送效率的其他因素，如特殊事件导致的路线封闭或交通管制等。这些数据对于创建高效的配送路线至关重要，能够确保配送计划的准确性和适应性。

根据每个办事处的标本数量和特性，调度与之载重能力相匹配的车辆，确保车辆的高效利用。利用先进的路线规划算法，为每辆车规划最优的配送路线，减少行驶里程和时间。考虑车辆的维护周期和状态，调度车辆时避开维护时间窗口，确保车辆运行的连续性。同时各个办事处为客户提供报告单打印、标本代运等服务。

高级规划算法、GPS、实时交通信息集成、移动通信技术、云计算、电子地图服务等技术的集成应用使得配送路线规划更加精准、灵活和响应迅速，有效降低了运输成本，提高了配送效率，同时确保了标本的安全性和时效性，极大地提升了整个配送服务的质量和客户满意度。通过不断优化配送路线，配送服务能够更好地适应不断变化的客户需求和外部环境，提高了服务的竞争力和市场响应能力。

（三）客户数据交互模块

客户数据交互模块是第三方检验LIS的核心组成部分，其主要功能是确保实验室与医疗机构之间实现标本信息和检验结果的高效互联互通，见图4-47。通过身份验证、凭证检查、权限分配、会话管理和审计监控等鉴权保障步骤确保只有授权用户才能访问系统资源。采用https加密传输协议，确保数据在传输过程中的安全性和隐私性，防止数据在网络传输过程中被截获或篡改。通过这一模块的数据处理和信息传递机制，医疗机构能够及时获取检验结果，从而为医疗诊断和治疗提供关键支持。该模块通过标准化的通信协议和数据格式，实现了从标本采集到检验结果反馈的全流程管理，对于提升医疗服务的效率和质量起着至关重要的作用。

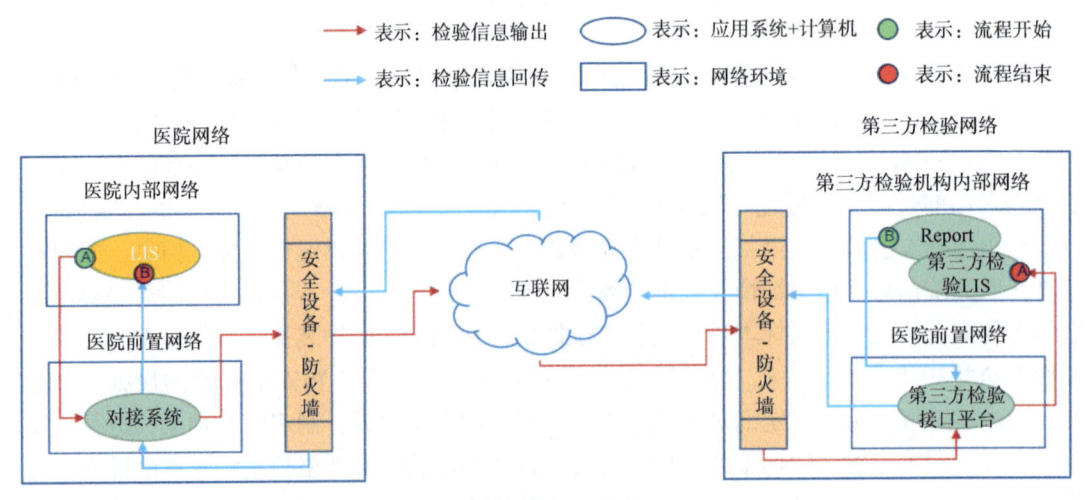

图4-47 数据交换流程

医疗机构在委托第三方检验服务时，可选择通过信息传输接口，将患者的基本信息及医嘱的详细信息传递给检验实验室。这些信息通过LIS的客户数据交互模块以电子方式传输，保障了数据的完整性和可追溯性。医嘱信息将通过LIS的项目对照模块进行核对，以确保医疗机构和被委托检验实验室之间信息的一致性。一旦确认无误，医嘱信息将进入后续的检验程序。对于无法直接与医嘱匹配的标本，第三方检验LIS可提供一套完整的异常处理程序。第三方检验LIS还应支持检验项目变更，一旦检验项目发生变更，如新增、修改或取消，系统将立即通知检验人员，以保证检验流程可以及时进行相应的调整。此外，第三方检验LIS通过内置规则自动识别并标记出不符合标准的标本，如标本量不足、标本污染或标本类型错误等问题。一旦系统检测到异常标本，将立即通知检验技术人员，并根据具体情况向相关医疗人员发出警报。系统还提供详尽的处理指南，指导如何处理异常标本，包括重新检验、退回或重新采集标本等，以及如何进行相应的操作流程。异常处理的每一步都会实时更新并通知委托检验的医疗机构，确保医院能够实时监控标本状态，并应用于决策过程中。

检验流程一旦完成，检测结果会通过安全的接口传输机制直接回传至医疗机构。此外，若检验结果的参考范围发生任何更新或变更，系统将自动向送检机构发出提醒，确保信息的实时更新和准确。对于已经发布的检验报告，系统提供个性化服务，能够根据客户的特定需求，将报告以电子文档等多种形式进行定制化发送。客户数据交互模块不仅提升了医疗服务的效率和质量，还为患者的健康管理和治疗提供了强有力的支持，推动了整个医疗服务领域的进步。

（四）实验室管理模块

实验室管理模块是第三方检验LIS的中枢，其主要职责是统筹和监督实验室内部进行的所有检验流程。该模块涵盖了从标本接收、录入、分拣到执行检验、结果审查，再到发布报告的整个检验链，见图4-48。实验室管理模块通过精细的流程控制保障了检验操作

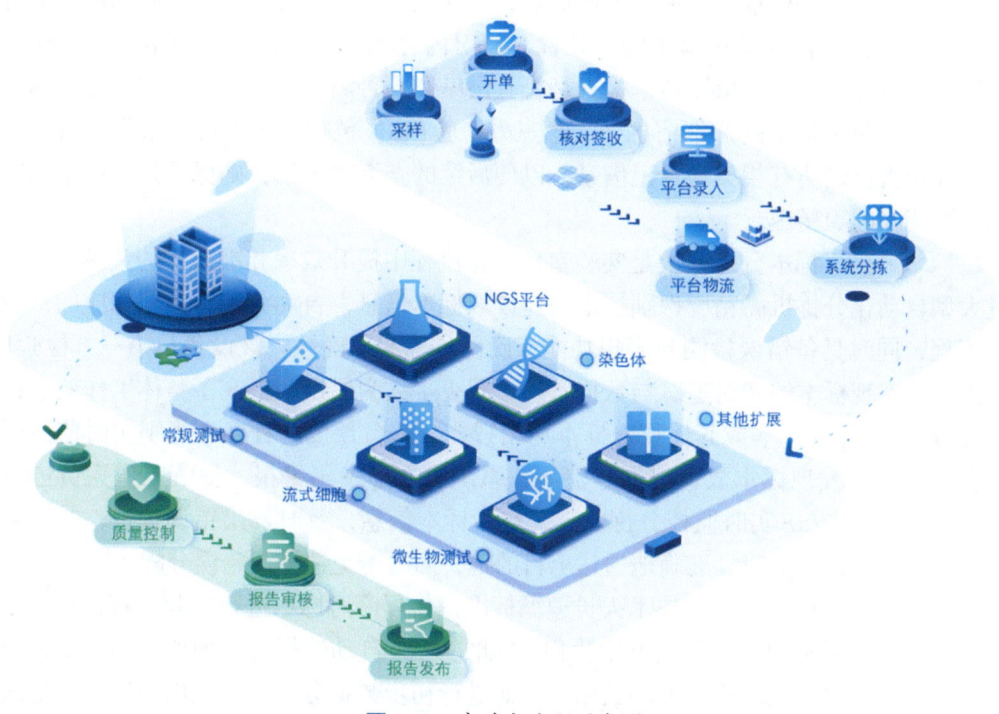

图4-48 实验室流程示意图

的高效率和检验结果的精确性。此外，实验室管理模块还负责对实验室的设备进行管理、保养和校准，以及对实验室工作人员进行排班和培训，确保实验室运作的顺畅和提高人员的专业能力。

实验室管理架构见图4-49，其主要功能模块如下：

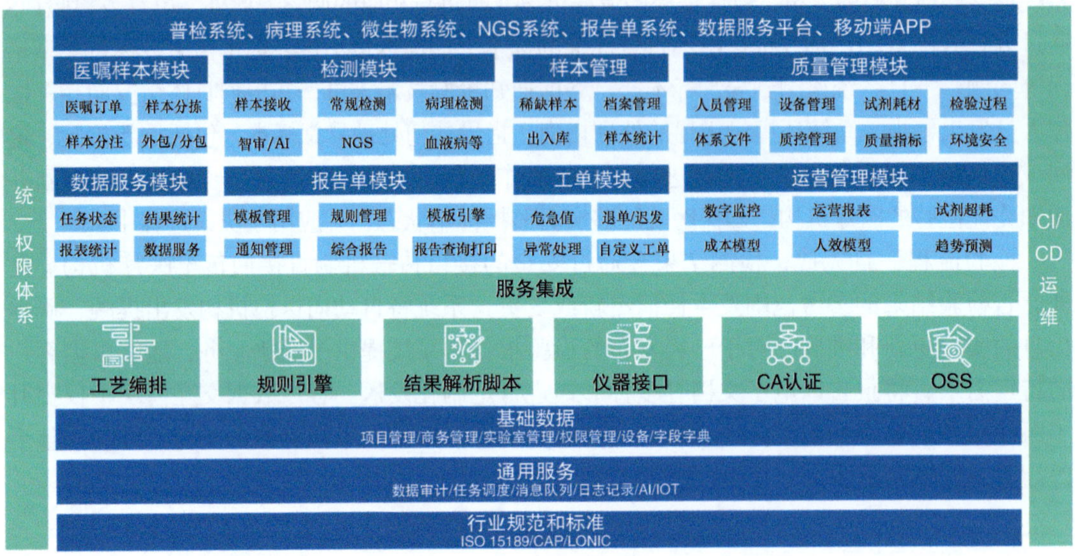

图4-49　实验室管理架构

CI/CD. 持续集成（continuous integration）和持续交付/部署（continuous delivery/continuous deployment）

工艺编排：一个完整的检验过程（工艺路线），由多个工序按一定顺序组成

1. 录单环节　是标本检验流程的起始点，工作人员在此阶段负责对接收的标本进行严格核对，确保标本信息与送检单的一致性，核对内容涵盖患者信息、标本类型和检验目的。随后，对标本进行质量评估，检查是否有污染和是否满足检测量的要求。确认标本无误后，工作人员将标本的详细信息录入第三方检验LIS，包括标本来源、采集人员、采集时间等并负责存储所有相关的登记信息，以便后续的查询和审核，确保了标本信息的准确性和检验流程的顺畅进行。

2. 标本分拣　标本分拣模块是实验室自动化流程中提升效率和准确性的关键环节，它通过大型自动化分拣机高精度识别技术快速读取标本信息，自动分配标本至相应的检验科室或流程，同时具备错误检测与警报功能，确保分拣的准确性。该设备与第三方检验LIS无缝集成，实现标本的实时追踪与数据管理，减少了人为错误，提高了整体工作效率；部分需要分杯/分注的标本或其他特殊标本利用智能分拣台预设的程序和规则实时监控标本放置位置，一旦发现标本放置错误或遗漏，系统会立即发出警报，提醒工作人员进行纠正。在此过程中，LIS实时监控分拣状态，更新标本信息，及时发出错误警报，并记录关键数据，以确保标本快速、准确地送达至目的地，同时避免遗漏或错误分配。

3. 检验模块　检验模块中技术人员遵循标准操作程序对标本进行检验，其包括设备校准、试剂配制和标本加载。第三方检验LIS在此过程中自动选择合适的仪器和试剂，指导技术人员操作，实时记录检验关键数据，从而进行初步数据分析，并在出现试剂不足或设备故障等问题时提供实时反馈和警报。在完成检验后通过仪器对接，实时、无缝地将数据传入第三方检验LIS。同时第三方检验LIS针对不同的项目定制不同的结果录入界面，精准辅助工作人员填报，在填报结果时工作人员可根据被检人的基本信息，查询在此机构所有技术平台的检测结果进行比对，综合确认报告结果。同时，系统支持预设内置规则，辅助结果自动计算；预设报告结论模板，自动填充结果，快速辅助工作人员出具报告。对于特殊检验如二代测序，第三方检验LIS还提供文献和知识库支持，根据内置规则自动增加解释与建议、参考文献等报告单需展示的内容，减少了人工录入。

4. 结果审核　　检验结果生成后，需要经过有资质人员的审核。审核人员会根据历史数据、质控结果等进行结果的有效性评估。如有必要，还会进行复检或手工复核。第三方检验LIS在此阶段的工作内容包括：①提供历史数据和质控结果的快速访问，辅助审核人员进行结果评估，支持复检流程的自动化管理，包括复检标本的登记、分拣和检验结果；②记录审核人员的评估结果和决策过程，确保审核过程的透明性和可追溯性；③在审核过程中提供决策支持，如异常结果的解释、相关临床信息的提示等。

5. 报告生成　　审核通过的结果会被用来生成最终的检验报告。报告不仅包括检验结果，还可能包括参考范围、结果解释、临床意义提示等。报告生成后会发布在供外界用户可查询下载的报告单查询网站。第三方检验LIS在此阶段的工作内容包括：①根据审核通过的结果自动生成标准化的检验报告；②提供报告模板和定制化选项，以满足不同医生和患者的需求；③确保报告的准确性和完整性，包括检验结果、参考范围、解释和建议等；④通过安全的方式自动发送报告，如电子邮件、短信通知等。

（五）实验室特检模块

特检管理模块专门负责处理包括分子诊断、病理诊断在内的一系列特殊检验项目。该模块的设计核心是优化特殊检验流程，提升管理效率，并确保检验结果的精确性和报告的可靠性。通过精心规划的功能，特检管理模块不仅增强了对特殊检验项目的综合管理能力，而且通过精确的数据分析和质量控制，显著提升了检验报告的专业性和临床应用价值。

1. NGS管理模块　　在NGS项目中，标本信息的录入包括创建项目、记录患者ID、标本类型和采集时间等。标本追踪通过为每个标本分配唯一标识符并记录其在提取、建库、测序等环节的流转来实现。在系统中，通过内置的规则根据研究目的选择合适的测序平台和策略。随后，自动化工作流程被用于执行标本处理和测序反应。数据采集阶段，系统自动接收原始数据文件，数据管理确保数据的安全性和可追溯性。质量控制通过内置或第三方工具对数据进行评估。序列比对与变异检测阶段，使用专业算法识别基因变异，而基因表达分析则针对转录组数据。结果解释结合临床和生物学知识，对变异进行评估。报告生成阶段，系统自动创建包含关键发现和建议的详细分析报告，经专业技术人员审核批准后，数据和报告可与临床医生、研究人员或患者共享。最后，系统提供监控工具，帮助持续优化NGS流程。NGS操作流程见图4-50。

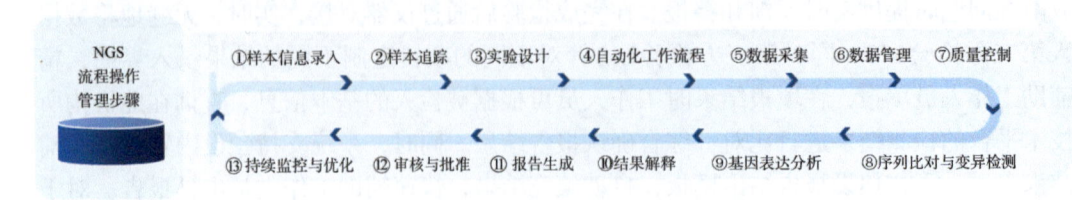

NGS流程操作管理步骤：①样本信息录入 ②样本追踪 ③实验设计 ④自动化工作流程 ⑤数据采集 ⑥数据管理 ⑦质量控制 ⑧序列比对与变异检测 ⑨基因表达分析 ⑩结果解释 ⑪报告生成 ⑫审核与批准 ⑬持续监控与优化

图4-50 NGS操作流程

2. 病理诊断模块 在病理学诊断流程中，临床医生采集组织标本后，将其送至病理科，并记录患者ID、标本类型等基本信息。病理科接收标本并分配唯一条形码，以确保准确追踪。标本经过固定、包埋、切片、染色、封片等步骤，然后通过高分辨率扫描进行数字化存储。在此过程中，系统通过内置的病理质量控制规则，对一些结论进行初审和判定。病理专家利用LIS中的图像分析工具详细检查病理图像，并借助人工智能辅助诊断系统进行预分析，同时整合患者的临床信息、实验室结果和影像学资料进行综合判断。对于复杂病例，LIS支持多学科团队在线讨论和协作。病理专家撰写包括宏观和微观描述（显微镜下图）、诊断意见的病理报告，经专家评审和质量控制后，审批并发布，再通过电子方式通知相关临床医生。病理操作流程见图4-51。

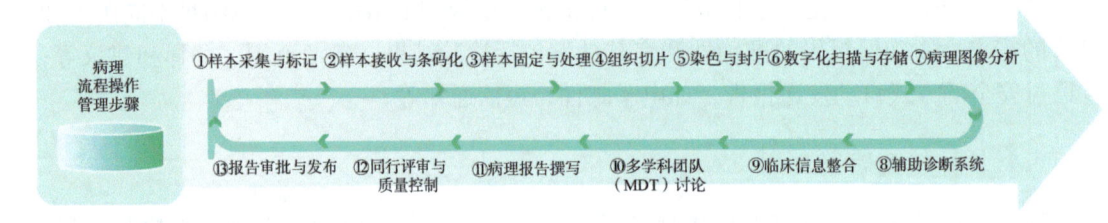

病理流程操作管理步骤：①样本采集与标记 ②样本接收与条码化 ③样本固定与处理 ④组织切片 ⑤染色与封片 ⑥数字化扫描与存储 ⑦病理图像分析 ⑧辅助诊断系统 ⑨临床信息整合 ⑩多学科团队（MDT）讨论 ⑪病理报告撰写 ⑫同行评审与质量控制 ⑬报告审批与发布

图4-51 病理操作流程

（六）实验室质量管理模块

质量控制模块是第三方检验机构质量管理的核心，提供全面的质量管理保证方案，确保实验室检验活动符合ISO 15189、CAP、行业标准等要求。该模块包括建立质量管理体系、执行内部质量控制、处理异常数据、监控和评估质量指标等关键环节，同时涵盖人员培训、设备校准、检验方法验证和文档管理等方面，通过标准化实验室人机料法环的质量管理，关注实验室资源管理和流程质控，提升管理质量和效率，全面保障检验结果的准确性和医疗决策的可靠性，见图4-52。

第三方实验室的质量体系是一个综合性的管理体系，它包括组织结构的明确规划、详尽的质量手册和程序文件的制定、具体的作业指导书的编写，以及对关键过程的严格控制。该体系覆盖资源管理，包括人员、设施和环境条件、设备、试剂和耗材、外部提供的服务及产品，确保实验室运作的基础设施完善。通过内部质量控制和外部质量评估，确保检测结果的准确性和可靠性。该体系还包括风险管理、信息管理、持续改进、合规性认证和认可、客户服务、记录和文档管理、人员培训和发展、外部协助和供给管理，以及投诉处理机制等内容。在LIS中核心模块如下：

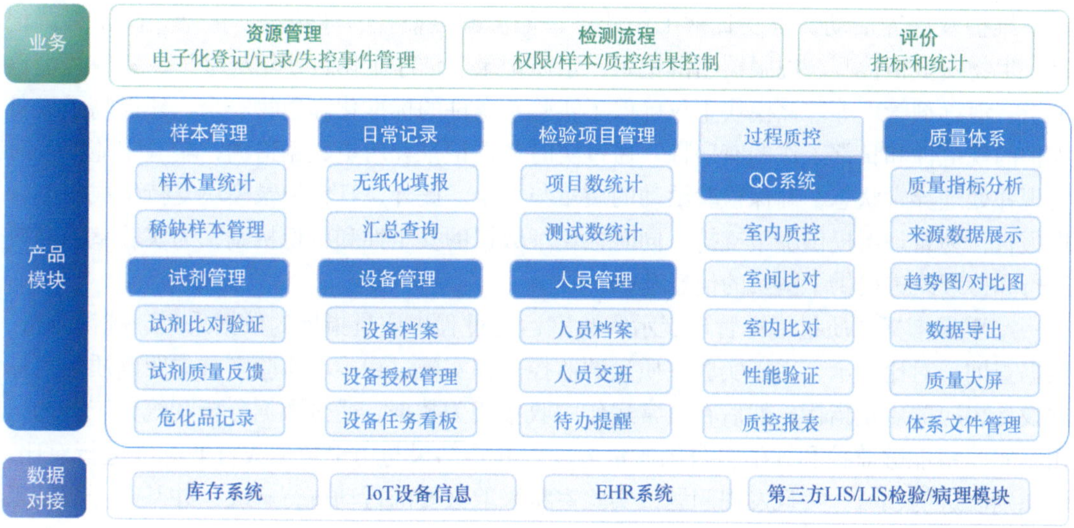

图4-52 质量管理功能模块

1. 设备管理 包括设备选择与验证、配置与传输、使用控制、维护与校准、标识管理、操作与保养记录等多个方面。系统通过权限管理提升安全性，自动生成维护计划，实时监控设备性能，进行故障预测和成本效益分析，记录资产折旧，提供培训资料，监控设备运行环境，管理相关合同，并通过看板系统提高设备运行的透明度和维护效率。

2. 试剂管理 通过与库存系统的无缝对接实现试剂的自动化管理。该模块支持标准化的试剂验证流程，确保试剂质量；提供质量反馈机制，以持续改进试剂采购和使用；对危险化学品实行严格监控和管理，记录使用详情；监控试剂有效期，避免过期使用；符合GMP和GLP等法规要求；提供教育培训资料；指导废弃物处理；支持多地点实验室的统一管理。

3. 人员管理 包括实验室人员资质/能力档案、培训和考核、人员所属科室与岗位管理；提供关联资质的权限判断、带教信息维护等功能；提供完整的交班流程管理，追踪科室日常运行情况。

4. 标本管理 标本管理功能对所有接收的标本进行全面细致的跟踪和管理。通过条形码技术实现标本的精确识别和全程追踪，确保标本信息的准确性和可追溯性。它涵盖了标本的接收、分类、保存、质量监控、异常信息记录、库存管理等各个环节，并对稀缺标本和异常标本实施特殊管理措施。此外，还提供标本使用记录、废弃管理、安全保障及生成相关报告和统计数据的功能，从而提高标本处理的效率，确保检验结果的准确性，同时满足生物安全和环保要求，为实验室的高效运营和质量控制提供保障。

5. 检验项目管理 以项目为统计及监测维度，LIS具备自检项目统计功能，以监控内部质量控制；通过委托项目统计，跟踪外部委托项目的执行情况；以及不同业务类别的项目数统计，以识别和优化各个业务领域的工作量和质量控制需求。这些工具和统计数据的结合使用，使实验室能够高效地管理项目，及时调整工作流程，优化资源配置，以提高运营效率和服务质量。

6. 日常记录 通过无纸化的方式，全面记录和管理实验室环境监控、生物安全措施、设备维护及保养活动，以及日常工作任务，如温湿度监控、冰箱温度记录、高压灭菌记录、生物安全柜检测、洗眼器喷淋记录、水质记录、洁净工作台使用与维护、紫外线消毒记录、消毒剂管理等。该模块不仅确保了实验室条件的标准化和生物安全，还提高了设备维护的规范性和日常工作的有序性。通过实时数据记录和历史数据追溯，实验室能够及时发现并处理异常状态，确保检验活动的质量与安全。此外，日常记录模块支持生成各类管理报告，为管理层提供决策支持，同时强化了数据的安全性和备份机制，为实验室的高效运行和持续改进提供了坚实的信息基础。

7. 质量指标　质量指标管理展示实验室运行过程中质量指标的数据采集、统计分析、数据查询、对比展示，用于实验室质量的监控。在实施过程中，实验室首先明确质量目标并设计相应的质量指标，然后在日常运作中收集相关数据。通过数据分析和统计工具的运用，实验室能够监控和评估自身的质量表现，并将结果与历史数据或行业标准进行对比，以识别改进的领域。一旦发现问题，实验室将采取必要的行动进行解决，并基于分析结果制定新的改进计划。质量指标应符合《临床实验室质量指标》（WS/T 496—2017），包含27项统计内容，目前较多LIS厂商已扩展至70个指标以上。

8. 质量大屏　质量大屏通过实时汇总和更新关键数据，全面展现了实验室质量运行的全景，是LIS核心监控工具，见图4-53。质量大屏集成了标本管理、检验流程效率、设备性能、质量控制、人员绩效、检验结果准确性、客户满意度、安全管理、信息化管理和环境监控等多个维度的核心指标。例如，质量大屏能够展示标本接收总量、检验周转时间、设备利用率、内部质量控制合格率、结果重复性、检验项目成本、安全事故次数、数据完整性、实验室环境温湿度和环境超标次数等。这些指标不仅为实验室提供了一个即时的性能反馈，还为管理层提供了决策支持，协助实验室快速识别问题和改进机会，确保检验服务的高质量和持续改进。

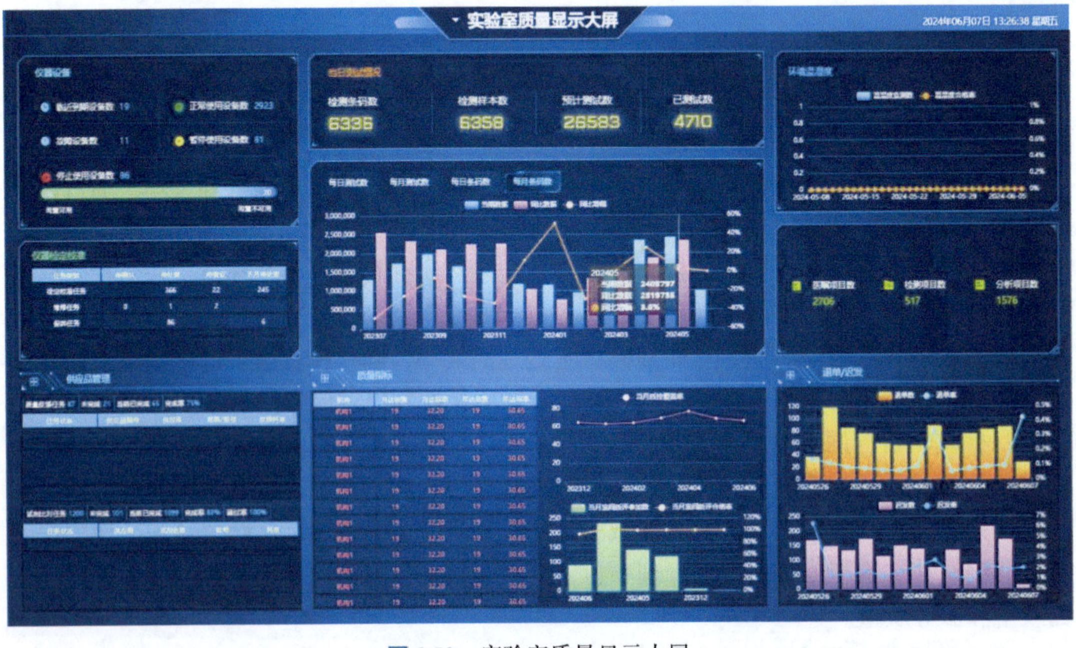

图4-53　实验室质量显示大屏

（七）远程病理模块

实验室数字病理远程医疗模块是第三方检验 LIS 中的一个重要组成部分，它代表了现代医学领域对于病理学服务的一种创新模式。通过信息技术的应用，数字病理远程医疗模块将病理学服务扩展到传统实验室之外，为医生和患者提供了更便捷、更高效的诊断和治疗支持。该模块涵盖了多个方面，包括数字化病理切片的创建与存储、远程诊断与咨询、教育与培训等内容，见图 4-54。

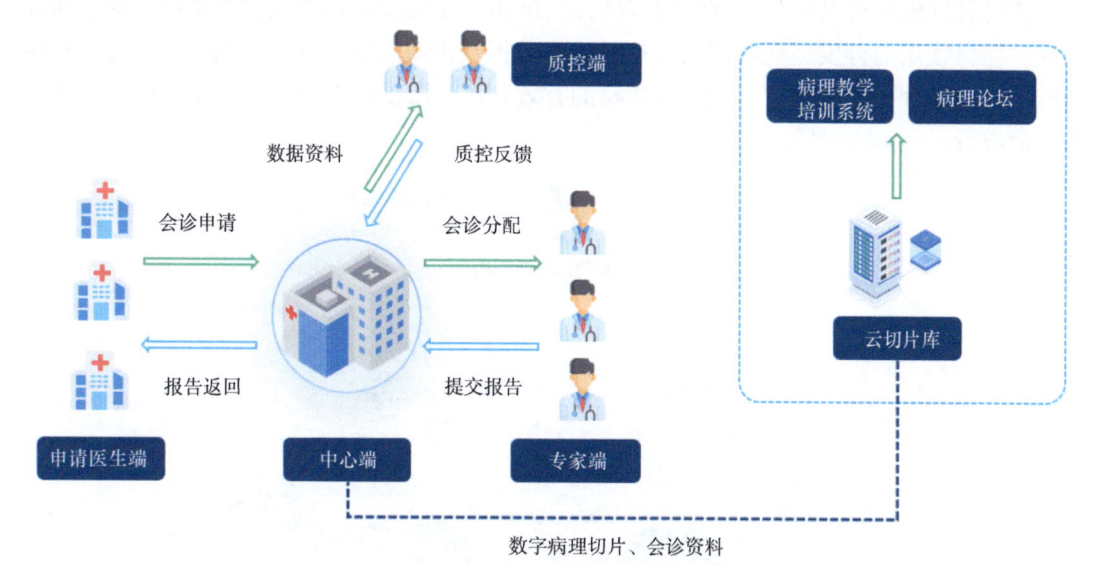

图 4-54 远程病理功能模块

数字病理远程医疗模块的首要功能是病理切片的数字化。通过使用高分辨率扫描仪，病理切片被精确地转换成数字图像，这些图像能够以极高的清晰度展现组织结构和细胞特征。数字化的切片随后被存储在一个安全的数据库中，确保数据的完整性和安全性。这种存储方式不仅方便了病理医生对图像的访问和复查，还为病理图像的远程共享和协作提供了可能。

另一个关键功能是远程诊断，这一功能使得病理医生可以在世界任何角落通过安全的网络平台访问数字化的病理切片，进行专业的诊断分析。对于地理位置偏远或缺乏专业病理医生资源的地区，这一功能尤为重要，因为它能够确保患者无论身处何地都能获得高质量的病理诊断服务。此外，远程咨询功能还允许病理医生之间进行实时交流，共享专业知识和经验，提高诊断的准确性。

数字病理远程医疗模块在教育和培训方面也发挥着重要作用。它为医学生、住院医师及在职病理医生提供了丰富的学习资源和培训机会。通过访问大量的数字化病理切片和相关案例，学习者可以在任何时间、任何地点进行自我学习和技能提升。此外，模块还可以支持在线研讨会、虚拟实验室和模拟诊断等教学活动，为病理学教育提供了一个灵活和互动的平台。

实验室数字病理远程医疗模块通过其数字化病理切片的创建、存储、远程诊断、教育与培训，以及研究与数据分析等功能，极大地推动了病理学服务的发展。这一模块不仅提高了病理服务的效率和质量，还扩大了高质量医疗服务的覆盖范围，尤其是在资源有限或地理位置偏远的地区。随着技术的不断进步，数字病理远程医疗模块将继续优化和发展，为医疗健康领域带来更多的创新和价值。

（八）耗材管理模块

耗材管理模块可精细化管理实验室的耗材使用，该模块的功能点包括耗材采购、库存管理、耗材领用与分发、耗材使用监控、成本分析及供应商管理等，见图4-55。通过这些功能，耗材管理模块帮助实验室实现耗材的有效利用，降低运营成本，同时确保检验活动的正常进行。

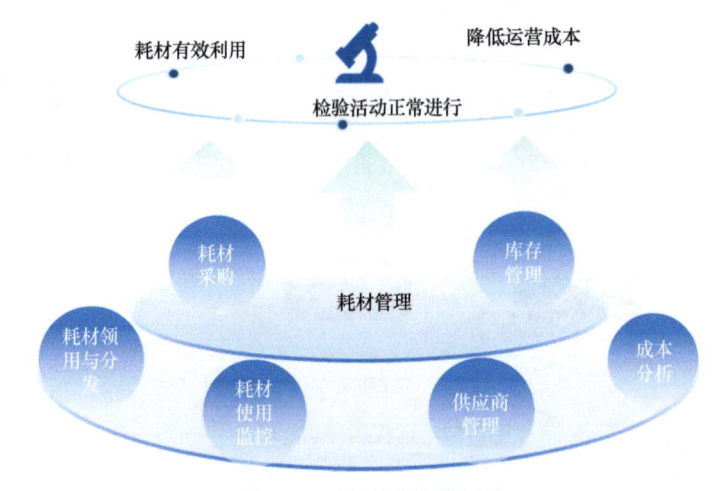

图4-55 耗材管理概念图

耗材管理模块的采购功能涉及对实验室所需耗材的识别、选择和订购。系统能够根据实验室的历史使用数据和预测模型，自动生成采购计划，确保耗材供应的及时性和充足性。库存管理则负责监控耗材的存储状况，包括库存水平、有效期和存储条件等。通过实时更新库存信息，该模块能够帮助实验室避免库存积压和耗材过期，减少浪费。

耗材领用功能确保实验室工作人员能够根据实际需要领取所需的耗材。模块通过设置领用规则和审批流程确保耗材的合理分配，防止滥用和浪费。分发功能则涉及将耗材从中央库存分发到各个实验室或工作站，确保耗材的及时供应和高效利用。

耗材使用监控功能通过跟踪耗材的使用情况，帮助实验室了解耗材的实际消耗模式。系统能够记录每次耗材的使用详情，包括使用人员、使用时间、使用数量等，为成本分析和预算制定提供数据支持。成本分析则通过对耗材使用数据的分析，识别成本节约的机会，优化耗材使用效率，降低实验室的运营成本。

供应商管理功能涉及对耗材供应商的选择、评估和合作管理。模块能够帮助实验室建立和维护与供应商的良好关系，通过比较不同供应商的报价、质量和服务，选择最合适的供应商。此外，供应商管理还包括对供应商的绩效评估和合同管理，确保供应商能够满足实验室的需求和标准。

耗材管理模块通过其全面的耗材采购、库存管理、领用与分发、使用监控、成本分析及供应商管理等功能，为实验室提供了一个高效的耗材管理解决方案。这一模块不仅提高了耗材的使用效率，降低了运营成本，还确保了实验室检验活动的顺畅进行。随着实验室运营规模的扩大和技术的进步，耗材管理模块将继续发展和完善，引入更多创新功能，以满足实验室不断变化的需求，为实验室的可持续发展提供坚实的后勤支持。

（九）财务管理模块

财务管理模块为实验室提供了全面的财务管理解决方案，它负责实验室的财务活动和经济决策。该模块包括了费用核算、财务报告、应收/应付账款处理，以及数据分析等多个功能点，见图4-56。通过这些功能，财务管理模块为实验室提供了全面的财务管理解决方案，确保实验室的经济运作高效、透明，并符合相关法规要求。

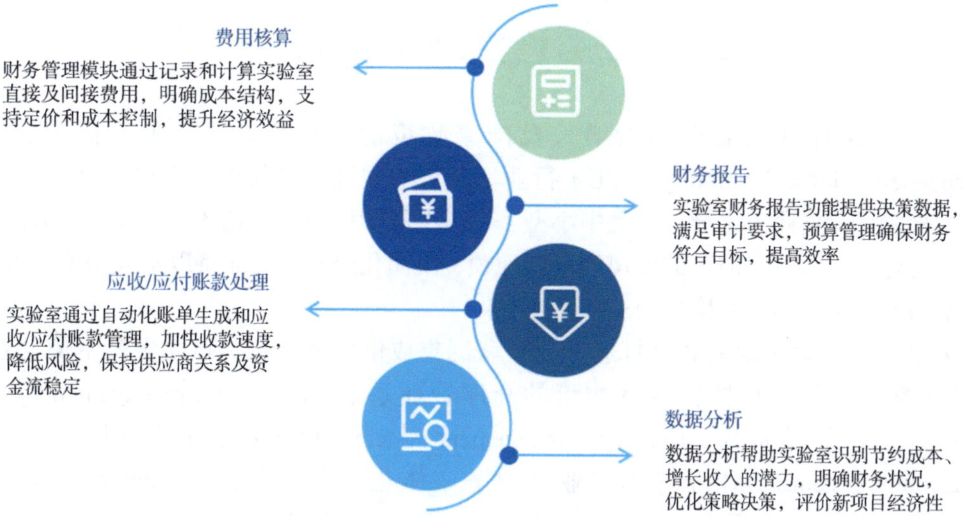

费用核算
财务管理模块通过记录和计算实验室直接及间接费用，明确成本结构，支持定价和成本控制，提升经济效益

财务报告
实验室财务报告功能提供决策数据，满足审计要求，预算管理确保财务符合目标，提高效率

应收/应付账款处理
实验室通过自动化账单生成和应收/应付账款管理，加快收款速度，降低风险，保持供应商关系及资金流稳定

数据分析
数据分析帮助实验室识别节约成本、增长收入的潜力，明确财务状况，优化策略决策，评价新项目经济性

图4-56　财务管理流程

1. 费用核算　是财务管理模块的基础功能，涉及对实验室所有费用的记录、分类和计算。费用核算包括直接成本如试剂、耗材、设备折旧，以及间接成本如人工、管理费用等。通过精确的费用核算，实验室能够清晰地了解各项检验项目的成本结构，为定价策略和成本控制提供数据支持。成本控制功能则通过设定成本预算和监控实际支出，帮助实验室有效管理成本，提高经济效益。

2. 财务报告　此功能使实验室能够定期生成财务状况的详细报告，包括利润表、资产负债表、现金流量表等。这些报告为管理层提供了决策依据，同时也满足了外部审计和监管的要求。预算管理则是通过制定和执行年度或季度预算，确保实验室的财务活动符合既定目标。预算管理有助于实验室合理分配资源，控制不必要的支出，提高资金使用效率。

3. 应收/应付账款处理　应收账款处理功能涉及对客户账单的生成、发送和收款跟踪。财务管理模块通过自动化的账单生成和提醒系统，加快了账款回收的速度，降低了坏账风险。应付账款处理功能则涉及对供应商账单的审核、支付和记录。通过及时准确的账款处理，实验室能够维护良好的供应商关系，并确保资金流的稳定。

4. 数据分析　此功能使实验室能够对财务数据进行深入分析，识别成本节约的机会和收入增长的潜力。通过对比分析、趋势分析和预测模型，实验室可以更好地理解财务状况，制定有效的财务策略。此外，数据分析还可以帮助实验室评估新项目的经济可行性，为投资决策提供依据。

财务管理模块为第三方检验实验室提供了一个全面的财务管理框架，通过费用核算、成本控制、财务报告、预算管理、应收账款和应付账款处理，以及数据分析等功能，确保了实验室财务活动的高效和合规。这一模块不仅提高了实验室的经济运作效率，还增强了实验室在市场中的竞争力。随着医疗行业的发展和经济环境的变化，财务管理模块将继续发挥其重要作用，帮助实验室实现财务目标，促进实验室的可持续发展。

四、第三方检验LIS的预期效果

在人们医疗健康需求不断增长及国家政策的扶持推动下，独立医学实验室（independent clinical laboratory，ICL）行业增长势头强劲。目前市场上以大型、连锁型、综合型检验医疗集团为主导，各类中小型、专科型医学检验所百花齐放。在第三方医学检验服务行业内，占有率前三的公司为全国连锁、集团化经营。下面将以某大型第三方医学实验室为例，阐述第三方检验LIS的预期效果。

某第三方医学实验室通过打造产业互联网集成供应链平台、独立实验室信息系统、"自营+第三方"医疗器械冷链物流的仓库管理系统（warehouse management system，WMS）/运输管理系统（transport management system，TMS）/订单管理系统（order management system，OMS）平台、业务财务一体化企业资源计划（enterprise resource planning，ERP）经营平台、"产品、服务融合"大数据基础主数据管理（master date management，MDM）平台、智慧医疗系统、配送移动应用、临床科研大数据平台、远程病理诊断及互联网数据中心（internet date center，IDC）基础架构平台，形成体外诊断（in vitro diagnostic，IVD）产业链科技创新、成本优化、服务领先的核心竞争力。最终实现"信息化、平台化、数字化、智能化"，面向大健康服务的数据分析和利用，逐步形成数智化引领公司业务发展的能力。

目前，某第三方医学实验室在全国拥有40余家连锁化的医学实验室，开展超4000项检验项目，服务近22 000家医疗机构，其中75%通过数据对接方式进行交互，其余通过配送端的移动应用进行数据录入工作。该配送端的移动应用可支持每年7000万份标本接收任务，搭载OCR识别技术，快速辅助申请单信息自动录入。此外，与之配合的智能配送模块通过新一代信息技术优化并设置超过6000条配送路线，每年执行13万次的调度任务。

某第三方医学实验室依托全国布局的优势，线下建立了近1000家采血点，创立线上检验科平台，为行业赋能，依托互联网以B2B和B2C的模式提供线上检验科服务（线上预约、采样、标本配送、检测、报告解读），实现线上医疗服务"问-检-诊-药"的闭环，让患者可以就近选择采样点进行采样，后续由当地的第三方检验机构完成检测，享受到全国互认、标准相同的高质量检测服务，最终获得便捷的诊疗服务。

某第三方医学实验室采用的第三代实验室信息管理系统irisLIMS已实现细胞病理、血液病理、组织病理、骨髓检测、微生物检测及NGS系统的整合，统一出入口；联合Docker容器技术，使公司系统在多云平台移植性更强，数据更加安全；随业务模式的扩展不断升级换代，系统年处理标本量达1亿，日均高峰可同时支持10万标本录入、分拣分注7万，结果录入6万。保证新业务上线速度提高了3倍，周转时间缩短60%，将更有力地支撑起公司日益壮大的业务需要。该平台内置了78个质量指标，这些指标覆盖了实验室运营的各个方面，包括但不限于实验过程的准确性、重复性、设备性能、人员技能、材料质量及环境条件等。这些指标的设置有助于实验室管理人员实时监控和评估实验室的运行状态，及时发现并解决问题。此外，该平台还提供了264个预置表格，这些表格针对不同的实验室业务流程和需求进行了定制，包括实验记录、设备维护、物料管理、人员培训、环境监测等。简化了实验室的日常管理工作，减少了人为错误，提高了数据的准确性和可追溯性，助力实验室通过ISO 15189评审提升精益化运营和质量管控。自主研发Di-QC质控软件，实现国产化替代，每年可降低近百万试剂费用。系统覆盖了完整的质控管理流程，为客户提供方法学验证、室间质评、质控看板等附加值功能，符合最新的专家共识和实验室质量管理最佳实践。

为了增强实验室的实际成本核算和运营分析能力，系统通过各个检测流程数据统计，如设备使用、试剂消耗和复查信息等，配合智能分析功能，进行超耗组成分析，并提供排班人数建议。此外，通过自动生成机构和科室之间的对比图表，使管理人员能够更深入地理解并优化实验室的运营效率与成本控制。

数字化交易结算管理平台以客户订单为核心，建立灵活的合同管理、智能商务价格体系、一站式的订单中心，准确、及时、适配公司多业务模式的结算中心来重塑整个交易流程。应对市场变化快速响应，做到日清月结，缩短结算周期、降低对账难度，大幅提升销售人员工作效率和客户体验。

五、第三方检验LIS的未来展望

第三方检验LIS是医疗信息化、数字化的重要组成部分，随着医疗技术的不断进步和医疗服务需求的日益增长，第三方检验LIS将面临更多的发展机遇和挑战。

（一）LIS与移动互联网的整合

随着移动互联网技术的不断进步，第三方检验LIS正通过整合移动应用和微信小程序等移动端服务，实现检验结果和医疗服务的随时随地访问。这些服务不仅提高了用户体验，还通过实时数据同步、个性化健康档案管理、智能推荐系统、在线咨询、药物管理、健康监测等功能，扩展了医疗服务的边界，见图4-57。

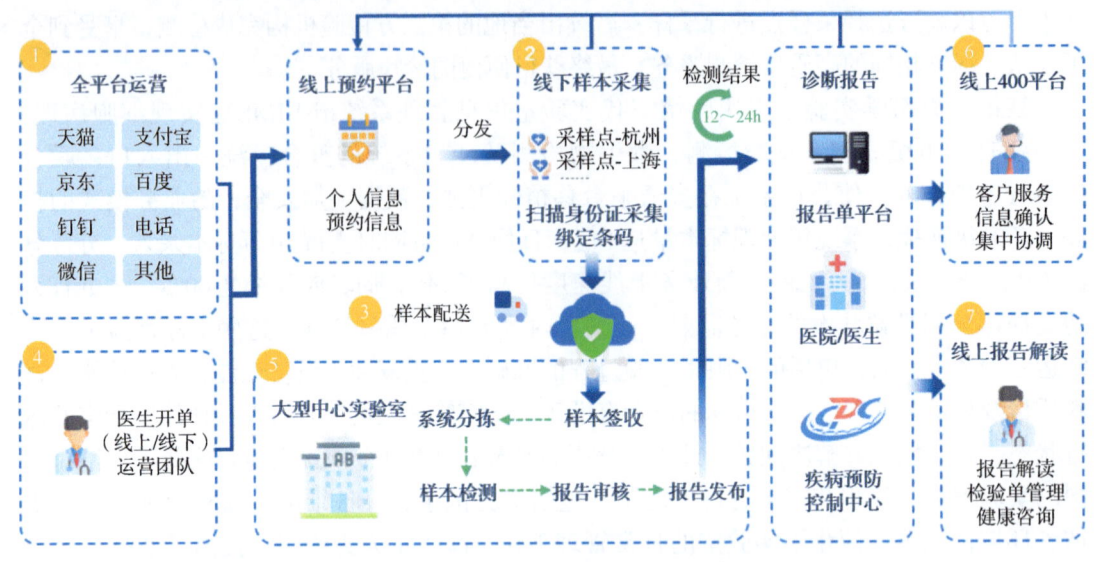

图4-57　第三方医学实验室新型服务模式

（二）大数据与云计算的应用

未来LIS将深度整合并应用大数据与云计算技术，以实现对庞大检验数据集的有效存储、高效处理和深入分析。利用云计算平台的弹性和可扩展性，实验室能够不受地理位置限制远程访问和共享数据，这不仅提升了数据处理的灵活性，也增强了数据共享的便利性。此外，云计算平台的引入还为实验室提供了多样化的服务模式，包括但不限于远程诊断服务。这种服务模式允许医生和专家在不同地点对检验结果进行实时分析和诊断，提高了医疗服务的响应速度和质量。同时，通过与电子病历系统的集成，LIS能够提供更加连贯和全面的患者健康管理方案，从而优化医疗服务流程，提升患者的就医体验。通过这些技术的融合应用，第三方检验LIS不仅能够提高检验数据的处理效率，还能促进医疗信息的整合，推动个性化医疗服务的发展，为患者带来更加精准和便捷的医疗服务。

（三）跨机构协作与数据互操作性

为了显著提升医疗服务的全面效率和质量，第三方检验LIS将致力于加强与各类医疗机构信息系统之间的协作，并显著提升数据互操作性，见图4-58。通过建立紧密的合作伙伴关系，LIS将促进不同医疗信息系统之间的无缝连接和数据流通，从而有效打破信息孤岛现象，实现医疗资源的高效配置和最大化共享。这种协作不仅涉及数据的共享，还包括医疗流程的协同优化，以及临床决策支持系统的整合。通过这种方式，LIS能够为医疗专业人员提供全面、连贯的患者信息视图，包括病史、检验结果、治疗方案等，从而支持更加精准的临床决策。通过分析和整合来自不同医疗机构的数据，LIS可以帮助医生更好地理解患者的健康状况，制订更加个性化的治疗计划，提高治疗的有效性和安全性。为了实现这些目标，LIS将采用先进的数据交换标准和通信协议，确保不同系统之间的兼容性和互操作性。同时，LIS还将实施严格的数据安全和隐私保护措施，确保患者数据的安全和合规性，为患者提供更加高效、安全、个性化的医疗服务。

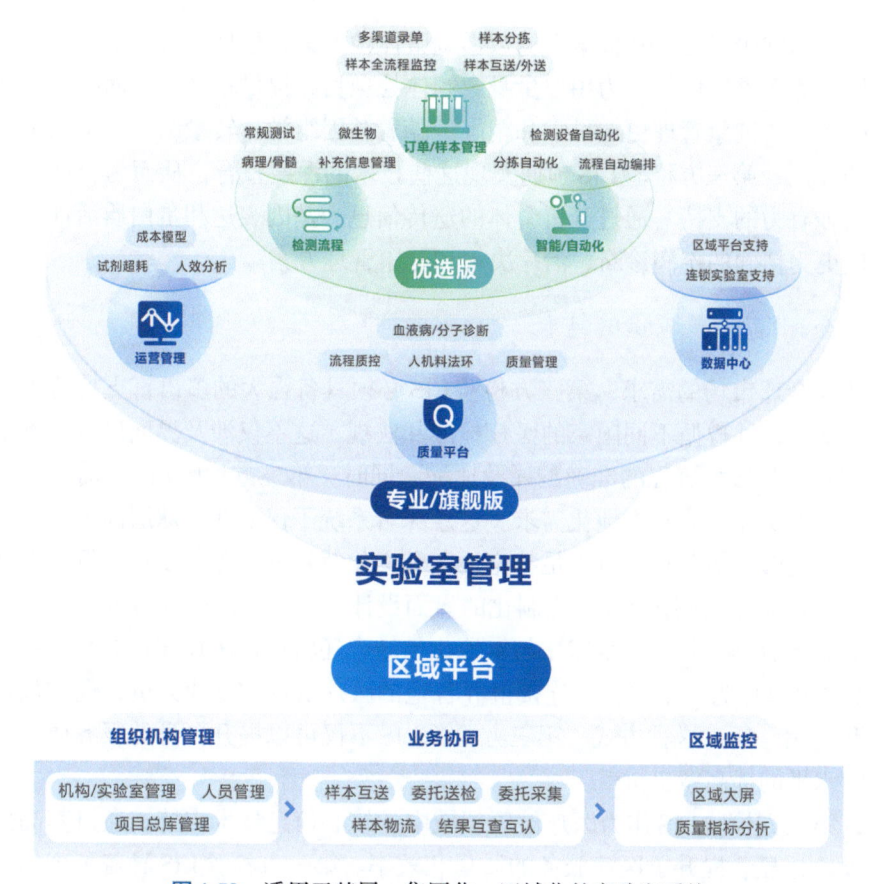

图 4-58　适用于基层、集团化、区域化的实验室系统

（四）智慧化与自动化的深度融合

在未来，第三方检验 LIS 将实现智慧化与自动化的深度融合，极大提升检验流程的智能化水平。系统将使用 5G 技术的高速率、低延迟特性为 LIS 提供强大的数据传输能力，使得大量检验数据能够迅速、准确地在医疗机构之间传输，支持远程医疗服务和远程监控。同时整合新一代信息技术的人工智能（AI）、机器学习及自然语言处理（NLP）技术，从而使其具备高级的数据解析能力。这些技术的应用将使 LIS 能够独立分析复杂的检验结果，自动生成具有临床价值的诊断建议，并具备疾病风险预测的能力，为医疗决策提供科学依据。同时，自动化设备和技术的引入将有效减少人工干预，降低操作错误率，提升检验工作的效率与准确性。自动化流程的实施，如自动标本分拣、自动结果录入和自动质量控制系统，将进一步优化资源分配，缩短检验周期，提高整体检验服务的响应速度和质量。通过这种深度融合，第三方检验 LIS 将推动检验医学向更智能、更高效的方向发展，为患者和医疗工作者提供更高质量的服务。

（五）个性化和精准医疗的支持

不同于一次性的体检任务，第三方检验 LIS 提供持续的健康管理服务，定期提醒用户进行复查，跟踪健康状况，并根据新的数据调整体检方案，根据个人的生活习惯、遗传背景、工作压力等多维度信息，为用户量身定制体检项目，提供精准、全面的健康评估。这种个性化服务使得健康管理更加科学和精准。随着基因组学、转录组学、蛋白组学等尖端生物技术的发展，第三方检验LIS预期实现这些技术的深度整合，从而为个性化和精准医疗服务提供强有力的支持。通过分析个体的遗传信息、基因表达和蛋白质活性，这些系统将能够提供更为精确的疾病诊断、治疗决策和健康管理方案。

（六）全球化与本地化的结合

为了适应全球市场的需求，第三方检验LIS必须具备强大的多语言支持能力，能够处理多国货币交易，并遵循不同国家的医疗标准和法规。这不仅涉及界面语言的本地化，还包括对医疗术语和诊疗流程的准确翻译及适配。同时，第三方检验LIS也需要深入理解和尊重各个地区的文化差异和本地化需求。这意味着系统不仅要在全球层面上提供统一的服务标准，还要能够灵活调整，以满足特定地区和文化背景下的服务要求。例如，第三方检验LIS可以为不同地区的用户提供定制化的界面设计、本地化的医疗咨询，以及符合当地医疗习惯的服务流程。此外，全球化与本地化的结合还将促进医疗知识的共享和交流。第三方检验LIS可以作为一个平台，连接世界各地的医疗机构和专业人员，促进最佳医疗实践的传播和应用。通过这种方式，第三方检验LIS不仅可以提升自身的服务质量，还可以为全球医疗水平的提高做出贡献。

总之，第三方检验LIS作为医疗健康领域中的核心信息技术支持，通过其高效、集成化的管理模块，显著提升了医疗服务的质量和效率。第三方检验LIS涵盖了市场管理、配送管理、实验室管理、客户数据交互、特检管理等多个关键领域，确保了从标本接收到结果报告的每个环节都能高效、准确完成。特别是在特检管理方面，系统对宏基因组二代测序（mNGS）等新一代测序数据的管理和结果报告、质谱数据的自动化分析与处理、病理图像数据的智能化管理等高级功能，展现了其在处理复杂检验项目上的卓越能力。财务管理和耗材管理模块则通过精细化的财务管理和耗材使用监控，有效地控制了成本，提高了资源利用效率。随着技术的不断进步，第三方检验LIS将持续优化和升级，以适应医疗行业的新需求，为实验室提供更高质量的检验服务，满足市场的变化，推动医疗健康事业的发展。通过这些技术的应用和发展，第三方检验LIS将变得更加智能化、高效化，为患者提供更加精准和便捷的医疗体验。

（蔡教正　孔　睿）

第四节　区域临床检验中心信息系统

当前优质医疗资源分布不均衡，城乡差异明显。为满足基层临床检验的资源不足，鼓励区域内医疗资源共享，依托综合医院、整合若干检验科、非公立性质、多方共建等模式设立区域临床检验中心（regional medical laboratory center，RMLC），推动检验资源共享和结果互认，助力分级诊疗。常见的、典型的RMLC是以某省某市某县依托人民医院建立医共体，在区域卫生信息平台基础上，通过对全区医疗机构临床实验室资源整合，建成覆盖医共体的全区医疗机构的RMLC。RMLC覆盖区域内几十家的社区卫生服务中心，除保留三大常规和急诊检验项目外，其他生化、免疫和微生物三大类检验项目逐步集中到RMLC。RMLC信息系统是协助RMLC和一定区域内的临床实验室完成日常检验业务的工作，实现不同临床实验室之间的工作协同和信息共享，为一定区域内的医疗提供临床检验信息服务的一整套软件程序。通过RMLC信息系统建设，可实现检验数据及检验仪器全区共享，有效开展检验质控和监管，实现检验结果同质化和区域内共享，提高临床检验的质量和服务能力。

一、区域临床检验中心信息化的现状与问题

RMLC信息系统是在通用LIS的基础上，支持区域内多家临床实验室的检验申请、标本采集、标本物流运送、质量控制、结果报告等功能进行协同管理的信息系统，达到检验资源共享和检验同质化为目的。RMLC可将一些不常用或特殊检验项目集中检验，统一区域临床检验技术和质量管理标准，提升区域内的检验结果质量和服务可及性。目前，RMLC信息系统覆盖率较高，但仍存在数据重复录入、软件功能简单、系统间数据互联互通困难、软件安装及维护成本高等情况，同时还存在以下问题。

（一）区域内的信息化水平低且差异大

虽然新一代信息技术开始应用于基层医疗卫生机构，初步实现RMLC信息系统的基本功能，但由于软件及硬件投入经费少、不同软件厂商信息系统存在差异、信息化实践经验不足且人才缺乏，导致RMLC信息系统的不标准、不统一、水平低，实现数字化全闭环的标本管理、危急值管理的机构较少，实现检验结果个人自助查询和结果解释困难，大数据和人工智能等应用少见。区域内的不同医疗机构，如未采用统一的信息系统，会导致数据不互联互通，实验室基础数据不标准，实验室间的软件功能差异大，从而影响检验结果的同质化管理。

（二）区域内的检验质量水平不同，结果互认率低

当前，医疗机构或区域医联体往往独立运作，实验室的环境设施、检验仪器、人员、检测方法等资源分布不均，质量控制方案存在差异，检测系统溯源标准不同的项目同质化和互认难度大，部分检验项目注重实效性，最终导致检验结果互认率低。另外，不同医疗机构可能使用不同的信息系统，缺乏统一的管理和协调机制，不同信息系统间的数据格式、接口标准、数据内容等可能存在差异，导致数据共享的难度增大，机构间无法真正在区域内共享电子健康档案和检验结果。

（三）标本物流系统不完善，影响检验质量

区域内的远郊地区和山区基层医疗机构距离RMLC较远，部分标本需要物流系统安

全、及时运送，保证送输过程的温度、振动、时间等不影响检验结果，需要统筹考虑标本的检验有效时间控制、检验报告回报时间、标本保存环境控制、生物安全意外事件和除生物安全外其他不良事件等多因素、多环节进行协调运转和周密物流安排。当前，RMLC信息系统未能实时记录转运标本数量及采集点、转运箱冷链温度、车辆位置信息，以及规划最优路线等重要功能，存在标本丢失、运输不及时、存储条件失控等问题，对检验质量的影响较大，以及生物安全风险较高。

（四）检验前标本管理较薄弱，检验质量管理薄弱

标本的质量控制是检验前环节中最重要、最复杂的部分。RMLC模式下，检验前环节的管理范围可延伸到院外，要做好患者准备、标本采集、标本分析前处理、标本运送等检验前的质量控制非常困难。另外，质量控制管理数据多且杂，未达标原因难查找、无法进行比对，检验质量管理较弱，出现质量问题时处理能力较弱，RMLC质控中心也缺乏有效信息化工具对下属实验室的质量管理状况进行实时、有效的监管与评价，无法进行机构间的纵、横双向比对来真实反映实验室在区域内的检验质量情况。

（五）信息系统安全体系不完善

RMLC涉及辖区内众多医疗机构和实验室，使用人员范围广，涉及临床医护人员、检验技师、机构管理者及患者等众多不同的人群。随着服务内涵的进一步扩大，服务功能的进一步增加，区域临床检验的服务边界不断延展，在临床服务、患者服务、公共卫生服务等基础上，出现互联网服务、在线服务、上门服务等新型服务形式。而相应的信息安全管理措施和技术却落后于具体的应用，应该在信息安全制度建设和信息安全防范技术上加强管理。在互联网化的形式下，亟待解决医疗数据应用的安全问题，个人信息与患者隐私的保护问题，必须加强信息安全的管理与数据的授权规范使用。

二、区域临床检验中心信息化技术方案

RMLC可合理分配及协调区域内医学检验机构（医院实验室、省市检验中心、第三方检验等）的仪器、设备、人员、技术等资源，各医学检验机构可以根据各自检验条件的差异，充分利用对方的优质检验资源为本院患者提供检验服务，实现现有资源的最大化利用。RMLC信息系统应符合国家有关法律、法规、行业标准等要求，须进行系统规划与设计，建立一套完善的信息管理体系。

按《关于全面推进紧密型县域医疗卫生共同体建设的指导意见》（国卫基层发〔2023〕41号）要求开展紧密型县域医疗卫生共同体建设，是提高县域医疗卫生资源配置和使用效率，促进医保、医疗、医药协同发展和治理，推动构建分级诊疗秩序的重要举措。该文件要求统筹建立县域内医学检验等资源共享中心，提高资源配置和使用效率，提升服务能力。

RMLC信息系统整体框架以RMLC各项业务流程信息化为主线，宜建立（虚拟）专网连接，中心数据与各医院检验数据互联互通，并与医院信息系统、电子病历无缝对接，保

证数据的一致性和完整性，达到区域检验网络一体化运营模式。RMLC信息系统的整体框架设计原则包括信息一体化建设、信息化平台建设、数据互联互接与共享，以及系统安全与隐私保护等。具体内容包括：

1. 实施业务一体化管理　根据县级、社区医院的辐射范围，建立统一的质量体系文件、人员和考核、设备和仪器、试剂和耗材、检验过程和质量管理，为实现质量管理、检验同质化和信息共享提供基础。

2. 建立一体化信息系统　区域内的实验室采用统一的实验室信息系统，并与各医疗机构间的其他信息系统无缝对接。构建云数据中心，实现区域内卫生资源、信息资源、服务资源高度融合，消除机构间信息化建设差距。

3. 实施质量一体化管理　依据检验流程进行标准化和数字化，包括检验分析前、分析中、分析后及管理等环节，实现各机构间的信息互联互通、实时交换，并进行信息跟踪和质量监控，实现行政管理一体化和医疗质量管理同质化。通过制定统一的数据和管理标准，实现区域内各医疗机构信息的一致性和互操作性，有助于提高医疗服务质量和效率，确保信息流的顺畅性。

4. 数据互联互通和可持续发展　不同信息系统间实现数据互联互接，促进信息共享，实现区域内医学检验信息的互联互通。探索建立智慧医联体，进一步实现医疗资源的智能共享和高效利用。考虑未来技术发展的趋势，选择具有良好扩展性的技术解决方案，以便信息系统能够适应未来需求的变化。建立持续的系统更新与优化机制，确保信息系统能够随时适应医疗信息技术的快速发展。

5. 信息安全管理体系　建立信息系统管理文件并执行，包括数据控制和信息管理程序、LIS管理（可分为通用要求、软件要求、安全要求、运维要求、自动审核、宕机预案等标准操作规程）、软件标准操作规程等。RMLC信息系统应符合HL7、《医院信息系统软件基本功能规范》、《卫生健康信息数据集元数据标准》（WS/T 305—2023）、《医院信息基本数据集标准》和ISO 15189等要求。采取必要的安全技术和管理策略，构建安全运维体系，保障信息系统的数据安全和网络安全，防止数据泄露和非法访问。遵循相关法律法规，严格保护患者个人隐私和数据，确保个人信息的安全。

围绕RMLC的功能、职责和定位，信息化建设可包括物流系统管理、检验数据中心建设、检验结果同质化管理、通用LIS管理等部分。

（一）物流系统管理

RLMC主要特点是不同实验室间的标本物流的快速、高效、安全的交接和运送，也是检验前质量控制的关键环节。RLMC信息系统支持专业的物流管理系统，实时、合理调配标本的物流转运，确保标本被安全、及时、有效地运达实验室。标本转运箱内应安装高精度温度感应器，把采集到的数据上传冷链监测设备，并将数据直接上传到冷链云端平台。每一个标本转运箱应安装地理位置监控，结合当时的交通状况提供最优化交通线路，监控超速预警，并预测到达时间。基于标本检测项目的时效性要求，对送达时间进行预估报警，以便标本送达后适时调整标本检测的前后顺序。

标本转运车辆应专配专用，车辆的动力、运载量、空间等硬件配置应能满足完成标本转运需要的行驶道路路况、标本运送量等要求。车辆的内部配备生物安全包、灭火器、安全警示架等，配置一定数量的支架，用来固定标本转运箱，以达到防倾覆和避震的作用。物流系统的路线设计需统筹考虑地理空间、路网条件、交通流量测算及对应送检项目的时效要求等诸多环节，选择路程时间最短的线路，多条线路路程时间接近时，则挑选测试变异度最小的一条。同时排列好备选路线的先后顺序，以便首选路线出现状况时及时切换。

（二）检验数据中心建设

RMLC检验数据中心进行基础数据交换内容至少应包括检验医嘱及组合、检验项目名称、标本类型、参考区间、微生物名称、药敏试验名称等基础数据；外送标本的检验医嘱；检验结果数据、异常标志、检测系统等；室内质量控制数据，室间质量控制数据。RMLC信息系统应与各医院LIS对接，各医院LIS与各自HIS、EMR等对接，无需统一HIS。而LIS是应用在特定的实验室管理领域信息系统，与实验室数据交换频繁，建议区域内各医院采用统一LIS，便于统一检验数据和提升交互效率，有效实现检验质量同质化管理。

建立检验报告数据交换中心，为检验报告的共享提供方便快捷的技术手段。各直属医院实时向数据中心上报患者的检验报告，辖区内其他医院在面对同一患者就诊时，可以及时调阅相关检验报告，避免不必要的检验，支持双向转诊过程中检验数据传递。

（三）检验结果同质化管理

通过RMCL信息化管理，实现质量管理体系同质化，要求室内质控、室间质评、质量指标符合标准，最终达到检验结果的同质化管理。通过RMCL信息系统，规范室内质量控制程序的设计、质控物选择和检测，统一设置允许总误差、不精密度、正确度等质量目标，标准化质控数据的分析与处理，监测检验结果的持续有效性，以验证是否达到预期质量。规范室间质量评价工作的全程管理，以便及时发现和纠正实验室检验存在的问题，保证检验结果的院际可比性和准确性，促进检验质量持续改进和提升。RMCL信息系统可对检验前、检验中和检验后过程实施有效的数据采集、跟踪、分析和预警等管理，确保检验质量。实现信息系统间互联互通，确保检验数据格式统一、信息完整和结果准确，以推动检验结果安全共享和互认。

（四）通用 LIS 管理

RLMC信息系统还需具备通用LIS管理功能，至少包括标本全过程管理、仪器通信接口、结果审核和发布、结果查询、危急值报告、不合格标本登记、委托检验管理、区域物流管理、试剂和耗材管理、工作日志管理、权限管理、数据统计分析等。

三、区域临床检验中心信息化应用

RMLC信息系统不仅是提高医疗服务效率和质量的重要工具，也是推动区域卫生信息化发展和实现医疗资源优化配置的关键平台，通过该信息系统的应用，可以实现检验数据的统一管理和分析，为患者提供更加准确和快速的医疗服务。RMLC信息系统根据医共体临床检验中心不同的建设模式，可分为：①县级医院和乡镇卫生院信息一体化管理，即用一套信息系统全覆盖医共体内全部实验室，实现信息共享和检验互认；②县级医院和乡镇卫生院信息分体管理，即县级医院和乡镇卫生院独自运行各自的信息系统，通过接口将两者信息共享对接，此模式适用于区域内信息化发展水平不均衡时；③成立独立检验中心，中心不隶属于医疗机构，此模式集中优势资源可为医共体内医疗机构提供高质量临床检验服务。总之，RMLC信息系统可以实现区域内检验资源的共享及检验服务的标准化，可以有效增强医学检验服务的可及性和实现区域检验资源的高效配置。

（一）标本全过程管理

RMLC信息系统的标本管理除了对检验中标本进行管理外，还基本实现了检验前、检验后的标本管理。检验前包括申请、采集、院内或不同机构间的多次物流交接、标本确认等内容。检验后除了包括标本的存放、时效性、回顾、丢弃等管理内容外，还包括检验结果的综合发布，如临床查询、患者端查询、报告自助打印等。标本管理采用条形码技术，其条形码标签含有患者资料、标本采集信息、物流信息等内容，可用于标识标本和部分仪器实现双向通信。RMLC信息系统还可以实现患者资料、临床信息、医疗费用、检验结果等数据与其他信息系统的实时共享和无缝隙对接。标本管理的各个主要环节具体如下：

1. 医嘱执行 RMLC信息系统与各单位HIS、体检系统对接，医生开具电子申请或生成体检申请单后，采样人员通过信息系统获取检验申请资料，执行标本采集和条形码打印。RMLC信息系统应提供患者准备等采集前活动的指导，以及提供采集活动的指导，包括确认患者符合检验前要求、原始样品容器及样品采集顺序、原始样品储存条件等。

2. 标本采集 RMLC信息系统应将相同仪器、标本和报告时间的检验项目合并，显示所需标本容器和血液采集量、金额、开单医生及科室等信息，以图片形式直观显示，方便操作人员操作。已经合管的项目支持临时拆管，可以保留当天不做的项目以便下次抽血检验，并且支持打印检验回执单。系统也可以查阅历史采集标本记录，可以重新打印条形码或者回执单，见图4-59。

3. 标本送检 指区域医疗机构之间的下级医疗机构可以向上级医疗机构送检标本，某些基层医疗机构检验项目比较少的标本，如免疫项目等，可以送到检验中心进行统一检验。操作时先指定RMLC实验室机构名称，然后扫描标本条形码进行录入登记，也可以打包进行包裹形式送检，打印出包裹码和标本清单，随标本一同送至检验中心。

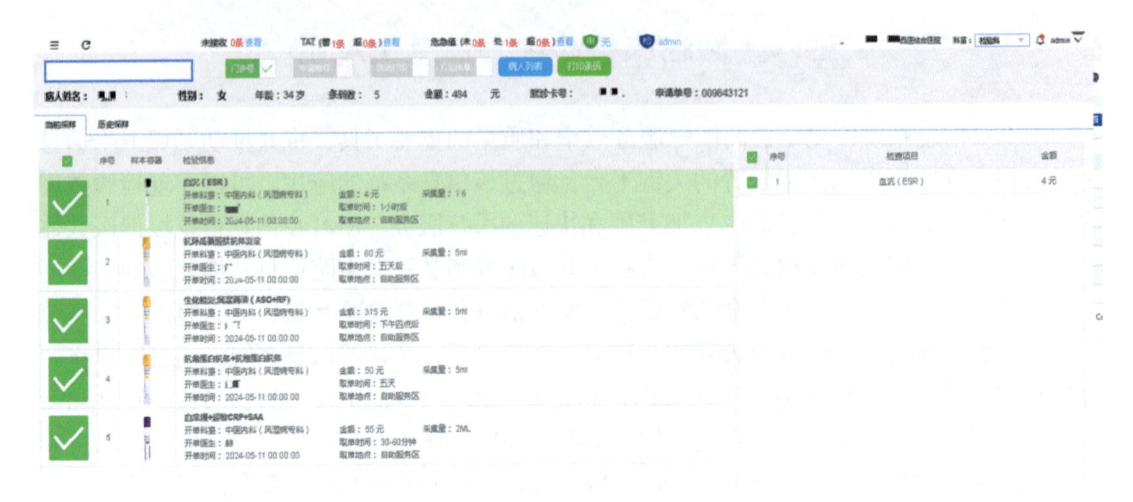

图 4-59　标本采集

大批量标本送检时,需要系统支持批量送检功能,当前科室默认为用户所在科室,点击选择标本状态为已采样,以列表形式显示所有已采样的标本信息,选择需送检的标本后,点击"全部送检"即可完成此批标本的批量送检,见图4-60。

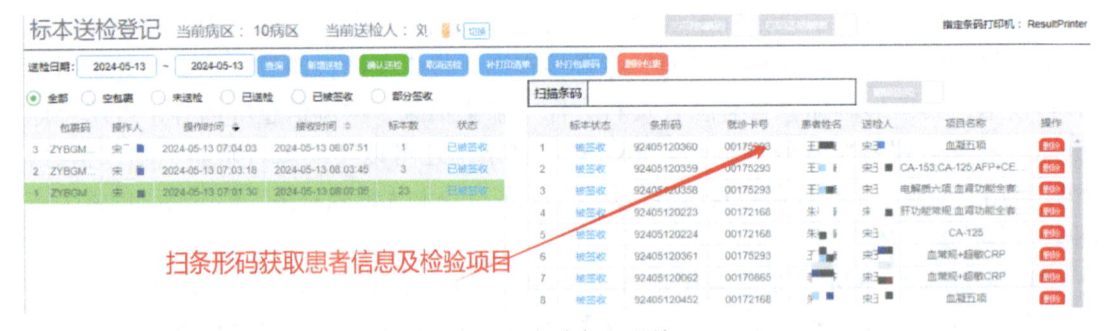

图 4-60　标本打包送检

4. 标本交接　RMLC信息系统具备标本实验室内外部流转的管理功能,能完整记录标本从采集、送检、到达确认、检验检查、报告发布整套流程中每个交接环节的时间与操作信息,提供各种形式的清单,并有专门的模块可供查询;具有标本的分发功能,可对流转超时的标本进行报警提醒,并在流程中对标本进行监控,防止标本遗失。

在区域检验的模式下,实验室检验标本的流转主要有以下模式:①常规和急诊的检验标本、在医疗机构内部流转及检查;②需外送的检验标本,由医院实验室或社区中心实验室进行采集、再经物流送至省市检验中心或第三方检验,见图4-61。

外送标本的交接包括以下2次交接。第1次交接是物流人员与标本送检单位的交接,标本数量、标本识别标识的完整性、标本送检项目是否在检验中心声明的接收范围之内等。不合格的标本现场退单,并完成相关记录。物流人员完成与标本送检单位的标本核对交接后应该根据标本类型和送检项目的明细,确定并核对转运过程中相应的保存环境,同时也要确认避震措施的有效性和相关信息监控平台运行状态。第2次是物流人员与检验中心端的交接，除确认标本数量、标本识别标识的完整性、标本送检项目是否在检验中心声明的接收范围之内外，还应复查物流方在标本接收站点退回的表观判断为不合格标本的准确性和合理性。在交接过程中还需完成标本签收并记录下标本接收时间，同时下载标本信息，并确认是否存在标本信息未上传或上传失败和信息不完整的情况，在标本签收过程中还应筛检出临近时效的标本，安排优先检测。

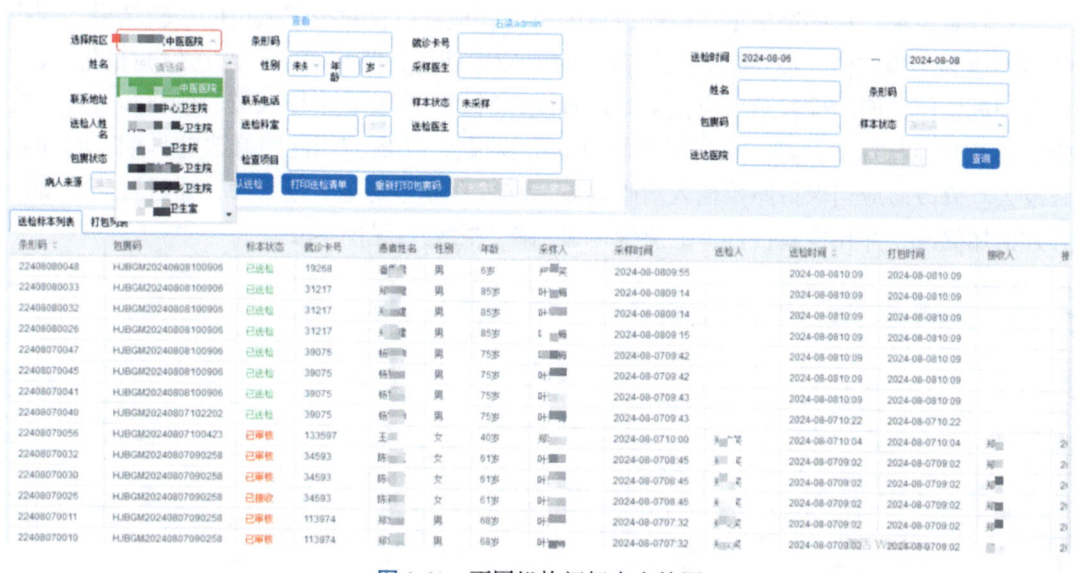

图4-61 不同机构间标本交接图

标本运送：标本离体后对温度、湿度、光照、时间、包装等均有要求，应由经过培训的专人及时、正确运送，运送过程中应防止震荡和污染。对于外院送出的标本，应根据标本类型和检测目的及时离心分离血清或血浆。此环节可引入智能标本传输设备和区域标本物流系统。

标本的验收与存储：RMLC应制定标本接收与拒收标准，并有让步检验程序。对于收到的标本，要及时签收并录入实验室信息系统。可使用标本智能分拣系统，提升签收与分拣效率。对于无法及时检测的项目，应在合适的温度下保存，避免保存不当对检测结果产生影响。

标本追踪系统：通过生成的开单时间、采样时间、收样时间、接收时间和报告时间等关键点，借助LIS实现标本周转的管理。

标本流转：各委托外送单位检验科将标本签收后，批量核收发配到相应专业组，并通过上传系统发送检验申请至区域检验数据共享平台，同时打印外送交接清单，由专业物流将标本运送至RMLC。

5. 标本检验 标本送达RMLC后，检验中心通过条形码签收标本，即可实时从区域检验数据共享平台下载检验申请信息。签收系统按规则可将检验任务自动发配到相应的检验小组，RMLC各工作站通过条形码识别并对标本进行检验，检验中心审核的报告上传至区域检验数据共享平台。对于涉及危急值的检验报告，系统可实时推送危急值消息并闪屏提示。当出现异常检验结果时，系统会有箭头和颜色提示，检验人员按照既定流程进行复核。

标本的分析过程基本上由检验仪器自动完成。检验仪器能自动识别条形码作为标本标识，不能识别条形码的检验仪器则输入医嘱号作为标本标识。LIS从检验仪器接收检测数据，常用的通信标准是RS-232和TCP/IP。不同的仪器型号传输的数据格式不同，因此每台仪器LIS都需要有一个专门的通信接口程序，负责接收仪器的检验结果数据。

6. 标本审核 检验结果审核由经授权的员工完成，以核对操作人员的检验结果。当检验结果达到"警戒值"或"危急值"范围时，应立即通知临床医生并发送检验报告。LIS对达到危急值范围的检验结果应记录处理日期、时间、实验室责任人员、被通知人员、检验结果及其他特殊情况等信息。对于修改的检验报告，LIS应当注明修改的日期、时间和修改人。修改时应当保持原始输入清晰易读。在保存原始的电子记录后，通过适当的编辑方式追加修改，并在检验报告单上清楚地显示修改之处，见图4-62。

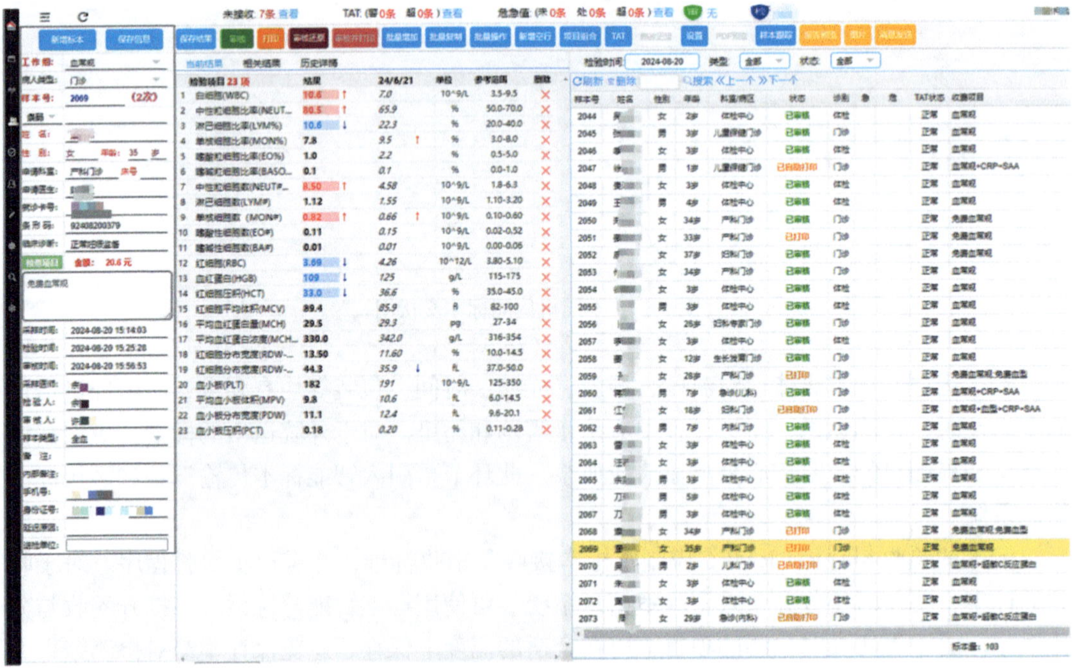

图4-62 标本检验与审核

（二）临床服务管理

1. 检验申请 临床医生在信息系统申请检验医嘱，申请时可以根据检验类别检索（分为临检、生化、免疫、内分泌、微生物、外送等），选择相应的检验申请套餐，点击保存即可完成申请。申请单包括患者基本资料（如姓名、性别、年龄、科室、诊断等）和检验项目信息（如价格、检验部门、注意事项、采样及相应的报告时间、委托实验室等）。应提供电子申请、急诊检验申请、追加检验申请等渠道，条件允许时可引入人工智能助手辅助医生合理选择检验项目。

2. 检验报告查阅 各医生、护士可以根据患者姓名、住院号/门诊号、医嘱号、时间等条件查询检验结果或检验处理进度，已经审核通过的标本可以打印检验报告结果，否则不能浏览和打印，见图4-63。

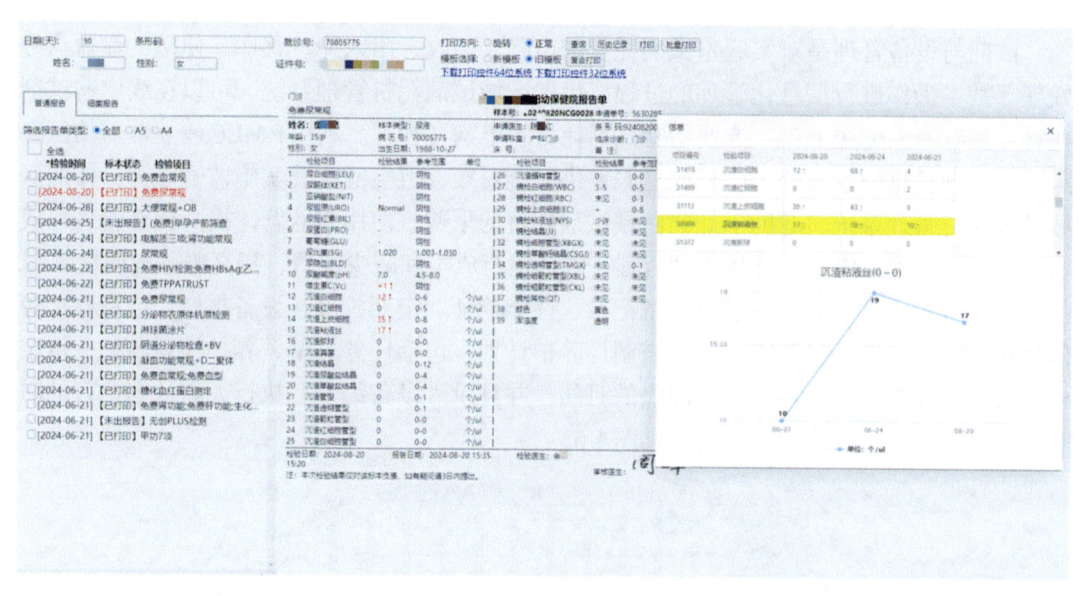

图4-63　检验报告查询

3. 患者报告服务　RMLC信息系统为了更好地服务区域内患者，需要提供一个供患者直接查询检验报告单的便捷途径。除纸质报告单外，可提供Web手机端或者微信小程序的患者检验报告单查询，见图4-64。系统须考虑患者的隐私保护，建立有效的身份认证体系，同时还要建立个人身份数据的加密传输等安全措施。

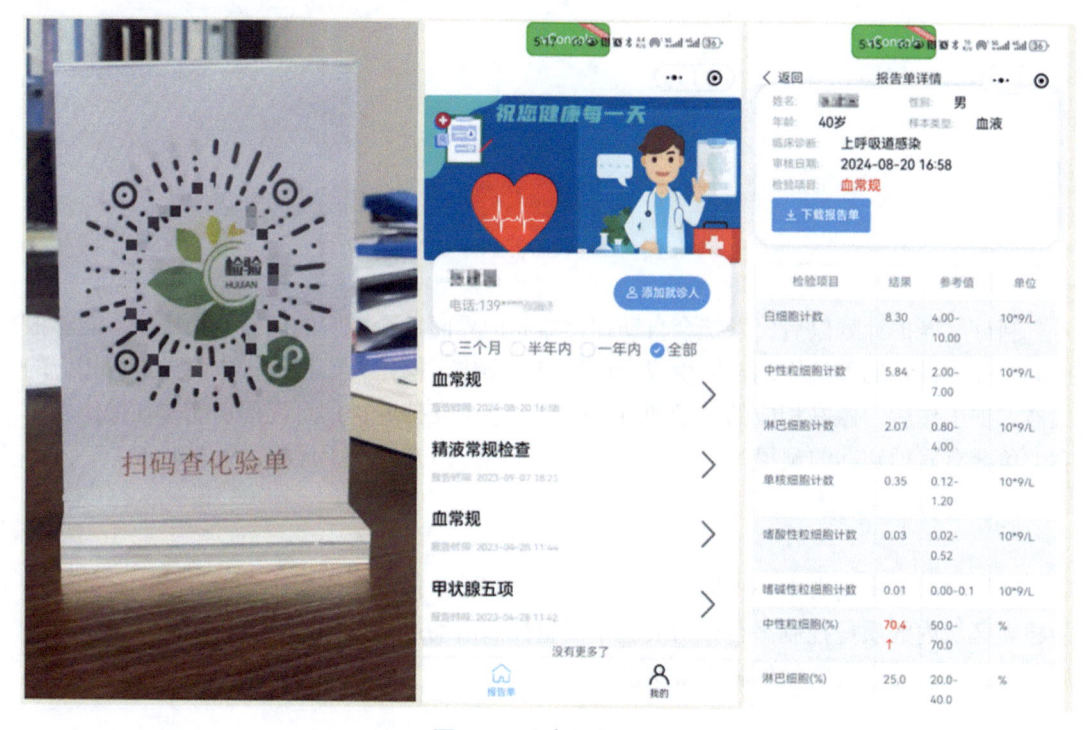

图4-64　患者报告查询

（三）试剂与设备管理

试剂与设备管理是对实验室试剂耗材的申购、验收、出入库、移库、使用、盘盈盘亏处理等基本操作进行信息化管理的过程。借助区域试剂耗材管理系统，可以在线申购试剂耗材，并有专人配送上门，方便检验试剂耗材的申购与管理。利用RMLC建立覆盖辖区各医院的试剂耗材信息整合、院外配送服务供应链对接、卫生健康委实施监管等为一体的区域试剂耗材管理系统，有助于加强区域试剂耗材的采购、使用与监管，提高预算管理、成本管理、绩效管理能力，优化管理流程，降低运行成本和减少浪费，提高服务和质量。

系统可对实验室的设备进行设备记录、性能验证、定期校准、设备报修、设备养护等信息化管理。其中，设备养护管理需制订养护计划，包括任务类型、养护计划名称、指定检验仪器、养护说明，指定养护间隔的时间，并且录入设备编号、执行人和计划执行的时间，也可以设置预约提醒的时间，见图4-65。

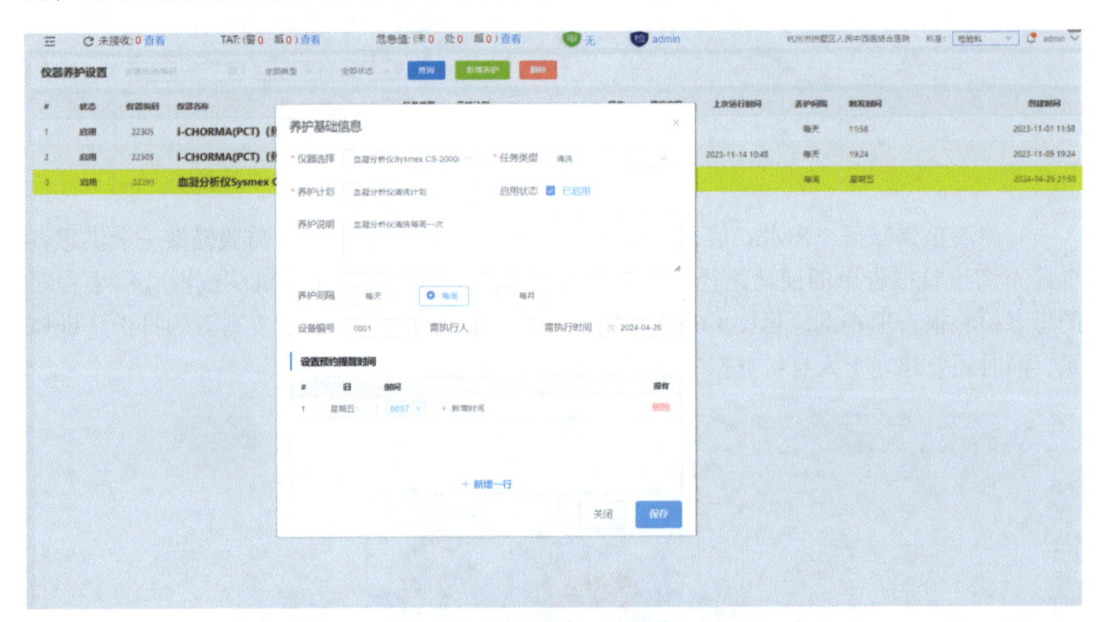

图4-65　设备养护计划

制订好养护计划以后，系统会自动在仪器养护界面显示相应的仪器养护操作，能够根据养护计划设定的养护周期自动生成预设的养护操作，操作人员根据操作引导进行相应的仪器养护工作后，做好相应的记录即可。同时，系统支持养护信息提醒功能，在操作界面右上角会有养护到期的预提醒，通常以醒目的红色铃铛方式给予提醒，见图4-66。

（四）质控管理

区域内医院多由大中小不同等级医院组成，实验室检测的质量水平差异较大，如果不能建立区域内的质量控制平台，对实验室质量控制活动进行监控和分析，提高检验报告的质量，共享与交换检验报告就很难实现。

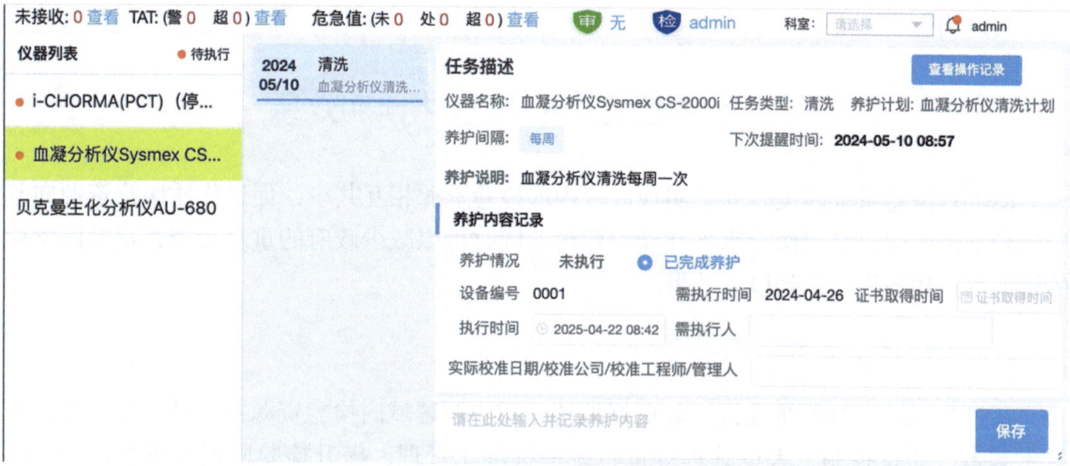

图4-66 设备养护记录

通过RMLC质量控制中心集中各实验室的室内质控数据，监测实验室开展室内质控的频度、在控和失控情况、失控后的处理过程，以及日常质控测定中精密度和准确度的改变状况，以决定相应实验室是否具备上传检验报告的资格，从而为结果的互认打下坚实的基础。室内质控还涉及对质控数据的管理，包括记录、分析和存储质控数据，以便进行长期的质量控制和改进。通过有效的室内质控管理，实验室能够及时发现和纠正潜在的问题，从而提高服务质量和患者安全。

（五）检验财务结算系统

RMLC模式下，各外送医院涉及与检验中心财务结算，由于分成比例和项目收费的差异，靠传统人工统计与核算已然无法满足要求，信息化的引入可以方便、快捷地实现医疗机构间财务结算。区域检验信息平台通过提供多种方式的结算系统，自动实现平台内各医疗机构间送检标本费用的相互结算。跨院检验财务结算系统支持对实验室检验项目进行价格、套餐、项目折扣、客户折扣的管理，便于财务汇总与统计分析。为方便费用结算和双向转诊，RMLC每月根据LIS审核报告项次，按一定比例进行结算。

（六）物流管理系统

物流管理系统可实现标本的移动端签收、标本信息线上登记、申请单及状态查询、报告单查询打印、客户资料查询、送检单位标本统计、报告单打印日志查询、配送线路查询、物流部层级关系查询、温湿度采集、消毒记录、标本位置查询等。

物流配送员用移动端物流信息服务系统实现申请单登记、纸质申请单拍照上传、检验进度查询、报告单查询、物流收样统计、工单管理、标本打包、合箱与转箱、转运箱收送、转运箱查询、转运箱位置信息、转运箱温度记录、消毒记录、流程记录等管理内容。

物流部Web端物流管理系统包括：线路及医院层级关系查询、转运箱查询、转运箱位置地图、转运箱温度记录查看、消毒记录查看、流程记录查看、报告查询打印、报告打印汇总查询、报告打印日志查询、医院物流收样统计、物流线路设置、转运箱卫星定位接口、转运箱温度采集接口等。

四、区域检验中心信息化预期效果

RMLC信息系统建设有利于实现区域内的检验资源相互共享，促进优质医疗资源向基层医疗下沉，促进基层医疗水平和能力建设，同时可以减少政府的重复投资，提升医学检验资源的使用效率，达到以下效果。

（一）检验资源和结果共享

通过RMLC信息系统建设，能更好地统一和协调区域内检验资源共享及质量管理，对技术规范、质量控制、人员管理等进行统一标准化管理，提升检验同质化进程，为区域检验报告结果互认打下基础。RMLC信息系统能有效进行不同医院检验业务流程的协同工作，实现区域内检验报告共享和检验结果互认，实验室用户可通过HIS、自助打印、在线查询、公众号等查询检验结果，共享优质的检验服务。

（二）室内质量控制统一监管

通过RMLC监控大屏，展示区域内实时室内质量控制结果，实时滚动刷新报警信息，避免遗漏任何报警信息，俯瞰全区检验质量。可查询某实验室和具体项目的质量，全面掌握区域内各实验室质量情况，及时帮助实验室解决质量问题。失控警告信息提醒实验室端，质量管理员进行室内失控处理情况监管。实验室利用标准化失控分析模板及智能失控原因检索，找到正确的失控分析思路，逐步完成原因分析。当实验室无法独立完成分析时，RMLC将及时给予实验室帮助。通过横向比较，实验室利用RMLC实验室间比对结果和定期提供的互认报告，知晓区域内质量情况。通过纵向比较，实验室可利用月度汇总报告、差异性分析报告及长期数据分析，寻找薄弱环节，针对性解决个性化问题。

（三）检验质量实时同质化监管

RMLC设立合适的检验分析质量目标，通过全面深入的模型分析，定期评估实验室质量，推动实验室质量改进。RMLC通过多模型数据分析，生成的各类专项分析报告、阶段总结报告，不断在实践中总结分析，动态调整，缩小实验室间差距，最终完成区域质量同步提升。通过纵、横双向比对，客观地反映出实验室在区域内的质量情况，帮助实验室查找当前薄弱环节，为实验室质量提升指明方向。RMLC可为各实验室提供具有针对性的质量服务，解决实际质量问题。区域LIS监控大屏见图4-67。

（四）文件和信息发布电子化

针对RMLC的质量管理体系文件，如程序文件、项目及仪器标准操作规程、行业标准、培训材料、工作日志等，通过信息系统实现对文件的起草、发布、修改、审核全过程管理和监控，便于区域内各实验室共享RMLC文件体系，提升实验室质量和技术能力。信息发布系统可以按照IP地址、用户、工号等发布信息，方便随时查看，提升沟通效率。发布内容一般为检验进度提醒、报告推送、危急值通知、实验室新闻、新项目宣传、知识库等。

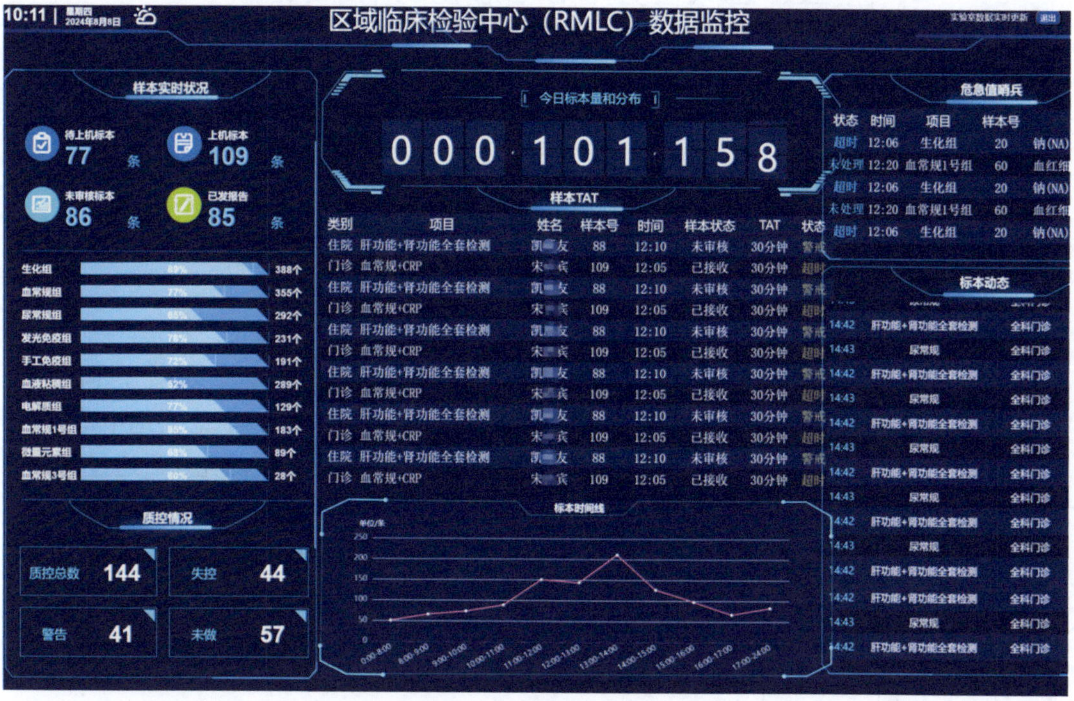

图 4-67　区域 LIS 监控大屏

（五）构建专业物流系统

物流系统依据时限匹配度、最大承载量、能力冗余等要求，在符合生物安全管控底线上，采用自建或第三方来承担，满足各实验室标本转运的时间要求、质量要求、生物安全要求。物流系统与 LIS 互联互通，将标本采集、运送、接收、检验等各个环节电子印迹的记录实现整合，使得审核人员在检验结果审核时能掌握更全面的标本信息和质量数据。信息系统可监控物流过程的质量数据和运行数据，包括物流人员信息、物流网的冷链监控数据和地理定位数据。

（六）标本流程自动化管理

RMLC 标本量大，需实现标本自动收集、签收和分类功能。标本前处理通过前处理设备和中间件对标本进行检测前处理。前处理设备由标本离心区、进样区、分杯区和出样区组成。信息管理系统在标本前处理系统中的应用可以实现标本的分杯、定位、血清质量判断、标本筛选和存档等功能。标本后处理是在标本检测结束后对标本进行的一系列处理流程。标本后处理系统一般连接在标本检测流水线的末端，可以进行标本加盖、分类归档、限值标本筛选、上机复做、冷藏保存等。标本后处理系统一般都配置恒温冰箱，冰箱内是一系列分布规则的归档区域，每一个归档区域都有唯一性代号，代表一个位置。当标本检测结束后即来到归档区域，标本后处理系统将自动记录该标本的位置信息。

五、区域检验中心信息化的未来展望

通过RMLC信息系统的应用,可以实现检验数据的统一管理和分析,为患者提供更加准确和快速的医疗服务。RMLC信息系统可以实现区域内检验资源的共享及检验服务的标准化,可以有效增强医学检验服务的可及性和实现区域检验资源的高效配置。未来RMLC信息化发展将出现以下新的特征和发展趋势。

(一)互联网检验

互联网检验为患者提供互联网检验服务,实现区域内检验报告查询、初步诊断、进一步检查建议及在线咨询、体检申请、报告解读等。随着检验技术发展,可向开展POCT、个人客户自主要求检测等方向发展,在互联网医院依据其需求或疾病状态自助申请检验,自助缴费,到就近采样点采样,标本全程通过冷链运送到RMLC,检测完成后通过公众号推送报告。互联网医院的服务端连接医院的检验、检查和收费等信息系统,线上线下服务完全融合,医生无论在手机端还是在诊台均能为患者开具处方。线上诊疗过程、病历、处方、缴费和物流记录均全程可追溯,线上的药品、检查项目和收费均与线下一致,保障线上线下医疗安全和质量的同质化。

(二)协同与标准化

第三方检验、RMLC、集团医院、医联体等优势互补,通过标本物流管理、检验费用结算、全流程的控制、信息系统互联互通、跨机构危急值推送与提醒、远程检验申请、报告查询打印等实现协同检验,实现优势资源共享和整合。协同检验的最大特征是众多医疗机构的协同、各系统互联互通、信息交互与共享,构建一体化管理的医共体。统一标准是实现一体同质的有力推手。参照临床检验和卫生信息相关的标准,充分利用已有的医疗数字化成果,通过各系统深度集成,实现异构业务系统之间互联互通形成信息生态圈,既发挥现有系统的价值,同时增加区域协同、区域检验质量控制、大数据应用、检验结果互认与共享等功能,最大限度地提升区域检验信息化的水平和价值。

(三)自动化与智能化

RMLC检验过程的自动化进一步提升,实现机器人采样、自动化全程连接的物流系统、全实验室自动化仪器,结合在线质控、智能审核、大模型等新一代技术应用,实验室将实现智慧的无人实验室。RMLC可以发挥区域的优势,对检验结果进行大数据分析,如某些关键性检验指标在一段时间内的变化趋势,或者对同一时间段内不同地区、年龄段、性别人群的指标数据进行横向对比分析,也可能会对一些群体性、传染性疾病的地区暴发提供预警,相关机构可根据这些数据分析提前采取措施,及时遏制可能的公共卫生事件发生。

检验报告智能解读是基于医学大数据和人工智能的自助报告解读,结合患者自我监测数据,分析检验结果所蕴含的临床意义,精准推送相关检验项目的临床意义、参考范围,以及相关临床症状的科普文章和下一步诊疗方案，包含相关科室及医生个人名片，提升检验结果临床价值。

（张建国　杨大干　何剑虎）

参 考 文 献

白建华，曾宪飞，郝晓柯，2022.区域医学检验中心模式探索与实践.检验医学，37（12）：1109-1112，1108.

蔡庆留，闫安，张消克，等，2017.临床医学检验中心的发展现状及对策研究.中国卫生标准管理，8（4）：10-13.

陈洪卫，侯彦强，2020.区域医学检验中心信息化平台建设.中华检验医学杂志，43（11）：1055-1061.

陈洪卫，侯彦强，2022.区域医学检验中心运行中存在的问题与对策.检验医学，37（12）：1125-1128.

陈坤，邱艳，陈飞，2020.基于集成平台的输血管理系统构建与应用.医院管理论坛，37（6）：103-105.

陈因，李囡，于民，等，2015.医学独立实验室发展面临的机遇与挑战.中日友好医院学报，29（1）：49-51.

丛玉隆，2004.临床实验室分析前质量管理及对策.中华检验医学杂志，27（8）：483-487.

樊凤艳，汪德清，2021.我国临床输血发展的挑战与思考.临床输血与检验，23（1）：10-12.

郭建，乔丹，董争华，等，2019.智能化微生物实验室信息系统移动终端和PC终端的设计与应用.检验医学，34（11）：978-983.

侯伟伟，江涟，万海英，2019.临床微生物检验质量控制管理系统的智能化设计.检验医学，34（11）：973-977.

阚丽娟，李靖丽，陈大洋，等，2022.区域医学检验中心智慧互联网检验的探索与实践.检验医学，37（12）：1113-1117.

林娥，梁耀铭，周志锋，等，2016."互联网+"时代独立医学实验室的创新实践分析.中华临床实验室管理电子杂志，4（2）：78-81.

林雪峰，陈晓军，江丹英，等，2015.基于数字化管理的临床微生物实验室信息管理平台再造.中国现代医生，53（28）：106-110，114.

邱骏，顾国浩，许斌，等，2013.临床实验室信息管理系统规范化建设.中华检验医学杂志，36（10）：869-872.

佘广南，伊永菊，2023.基于电子病历应用与评级的输血管理系统设计与实现.现代医院，23（12）：1885-1888，1893.

王春雷，刘颖梅，黎斌斌，等.2016.临床微生物实验室信息管理系统的开发和应用.中华临床实验室管理电子杂志，4（3）：183-186.

徐炜新，孙杰，2020.区域医学检验中心物流系统建设和管理的要点解析.中华检验医学杂志，43（11）：1066-1070.

许晓璐，康宁，赖冬，等，2023.基于复合闭环的输血管理系统设计与应用.中国数字医学，18（10）：49-53.

杨姣，高晓娟，鲁峥，等，2024.临床用血闭环管理的信息化建设.中国数字医学，19（7）：57-62.

张春燕，龚倩，2020.区域医学检验中心规划和设计理念.中华检验医学杂志，43（11）：1062-1065.

中华人民共和国卫生部.临床输血技术规范.（2000-06-02）.http://oss.gxzyy.com.cn/20190814/145657803.pdf.

中华人民共和国卫生部.医疗机构临床用血管理办法.（2012-06-07）.https://www.gov.cn/flfg/2012/06/12/

content_2158939.htm.

中华医学会检验医学分会，中国医学装备协会检验医学分会，2024.临床微生物检验自动化流水线应用专家共识.中华检验医学杂志，47（3）：224-233.

Bailey A L，Ledeboer N，Burnham C D，2019.Clinical Microbiology Is Growing Up：The Total Laboratory Automation Revolution.Clin Chem，65（5）：634-643.

Burckhardt I，2018.Laboratory Automation in Clinical Microbiology.Bioengineering，5（4）：102.

ISO，2022.Medical laboratories：particular requirements for quality and competence.ISO 15189.Gencva：Intcrnational Organization for Standardization.

Samson L L，Pape-Haugaard L，Meltzer M C，et al.，2016.Design of a tablet computer app for facilitation of a molecular blood culture test in clinical microbiology and preliminary usability evaluation.JMIR MHealth and UHealth，4（1）：e20.

Struelens M J，Denis O，Rodriguez-Villalobos H，2004.Microbiology of nosocomial infections：progress and challenges.Microbes and Infection，6（11）：1043-1048.

Wright A，Neri P M，Aaron S，et al.，2018.Development and evaluation of a novel user interface for reviewing clinical microbiology results.J Am Med Inform Assoc，25（8）：1064-1068.

第五章　临床实验室数字化系统建设

临床实验室数字化建设已成为提高检验服务质量、优化医疗资源配置、促进实验室管理现代化的重要举措，但数字化建设没有固定模式，要根据医疗机构和实验室的发展现况和未来规划，制定不同阶段的数字化目标并分步实施。软件产品可选购符合要求的商品化软件，也可与软件企业合作开发或自行开发软件。系统上线后科学的管理、定期的维护、规范的用户使用是系统稳定、安全运行的重要前提。

第一节　临床实验室数字化系统规划

临床实验室数字化系统规划是临床实验室对实验室数字化、智能化的建设和发展所做的一种战略性规划，紧密结合体外诊断的行业发展需求和新一代数智技术的发展趋势，把握问题导向、需求导向和应用导向，以患者为中心，服务于用户、实验室人员和管理者，基于数智实验室的标准规范、万物互联、全景智能、数字孪生、绿色人文的发展趋势和内涵，实现新检验、新服务、新管理、新科研、新环境和新生态的发展。临床实验室数字化系统规划确定了未来一段时间内临床实验室数字化建设的目标和原则，对系统建设制约因素进行说明，并对开发和实施建设步骤框架进行计划和安排。

一、主要内容

制定规划的主要目的是保证实验室数字化的科学性、经济性、适用性和先进性，主要作用是指导临床实验室在未来一段时间内的数字化建设，具有全局性、高层次、指导性、管理与技术相结合、环境适应性等特点。实验室信息化的规划主要包括以下内容。

（一）目标、总体架构

根据临床实验室的发展规划和内外约束条件，依据质量方针和目标，确定临床实验室数字化系统的总目标和总体架构。总目标是指确定数字化的发展方向，综合考虑实验室的经济现况、人员素质、业务特点、所处的医疗环境等，选择一个在规划时间内既能够实现，又能够获得最佳投资效益比的目标。总体架构就是软件构架和功能框架，是描述系统整体的一种结构，如云架构、微服务架构、MVC架构、应用架构等。软件架构明确了对系统实现的约束条件，决定了开发和维护的组织结构，制约着系统的质量并可作为培训的基础。软件功能框架描述实验室的功能需求，如通用功能，微生物、输血及骨髓检测功能；二代测序技术等专业功能；不同系统之间数据交互等功能。

（二）数字化新格局

根据新一代的数字技术特点，对现有方式的工作流程进行根本性的再思考和彻底性的再设计，对实验室的结构、组织、资源、技术、管理体系等要素存在的问题及不足进行分析，使用新技术、新理念、新模式进行重组优化，达到最佳实践，从而显著改善成本、质量、安全、服务和速度等，打开临床实验室数字化发展的新格局。

（三）规划原则

系统规划的目的是确保实验室数字化建设的顺利实施和可持续发展。在规划的过程中要注意以下原则：①整体规划，全面、综合考虑各个方面的需求和影响，确保数字化建设不出现明显的跛足现象，避免出现孤立的、无法集成的系统；②需求导向性，数字化建设应以满足用户需求和业务需求为出发点，充分调研用户需求，紧密结合实际工作场景和管理流程，确保信息系统的功能和性能能够有效支持业务运作；③科学性和合理性，实验室数字化建设应基于科学的技术手段和管理方法，合理配置资源，遵循规范标准，确保系统的稳定性、可靠性和可维护性；④灵活性和可扩展性，数字化系统应具备一定的灵活性和可扩展性，能够适应未来业务发展和技术变化的需求，降低系统更新和升级的成本与风险；⑤安全性和隐私保护，信息化建设应注重信息安全和隐私保护，建立健全的安全管理制度和技术防护措施，确保用户数据的安全性和隐私性；⑥持续改进和优化，信息化建设是一个持续改进的过程，应不断总结经验教训，及时调整和优化系统功能和性能，不断提升信息化水平和管理效率。这些原则有助于指导信息化建设的规划和实施，确保项目能够顺利推进、取得预期效果，并持续发挥其作用。

（四）可行性分析

对计算机软件、硬件、当前数字化系统功能、应用环境和应用现状等情况进行了解及评价，重点了解人工智能、大数据、物联网、云计算、大语言模型及5G等新一代数字化技术的发展和应用现况。在此基础上，从技术、经济和社会因素等方面进行可行性论证，目的是用最小的代价，在最短的时间内，确定问题能否得到最佳的解决。

（五）实施计划

对总目标进行分解，逐步变成可实施的步骤。制定各阶段的目标，以及确定达到这些目标所需要的资金投入、软件与设备的购买、组织协调工作、流程完善等。目前实验室数字化的程度从低到高可分为：①实验室内部计算机联网，并与各种分析仪器联机；②与医院信息系统联网，完成检验申请、计费及结算、结果报告、危急值管理等；③标本管理采用条形码和双向通信技术，实施自动化物流系统；④试剂、人事、教学、科研、决策等管理功能，应用智能标本、试剂存储装置；⑤办公自动化功能，如科室网站、流程管理、知识管理、文档管理、日志记录、质量指标监测、评审管理；⑥新技术应用，如抽血叫号系统、检验结果综合发布系统、智能自动审核系统、环境参数监控系统、标本物流系统等；

⑦人工智能和专家系统、大数据和智能数据、互联网+云平台等智能应用，通过智慧大屏展示；⑧数字细胞形态仪、远程质控、智能结果解释，实现无人值守实验室。临床实验室可以根据自身实际情况和总目标分阶段实施。

二、制定步骤

规划的制订是一个严密、谨慎的工作过程。目前大部分的实验室缺乏科学严谨的信息化总体规划，只能依照软件开发商提供的工作流程来适应软件功能，在一定程度上影响了实验室的数字化程度和进程。每个实验室都有自己特定的条件，如组织结构、仪器设备、工作流程、规章制度、人员结构等，因此每个实验室数字化的构建过程不可能完全相同，应根据实验室自身情况制定专属的实验室数字化规划。当然，随着实验室内外环境的变化，规划需根据实际情况不断地修改与完善。LIS规划的制定一般分为七个步骤。

（一）确定规划的基本内容

明确规划的年限、方法、方式、策略等内容。数字化系统规划的常见方法有关键成功因素法、战略集合转移法、企业系统规划法、目的/方法分析法等。其中的关键成功因素法就是通过详细分析发现能使实验室成功的关键因素，然后再围绕这些关键因素确定系统需求，然后再进行规划。

（二）收集初始信息

了解并收集初始信息，包括从各级主管部门、各级同行实验室、医院内部其他科室，以及相关的各种学术会议、文件、书籍和杂志中收集相关实验室数字化和智能化相关信息。

（三）设置目标

根据实验室发展的战略规划，确定实验室数字化的目标，明确数字化和智能化系统应有的功能、服务的范围和质量等。

（四）调研与需求分析

实地考察是一种非常重要及有效的调研方法，可着重了解实验室现有数字化系统的功能和性能，以及这些实验室在数字化建设和应用中获得的经验与教训。软件需求是用户解决某一问题或达到某一目标所需的软件功能，也就是系统必须符合的条件或需具备的功能。通过详细调研与需求分析，深入描述及研究现行系统的工作流程及各种需求，在数字化建设过程中具有极其重要的作用。

（五）可行性分析

对于可行性分析，主要考虑四大要素：经济、技术、社会环境和人。经济可行性分析主要包括"成本-效益"分析和"短期-长远利益"分析。技术可行性分析考虑在给定的时间内能否实现需求说明中的功能，软件的质量和开发效率如何。简单地说就是做得到吗，做得好吗，做得快吗？社会环境主要考虑国家政策、法律法规及机构内的数字化建设的目标和规划等。人的要素主要考虑可投入的人力资源。通过可行性分析，实验室能更好地决定是自行开发、合作开发，还是直接购买商品软件。

（六）制订实施进度计划

根据项目的优先权、成本费用和人员情况，编制项目的实施进度计划，列出实施进度表。基本策略是总体规划，分步实施。

（七）书写规划和上报领导审批

将数字化系统的规划书写成文，上报领导审批。

三、组织实施

系统规划的实施过程需要大量的组织工作，这也是系统规划能够实现的基本保障。组织实施系统的规划实际上就是合理安排好各种资源来实现预定的目标，这些资源包括人力资源、技术资源、物资和经费资源、管理制度资源等。

（一）人力资源的组织

数字化系统是一个人机系统，主要依靠人来操控系统。在人员组织方面应注意：①明确责任，即确定各级人员在数字化系统建设中应该承担的责任，如管理人员的主要任务是确定工作流程、制定规章制度、组织实施、人员培训、数据准备等；计算机技术人员的主要任务是实施技术保障，软件安装、培训、维护等。②培训技能，让参与数字化系统建设人员能够掌握必要的系统操作能力。主要通过举办计算机基本知识、操作技能、应用培训、专题讲座等来达到目标，骨干人员还可进行准计算机专业的培训。③宣传教育，将数字化建设的意义、实施计划、工作进度等情况进行宣传，让全体员工认识到数字化建设的重要性及明确自己的任务。

（二）技术资源的组织

实验室数字化建设需要既懂医学检验又懂计算机及人工智能技术的复合型人才，这类人才属于稀有资源。在制定计划或确定系统建设组织机构与分工时，应了解他们的长处与短处，扬长避短，切实发挥这些宝贵资源的作用。为保证实验室具备高素质的信息技术人才，可以制定培养、保留高素质技术骨干的政策，引进与培养结合，使技术骨干能够不断地吸收新技术，并为技术人员提供发挥能力的机会。

（三）物资与经费资源的组织

计算机设备与常规物资不同，其升级换代非常快，价格波动较大，通常经过一年以后价格将会大幅度降价。采购的基本原则是根据应用需要按进度购买，提前向所在单位申报计划、预算设备与经费。

（四）管理制度资源的组织

组织管理制度资源在数字化系统建设中是比较困难的。在系统应用之前，工作人员对系统没有切身体会，往往难以制定出切合实际的、新的规章制度和操作规程。工作人员应在数字化系统试运行期间及时组织管理制度和操作规程的修订与完善。

四、系统成本和效益

数字化系统建设需要考虑成本和效益的关系，从经济角度上看，成本和效益至少应该保持平衡。但实际上，计算机技术的成本比较容易估算，而效益通常是模糊的和难以定量的，因此在数字化系统规划和建设时必须考虑这一重要问题。

（一）实验室数字化系统的成本

实验室数字化系统成本主要包括计算机硬件、软件及运行维护的费用。当然，还有其他因素，如额外增加操作人员，也会影响到实验室的整体成本。

1. 硬件成本 ①计算机及外设：如GPU卡、服务器、工作站、打印机、刷卡器、条形码阅读器等。②网络设备：如云服务器、交换机、路由器、集线器等。③辅助设备：如备份机等。同时，还要考虑技术维护和折旧成本，因计算机技术的快速发展，导致其价格虽高但贬值快。

2. 软件成本 ①系统软件包括操作系统、数据库管理系统、安全软件等；②应用软件包括LIS软件、管理工具软件、中间件、第三方管理软件、办公软件等；③运行维护、软件更新等。

3. 消耗品成本 包括墨盒或色带、各种类型的纸张、计算机耗材等。

4. 人力成本 主要用于信息系统的管理、维护、开发和为系统使用提供支持及指导的人员费用。

（二）实验室数字化系统的效益

虽然数字化系统的效益不是很明显，也没有直接的费用收入，但可以极大地提高工作质量及效率和管理水平。一般来说可以划分为不可量化的效益、可量化的非货币效益、可量化的货币效益三类。

1. 不可量化的效益 ①提高工作效率及质量，更有效地为临床和患者服务；②促使科室管理工作的科学化、规范化和标准化；③为科室建设及学科发展提供科学的决策依据；④实验室提供个性化、人性化的检验服务，满足特殊患者的需要；⑤集中管理检验信息，便于查找问题、分析原因，改进工作，加强全过程的质量管理；⑥巨大的社会效益和管理效益。

2. 可量化的非货币效益 ①缩短门诊患者就诊时间，提高治疗效率及患者对医生的满意度，医院可以吸引更多的患者。减少门诊患者和患者家属的交通费、住宿费等与看病相关的一些间接费用，降低患者的间接经济负担。②双向通信和条形码技术系统应用于临床实验室，避免了手工检测标本而造成的差错，很大程度上保证了检验结果的可靠性，显著地减轻了工作人员的工作量，可以让患者能更方便、快速地获得可靠的检验结果。③智能自动审核软件在各生化、免疫、临检中应用，大部分的标本结果可以通过自动审核，可在保证结果审核质量的同时显著提升结果审核的工作效率，缩短标本周转时间，间接提升患者的就诊满意度。

3. 可量化的货币效益　①解决了实验室普遍存在的错漏收费问题：未实行实时收费时，实验室易出现少收费、漏收费、错收费的问题。数字化系统与医院信息系统全面的无缝隙连接可以减少错漏收费的环节。②利用计算机技术，减少损耗，增加效益：动态掌握仪器设备使用情况和试剂的消耗情况，减少库存和失效损失。检验报告单的数字化和无纸化可减少打印机和纸张的消耗，减少患者来往医院的交通费用。③利用数字化和自动化系统实现试管并管：将相同标本类型、检测部门、报告时间的项目合并一根试管，可直接减少试管的消耗和患者的采血量。

第二节　临床实验室数字化系统开发

软件产品通常需要融合系统性的管理理念、方法，不同于设备产品，很难用一系列固定的指标评判其优劣，给实验室数字化软件产品的选购或开发带来很大的难度。相对于软件，硬件设备通常使用期较短，更替方便快捷，而软件系统的应用是一个业务磨合和数据积累的长期过程。软件系统的改造、更替都需要医院投入大量的人力、财力，也会给医院或部门的业务造成严重影响。应尽可能地选择或开发能够满足医院需求的、符合医院长远利益的软件产品。

一、临床实验室数字化系统选择

临床实验室数字化系统的选择着重考虑以下方面：

（一）考察软件开发商

了解软件开发商的资质、规模、员工、用户群等，优先考虑具有一定资质和较强实力的开发商。软件开发商应具有相应软件产品的经营资质、产品注册证书。开发商的实力体现在规模、业绩、技术人员数量、专长产品、用户数量和规模、开发环境、口碑等方面，这些方面在很大程度上决定了软件产品的技术先进性、实施能力和后期维护升级能力。比较优秀的开发商要达到以下要求：人员充足，特别是有多年经验的技术人员较多；业绩良好、大型医院用户数量多、口碑好；技术稳定、采用主流开发环境，具有较强的财务实力。可通过软件开发商实地考察、软件产品演示、用户项目考察、征集并评价厂商建议书等活动筛选潜在的系统产品及服务商。

（二）购买与运行成本

在对软件的系统设计、软件产品和开发商资质做充分考察后，决定是否选择该软件产品的另一重要因素是购入价格及运行成本。虽然综合评估软件产品的优劣非常困难，但较低的投标价在很多时候还是具有很大的诱惑力。然而，在不了解软件产品和开发商的情况下，即使再低的投标价格，仍需谨慎选择。因为一旦选择错误，有可能需要投入更多的人、财、物到系统实施过程中，甚至于实施完成后系统也只能勉强使用，等到发现软件存在诸多不足、难以为继时，其后的系统更换将是一项更为困难的工程。事实上，数字化系统的运行成本在很大程度上取决于系统设计优劣和开发商的售后服务能力。

（三）软件的整体性和规范性

规范性方面，数字化软件应符合国际、国家、卫生行业及卫生行政主管部门制定的标准、规范和要求。整体性方面，数字化软件功能设计应当满足实验室当前和不久将来的需求，如数据库、数据中心的设计不仅要满足现实业务数据存储需要，还要面向数据挖掘和智能化运用；操作界面设计应友好，工作流程合理，运行稳定，使用、维护方便；系统架构设计应有充分的可扩展性，宜采用主流开发工具和主流技术，具有可靠的信息安全保障措施。应到软件开发商典型客户实际应用现场考察软件质量与性能，了解已有的用户在实际应用中的反映。工作人员最好自己动手操作一遍，真实感受软件的功能，有助于评判软件的质量。

（四）系统设计和硬件选择

数字化软件的架构设计和硬件的选择应与医院的长期信息规划方案一致。如果医院已有其他的相关软件系统，则需要确认原有的软件供应商是否能在此平台上提供数据交互接口。按系统规模可分为：①小型系统，采用小型数据库，一般为单机版或C/S结构，其缺点是仪器接口固定，功能简单，数据量有限；②中型系统，采用大型数据库，一般为C/S结构，包含了标本管理、质量控制、通信接口、全院联网等大部分功能，是我国主流的产品；③大型系统，除中型系统的功能外，还包含双向通信、条形码技术、智能审核、专家系统、智能数据等功能；④区域系统，实现多院区或区域内实验室管理，包括人员、物资、标本等跨院区的轮转、转运和资源共享。

（五）售后服务

售后服务主要是考察开发商售后技术力量、服务响应时间、免费维护年数及更新升级费用等。根据我国医院业务增长和设备更新普遍情况，通常检验科每年都会有新的分析仪器接入LIS，开发商将收取仪器接入费，这是一笔可以预期的开支。此外，功能的改进、扩展、创建或升级，与其他信息系统的接口，开发商往往也要求医院支付费用。为增强可控性，上述服务的收费价格，医院在软件采购时可以进行事先约定。

（六）开发建设模式

开发建设模式可分为自主研发、合作定制（个性化开发）、购买商品软件。自主研发软件适合于具备较强开发力量的实验室或医院，应确保能有足够的信息技术团队资源，并充分评估自建系统所面临的风险。目前具备这种条件的实验室或医院不是很多。虽然自行开发软件具有更适合自己实验室的需要、开发费用比较省的优点，但有些数字化系统非常复杂，开发工作量大，如自主研发的技术和经验不足，可能需要长时间摸索才能得到改进。如果现有软件功能不能满足需求，实验室或医院可采用合作定制的个性化研发方式进行，即软件供应商提供本地化服务，依据实验室的特殊要求及行业发展趋势再进行修改，直至符合要求为止。一般小型实验室可购买商品软件，经过个性化配置，与其他信息系统数据互联互通。

（七）软件升级

客观来说，任何软件产品必然存在缺陷，需求变化、开发条件、人员知识和技术等情况都会影响软件产品的功能和性能。软件升级的一个重要目的就是为了修补各种缺陷，解决已经出现的问题，并满足用户新的需求。任何一套软件产品都需要在不断升级更新中逐渐得到完善，走向成熟。软件升级前必须对新版做好充分的测试，必要时告知相关业务部门，升级完成后需重点关注变化部分，包括流程通畅性、数据的正确性和完整性。软件升级一般可采用自动升级的办法，即维护好新版本的程序文件，应用程序运行时自动检测软件版本，当发现有新版本时自动下载安装。自动升级的好处是可以提高软件维护更新的效率。

二、临床实验室数字化系统软件开发

与其他信息系统的开发类似，实验室数字化系统的开发也需要大量的需求调研分析，经过系统总体设计、详细设计后，进行程序编码、调试和修改的反复过程。由于实验室数字化系统是源于临床检验工作的具体要求，考虑到大多数医院的信息化基础现状，因此完全从零开始研发的情况极少会出现。同时社会和医疗行业对相关产品还有更多的期待，如全流程精细化管理、数据挖掘利用、区域化医疗、检验报告共享互认、互联网+等，有待于医院、卫生管理部门和软件企业合力实现这些方面的信息化管理。

（一）开发原则

使用数字化系统最主要的出发点是实现信息共享、提高工作质量、提高管理效率、减轻人员负担。在当今时代，数字化系统本身已不是先进的标志，但先进的信息系统应当能够融合科学的管理思想，充分利用计算机和信息技术来很好地满足我们的这些出发点。数字化系统软件的开发是一个系统性的创作过程，也是一个循序渐进的逐步推进过程，需要用户、开发人员长期投入大量精力，确保软件的易用性、可靠性、可扩展性并具有一定的前瞻性。

（二）需求调研与分析

需求调研与分析的目的是深入了解用户的需要，明确研发或升级改造应该解决哪些问题，是否可行，决定系统应该实现什么，为系统设计、开发和验收提供基础。用户需求的内容应符合国家法律、法规及卫生行业等相关标准和要求。系统分析师拿到一个用户想要解决的问题时，首先要进行一个快速的高层次的系统分析和设计，从操作、技术和经济方面做出系统可行性分析报告，为用户方的决策者提供决策依据。在需求调研与分析的过程中，用户会以自身所属行业、专业的习惯结合个人理解来表达需求，这并不一定符合软件研发人员的理解习惯。然而，软件系统的实现必须是具体的、确定的，研发人员必须掌握和实现信息系统的所有细节，用户断续的、粗略的，甚至是存在逻辑问题的需求表述必须得到梳理细化和明确化。系统分析员是用户与开发人员之间进行沟通的桥梁，在需求调研过程中，可采用现场考察、会谈、收集用户表单、运行原型等方法，逐步掌握用户的真实需求。

（三）快速原型开发法

快速原型开发法是指在软件研发过程中采用了快速原型化模型，即首先建立一个原型并且让用户使用，然后由用户通过使用原型提出意见，软件开发人员根据用户提出的意见快速修改原型，重复这一过程直到用户满意，此时的原型成为最终系统。当前，市面上的软件产品很多，而且大中型医院基本上都已建立了LIS等相关系统，遇到更多的情况是升级系统或更换系统。由于标准化的不足、流程更新等因素，在医院引入新软件的过程中，通常难以避免一些局部开发。采用快速原型开发法非常适合这样的情况，当然此时的原型大都已具备一些成熟、完整的功能，新的开发是为了使之更为完善。

（四）开发过程中的人员协作

随着临床检验管理的全程化和精细化，与之相称的数字化系统是一个规模较大的、复杂的软硬件系统，软件开发需要多方人员的密切配合与协作才能完成，其中医院信息技术人员和检验科人员起着重要的作用。在开发过程中，检验科人员主要是负责提出各种需求，也可参与测试、验证和确认软件的功能完整性及易用性。医院信息技术人员是用户与开发人员之间的沟通桥梁，应积极参与系统的规划设计，开发人员则在前两者工作的基础上用软件技术实现一个信息系统。当然，数字化系统的使用者还有临床科室的医生、护士，甚至是患者，软件的开发也离不开他们的密切配合。

（五）系统设计

软件开发中的系统设计通常是在需求分析的基础上，自顶向下，先进行概要设计再进行详细设计，LIS的开发也是如此。系统设计内容包括数据设计、结构设计、接口设计和过程方法设计，通过概要设计从总体和架构上把握系统，然后进行细化及程序代码编写，以实现具体的软件系统。系统设计工作并不是一个简单的顺序执行，由于需求分析结果具有一定的局限性，在系统设计阶段可能需要反复地通过设计、调试、分析、修改设计，再调试、分析、调整设计来完善原来的设计。

（六）运行环境

开发运行环境主要是指操作系统平台、数据库管理系统和开发工具，对最终的软件性能和功能有一定的影响。当前我国实验室数字化软件大部分还是运行于Windows操作系统平台，将来必定有越来越多的实验室数字化软件支持国产操作系统。数据库管理系统主要有SQL Server、Oracle、MySQL、DB2、Caché等，其中Caché为后关系型数据库，其他为关系型数据库。Oracle在我国医疗机构有较多的用户，也可选用基于大数据、高并发的MySQL数据库。开发语言主要有C#、Java、Python、R等，都具有开发速度快的优点，我国有较多的LIS软件主体是采用C#、Java开发的。由于开发工具和数据库各有各的优点，因此在LIS开发过程中，可以根据现实需要结合应用，不必设限，建议尽可能支持跨平台、自主可控的运行和开发环境。

三、临床实验室数字化系统集成

孤立的临床实验室数字化系统无法满足现代临床检验工作需要，它必须与实验室、医院的其他系统进行互联和信息共享，在一定程度上进行技术、数据、业务和应用集成，实现全流程化的临床检验管理，共享检验结果报告，并为数据挖掘利用、拓展新服务提供条件。

（一）与仪器的检测数据集成

通过RS-232串行接口通信或局域网TCP/IP协议通信或文件共享等方式采集仪器数据，可提高数据录入效率并有效保障数据录入的准确性。自动采集获取的数据，一般需要经过计算、修约等处理才能得到最终的报告数据。实验室应定期检查数据有效性，并保存采集的原始数据、处理过程数据及最终报告数据。

（二）与其他信息系统互联互通

信息系统之间互联互通，可以解决信息孤岛，构建良性运行的信息生态圈。如与HIS相连可以获取患者信息、医院部门、人员信息，接收患者医嘱信息的更新，完成临床检验收费和结果返回。实施互联时，必须明确双方需要交换信息的内容和数据结构、交换流程、接口技术方法，确定后形成文档并由双方开发人员共同组织实施。

（三）系统集成平台

当互联系统数量增多时，信息系统之间直接点对点的互联会使系统之间的交互接口急剧复杂化，给开发和维护工作造成很大的困难。通过集成平台（integration platform）进行互联，每个参与互联的系统只需与集成平台互联对接，再通过集成平台的路由转发机制，信息系统即可以从其他一个或多个系统接收信息，或将信息发给其他一个或多个系统，任意交互的两个信息系统可以不必关注对方的接口情况。集成平台是业务流集成时使用的接口工具平台，也可将所有的数据集成为统一标准的数据集，实现不同应用、业务流程和数据源之间的互联、集成和协作。集成平台可简化医疗信息系统之间的互联，但集成平台的应用必须遵循信息交换标准规范才能真正发挥其灵活"插拔"的效果,这些标准和规范有 Web Service、HL7、XML 等。

(四)业务和数据双中台

实验室是具有业务中台和数据中台的IT平台。业务中台主要负责内部业务系统的管理和集成,从业务的角度分为底层的经营要素数字化,然后是组织能力产品化,再通过流程串接实现不同的业务,最上面是各种形态的用户交互。数据中台主要负责企业内部数据的管理和共享,底层是数据资产中心,上面是数据能力中心,包含指标、标签和知识中心,向上支撑数据智能应用体系。业务中台和数据中台要实现联动,才能支撑上层的经营决策智慧化。

第三节 临床实验室数字化系统实施

实验室数字化系统通常是一个涵盖临床检验所有环节的软硬件系统,其实施工作也有一定的难度,需要事先做好充分的准备工作,由点到面逐步推进,并进行反复调整优化,排除实施和应用过程中可能遇到的各种问题。系统的建设应有一支与项目相匹配的团队,提供必要的经费及基础设施,对项目进行全程管理及对相关人员进行系统培训。

一、实施前期

在系统实施的前期,应当准备好软件安装包、使用说明、操作指南、培训内容等文档,制定实施方案和计划,确定实施人员分工,配备系统所需要的服务器、计算机工作站、打印机、打印耗材等。使用模拟环境或未正式启用的新环境实施前的最终测试,应确保安装包、系统配置的可用性。安装数据库服务器、应用服务器,包括各种需要的硬件、操作系统、数据库软件、应用服务、中间件等。如与分析仪器连接,实施前期应当熟悉仪器的连接方式,必要时可从仪器供应商那里获取通信接口资料、技术手册。

软件项目的实施过程可分为项目需求确认和设计工作阶段——确立用户需求,明确系统业务,设计系统方案,落实系统要达到的目标;软件开发、调试、试运行阶段——主要从事系统的详细设计和编码实现,确定系统的界面风格,开发软件系统各个功能模块,进行系统调试和测试,编写用户手册;设备购置、安装和调试阶段——进行系统硬件、系统软件的购置、安装和调试工作,开展用户操作与维护培训;系统运行和维护阶段——主要从事系统的运行和维护,对运行中发现的错误和缺陷进行更正和升级。

实际上,在项目实施过程中,对实验室而言最重要的是设备购置、软件安装和调试阶段,其他阶段主要在软件开发商或医院计算机中心完成,这里不作详细介绍。

(一)硬件设备购置安装

主要的硬件设备包括网络设备、服务器、客户端计算机、打印机等。安装过程主要是将硬件设备安装到合适的场地位置，并根据应用需要进行合理配置，接入到医院局域网。由系统供应商或原设备制造商提供安装地点要求，应涵盖：①安装地点的环境要求，包括运输和储存的温度；安装地点的灰尘限制；接地、电压、电流的要求；配备火警、温度监测和警报、水淹探测器、电力监测器，配备专用的灭火器或其他应急设备；需提供设备的尺寸和重量，以满足对实验室地面、桌面空间的要求。②维护程序，包括问题和修改记录、定期检查结果、维护计划等，监测设备和解释说明的程序，并提供一些特殊建议给清洁人员，包括地板清洁材料和技术，废料处理和其他操作。③硬件使用指南，应详细描述如何安装系统配件，如何使其互相连接，如何确定硬件性能。

（二）软件安装和调试

软件系统的安装包括操作系统、数据库、应用程序安装。调试主要是接口调试，应提供相应的仪器或其他系统的接口信息给实施人员，供其在实施和测试过程中参考。如果没有相关的联机资料，应与仪器厂家或代理商联系查询相关的配置。

1. 服务器软件安装 分为操作系统和数据库安装，可以按照软件安装包一步一步地进行，安装完成后进行系统配置，如IP地址分配、数据库的创建和初始化等。

2. 客户端软件安装 分为操作系统和应用软件安装。安装完成后，进行初始化，如数据库连接配置，客户端本地化设置，用户权限分配等。采用B/S模式可简化客户端环境安装，但仍需安装打印、预览等插件。

3. 仪器通信接口调试 若数字化系统要与仪器连接，则需对已经有仪器通信接口程序进行初始化设置，如通信参数、试验项目通道、数据测试等，保证数据能正确地传输。如果没有相应的通信接口程序，则需按仪器联机一般操作步骤进行，并编写相应的通信程序。每一台仪器都应有一个相应的通信接口程序，这是LIS的核心程序，也是软件安装中最重要、最复杂的部分。

4. 调试和测试 对系统进行全面的测试，包括功能测试、性能测试和安全性测试。确保系统能够正常运行，并且符合预期的性能和安全要求。解决可能出现的错误和问题，进行必要的调试和优化。

二、数据初始化和测试

（一）数据初始化

数据初始化即基础数据准备，是数字化系统运行前必须完成的重要准备工作，也是系统运行前的核心工作，能提高数据的标准化程度、规范实验室的操作、保障系统的顺利运行和质量。为确保数据规范，信息分类编码应符合我国法律、法规及有关规定，对已有的国标、行业标准的数据字典，应采用与其相应的有关标准。基本数据内容如下：

1. 数据分类

（1）标准化的数据：如疾病诊断分类字典、检验项目名称等。

（2）系统规定的数据：如操作员等级可分为系统管理员、超级用户、主任、组长、组员、查看人员等，不允许用户修改。

（3）用户自由定义的数据：如定性结果（阴性、阳性）等。

2. 技术原则 项目的编码原则是合理性、规范性、唯一性、易识别性、可扩展性。项目命名原则是面向临床的需要，以临床实用为前提。

3. 主要的基础数据 基础数据要在正式使用前完成设置和测试。以LIS为例，其基础数据有以下类型：

（1）试验名称：包括唯一标识、试验名称、缩写、标本、单位、打印次序、质控、参考区间、警告范围、方法、检验仪器、检测部门、临床意义等，是最重要的基础数据字典之一。

（2）标本类型、采集部位：包括唯一标识、名称、输入码等。

（3）检验收费项目：包括收费名称、单位、单价、检验部门、标本、试验项目等，与HIS数据相关联，目前绝大部分省份都有统一的收费标准规范。

（4）设备名称、通信参数、通道名称：是仪器通信相关的一组基础数据字典。

（5）工作人员、科室名称：可以从HIS中获取并保持一致。

（6）其他数据：如试验组合、快捷键输入定义、室内质量控制设置等。

（二）系统测试

这里的系统测试主要是指用户测试，即在实际应用环境中所进行的真实数据的测试。大多数情况用户较少参与测试，绝大部分测试由实施人员来完成。但用户测试非常重要，可以减少系统试运行和切换时遇到的问题，因此需成立用户测试小组，安排在非工作时间测试。测试时发现的问题或修改意见必须在系统试运行前全部修改或解决。用户测试的主要内容如下：

（1）基础数据确认：检查系统配置和基础字典是否正确、完整、规范。

（2）通信测试：测试系统能否正确与相连系统之间的数据传输。测试时，系统上下游的系统均要纳入测试，重点是测试数据的一致性。测试的数据要尽可能覆盖各类情况。如患者信息的一致性，项目名称的一致性，仪器报警信息，结果值包括小数点位数、异常标识，公式计算的正确性，质量控制数据信息等。

（3）基本功能测试：根据用户操作说明书进行，至少应包括标本管理流程（申请、采集、收费、流转、分析前处理、上机检测、保存、销毁）测试；手工输入数据与信息（默认、成批录入方式）测试；标本审核流程（自动审核、结果解释或备注）测试；最终报告单（数据、信息与格式）测试确认；危急值管理（识别、报告、接收、临床处理）测试。

（4）整体性能测试：主要测试系统的响应速度、可靠性、完整性、扩展性、容错性、安全性、文档完备性等。

（5）全院联网测试：集成测试系统与医院信息系统是否无缝衔接。跨系统的信息一致性比较（如患者信息、结果数据、异常标识、附加备注等）测试。跨系统包括仪器与LIS、仪器与中间件、中间件与LIS，以及LIS与体检系统、电子病历、护理系统、患者服务（如小程序查询结果）。

三、人员培训和试运行

制定培训计划表，确定培训内容、时间、地点和参加人员。发布培训通知，组织人员在预定的时间和场所开展应用培训。单纯的讲座培训方式难以达到实际效果，因此，可在培训前后组织有关部门人员进行一些实践操作，提高人员的感性认识。此外，软件产品的易用性可减轻培训工作量。操作简单、明白易懂的用户界面设计，对用户有更好的亲和力。可以说培训的成功在一定程度上也离不开好的设计。培训内容包括基本理论、软件的安装与操作、运行管理、现场操作辅导等。培训方式应包括技术讲课、操作示范、参观学习和其他必需的业务指导及技术咨询，确保培训人员对系统基本理论、技术特性、操作规范、运行规程、管理维护等方面获得全面了解和掌握。

（一）人员培训

1. 培训对象　系统正式运行前，要对不同权限和角色的用户进行针对性的系统化培训。对于在系统使用过程中新雇用的会接触系统的员工也应列入培训范围内。

（1）管理人员培训：管理人员主要指实验室领导、部门负责人等，应对其进行思想观念、系统流程和协调方法的培训。应达到以下目标：充分认识到管理与协调在系统实施过程中起重要作用；熟悉系统的工作流程；掌握常见问题的处理方法；学会利用系统进行科学管理。

（2）技术人员培训：技术人员是系统的主要建设者和运行保障者，他们负责系统的总体规划、综合布线、设备选型、软件开发、人员培训与日常维护，必要时还要进行组织协调等。系统日常运行遇到的大部分问题需要他们来处理和解决。

（3）实施人员培训：实施人员承担着系统和数据初始化等任务，影响着信息系统的有效运行。

（4）操作人员培训：操作人员是大量在一线操作的工作人员，这批人员的培训工作量大，培训时间较长，需要认真组织，妥善安排。对操作人员需要从思想观念、操作技能及新流程下相关的业务技能等方面进行培训。操作培训主要分计算机基础知识、基本操作技能及相关业务知识三部分。

2. 培训方法和原则

（1）培训环境：以现场为主，适当时可以建立培训教室。

（2）培训教材：分为基础培训教材和功能模块培训教材两部分。

（3）培训方式：集中培训和继续教育，也可以采用以点带面的重点人员培训方式。

（4）培训管理：采用准入机制，考试合格后发上岗证。

（5）培训原则：分步实施，逐层深入，先易后难，因人而异。

3. 培训内容　涉及系统的概念、范围、功能、组成部分和操作指南，以及运行和维护等。由于人员的计算机基础不同，对计算机知识的接受能力有差别，对系统的理解程度也不一致，而不同人员对系统所具有的操作权限也不一样，可分为以下培训：

（1）基础知识培训：操作权限分配原则、信息安全、患者隐私保护、医院和科室信息管理制度等，一般由医院自己完成。

（2）应用软件培训：是培训的重点，涉及范围广，持续时间长。应用软件培训应于数据准备工作结束并验收后开始，由于每个子系统的工作量与难易程度不同，培训时间的长短也相应有所区别。

（3）系统管理员培训：系统管理员为信息专业技术人员，负责系统、后台数据库的维护工作。主要培训内容包括信息系统的维护功能，如系统安装、数据的日常备份、日志的定期整理、系统常见故障的排除等，以及对软件支撑环境的整体集成（含服务器、操作系统、数据库、应用服务器、中间件及客户端支持软件、应用软件整体安装调试与集成）。

（二）系统试运行

系统试运行是从系统切换开始，直到运行平稳为止的过程，时间一般为1~3个月。尽可能将系统切换造成的影响降至最小，平稳地完成新老系统的过渡。应该注意以下几点：①尽可能减少对正常工作的影响；②选择条件成熟的部门先切换，分步进行；③积极反馈情况，及时处理问题，做好应急保障措施；④数据迁移时，将旧系统或单机版的数据转入到新系统中，保持数据的连续性和一致性。目前，绝大多数的实验室在新旧系统切换时，多年积累下来的系统数据就丢失了，也没有要求实施人员将老数据做相应处理，这样将造成严重的损失。

为了减少系统缺陷所造成的影响，推广应用需建立在成熟的试验和小范围成功应用的基础上，可采用先试验后应用，由点到面逐步推开的方法进行。推广应用前期组织有关部门人员参加系统介绍和试用经验介绍，讲解信息化管理的总体流程，由试用部门人员总结应用情况，提出改进建议，会后根据合理建议对系统软件或配置进行调整。新系统推广中，原有工作模式不可避免地发生改变，既可能减轻操作负担，也可能由于规范性加强而存在着一些限制和不便，可通过培训或经过一段时间的试用让操作者明白这种变化的合理性。在推广应用过程中穿插正式或非正式的现场培训，能够进一步提高工作人员的操作能力。同时，通过人员自主的互相帮教也可使更多的人熟悉、掌握新的工作模式。

由于系统的复杂性，软件错误在开发的每个阶段都可能被带入，某些错误可以通过测试被发现和纠正，但有的错误只有经过实际使用才能被充分暴露。推广应用时通常会发现系统程序处理和配置上的问题。从应用者的角度来看，软件的功能和用户界面设计是否合理，是否符合实际要求，也需要经过实际应用后才能明确。工作站数量增加有可能会暴露出并发操作问题，如编号冲突、重复记录等，这既需要操作人员保持谨慎，及时反馈发现的问题，也需要软件技术人员定期检查与分析系统数据，纠正有缺陷的程序代码或配置。

四、系统切换

在信息系统的应用周期内，系统软件的更新或升级是很常见的，通常是在原有系统的基础上进行局部的功能或性能改进，而信息系统的总体结构、数据库或者处理逻辑没有太大的变化。信息系统的更换不同于更新，它是大规模甚至是完全用一套新的软件取代原有软件，以达到各方面的提升，从而满足用户原有系统无法满足的需求。

信息系统的更换是一项复杂的系统工作，甚至可以说难度或工作量将高于上一个全新的系统，主要是因为：①更换过程对现有业务不能造成中断或有严重影响；②新系统必须能够取代原有系统，与周边其他系统进行数据交换，难度随着与之相关的系统数量增加而加大；③当前医疗信息标准化程度还非常低，新系统在基础数据、接口等方面要与其他关联的数据保持一致；④原系统操作者需要适应新的工作流程和工作方式。

当原有信息系统无法满足新的需求，而暴露出各种难以接受的缺陷和问题，而又由于信息系统基础架构等其他原因，无法继续进行升级和改造时，只有通过信息系统更换才能彻底解决问题。在对新旧系统进行充分的对比分析后，可着手制定信息系统更换方案。方案的内容包括系统集成方式、系统接口开发与配置、软件运行环境配置、硬件设施配置、进度安排、历史数据迁移、实施人员组织分工等。新系统上线之前应当制定应急预案，以应对实施过程中可能出现的意外情况。

五、规章制度建立

实验室数字化信息系统可以因硬件故障、软件故障或缺陷、人为因素等各种方式丢失或损坏。因此，规章制度的制定也应该是实验室信息化建设的重要内容。为保证系统正常有效的运行，规章制度的制定要体现以患者为中心，遵守法律、法规和职业道德，坚持与时俱进，定期修订和完善，并作为实验室工作人员必须共同遵守的规范和准则。这些制度包括以下内容。

（一）操作规程

大多数数字化系统都是人机系统，只有严格遵守操作规程，才能保证系统功能全面、安全地被应用。软件供应商会提供基本的操作手册，但具体的操作规程必须由实验室自己制定，并与工作流程、管理模式、实际情况相结合。操作手册内容主要包括工作流程、操作规程，可以全面体现 ISO 15189 中关于 LIS 的基本要求，体现风险管理的原则，将系统的故障或缺陷消灭在萌芽之中。操作规程应包括系统基本情况、硬件安装规程、软件安装/更新规程、应急处理规程、系统安全检查规程、系统维护规程等。

（二）岗位职责

岗位职责可分为系统管理员、主任、组长、操作员、查询员等不同等级，相应的用户权限也不同。其中系统管理员主要负责系统的运行保障，包括日常管理与维护、系统可靠性管理、网络性能监视、系统备份与恢复、客户机管理，参与实验室信息化的总体规划、制定步骤、组织实施、培训人员，参与系统的基础数据准备、试运行、规章制度建设。系统管理员的工作主要侧重于检验流程的功能规范和系统维护的管理，信息技术的具体实现由计算机专业人员完成，所以 LIS 管理员最好来自实验室而不是计算机中心。适用时实验室应设专人或兼职人员负责管理信息系统相关事务，有利于提高实验室的工作效率和服务质量。

(三)工作制度

工作制度主要包括用户权限管理制度、数据备份与恢复管理制度、检验数据修改管理制度、工作站管理制度、安全管理制度、信息培训制度等。工作制度规定什么用户拥有什么样的操作权限，在什么时间、什么条件下应该完成什么工作，如果出现问题应如何处理。只有保证系统的安全和可靠，才能充分发挥信息系统的功能和作用。

(四)系统操作指南

系统操作指南包括各种不同的硬件、软件的操作，识别并纠正操作中可能遇到的问题。硬件的操作指南，如设备硬件操作说明；打印机和终端设备更换色带和纸张的说明；磁带和磁盘安装大容量存储设备的说明等。软件和系统操作说明包括如何启动和重启系统；如何中断正在运行的系统；如何处理突发事件；运行操作人员的注意事项等。

第四节 临床实验室数字化系统运行

临床实验室数字化系统的建设一般要经历项目的启动、计划、实施、试运行等几个主要阶段才能正式投入使用。运行管理就是对系统的运行进行实时监控，记录其运行状态，进行必要的修改与功能扩充，以便使系统真正符合实验室工作的需要。从我国临床实验室的实际出发，运用国内外先进管理方法和管理技术，对实验室的每个组成部分和每个工作环节进行组织、指挥、调度、监督和调节，以合理的人、财、物配置，取得最佳的工作效能、医疗效果和经济效益。运行管理的工作范畴广泛，除终端设备管理外，还包括桌面系统维护、应用程序支持、外设配置、网络架构优化、安全防护等多个方面。

一、运行管理的前提

实现数字化系统运行管理的基础要求包括①要保存好数字化系统开发时的完整材料。②数字化系统的工作人员要有严格的分工。例如，系统管理员的任务是全面负责系统的安全和正常运行，掌握系统的修改及改进，并负责指挥和调度其他的工作人员。操作人员的任务是运行应用系统。程序员的任务根据系统管理员的安排，对软件进行修改与扩充，同时满足用户的临时需求。③每项工作要有严格的操作规程和工作步骤。④系统运行的情况要被详细地记录下来，为以后评价与改进系统提供依据。

二、运行管理的任务

数字化系统的管理工作不限于硬件管理。硬件的管理与维护工作只是提供了硬件的保障，是系统管理工作的一部分。系统管理工作主要还包括软件日常运行的管理、运行情况的记录及对运行情况进行检查与评价。为保证软件正常健康运行，需进行软件运行管理，对服务器及应用性能进行监控，保证关键业务系统的高可用性和性能。利用专用工具监控应用服务器、数据库、操作系统、虚拟化系统、终端用户体验、中间件、Web事务处理、网站等。发现信息技术环境中的应用和服务器，并生成不同组件间的关系映射，监控响应时间、资源利用率、CPU/内存等性能指标，可基于阈值触发启动/停止/重启 Windows 服务、虚拟机。系统运行需要专门配备懂计算机技术，了解实验室工作流程的复合型人才专/兼职负责。

三、日常运行的管理和记录

临床实验室数字化系统的运行是长期的，且大多数情况下都处于正常工作状态，因此随着时间的推移，运行管理工作常常被忽视。然而，管理不是突击性的，每个操作计算机的人都应该养成遵守管理制度的习惯。对运行中的异常情况要做好记录、及时报告，以便得到及时处理，否则可能出现大问题，甚至发生灾难性故障。日常运行的管理和服务应包括以下内容。

（一）信息处理和信息服务

信息处理和信息服务包括例行的数据更新、统计分析、报表生成、核心数据复制与备份、与外界的定期数据上传和交换等。

（二）硬件维护

硬件维护包括设备的使用管理、定期检修，以及备用配件、各种耗材的使用与管理，电源与工作环境的管理等。

（三）安全问题管理

1. 数据或信息的安全与保密　即系统所保存的数据不能丢失，不能被破坏、篡改或盗用。软件系统中的数据必须有可靠的备份。当系统出现故障时，如停电、硬件故障、数据失真、软件故障、病毒等，应有恢复补救的手段，不致造成工作的混乱与损失。另外，对于系统中的数据都应规定不同人员的使用权限，并且有切实的措施保证执行。这些措施包括物理的手段（远程备份）和逻辑的手段（如密码的设置）。

2. 软件（包括程序与资料）的安全　重要的程序（包括购买的各种程序和自己编制的程序）必须将原版保存起来，日常使用程序的副本操作，以免由于一时的疏忽或误操作造成不可弥补的损失。资料保管也非常重要，尤其是从研发人员接收的开发全周期的文档，是科学管理的基础，不能丢失。同时，还应记录保存系统日常运行的情况、各种程序的说明及使用方法。

3. 硬件设备的安全　选购硬件设备时，尽量采用先进且技术成熟的设备，必须按照设备各自的质量标准严把质量关，选用性能价格比高、安全可靠的产品。同时，为各类网络设备和服务器提供一个符合技术标准的运行环境，是保障硬件设备安全的必要条件。

（四）运行记录

在完成上述日常管理工作的同时，应该对系统的工作情况进行详细的运行记录。这个问题常常被忽视，需要收集和积累的资料包括以下几个方面：

1. 工作数量 例如，开机的时间，每天、每周、每月提供的报表的数量，每天、每周、每月录入数据的数量，系统中积累的数据量，修改程序的数量，数据使用的频率，满足用户临时要求的数量等。这些数量反映了系统的工作负担及所提供的信息服务的规模。

2. 工作效率 即系统为了完成所规定的工作，占用了多少人力、物力和时间。如使用者提出一个临时的查询要求，系统用了多长时间给出所要的数据。此外，系统在日常运行中，例行的操作所花费的人力是多少，消耗性材料的使用情况如何。

3. 系统所提供的信息服务质量 信息服务和其他服务一样，不能只看数量，不看质量。如果一个信息系统生成的报表并不是管理工作所需要的，管理人员使用起来并不方便，那么这样的报表生成再多再快也是没有意义的。同样，使用者对于提供的方式是否满意，所提供信息的精确程度是否符合要求，信息提供是否及时，临时提供的信息需求能否得到满足等，也应纳入信息服务质量范围之内。

4. 系统的维护修改情况 系统中的数据、软件和硬件都有一定的更新、维护和检修的工作规程。这些工作都要有详细及时的记载，包括维护工作的内容、情况、时间、执行人员等。这不仅是为了保证系统的安全和正常运行，而且有利于系统的评价和进一步扩充。

5. 系统的故障情况 无论大小故障，都应该及时地记录以下这些情况：故障的发生时间、故障的现象、故障发生时的工作环境、处理的方法、处理的结果、处理人员、善后措施、原因分析。

在系统运行管理过程中，还有一些其他不容忽视的问题。为了使信息记载完整准确，一方面要强调在事情发生的当时当地，由当事人记录。另一方面，尽量采用固定的表格或手册进行登记，而不要使用自然语言含糊表达。应注意有些情况不是在本系统运行中记录下来的。例如，生成的表格的使用率，使用者对例行报表的意见等。对于这些信息应该通过访问或发调查表等方式向使用者征集。认真、妥善地保存系统运行日记。系统的运行日记主要为系统的运行情况提供历史资料，也可为查找系统故障提供线索。专用机房、非专用机房机器的运行都要做好运行记录。运行日记的内容应当包括时间、操作人、运行情况、异常情况（发生时间、现象、处理人、处理过程、处理记录文件名、在场人员等）、值班人签字、负责人签字。

系统的运行记录是对系统管理、评价非常重要且宝贵的资料。管理人员应该从系统运行的一开始就注意积累系统运行情况的详细材料。

（五）临时信息服务

除例行工作外，操作人员通常还会有一些临时的信息服务要求。例如，临时查询某些数据，生成某些一次性的报表，进行某些统计分析及某种预测或方案测算。这些信息服务不在系统的日常工作范围之内，然而，其作用往往要比例行的信息服务大得多。管理人员往往通过这些要求的满足程度来评价和看待计算机应用系统。满足这些要求的工作,其复杂程度是不同的,故系统管理员必须对自己手中所掌握的数据及加工方法有确切的了解才能准确地判断哪些能满足、哪些比较难满足、哪些暂时还不能满足,并估计要满足这些要求所需要的工作量(包括程序编写、数据录入、程序运行等)。从长远来说,系统管理人员还应该积累这些临时要求的情况,找出规律,把一些带有普遍性的要求加以提炼,形成一般性的要求,对系统进行扩充,从而转化为例行服务。这也是信息系统完善的一个重要途径。

四、系统运行的文档管理

(一)实验室数字化系统运行文档的管理意义

运行文档主要包括检验申请单、检验报告单、各类报表、运行日记等;存储数据和程序的硬盘及其他介质;系统开发过程中产生的各种文档及其他资料。文档是各项信息活动的历史记录,也是检查各种责任事故的依据,是一种重要的数据资源。良好的文档管理是系统连续、稳定工作的保障。

(二)实验室数字化系统运行文档的管理任务

1. 监督、保证按要求生成各种文档 按要求生成各种文档是文档管理的基本任务。一般说来,软件开发商应该提供完整、符合要求的开发和实施文档;各种系统数据定期备份,重要的数据应强制备份;计算机源程序应有多个备份。

2. 保证各种文档的安全与保密 有些数据是诊断的重要依据,不允许泄露、破坏和遗失。各种开发文档及程序的丢失会危及运行的安全系统。

3. 保证各种文件得到合理、有效的利用 文档中的信息资料是进行分析决策的依据;各种开发文档是系统维护的保障;各种信息资料及系统程序是系统出现故障时恢复系统、确保系统继续运行的保证。

(三)实验室信息系统运行文档的管理办法

LIS日常运行生成的文档有:①各种报表,如工作量、质量控制图等周期性生成,并妥善分类归档;②运行日记和维护记录。

存储数据和程序的硬盘及其他介质应妥善保存并留有副本。系统、数据库、程序及文档应定期备份。软件开发文档包括系统规划、可行性报告、系统说明书、设计说明书、程序清单、测试报告、用户手册、操作说明、计算机硬件文档资料、驱动程序、网络布线资料、程序更新等。主要由软件开发商提供,如果文档不全,应要求重新整理。

文档的管理办法一般是通过制定与实施文档管理制度来实现,其包括以下内容:①存档的手续,主要是审批手续,如申请报告必须有主管人员的签章才能存档保管;②各种安全保证措施,应注明文档内容标题,存放在安全、洁净、防潮的场所;③文档管理员的职责与权限;④文档的分类管理;⑤文档使用时要先审批,如调用源程序应由有关人员审批，并应记录调用人员的姓名、调用内容、归还日期等；⑥设定各类文档的保存期限及销毁流程；⑦注重文档的保密。

第五节　临床实验室数字化系统维护

信息系统维护是指为适应系统的环境和其他因素的各种变化、保证系统正常工作而对系统进行的修改，包括系统功能的改进和解决系统在运行期间发生的问题。维护的内容主要包括环境管理、程序手册、数据传输与报告、数据检索与存储、系统安全、软件维护和应急预案。

一、环境管理

使用计算机、服务器设备的环境应保持清洁，经常通风。在每个独立的空间设有温度计和湿度计，记录温度、湿度。实验室应安装空调，对室内的温度、湿度等进行控制，确保符合大多数厂家的要求。工作场地最佳温度是15~28℃，最佳湿度是30%~70%。需定期对空调进行检查，一旦发现空调故障，应该立即对空调进行修理。实验室地面应使用防水、防滑、耐腐蚀及易清洁材料。实验室计算机附近不得存放有害化学物品和易燃、易爆物品。

计算机的放置须符合消防要求，不可阻塞通道，保证火灾发生时有足够的空间允许工作人员撤离现场。最理想的是，备份系统和档案应该远离机房，至少从计算机区域中分离出来，由防火建筑分隔，满足至少一个小时耐火认证。要考虑放置计算机系统的环境布局，包括门、防火墙、通风系统，以及电缆/通信缆。其中电线和线缆的布置应由专业人员完成，尽量顺着墙体并有外壳保护，避免穿越人行通道。电线/计算机线路不得沿走廊过道布置，或者穿越拥挤桌面的易受影响区域。对线缆的意外牵拉，尤其是在走廊上，不仅会导致不可挽回的电源关闭，更可能引发严重的毁坏。

机房配电系统采取防雷措施，避免雷击。计算机及网络系统、计算机外部设备及监控系统有专门的设备供配电系统。稳定持续的UPS电源能够保护计算机系统在突然断电或电流剧增时不受干扰，是整个信息系统正常运行的保证。监测UPS时应做到以下几点：①执行自检，指示器面板应定期检查；②追踪电池寿命，在指示器报警时予以及时更换，这可能需要专家来安装；③当出现电源故障的征兆时，需确认UPS及安全线路是否正常工作，如有异常时向维修人员通报，决定计算机系统是否应该关闭电源，关闭电源的程序应按部就班。

遵循医院的规定，摆放灭火器和消防栓。在仪器设备、计算机的附近，需放置消防灭火设备，并根据要求对灭火器进行定期检查维修。对工作人员进行消防知识和逃生培训，所有员工都应知道电源开关的位置及切断失火电器电源的方法，熟悉灭火器和消防栓的位置和使用方法。通道贴有明确的标识，出口处有明确消防通道指示照明与路线。核心区域，设置安全监控探视头。各房间门后贴有正确的逃生图，若房屋格局有新的变化，应及时更新逃生图。

不得允许未经授权的人接触信息设施。每位授权的工作人员设置个人的LIS登录密码，密码须保密，不得透露给其他人。服务器日志记录操作信息，一旦出现违规操作，可以追查。信息系统暂时不使用时，应及时退出或锁定，防止他人盗用。

二、程序手册

实验室应根据实际情况和自身特点建立LIS的程序文件，并进行定期审核，在得到批准后执行。LIS程序文件一般应包括以下内容：

（一）LIS作业指导书

LIS是实验室工作人员必须掌握的基础操作。操作说明书不仅是系统的作业指导书，也是新员工的培训手册。随着技术和软件技术的变化，作业指导书的提供方式也会随之发生转变。只有严格遵守系统的操作规程，才能保证系统功能的安全、可靠、可用、可控。基本的操作手册LIS供应商会提供，但是具体的操作规程必须由实验室根据工作流程、管理模式、实际情况等自行制定。系统操作说明包括描述有用的和系统内部性能的参考文件，如软件使用手册、源编码、描述文件结构、硬件操作手册、图表和流程图等。

（二）系统规章制度

系统规章制度至少包括以下内容：①环境管理制度，建立程序规定实验室LIS设施使用环境，保证LIS安全、稳定运行。②系统安全制度，建立程序对使用LIS、获取患者数据和信息、录入或修改患者结果、输入或纠正计费、修改计算机程序等人员进行授权，授权结果经实验室负责人签字后以文档形式保存。③安全管理程序，包括计算机管理、人员管理、制度管理等方面，防止LIS遭到人为或非人为的破坏。④数据管理制度，定期审核数据输入与输出的一致性，禁止以任何非正常方式修改系统中的任何数据，定期对数据进行备份，保证数据的安全、有效。⑤系统运维日志管理制度，系统运行和维护人员应及时、认真填写运行运维日志并妥善保管。⑥信息系统数据和功能验证，对于任何软硬件的改动，都要验证其适用性。⑦灾难恢复程序，确保任何可能的灾难恢复都有据可依。

三、数据传输与报告

实验室数字化系统中，LIS是核心的和重要的软件工具。实验室结果是临床诊断、治疗、预后的重要依据，结果的输入、审核、传输与报告的正确性至关重要，手工或自动传输结果录入到计算机最终接受和报告之前，须由专人检查审核通过之后才能发布。注意检查输入的患者检验结果的正确性，排除不可能和不合理的结果，如是否超出预定的数值范围等。

实验室须对接口的完整性进行验证，审查从仪器产生到传输给医生、患者的最终报告的每个节点数据的一致性。接口正式实施前和更改时须验证一次，之后每2年验证一次。

LIS通过不同的接口连入各个其他计算机系统或输出设备，每个接口连接的系统都需要验证。验证的内容至少应包括参考范围、说明/注释、患者、报告格式、异常标记等。既要验证单个检验项目，也要验证检验项目组合。接口的第一次验证还需要验证接收系统是否正确处理实验室更正的结果。新安装一个接口，或更换一个新的接入系统，至少每一个专业组要审核2个标本报告。当专业组发现数据传输不一致时，应立即报告管理员，检查出错原因并处理。对已经传输的数据进行人工更改，已经发出的数据，电话通知修正。

每两年核查一次LIS中表格与其他信息系统中副本的一致性。LIS内文件、记录、表格及计算机程序发生变更，要对系统内部及系统之间的一致性进行检查。每两年及系统发生变化时，审核LIS在处理患者数据的过程及结果，审核的内容包括数值计算、逻辑函数和自动核对结果、添加备注等，保证经过特殊运算计算出来的结果的正确性，并形成记录。实验室主任每年对计算机生成的报告内容和形式进行审核、批准。当检验结果超出一定范围时，LIS和自动审核系统明确标识和自动警示。LIS能够显示患者数据修改前的原始结果。

应确保实验室结果及时、正确地传输到电子病历、自助取单系统、体检系统，使得患者和医生及时获取检验结果。LIS标识所有输入或修改患者数据及控制文档的人员。系统详细清晰地记录实验步骤和结果录入对应的每一位操作人员，以便提供审查追踪。当计算机系统必须部分或全部停机时，可采用备用服务器或人工报告的方式确保不耽误患者就诊。当与LIS相连的系统部分停止运作、完全停止运作和恢复系统时，实验室必须保证数据的完整性。

四、数据检索与存储

实验室数字化系统保存的数据应能在合理合法的范围内方便医务人员调取和使用，同时须保证系统的数据在必要时可再现。例如，LIS中患者数据和档案信息应便于检索查询。实验室患者数据至少保存2年。系统自使用开始，应每年对数据保存时限和检索查询方式向医务人员征求意见。已经完成检测的检验结果的完整内容可以被检索，内容包括原始参考区间、检验结果所附的警示、脚注或解释性备注信息及原始报告信息。

信息中心有专人负责系统的数据备份，并认真填写备份日志，并定期检查。进行数据备份时，严格按照流程执行，并尽量在低医务量（周五下午或凌晨2：00）时进行。备份工作实行一人操作，一人检查。避免操作失误，数据备份过程中发生问题且操作人员无法解决时，操作人员保护现场，并立即向上级汇报。数据备份工作完成以后，在存储器上贴好标签，放置在规定的位置，并采取措施对备份数据进行验证，确保备份数据的准确、有效。不定期对数据进行恢复试验，以确保备份数据安全可靠。

对源程序修改每月归档一次，填写软件变更月报表，并将所有源程序刻入光盘，若遇重大程序更改，必须在更换前后都刻入光盘存档。根据数据的保密规定和用途，确定使用人员的存取权限、存取方式和审批手续。禁止泄露、外借和转移患者数据信息。制定业务数据的更改审批制度，未经批准不得随意更改业务数据。当系统的数据遭到人为或不可预测因素的破坏时，专人负责对数据、设备的保护，并及时进行数据恢复，做好记录，做到可查可追踪。LIS还要求识别、记录检测对应的分析仪器，并能够被检索，以便追踪到检测所使用的分析仪器。如果是多套分析仪器参与测试，系统也应能够识别。

五、系统安全

根据实验室工作的需要和信息数据的保护要求，对系统用户进行分级授权，所有授权进入实验室数字化系统的人员应维护计算机和信息系统中患者信息的机密性。使用实验室数字化系统的工作人员，保证一人唯一用户名和密码。工作人员只能用自己的账户和密码登录系统，不得将账户和密码借给其他人使用，更不能公之于众。

工作人员应经常性修改密码，同时不允许使用过于简单的密码，如"1234"等。密码的长度不得少于3位。连续输入密码5次不正确的，暂时锁定该用户。系统管理员要严守保密制度，不得泄露用户密码，及时删除离职人员的账户。系统管理员负责管理数字化系统的口令和密码，并定期对各用户的用户名和密码进行检查，用户名和密码不符合规定时，及时通知用户修改，并采取措施。

其他信息系统能调出患者检验结果表单，但不得侵入数据库。其他科室的医生、护士仅可以查看自己科室患者的检查结果，不得恶意侵入系统获取不必要的信息。实验室数字化系统与医院其他系统以接口形式连接，相对独立。防止通过其他系统非法侵入系统获取或更改信息，尤其是患者检验信息。

应提供维护检修工作手册，说明谁允许执行各个方面的维护，特别是要给到现场的工作人员足够的信息，以便他们能够纠正问题。可以用一个流程图或其他指南帮助服务人员分步检查问题的来源。使用指南应描述系统基本组成部分的物理位置和测试点，应说明在任何处理电路板或其他元件出现问题的预防措施。提供一套能识别每个组件、指定组件的源头和提供电路之间如何连接的原理图。

六、软件维护

在完成系统建设后，如何保障整个系统的顺畅运行就成为系统能否发挥作用的主要因素。按照软件维护的不同性质可以分为4种类型：①纠错性维护，在系统运行中发生异常或故障时进行诊断和修复维护；②适应性维护，为了使系统适应环境的变化而进行的维护工作；③完善性维护，扩充原有系统的功能，改进程序流程和执行效率；④预防性维护，对目前尚能正常运行，但可能将要发生变化或调整的系统进行维护。维护管理的内容可分为数据维护、代码维护、硬件设备维护、应急预案等。

（一）数据字典维护

LIS的基础字典包括试验项目、标本类型、采集部位、单位、科室、工作人员、设备等。这些数据会随着业务的变化进行调整及内容或结构的增加，也包括数据的备份与恢复。

（二）系统的备份和恢复

为保证LIS的正常运行及数据的安全，必须建立一套完整可靠的备份及恢复方案，一旦计算机软硬件故障造成数据库无法使用时，能够在尽可能短的时间内完全地恢复系统运行。

（三）客户机管理

一个运行稳定的LIS，其数据维护工作量不会很大，日常大量的维护工作主要集中在客户端，如硬件故障、病毒入侵、系统被破坏、软件初始化设置被修改及应用软件更新等。但是随着LIS应用的不断深入，其工作站的数量将迅速增加，大型实验室的工作站将达到几百台，要维护这么庞大数量的工作站，必须采取各种有效措施才能解决问题。

（四）故障应急预案

LIS全面运行后，为实验室的日常工作和科学化管理提供保障。但如何保证整个系统24小时×7天可靠稳定运行就成为管理员的首要任务。任何设备和软件都有出故障的可能，造成数据失效或故障不能在短时间内恢复，应建立故障应急预案来保证日常工作的正常进行。系统故障是小概率事件，在稳定运行的情况下容易产生麻痹思想，但一旦出现问题就容易手忙脚乱。应急预案要定期演练，以保证应急预案的可操作性、有效性和合理性，发现与实际不符合的情况，及时修订和完善。

（五）预防性维护

计算机系统在实验室环境中以适当操作模式使用，对实验室持续流畅的运转非常重要。对于不同的实验室和计算机系统种类，该领域的预防性维护应该包括但不局限于下列项目：①计算机硬件必须遵守所有硬件提供方的建议，如固定和及时的维护，并以文件的形式来记录维护。维护日志中的项目应该有硬件检查人、日期/时间、做了什么等其他信息。所包含的硬件类型应该是主机系统、服务器、个人计算机、打印机、条形码设备、通信/网络设备、UPS系统等。②计算机软件在预防性维护中通常容易被忽视。LIS运行环境依靠操作系统、网络环境、防毒软件等，使用过时的软件版本将会影响LIS的功能，应进行预防性维护和更新。

（六）操作许可限制

计算机系统会有一些许可协议的限制，从而影响实验室的运转效率。实验室人员必须意识到这些潜在的限制，包括：①操作系统许可用户的数量，这通常是一个硬性的不能被超越的限制；②实验室软件许可用户的数量，可作为或不作为一项硬性限制；③空余的磁盘空间，当文件大小增长超过了某个限制，会成为一个重要的瓶颈和限速原因。

（七）故障识别及分类

信息系统的可靠性评价时，识别出故障或错误非常重要。一些故障仅仅只降低了系统性能或影响的是不重要的功能。系统功能的重要性划分如下：①主要功能——系统的核心功能，错误或故障时会影响实验室的正常运行，影响患者的结果报告。例如，LIS的检验申请、标本登记、仪器通信、标本采集、质量控制、结果审核、报告查询或打印、检验收费。②次要功能——系统的这些功能是重要的，但不会影响检验结果报告和质量。例如，LIS的标本交接、质控结果打印、TAT监控、费用统计、历史结果查询、不合格标本登记。

故障的分类主要基于是否牵涉丧失主要功能、次要功能，当发生系统错误时，通常分为以下类别。

（1）完全丧失所有功能：整个LIS故障，所有功能不能操作。

（2）丧失主要的功能：一个或多个主要功能完全不能使用或产生错误的结果。

（3）影响主要功能：主要功能的操作有一定限制，但仍然可以执行。例如，可以传输结果，但速度极慢。

（4）丧失次要功能：一个或以上的次要功能完全不能使用或产生错误的结果。

（5）影响次要功能：如基础字典数据不能更新。

（6）冗余损失：有些系统会有多余的组件能继续工作，就算一些部分损坏了。如果一些错误不是影响主要或次要功能的原因，这些被分类为冗余损失。

应将故障报告记录保存和归档，包括以下信息。

（1）报告名称：如医院名称、计算机系统名称、故障或错误名称、报告人及职务。

（2）故障类别：故障应分为丧失所有功能、丧失主要功能、影响主要功能、丧失次要功能、影响次要功能和冗余损失等类别。

（3）问题描述：详细完整地记录事件发生的过程，主要故障的症状。如果类似问题重复出现，那么需重新设计系统，更换主要的组件或指出更改系统软件。

（4）处理措施：指出可能导致错误的原因，采取的处理措施，或哪个硬件被修理、更换或调整。

（5）故障原因分析：硬件设备引起的故障，需要通过更换硬件设备来解决。软件缺陷引起的故障，需要修改或更新程序来解决。由用户过失、操作故障等原因引起，或一些无法确定原因的故障，则选择一个最接近的故障原因。

七、应急预案

实验室数字化系统与医院的其他系统相对独立，并实时交互，其他系统的停机不影响患者数据的完整性。当其他信息系统或数据文件更换或更新时，信息科负责验证与LIS的兼容性，保证信息交互正常。信息科定期制作系统的备份，并负责历史数据存储介质的管理和保存。当意外停机、系统速度变慢及出现其他计算机问题时，应记录故障的原因和所采取的纠正措施等内容。

建立服务器应急预案，包括服务器突发故障及系统超负荷的应急处理流程和人员安排。当各工作站发现计算机访问数据库速度迟缓、不能进入相应程序、不能保存数据、不能访问网络、应用程序非连续性工作时，要立即向信息科报告。当计算机系统遇到严重故障，可能影响到患者就医的情况时，应向实验室主任报告。当发生网络整体故障达6小时以上，实验室检查转入手工操作，在网络停运期间应留取、整理检查申请单底联，网络恢复后根据检查单底联登记，通过手工记录补录患者费用。对即将出院或有出院倾向的患者，主治医师要在检查申请单上注明，检查科室应及时通知临床科室和住院处沟通费用情况。服务器系统一般采取大型存储+双机热备、数据库定时本地备份+异地定时备份+单机方案+备用工作站。大型存储主存储故障时，系统数据库自动切换到备份存储设备。大型存储备份存储故障时，启用主服务器本地备份数据库，差异数据从其他HIS数据库中获取，实验室检验结果从仪器中重新获取。主服务器故障时，系统自动或手工切换到从服务器。

当网络发生故障时，可以选择备份网络；没有备份网络且短时间网络不能恢复，可以考虑启动本地单机程序，根据条形码标签内容对检验数据进行处理；当网络恢复后，系统自动将本地数据上传到服务器，系统后台自动进行补收费用、状态修改等工作。当发生仪器通信故障时，首先注销工作站，系统自动重启通信程序；故障未排除时，按照维护手册检查通信连线、仪器通信设置、参数配置；故障未排除，系统管理员更换计算机进行测试；系统工程师电话或远程登录支持。在故障排除之前，有备用设备可以利用备用设备保证正常工作，其他情况可以考虑手工输入检验结果。

当计算机发生故障时，首先重启计算机。故障未排除，如有备份计算机，将业务转至备份计算机处理；没有备份计算机时，可以选择将接口移至其他计算机。系统管理员重新安装计算机，非设备原因1小时内解决问题。对计算机出现的故障、故障的原因、采取的纠正措施进行记录。故障排除，系统恢复之后，故障期间的数据能够补录，故障前的数据能够恢复，保证数据的完整、可用，并与前后数据保持一致。

应急响应是指信息安全突发事件后采取的措施和行动，目的是尽快地恢复系统和网络的正常运转，使软件破坏的程度降到最小。在检验部门，门诊、急诊检验室是重点部门。另外，牵涉面较大的设备，如主服务器、主交换机、磁盘阵列等重点设备，应使用双份。可根据风险评估结果，对有可能造成重大损失的部分，优先制定应急方案，并在发生问题时优先恢复。应急响应涉及系统相关的各个部门，必须保证应急措施切实有效，维持实验室活动最基本业务的运行，且可操作性强。接到安全报警之后，根据安全事件的类型和级别，决定是否启动应急预案。安全隐患根除后，要对抑制或根除的效果进行审计，确认系统有没有被再次入侵，需特别关注之前出问题的方面。建立跟踪文档，规范记录跟踪结果，并对响应效果进行评价。安全事件处理之后，应根据事件处理的工作记录和原始数据，结合专家的安全知识，形成完整的安全事件报告。报告的内容包括安全事件发生的日期、参加人员、事件发现的途径、事件的类型、涉及的范围、现场记录、损失和影响、处理过程、事故的经验和教训等。

八、维护工具

数字化系统的运行和维护由专/兼职的系统管理员负责，运行管理工作包括日常运行的管理、运行情况的记录及对系统的运行情况进行检查与评价，维护管理的内容可分为数据维护、代码维护、硬件设备维护、应急预案等。俗话说"工欲善其事，必先利其器"，适当的管理工具可以极大地提高运行和维护管理的效率、工作质量。随着信息技术的日新月异，管理人员需要不断地更新知识和工具才能更好地保证数字化系统的顺畅运行。例如，成熟的云服务产品有配套的运维工具，如云安全中心、云防火墙、数据库审计、运维安全中心（堡垒机）、数字证书管理服务等一系列运维工具。

（一）云安全中心

云安全中心是组织在云计算环境中实施安全管理的关键工具之一，能够帮助组织应对日益复杂和频繁的安全威胁，保护其在云环境中的资产和业务不受威胁。云安全中心是一个集安全监控和分析、漏洞扫描和漏洞管理、访问控制和身份验证、安全合规性和报告、应急响应和事件管理等功能于一体的服务器主机安全管理系统，帮助用户实现威胁检测、响应、溯源的自动化安全运营闭环，保护云上主机、本地服务器和容器安全，并满足监管合规要求。

（二）数据库审计

对数据库进行监控、记录和分析，以确保数据安全、合规性和完整性的一种服务。例如，数据库审计是在满足等保3.0"安全审计"相关要求的同时，智能解析数据库通信流量，细粒度审计数据库访问行为，对数据库全量行为的审计溯源、危险攻击的实时告警、风险语句的智能预警提供敏感的数据库资产安全的监控保障。例如，Yearing是一款开源数据库审计软件，提供的核心功能是SQL查询和审计，支持多种常见的数据库类型，如MySQL、PostgreSQL、ClickHouse等。其他知名数据库审计工具还有IBM InfoSphere Guardium、Oracle Audit Vault and Database Firewall、Imperva SecureSphere Database Security等。

（三）云防火墙

云防火墙是一种基于云计算架构的网络安全解决方案，用于保护云环境中的网络资源免受网络攻击、恶意行为和未经授权的访问。云防火墙是一款云原生的云上边界网络安全防护产品，可提供统一的互联网边界、NAT边界、VPC边界、主机边界流量管控与安全防护，包括结合情报的实时入侵防护、全流量可视化分析、智能化访问控制、日志溯源分析等能力，是网络边界防护与等保合规的利器。

（四）堡垒机

堡垒机是一种高效、灵活和安全的网络安全服务，可以帮助组织管理和控制对内部网络资源的访问，提高网络安全性和管理效率。例如，JumpServer是一款广受欢迎的开源堡垒机，使用GNU GPL v2.0开源协议，是符合4A的专业运维审计系统。JumpServer提供安全的远程访问管理和控制解决方案，具有用户认证、权限管理、会话管理、自动化运维等功能。它可以帮助组织实现对敏感资源的安全访问管控。运维安全中心也是一款堡垒机产品，提供云上统一、高效、安全运维通道，用于集中管理资产权限，全程监控操作行为，实时还原运维场景，保障云端运维身份可鉴别、权限可管控、风险可阻断、操作可审计，助力等保合规。

（五）备份和恢复

如Ghost软件就是为了解决日益复杂的备份和恢复系统问题而设计的。将硬盘的一个分区或整个硬盘作为一个对象来操作，可以完整复制对象并打包压缩成为一个镜像文件（GHO），在需要时，又可以通过它本身将该镜像文件快速恢复到指定的分区或对应的硬盘中。其功能包括两个硬盘之间的对拷、两个硬盘的分区对拷、两台计算机之间的硬盘对拷、制作硬盘的镜像文件等。服务器备份通常可采用专用备份软件（如Veeam Backup）、虚拟化超融合管理平台（如VMWare、Nutanix、SmartX），进行全虚拟服务器或主要文件数据备份。为确保备份数据的有效性，应定期对备份数据进行恢复验证。

（六）远程管理

远程管理有远程控制软件如ToDesk、TeamViewer、向日葵、Radmin、远程桌面等。如Radmin远程控制软件，可以在本地看见远程计算机的屏幕显示，本地的鼠标、键盘的有关反应也会传送到远程计算机。运行速度快，支持被控端以服务的方式运行，支持多个连接和IP过滤（即允许特定的IP控制远端机器），支持个性化的文件互传、远程关机，支持高分辨率模式等。在安全性方面，以加密的模式工作，所有传输数据都通过高级加密标准256位（AES-256）进行加密保护。

（七）数据库管理工具

数据库管理工具有Navicat、DBeaver、PL/SQL等。例如，PL/SQL DEVELOPER是一种集成的开发环境，专门用于开发、测试、调试和优化Oracle PL/SQL存储程序单元，如触发器等，功能十分全面，显著缩短了程序员的开发周期。它包括完整的调试器、代码助手、模板库、宏库、命令窗口等。

（八）办公辅助工具

办公辅助工具如Microsoft Office Visio，用于建立流程图、组织图、时间表、营销图和其他更多图表，可以把特定的图表加入文件，让沟通变得更加顺畅，使复杂过程变得简单，文档重点更加突出，也可使工作在一种视觉化的交流方式下变得更加有效。

九、风险管理

实验室数字化系统已经成为实验室日常工作不可或缺的工具，实验室应建立风险管理程序，用于识别与数据控制及信息管理相关的危险，估计和评价相关风险，同时控制其中不可接受的风险，并监控控制措施的有效性，确保数字化系统稳定、安全地运行。实验室主任应确保对这些过程的有效性进行评估，并在确定为无效时进行调整。风险管理程序应包括风险管理计划、风险分析、风险评价、风险控制、风险管理评审、风险监控。通过实施风险管理，确保检验结果的准确性，降低造成患者伤害的可能性或严重程度，保障患者的安全。

（一）风险管理计划制定

根据不同的风险控制目的，成立相应的风险控制小组。风险控制小组成员讨论并确定风险管理计划的内容，主要有以下方面内容：①确定风险管理活动的实施日期，每年至少一次；②确定风险管理活动的范围；③明确参加风险管理活动人员的责任范围和任务内容；④统一风险评价的标准；⑤确定风险管理评审的要求；⑥确定风险可接受的标准；⑦明确风险控制措施验证和监控活动要求。

（二）风险分析

1. 风险评估的方法 风险评估的常见方法有很多，如因果分析、故障树分析、风险矩阵、失效模式和效应分析、风险检查表、德尔菲法、头脑风暴等。不同的方法有各自适用的情况。失效模式和效应分析是最为常用且被认为适合医学实验室的方法，适用于实验室风险识别的各个阶段，既适用于实验室整体的风险评估，也适用于单个系统、单一设备的风险评估；既适用于定性的实验风险评估，也适用于定量的实验室风险评估。该技术除考虑后果的严重性、发生的可能性外，还考虑了检出度，即风险被发现的可能性。同时，该技术利用严重度（Severity，S）、发生频率（Occurrence，O）、检出度（Detection，D）、风险系数（RPN）定量化，使不同的风险具有了可比性，为风险评价提供了依据。此处，实验室数字化风险评估以失效模式和效应分析为例进行了风险分析，但各方法之间并不是完全割裂的。例如，在风险分析过程中，结合头脑风暴法充分发挥风控成员的作用。

失效模式和效应分析以风险系数（risk priority number，RPN）作为风险评估的指标，由风险点的严重度（severity，S）、发生频率（occurrence，O）、检出度（detection，D）相乘得到，即$RPN=S\times O\times D$。严重度、发生频率、检出度、风险系数的分层分级可依据实验室的实际情况设计，参见表5-1。严重度用来评价体系存在问题的后果严重性，发生频率用来评价体系问题或失效发生的概率，检出度用来评价体系问题原因、问题或问题造成的后果产生后被发现的概率。根据RPN的阈值可将风险等级设为3级，如$RPN\leqslant 25$为低风险，可接受风险，$25<RPN\leqslant 45$为中风险，$RPN>45$为高风险。

表5-1 严重度、发生频率、检出度评分标准

分值	严重度	发生频率	检出度
1	没有问题	基本未发生过	几乎不可能漏检
2	基本没有问题	平均每年发生少于一次	很轻易能检测到
3	可以被员工解决的小问题	每年发生一次	较容易能检测到
4	员工需要费劲解决的问题	每年发生几次	较高概率能检测到

续表

分值	严重度	发生频率	检出度
5	可以被资深老员工解决的问题	每月发生一次	大多数情况下可以检测到
6	可以被组长解决的问题	每月发生几次	有时候能检测到
7	可以被工程师解决的问题	每周发生一次	只有少数情况下能检测到
8	会影响出检验报告单的问题	每周发生几次	极少情况下可以检测到
9	出现检验报告单发不了的问题	每日发生一次	几乎不可能检测到
10	出现永久或危及生命的问题	每日发生几次	不可能检测到

2. 风险识别 实验室数字化系统的风险评估尤其是LIS的风险识别，可以依据ISO 22367：2020中的A.13、ISO 15189：2022中7.6、ISO/IEC 27001—2022、ISO/IEC 27002—2022等相关标准进行风险识别。相对于标本采集、标本检测等其他实验室活动，实验室工作人员对数字化、信息化要求和规范较为陌生，因此建议邀请信息中心的分管领导和技术人员一起参加，同时对实验室风险控制小组成员进行培训也是非常必要的。如某实验室联合信息中心对实验室数字化系统进行风险评估，实验室的主任、各专业组长、信息管理员、信息中心负责实验室数字化系统的主管副主任及负责实验室的软件、硬件、网络的技术人员共同组成风险评估小组，实验室主任为组长。依据ISO 15189：2022第7.6数据控制和信息管理为例，该实验室识别出的风险点见表5-2。其他条款涉及的信息风险可参照识别和评估。

表5-2　ISO 15189：2022信息领域风险点列表

序号	风险点	可能的危害	潜在原因	控制措施	类别
7.6.1 通用要求					
A1	LIS不能显示修改结果、历史结果、仪器报警信息等数据	影响实验室审核质量和效率，增加差错的发生风险	LIS功能不完善，或仪器传输数据不完整	完善软件功能；优化仪器通信接口	潜在危险情况
A2	LIS不能提供质量指标监测、统计数据等决策信息	影响实验室管理层决策	质量指标数据采集、统计和展示功能不完善	落实基础数据，提出软件功能需求，完善LIS	潜在危险情况
A3	LIS不能提供标本全过程闭环的数字化流转信息	标本丢失、滞留时无法追溯、追责	LIS不完善或员工未按流程交接标本	按标本流转过程，采用PDA、自助扫码等，实现数字化管理；监督员工交接过程	危险情况
A4	LIS不能提供危急值全过程闭环信息	人工报告工作量大，易出现报告不及时，记录不完整等情况	危急值管理功能不完善	实现危急值识别、确认、报告及二次报告、接收、处理和记录等数字化管理	危险
A5	不能提供科研数据的支持服务	对员工科研活动造成不便，收集资料耗时耗力	系统未提供数据挖掘和分析功能	开发数据挖掘、机器学习等科研辅助功能	安全相关的特性

续表

序号	风险点	可能的危害	潜在原因	控制措施	类别
A6	标本采集时不能同时显示不同就诊方式申请的检验医嘱	患者就诊类型改变时，不能显示所有申请单信息	LIS存在流程缺陷	提出用户需求，完善系统功能	潜在危险情况
A7	实验室所需的数据和信息获取方式不便捷，或同步不及时	访问电子病历受限，影响工作质量和效率	系统集成功能不完善	完善数据共享机制，构建良好的信息生态圈	潜在危险情况
A8	实验室活动所需的软件功能如自动审核、结果解释、自动校验、智慧大屏、环境监测等不能满足实验室要求	影响工作质量，降低工作效率	实验室数字化、信息化程度低	加强数字化规划，逐步实现软件的智能化管理	潜在危险情况
A9	标本条形码仪器无法识别	影响标本信息流转和仪器双向通信及检测	打印机老旧或条形码设计不合理	更换打印机，或重新调整条形码设置规则、位置	危险
A10	未验证数字形态学智能识别系统的性能	员工盲目信任或不信任系统的能力	对人工智能没有正确的认知	对形态学智能系统进行验证，公布验证结果	危险情况
A11	POCT检测仪器未联网	实验室无法监管POCT活动	系统功能不完善	申请联网，并验证系统功能、数据传输等情况	潜在危险情况
A12	无AI科研辅助平台	影响AI在医学领域的相关研究	未引入相关系统	申请购买或自建	安全相关的特性
A13	环境监测系统错误报警	浪费员工时间	报警规则设置错误	梳理每个监测点温度、湿度要求并在系统重新设置	安全相关的特性
A14	文档管理系统未记录员工阅读情况，未关联考试系统	无法检测员工学习、掌握情况	系统功能不完善	完善文档系统功能，并与考试系统关联	安全相关的特性
A15	文档管理系统未能管理文档的全生命周期	存在废止文件被员工查阅的风险	系统功能不完善	梳理文档的全生命过程，完善系统功能	潜在危险情况
7.6.2 信息管理的职责和权限					
B1	实验室、信息科、开发商各自的职责和权限未做清晰的规定	可能出现互相推诿、用户需求得不到满足的情况	协议、分工不明确	明确三方的职责和权限	危险情况
B2	未满足有关隐私保护要求，如叫号系统显示患者全名	患者隐私存在泄露风险	管理人员缺乏相应的意识，LIS功能不完善	完善LIS隐私保护要求；必要时对患者信息进行脱敏	危险情况
B3	LIS权限设置不规范，如标本接收的工人有报告修改、审核权限，员工有非专业领域数据操作权限	员工有超出岗位需求的权限，可导致数据误操作	未按照岗位进行设置，或未定期梳理	根据员工的岗位内容，梳理权限并重新配置；定期检查	潜在危险情况
B4	LIS用户身份认证和权限管控不严格	增加发生未经授权的访问、网络攻击的风险	未使用安全等级相匹配的管控措施	采用恰当的管控措施并监控	潜在危险情况

续表

序号	风险点	可能的危害	潜在原因	控制措施	类别
B5	员工未妥善保管自己的LIS账号，如未及时退出，或账号告知他人及使用123456等弱密码	账号容易被他人冒用	员工信息安全意识薄弱	增加信息安全及法律意识的培训	潜在危险情况
7.6.3 信息系统管理					
C1	系统在引入前，未经过供应者确认及实验室的运行验证	系统可能不是供应者最终版本，或不符合实验室的要求	相关人员忽视或不具备相关的知识	了解确认或验证的内容，在技术人员的协助下完成确认或验证工作	危险情况
C2	LIS功能发生任何变化，未获得授权或未验证	系统的变化可能不符合实验室的要求	相关人员忽视了或不具备相关的知识	按流程完成授权并完成验证工作	潜在危险情况
C3	未定期对计算公式和数据传送进行适当的系统检查	可能会有计算错误或数据传输错误	不重视或不了解	建立计算和数据传送检查的程序并实施	潜在危险情况
C4	未定期对自动审核进行验证，或未在发生影响规则逻辑的变化时进行验证	自动审核规则失效	不了解或忽视	规定验证时机和要求，LIS管理员负责实施	危险情况
C5	实验室内部未将信息系统包括信息安全在内政策、程序文件化，或未及时审查、更新	无法做到有"法"可依	管理体系不完善	定期修订文件并严格执行	安全相关的特性
C6	信息系统包括信息安全的新文件或更新的内容，员工未及时阅读学习	员工可能不了解系统变化或最新的政策	未通知或未监督学习情况	及时通知，并记录员工学习的情况，通过考试等形式反馈学习效果	安全相关的特性
C7	新系统引入时、发生变化时、新员工入职时及员工调整岗位时未对员工进行系统操作培训	员工不会使用系统，无法顺利完成工作	管理层忽视或未制度化	制定员工信息化培训制度并实施	危险情况
C8	未定期（一般一年至少一次）对员工进行信息安全培训，或未进行应急演练	员工缺乏信息安全意识，或无法应对突发情况	管理层忽视或未制度化	制定员工信息安全培训制度并实施	潜在危险情况
C9	未限制U盘、光盘的使用，未使用物理隔离、内外网安全策略、远程控制、软件安装授权等安全策略	实验室LIS等重要的系统安全得不到保障	信息安全管理不到位	与信息科一起查漏补缺	危险
C10	信息系统的工作环境不符合供应者的要求	易造成软、硬件的损害	实验室环境不符合要求	改造实验室环境	潜在危险情况

续表

序号	风险点	可能的危害	潜在原因	控制措施	类别
C11	未及时进行系统维护	系统故障率升高	系统运维不到位	建立系统维护程序并实施	潜在危险情况
C12	用户需求不被重视，未经论证、评估、细化、改进等流程，用户需求得不到落实	用户的需求不能得到持续的满足	与开发商合作不顺畅	向医院及相关部门请求支持，持续改进功能	潜在危险情况
C13	计算机硬件、网络性能不能满足实验室工作需要	影响实验室的工作效率	未及时监测、更新相关设备设施	定期更新硬件和网络设施	危险情况
C14	系统故障的记录没有或不完整	系统故障时无法追溯	未建立相关程序或员工不重视	加强培训并监督执行情况	安全相关的特性
C15	未定期审查医院的信息安全政策、规则和标准的遵守情况	工作人员容易忽视信息安全	管理层不重视	建立审查制度并执行	安全相关的特性
7.6.4 宕机预案					
D1	LIS故障或宕机应急预案没有或不适用	发生突发情况时，各岗位员工会不知所措	管理层不重视或不了解	根据医院的实际设定合适的预案	潜在危险情况
D2	信息安全事件未按照文件化的程序进行响应，或规划与准备不充分	发生安全事件时，处理过程混乱，效率低	相关人员未经过充分的培训	加强预案演练和考核	危险情况
D3	未建立信息安全事件有关的证据的识别、收集、获取和保存的程序，或实施不到位	无法对今后的工作进行指导和提升，也无法提供法律证据	管理层不重视或不了解	建立相关程序，并对员工进行培训，监督执行情况	安全相关的特性
D4	没有从已发生的信息安全事件中进行总结与反思	无法对今后的工作进行指导和提升	管理层不重视	建立相关程序并实施	安全相关的特性
7.6.5 异地管理					
E1	未及时对云服务平台的基础设施、网络、安全进行维护和监控	故障率提高，或无法及时采取有效措施预警或控制风险	信息科忽视或无监督	建立维护和监控制度并监督执行情况	潜在危险情况
E2	云服务平台安全措施达不到要求	信息安全无法得到保证，会被攻击、破坏	未充分了解医院云服务所需要的安全措施	立即与服务商沟通，最快速度满足要求	危险情况
E3	未开启审计功能，或未及时审查审计日志，或报警信息未及时处理	用户错误、违规操作无法发现	信息科忽视或无监督	建立云审计制度并监督执行情况	危险情况

注：危险是潜在危害的来源。危险情况是人员、财产或环境暴露一种或多种危险的情况。潜在危险情况是能导致危险情况的可合理预见的系列事件或组合事件。安全相关特性是能够影响患者安全的定性和定量特征。

（三）风险估计

风险估计就是评估每一条风险的严重度、发生频率、检出度。风险估计人员要熟悉实验室数字化系统，经常使用，或能了解员工的使用反馈，或参与系统设计、更新、运维，如系统管理员、专业组组长等。风险估计前，各位成员要掌握风险估计的基本原则，以分层设计表为依据逐条完成评分。一般涉及患者数据安全的风险，可能中断实验室日常工作的风险，如可能导致宕机的风险为高危风险。可能造成实验室差错，影响工作效率的风险，为中或高危风险。风控小组组长审定成员的评估结果，对于个别极端的估分，在听取成员意见的基础上可以舍弃。最终取小组成员平均严重度、平均发生频率、平均检出度相乘得出最终RPN。按照RPN风险等级分级，将风险分为低风险、中风险、高风险。该实验室最终评估得出高风险1项，中风险3项，具体见表5-3的第1～4条风险点，低风险点未在表格中列出。

表5-3　应采取控制措施的风险点

序号	风险点	S	O	D	RPN	风险等级
1	未定期对自动审核系统进行验证，或未在发生影响规则逻辑的变化时进行验证，审核规则未发挥拦截作用	5.58	3.08	3.00	51.56	高
2	员工未妥善保管自己的账号，如未及时退出，或账号告知他人	4.25	4.17	2.00	35.45	中
3	在使用前，系统的任何变化包括实验室软件配置或对商业化软件的修改，未获得授权或未验证	4.42	2.50	2.83	31.27	中
4	LIS不能提供标本全过程闭环信息，标本丢失时无法追溯、追责	4.92	2.50	2.50	30.75	中
5	信息系统权限设置不规范，如标本接收的工人有报告修改、审核权限，员工有非专业领域数据操作权限	5.08	2.17	2.25	24.80	低

（四）风险控制

根据风险评价的结果，确定需采取控制措施的风险点，通常为中高风险，明确风险控制措施。风险控制措施可以降低危害的严重程度，降低事故发生伤害的概率，或两者兼有。根据风险点的紧急性、严重性、发生概率等确定风险控制的优先顺序。在选择风险控制措施时，应按以下优先顺序考虑风险控制的具体措施：①风险控制对象的固有安全性（如减少或消除了故障的可能性）；②风险控制对象的保护措施（如警报、故障检测、故障安全机制）；③向工作人员提供安全信息；④培训。常见的风险控制措施有识别和规避风险，消除某一风险源，降低风险概率或后果，转移风险，为寻求改进机遇承担某一风险，或通过知情决策而接受风险，监控风险。对每项风险控制措施的正确实施进行跟踪和验证，确保风险控制措施的有效性。

该实验室风险控制小组最终讨论并决定针对评估出来4项中高风险点（表5-3）及1项低风险采取控制措施。①成立验证小组，对参加验证的人员进行培训，确保所有人员明白验证的目标、标准、验证的流程。使用实验室患者数据进行验证。运算规则改进和更新、系统升级时也要进行验证。规则验证的数据要覆盖规则内外各种情况，包括临界值的情况。如果验证结果不符合要求，必须采取修改软件、优化规则、调整流程等措施，再次进行测试，直至符合标准要求。②针对员工未妥善保管自身账号的风险点，要对员工进行信息安全培训，让员工了解到不妥善保管账号可能带来的严重后果。同时，强制使用强密码，如要求密码必须同时包含大写字母、小写字母、数字及@、#、\等特殊符号，并强制定期修改密码。员工超时未操作系统，自动退出登录。③表5-3第3条风险点，通过加强需求管理，确保当前需求与现有系统的情况是不重复的、是合理的。若需求涉及多个系统或系统的多个功能点，每个点都要考虑到。对员工进行验证能力培训，测试案例覆盖各类情况，完成验证后形成完整的技术文档。实验室主任据此完成授权。④表5-3中第4条风险点，LIS不能提供标本全过程闭环信息。培训员工要进行面对面的核对、接收。若信息系统不具备此功能，在条件的允许下尽快完善。短期内不能完善系统，则通过签字等方式进行核对和接收。定期监督标本交接的情况，促进标本交接工作的落实，重点关注特殊的标本，如体液标本、患者自采标本、医生采集的标本、术中的标本。⑤除中高风险外，信息系统权限设置不规范的问题也是经常会出现的风险点，需要长期监控。因为实验室的工作人员并不是稳定不变的，如员工岗位轮换、物业工人离职。另外，系统管理员也可能将权限设置错误等，长期的监控非常必要。将系统中员工的权限与其当前的岗位进行匹配，发现不当情况及时进行修正。

采取风险控制措施后，应使用批准的风险可接受性标准评价每个剩余风险，并分析是否会引入新的风险。对于可能的新的风险点，要重新进行分析、估计和控制。如果使用这些标准判定剩余风险不可接受，则应对风险控制采取进一步措施。如果进一步降低风险不可行，实验室可对剩余风险进行风险/获益分析，如果证明效益超过了剩余风险，可以继续监控。对于判定为可接受的剩余风险，实验室应向信息中心、主管院领导反馈控制后的情况。披露剩余风险的任何反馈副本应保存在风险管理文件中。实验室采用上述控制措施后，评估剩余风险发现，表5-3中的风险点1~4均降低到低风险，风险点5继续采用监控措施。

（五）风险管理评审

风险管理评审是风险管理的前几个阶段的结果作为输入，验证风险控制措施的完成度、效果，确认总体剩余风险的可接受性，最终完成并由实验室主任批准风险管理报告。

（六）风险监控

数字化信息系统的风险管理并不能止步于完成风险管理报告。实验室应长期监控风险控制措施的有效性。风险控制措施为监控的风险，如异常行为和安全事件的监控，以及需要监控的剩余风险。当出现未达到预期的情况时，需重新分析原因，制定新的风险控制措施。风险管理是一个持续的过程，需要定期监控风险变化的情况，并根据实际情况调整和改进风险管理策略与措施。

实验室数字化系统的风险评估的对象因涉及信息系统，对普通检验技术人员而言是较为陌生的，对信息安全的认知是有限的，因此风控成员组成是非常重要的。必要时，应对风控成员进行培训。在整个风险管理过程中，保持沟通和透明是至关重要的。确保所有相关方都能清楚了解项目或活动中存在的风险，并参与到风险管理决策中来。总体来说，实验室数字化系统风险管理需要全面、系统地识别、评估和应对可能的风险，同时需要灵活性和及时性，以应对不断变化的环境和情况。

（杨大干　胡长爱　杨荣伟　何剑虎）

参 考 文 献

胡长爱，黄鑫，胡再振，等，2024，基于ISO 22367的风险管理软件在实验室信息领域的应用研究. 中华检验医学杂志，47（12）：1470-1476.

中国合格评定国家认可委员会，2023. 医学实验室质量和能力认可准则：CNAS-CL02.

中国质量检验协会，2023. 医学实验室管理和技术能力评价 信息管理系统建设指南：T/CAQI 360—2023.

ISO，2020.Medical laboratories - Application of risk management to medical laboratories：22367：2020.

ISO，IEC，2022.Information security，cyber security and privacy protection-Information security management systems Requirements：ISO/IEC27001-2022.

ISO，IEC，2022.Information security，cyber securityand privacy protection -Information security controls：ISO/IEC27002-2022.

Nichols J H，2011.Laboratory quality control based on risk management.Annals of Saudi Medicine，31（3）：223-228.

第六章 人工智能与临床实验室

人工智能（artificial intelligence，AI）是一门新的技术科学，专注于研究和开发用于模拟、延伸及扩展人类智能的理论、方法、技术及应用。AI正在深刻地改变我们的世界，尤其是在医疗保健领域。在医学的诊断、治疗和管理过程中，AI展现出了巨大的潜力和价值。AI为医院的高质量发展提供了动力，这不仅仅是技术上的革新，更是医疗服务模式的转变。它不仅能够帮助患者减少就诊时间，还能辅助医生进行临床决策和治疗，提高医疗质量与效率。医疗AI的快速发展已经从健康信息技术和电子健康逐步演变为数字健康，进入了智慧医疗的时代。

临床实验室作为医疗服务的重要组成部分，其在临床诊断、疾病监测和治疗过程中的角色至关重要。AI在临床实验室中的应用与发展，给检验医学的进步带来了巨大的机遇与挑战。AI正在颠覆着实验室现有的技术、方法、模式、流程和管理，能够在实验室的各个环节发挥作用。AI+检验前，有智能预约、智能医嘱、智能贴码机及机器人采血、自动化物流系统、标本分拣机等应用。AI+检验中，有自动质控、患者质控、中间件、流水线及全自动化分析仪、智能化分析仪、数字细胞阅片仪等应用。AI+检验后，有危急值闭环管理、智能审核、智能解释、结果互认、患者服务等。AI+实验室管理，实现数智POCT、知识管理、风险管理、远程检验、继续教育、智慧科研平台、智能建筑等智能化管理。

第一节 临床实验室智能化概况

在人工智能、5G网络、大数据、云计算、物联网、区块链、大模型、虚拟现实等新技术、新理论、新模式推动下，新一代的数智技术将全面融入经济社会发展的各个方面，深刻改变生产方式、生活方式和社会治理方式。当前，我国医疗人工智能的发展仍处于起步阶段。数智技术正逐步与卫生健康服务进行深度融合，推动智慧化医院和临床实验室向着万物互联、全景智能和数字化转型的高质量发展迈进。临床实验室的智能化不仅仅是引入先进技术和设备的过程，更是一种系统性改革和创新。这一过程旨在实现实验室在效率和质量上的质的飞跃，从而为医疗诊断和治疗提供更为优质的支持和服务。

一、临床实验室智能化概念

智慧化临床实验室（intellectualization of clinical laboratory）是应用人工智能、大数据、

云计算、物联网、大语言模型、远程医疗等新技术和新方法，开发数智化实验室信息管理系统、万物互联质量管理系统、全景智能过程管理系统，实现全实验室的智能检验、智慧服务、智慧决策、智慧管理。伴随着检验医学的飞速发展，覆盖检验前、检验中、检验后全过程的全自动设施设备及数智化系统已在临床实验室有所应用。行业领导者也提出了很多的智能化概念，与医疗相关的智能化概念如下：

1. 人工智能（AI） 利用数字计算机或者数字计算机控制的机器模拟、延伸和扩展人的智能，感知环境、获取知识并使用知识获得最佳结果的理论、方法、技术及应用系统。AI是机器模仿人类利用知识完成一定行为的过程。目前，人工智能算法与检验大数据相结合，提升了检验形态学识别能力，优化了检验全流程，实现了患者数据均值质控，推动了检验医学新知识及新型疾病诊断模型的研究。

2. 智能化（intelligentization） 是基于网络、大数据、物联网或人工智能等技术，对目标设备进行控制，模拟人类的逻辑思维、感知能力、记忆和思维能力、学习能力，进行逻辑分析和判断，并得到诊断结论。智能化的特点是具备"分析能力"，该能力的自适应、自感知、自反应、自协调、自监控、自诊断、自预警、自修复、自操作及拟人交互功能等一种或一系列功能都可被视为智能化产品或智能化系统。临床实验室运用智能化操作系统可以对分析仪、检测结果、质控数据等各类数据进行集中管理，对检测数据进行有效确认和筛查，极大减少检验人员的劳动强度。以机器学习为代表的检验结果解释和诊断研究是智能化检验发展的重要方向。越来越多的开源软件及公共数据库的建立更进一步推动了智能化的发展，有助于实验室大数据的临床转化，创造新的价值。

3. 智慧化（intellectualization） 升级版的智能化，指人机环境系统之间的交互角色最优化，取长补短、优势互补，除必要的计算机知识、数学算法外，还将哲学、心理学、生理学、语言学、神经科学等融为一体。新型智慧化的临床实验室建设在降低人工操作成本、提高实验室运行效率的同时，更是从整体上保证了实验室质量。其围绕检验前、检验中、检验后全过程开展智慧化管理，从检验结果质量，实验室环境及生物安全，员工能力培训，实验室日常工作管理到实验室风险管理等环节智慧化辅助实验室人员，全方位地推动实验室的高质量发展。

4. 物联网（internet of things） 通过二维码识读设备、射频识别（RFID）装置、红外感应器、全球定位系统和激光扫描器等信息传感设备，按约定的协议，把任何物品与互联网相连接，进行信息交换和通信，以实现智能化识别、定位、跟踪、监控和管理的一种网络。临床实验室与物联网的结合是建立智慧化实验室的必要环节，可以在标本、检测试剂、实验室耗材、仪器设备等多种类型物品的转运中发挥作用，做到运输、接收、计费、出入库、使用、销毁等全过程的智慧化管理。以标本管理为例，通过物联网可建立标本数字化的实时闭环监控管理，包括申请、采集、多次交接、上机、审核、发布、打印、销毁等过程。

5. 数字健康（digital health） 指开发并利用数字技术普及健康知识及进行相关实践的领域，涵盖物联网、AI、大数据等数字技术在健康管理方面的应用。随着网络信息技术的日益发展，数字技术赋能的医疗健康与传统线下医疗之间的边界将日益模糊，数字化的医疗健康产业和医疗健康产业的数字化互为表里，融合渗透、一体化发展趋势明显，即传统线下医疗必将演进为数字化、网络化、智能化的数字健康。患者可以通过信息化的医疗平台随时获取最新的个人健康档案，数字健康平台还将为患者提供健康风险管理。临床实验室可以借此将数字健康平台与可解释性检验报告相结合，为患者提供检验数据的同时，结合患者个性化的健康档案，为患者提供针对性的结果解释。

6. 云医疗（cloud medical treatment） 利用新一代信息技术，如云计算、物联网、5G网络和多媒体技术，优化医疗资源的分配和利用，提升医疗服务的质量和效率的一种创新的医疗服务模式。这种模式通过数字化手段，使得医疗服务不再局限于传统的地理和时间限制，而是可以随时随地为患者提供更加便捷、个性化的健康管理和治疗支持。在云医疗体系中，患者可以通过网络平台访问电子健康记录、进行远程咨询、获取医疗建议，甚至接受远程诊断和治疗。医生可以跨越地域限制，共享医疗知识和资源，进行协作诊断和治疗规划。此外，云医疗还包括对医疗设备和患者监护的远程监控，以及通过在线平台进行的医疗教育和培训，从而提高医疗服务的整体水平。云医疗的应用使得各大医院的多院区管理得到优化，多院区同步形成一朵云，便于医院统一协调发展的同时更有利于提升患者的就医体验。患者足不出户即可得到专业的医疗服务。临床实验室也可以通过开放自主检验开单的方式，减少线下开单集中采样的人流压力。云医疗也为临床实验室提供了更加多元化的检验报告形式和个性化的检验提示，提供更优质的检验服务。

7. 云原生（cloud primitive） 一种新型技术体系，是云计算未来的发展方向。其本质是建立在云服务上的一个多种效率提升技术的复合体，主要包含微服务、DevOps、持续交付、容器化四要点。云原生应用面向"云"而设计的应用，在使用云原生技术后，开发者无需考虑底层的技术实现，可以充分发挥云平台的弹性和分布式优势，实现快速部署、按需伸缩、不停机交付等。已有采用云原生技术栈对传统医院业务系统进行容器化重构，基于微服务架构提高灵活性和可维护性，借助敏捷方法、DevOps方案支持持续迭代和运维自动化，利用云平台设施实现弹性伸缩、动态调度、优化资源利用率等目的。

8. 多模态（multimode） 通常指的是同一系统或应用中，集成和利用多种不同类型的信息或数据模式，如文字、语言、图形、视频、传感器数据等。多模态技术通过对多种不同模态的信息协同处理，提高系统的理解能力和交互体验。结合多模态技术的人工智能可以更准确地理解外部世界。在生物识别中，多模态生物识别技术可通过多个独立的或多种采集方式合而为一的采集器采集不同的生物特征（如指纹、指静脉、人脸、虹膜图像等），并通过分析、判断多种生物识别方式的特征值进行识别和认证。在检验领域，可通过自然语言处理技术、计算机视觉、机器学习等技术，基于常规检测数据、细胞形态学图、体液有形物质、免疫组化图、生物信息学等多模态数据开发疾病的早期预警和诊断模型，提供检验数据整合报告和结果解释性报告。

9. 数字孪生（digital twin） 深度整合物理模型、传感器、运行历史等数据，集成多学科、多物理量、多尺度、多概率的仿真过程，在虚拟空间中完成映射，从而反映相对应的实体装备的全生命周期过程。数字孪生是一种超越现实的概念，可以被视为一个或多个重要的、彼此依赖的装备系统的数字映射系统，是数字版的"克隆体"。数字孪生是一个普遍适应的理论技术体系，可以在众多领域应用，在产品设计、产品制造、医学分析、工程建设等领域应用较多。在国内应用最深入的是工程建设领域，关注度最高、研究最多的是智能制造领域。临床实验室可以借助数字孪生技术，采用数字化方法建立实验室虚拟模型，并通过仿真分析模拟实验室的现实活动。实验室构建虚拟空间，完成实验室各区楼层分布、仪器布局、房间布局、人员分布等，结合其他技术手段如虚拟交互反馈、决策迭代优化等做到虚拟与物理模型交互，完成风险预警、环境预测、仪器状态检测等功能。

10. 数字疗法（digital therapeutics） 使用基于证据的、经过临床评估的软件直接向患者提供医疗干预，以治疗、管理和预防广泛的疾病与病症。其主要依赖于软件驱动、循证验证即必须有明确的临床证据。不同于有物理形态的药品和器械，数字疗法的实质是一种服务，能够干预疾病，包括但不限于治疗、预防和管理，与药品、器械的相同之处在于其没有明确靶点，在使患者获得收益时其他风险较低。基于数字疗法，临床实验室可以提供可解释性报告，针对患者的体征、检验结果进行患者风险管理，给出个性化的解释性注释，第一时间告知患者相应情况及处理意见，降低高危风险，辅助临床为患者提供优质的诊疗服务。

11. 智慧医院（intelligent hospital） 运用云计算、大数据、物联网、移动互联网和人工智能等技术，通过建立互联、物联、感知、智能的医疗服务环境，整合医疗资源，优化医疗服务流程，规范诊疗行为，提高诊疗效率，辅助临床决策和医院管理决策，实现患者就医便利化、医疗服务智慧化、医院管理精细化的一种创新型医院。

12. 智能决策（intelligent decision） 利用人类的知识并借助计算机通过人工智能方法来解决复杂问题的决策。该技术的应用及发展离不开临床决策支持技术，智能决策技术基于已有的医疗大数据进行了高强度的机器学习，能够分析患者检验、影像学等辅助检查结果的同时结合主诉、体征及新旧病史，为临床提供诊断提示。智能决策还会根据患者的个人情况，拦截不合理的用药及检验检查，规避重复和不必要检查，为检验结果互认提供建议等。

13. 患者画像（patient portrait） 收集患者的个体人群信息及临床治疗、定期体检、慢性病监测等过程中产生的大量电子病历、体检报告等数据。给患者贴上"标签条"，而一个标签条通常是具备高辨识特性的标识，如通过年龄、性别、地区、喜好、家族史、既往患病历史等多个维度来标识患者。借助患者画像，可以明确患者类型，设计针对医生和患者特定需求的对话，结合医生和患者的需求，达成最好的信息交流。临床实验室利用患者画像，可以在检验各阶段个性化对待患者及其标本。通过患者的多维度标识，检验前提示标本采集人员调整沟通语气以避免特殊患者的不满，提示做好卫生防护避免传染病的传播等；检验后提示审核人员该患者所用药物对结果的干扰。

14. 认知智能（cognitive intelligence） 是指研究使计算机系统创建能够感知、学习、推理和解决问题的智能系统，模拟和实现人类的认知功能。在认知智能的帮助下，人工智能通过发现世界和历史上海量的有用信息，并洞察信息间的关系，不断优化自己的决策能力，从而拥有专家级别的实力，辅助人类做出决策。认知智能将加强人和人工智能之间的互动，这种互动是以每个人的偏好为基础的。认知智能通过搜集到的数据，如地理位置、浏览历史、可穿戴设备数据和医疗记录等，为不同个体创造不同的场景。认知系统也会根据当前场景及人和机器的关系，采取不同的语气和情感进行交流。认知智能技术可以广泛应用于临床实验室的标本采集及报告解释等环节。临床实验室可以通过认知智能结合采样叫号系统引导患者前往正确的地点及窗口采样,并提示患者采样相关事项及获取结果的时间。认知智能还可以辅助临床实验室做好更加专业及智能化的结果解释工作,其通过大量的学习进行智能决策,可以针对每一位患者的历史数据和其他医学医疗做出指导性解释,或提示患者立即就近治疗及告知患者定期随访等。

15. 数据湖（data lake） 是一种高度灵活的数据存储解决方案,采用原始格式对各类数据进行集中管理,而无需事先对数据进行结构化处理。一个数据湖可以存储结构化数据（如关系型数据库中的表）、半结构化数据（如 CSV、日志、XML、JSON）、非结构化数据（如电子邮件、文档、PDE）和二进制数据（如图形、音频、视频）等。数据湖起步成本低,计算和存储分离,具有复杂元数据管理的功能。数据湖能帮助用户快速获取、分析并使用有用信息,比数据仓库更加适用于大数据处理、机器学习。

16. 数据治理（data governance） 是一个新兴的概念,目前还没有统一的定义。国际数据治理研究所（data governance institute,DGI）给出的定义：一个通过一系列信息相关的过程来实现决策权和职责分工的系统,这些过程按照达成共识的模型来执行,该模型描述了谁（Who）能根据什么信息,在什么时间（When）和情况（Where）下,用什么方法（How）,采取什么行动（What）。数据治理的最终目标是提升数据的质量。数据治理非常必要,是企业实现数字战略的基础,是一个管理体系,包括组织、制度、流程、工具等。大数据作为临床实验室一项宝贵的资产,简单的存储和维护或是基础性地筛选统计完全不能发挥其背后巨大的价值。数据治理有助于实验室更充分地利用数据,提高医疗质量、促进临床研究、保障患者安全及优化医疗资源。

17. 数据资产（data assets） 指由个人或企业拥有或者控制的,能够带来经济、社会利益的,以物理或电子的方式记录的数据资源。数据资产是拥有数据权属（即勘探权、使用权、所有权）、有价值、可计量、可读取的数据集。医疗行业中,临床实验室每日产出大量的数据信息,拥有巨大体量的数据集。这类数据则是重要数据资产,仅仅是数据的罗列无法为医疗行业产出价值,因此借助人工智能技术,采用新型的智慧化研究手段来利用数据资产,使其能够获得高价值的产出,给检验医学带来新的高质量发展。

18. 中台（middle） 是指搭建一个灵活快速应对变化的架构,快速实现前端提出的需求,避免重复建设,达到提高工作效率的目的。中台是相对于前端和后端而言,是一个支持层,在前端和后端之间起链接、协调的作用。中台可按照功能分类,如业务中台、数据中台、技术中台等。业务中台常采用微服务架构,将业务功能拆分、模块化、标准化,使得各个功能相对独立且方便复用、整合。数据中台可以整合企业各类数据,提供统一的数据支持,帮助决策和分析。技术中台提供共享的技术能力,如云计算、人工智能等,供不同业务部门使用。

19. 大语言模型（large language model,LLM） 是一种人工智能模型,旨在理解和生成人类语言。在大量的文本数据上进行训练,可以执行广泛的任务,包括文本总结、翻译、情感分析等。其代表产品是 ChatGPT,是 OpenAI 公司开发的一个生成式预训练的变换模型,能够生成自然语言文本,实现人机对话。ChatGPT 本质就是一个深度神经网络大模型,当前版本包含了数百亿到千亿级别的参数,能够执行各种自然语言处理任务,可以生成类似人类所生成的连贯的、上下文合适的、语法正确的文本。ChatGPT 首次实现了语言智能的智慧涌现。作为当前热门的技术模型，ChatGPT 开始参与到医疗领域并发挥价值，临床实验室可以利用 ChatGPT 辅助完成资料查询、专业知识问答、人员教育培训等工作。

20. 人工智能生成内容（artificial intelligence generated content，AIGC） 指基于生成对抗网络、大型预训练模型等人工智能技术，通过已有数据寻找规律，并通过适当的泛化能力生成相关内容的技术。AIGC 既是从内容生产者视角进行分类的一类内容，又是一种内容生产方式，还是用于内容自动化生成的一类技术集合。

21. 元宇宙医疗（metaverse medical） 是一种整合多种新技术在医疗的应用，如扩展现实（XR）、数字孪生、区块链等，旨在通过虚拟环境提供沉浸式医疗体验和智能服务。它基于扩展现实技术提供沉浸式体验，基于数字孪生技术生成现实世界的镜像，通过区块链技术搭建经济体系，将虚拟世界与现实世界在经济系统、社交系统、身份系统上密切融合，并且允许每个用户进行内容生产和编辑。同时元宇宙还是一个正在不断发展、演变的概念，不同参与者以自己的方式不断丰富着它的含义。元宇宙元素的出现及应用或将重构医疗生态体系——围绕患者体验，建立现实与虚拟之间的联系，最终实现健康元宇宙中全民健康的愿景。基于虚拟和现实共存的数字样态，元宇宙医疗可以广泛覆盖医学临床工作、医学科研、医学教育等方面。临床实验室可利用元宇宙分析每一位患者虚拟模型和每一份检验数据的意义。

二、临床实验室智能化现状

国家卫生健康委员会推进建设电子病历、智慧服务、智慧管理"三位一体"的智慧医院。智慧实验室是智慧医院的组成部分，利用自动化、数字化、智能化技术，在信息负载高、劳动强度大、操作错误多的检验前、检验中、检验后的某些过程或操作中，实现智能的甚至无人的智慧检验、管理和服务，显著提升检验的服务质量和效率，提高诊断的准确性和提升患者的诊疗体验。人工智能是智能机器模拟人类的智能进行判断、推理、学习、解决问题等相关活动形成的工具。人工智能在检验医学的研究和文献报告非常多，但智能化应用普及率较低，仍处于起步阶段。

目前，我国临床医学实验室的智能化应用类型多样，涵盖了检验前、检验中、检验后各个阶段，不同地区、不同等级的医院，其实验室的智能化程度都不相同。采用问卷星在线公开发布自愿填写的方式，向全国各级临床实验室负责人发送调查问卷信息，并由实验室负责人或指定人员根据实际情况进行填写。调查内容根据文献资料和多轮临床实验室信息化专家咨询，结合当前实验室现况内容，包括实验室所在城市、医院等级、医疗机构类别、床位数等基本情况，以及人工智能在检验前、检验中、检验后及形态学和实验室管理中的典型应用案例。例如，检验前的典型案例有智能医嘱选择、智能采血、采血机器人、标本物流系统、自动分拣机等。实验室根据实际情况进行多项选择，如果没有任何应用则选择"暂时没有应用"。当前，临床实验室的智能化涵盖了检验前、检验中、检验后各个阶段，但二级及以下医院智能化程度显著低于三级医院，详见表 6-1。经 χ^2 检验，除了智能采血机器人，其他典型智能化应用差异均具有显著的统计学意义（$P<0.001$）。

表6-1 临床实验室智能化的典型应用案例现状 [应用率（%）]

版块	典型应用案例	三级医院	二级及以下医院	合计
检验前	智能医嘱选择（临床决策支持）	38.6	10.7	18.0
	智能采血（叫号+自动贴码）	40.5	5.8	14.9
	智能采血机器人	1.4	1.0	1.1
	标本物流系统（气动、小车、机器人、无人飞机）	20.5	2.5	7.2
	自动分拣机（接收、记费、二次喷码）	16.8	2.3	6.1
	暂时没有应用	19.2	85.2	67.9
检验中	中间件（如Laboman、DM2、AlinIQ、Cobas IT3000、Centralink等）	23.2	2.7	8.1
	试剂（耗材）管理（全程、绩效管理）	33.9	6.2	13.4
	性能评价管理（选标本、检测、数据收集、分析和结论、比对报告）	21.1	6.4	10.3
	质量控制管理（室内、室间质评、患者数据质控）	58.8	13.1	25.0
	暂时没有应用	19.1	84.3	67.3
检验后	自动审核（算法、校验、评估）	23.8	3.8	9.0
	危急值闭环管理（全程、质量监控）	61.2	9.2	22.8
	结果解释（预警、建议、备注等注释）	29.9	7.8	13.5
	基于AI算法的结果解释	4.6	1.5	2.3
	暂时没有应用	20.9	87.7	70.2
实验室管理	智能环境安保（空调、照明、水电、视频、门禁等监控）	29.6	5.6	11.8
	全生命周期设备管理	4.4	1.8	2.4
	人员管理（档案、排班、培训、考核）	19.1	5.1	8.8
	质量指标管理（数据集成、分析、监控、报告）	45.6	6.6	16.8
	文档管理（知识管理）	19.3	3.5	7.7
	暂时没有应用	24.5	90.5	73.3

人工智能在实验室中的两大应用方向为形态学研究和实验流程自动审核，三级医院与二级及以下医院存在巨大的差距，见表6-2，经χ^2检验，差异具有显著的统计学意义（$P<0.001$）。三级医院形态学方面，常见应用依次是尿液有形成分分析仪、粪便有形成分分析仪、外周血细胞形态学分析仪，但仍有70.3%的实验室未应用任何形态学相关分析仪。三级医院和二级及以下医院自动审核方面，常见应用依次是生化、血常规、免疫、尿常规，仍有83.3%的实验室未应用自动审核功能。

表6-2 人工智能在形态学研究和实验流程自动审核中的应用情况[应用率(%)]

技术	专业领域	三级医院	二级及以下医院	小计
形态学研究	外周血细胞形态学分析仪	34.6	5.1	12.8
	骨髓细胞形态学分析仪	10.0	1.3	3.6
	尿液有形成分分析仪	58.4	9.8	22.5
	精子质量分析仪	20.4	3.1	7.6
	粪便有形成分分析仪	35.7	5.1	13.1
	阴道分泌物有形成分分析仪	25.2	4.9	10.2
	染色体核型分析仪	7.4	0.7	2.5
	暂时没有应用	19.9	88.1	70.3
实验流程自动审核	生化	30.2	8.9	14.5
	免疫	16.3	6.2	8.8
	血常规	25.3	9.1	13.3
	尿常规	15.4	7.8	9.8
	凝血功能	14.6	6.1	8.3
	免疫定性	9.4	4.1	5.5
	暂时没有应用	63.5	90.2	83.3

人工智能给临床实验室带来的改变是显著的。表6-1调查结果显示，人工智能在众多新的细化领域、在检验前中后过程均已经有典型应用。最常见的智能化应用有质量控制管理（25.0%）、危急值闭环管理（22.8%）、智能医嘱选择（18.0%）、质量指标管理（16.8%）、智能采血（14.9%）等。已有1.1%三级医院使用智能采血机器人进行机器换人的尝试。

检验前智能化应用最多的是智能医嘱选择，这与国家实施"三位一体"评审要求一致。但整体应用还是不高，特别二级及以下医院仅有10.7%，由于基层医疗资源存在差距，更需要人工智能的辅助和支持。建议遵循现有的临床决策支持成熟度模型和技术路线图，有效地推动临床决策支持的开发建设和运营维护，提升智能化应用水平。其次是智能采血，标本物流系统和自动分拣机在三级医院的应用率达到20.5%和16.8%，可有效缩短检验前的周转时间和提升标本质量，但二级及以下医院的应用率仅有2.5%和2.3%。实验室应充分考虑医院的规模、布局、人力和经济成本等因素，选择和实施合适的检验前智能化软硬件系统。

检验中智能化应用最多的是质量控制管理。当前实验室质控软件较为普遍，显著提高检测质量。表6-2结果显示，AI+形态学检验应用率由高到低依次为尿液、粪便、外周血、阴道分泌物，这与国产AI产品逐步普及有关，显著提升自动化程度和检测水平，也降低了生物安全危害。中间件是指用于连接仪器和LIS的软硬件，可支持仪器控制、质量管理、标本检测、规则过滤和结果自动审核等。各大知名检测仪器品牌均推出中间件产品，提升实验室的智能化水平，但三级医院（23.2%）和二级及以下医院（2.7%）差距巨大，也代表了不同级别医院硬件和软件的差距。建议二级及以下医院购入合适的仪器、设备等智能化的产品，以弥补自身不足，缩小城乡差距。

检验后最典型的智能化应用是自动审核和结果解释。自动审核是既能提升检验质量又能提高审核效率的最佳实践之一，国内外较多的行业标准指导实现自动审核功能。表6-2结果显示，自动审核在生化、血常规、尿常规、免疫、凝血功能等专业领域应用较为常见，但三级医院仍有63.5%和二级及以下医院90.2%没有使用自动审核。自动审核的应用和推广的主要障碍在用户，建议按自动审核实现路径尽早实现实验室自动审核。另外，自动审核的应用情况在表6-2结果高于表6-1，可能是一些实验室应用了自动审核，但未进行算法的校验和周期性评估，未完成自动审核的验证工作，所以在表6-1选择了未应用。基于AI算法的结果解释应用仍处于起步阶段，全国仅有2.3%，且主要处于前期研究的状态。建议推广机器学习模型研究，包括数据收集、数据预处理、模型开发和模型评估；利用临床决策支持工具，推动实验室结果解释和临床利用率；采用数据挖掘技术用于临床诊断，支持结果解释。

实验室管理的智能化应用，除质量指标外，主要实现了以安全为主要目的的门禁、视频、温湿度、暖通等智能化的环境安保监控。参照ISO 15189要求，有较多实验室实现了人员管理、知识管理、设备管理，提升实验室管理的能力和水平。但是智慧实验室的管理应用范围可以更丰富与全面，将新技术、新方法、新思维三者跨学科交叉研究和应用，进一步达到更高目标的数智化实验室管理。

第二节　人工智能通用技术方案

数智临床实验室在新时代、新需求、新技术驱动下，以赋能高质量发展为导向，以新一代信息技术为支撑，以临床数据要素为驱动，聚焦检验前、检验中、检验后及管理全过程的新服务、新管理、新科研等创新领域，达到提升检验质量和效率、减少重复检查、疾病提前预警、减少漏诊或误诊概率的目标。

一、AI在临床实验室中的应用框架

随着越来越多创新科技的发展，AI与临床实验室的融合度也越来越高。若要高效地在临床实验室开展人工智能应用，则离不开良好的实施技术方案。一个科学、可靠的实施技术方案包含定义问题、数据准备与提取、数据预处理和数据治理、临床特征提取、预测建模与评估、成果产出等多个环节。物联网、智能硬件等新技术研发可采用其他技术方案。

（一）定义实验室问题

AI在临床实验室的应用，定义一个有价值的、有数据支持的问题是技术实施的前提。例如，可以从临床意义重大但变化复杂的实验项目、实验室频发故障、实验室高风险因素等入手。同时，实验室问题的利益相关方、应用场景、解决程度也决定了临床实验室技术实施的效果。

（二）数据准备与提取

事先评估实验室相关数据提取与准备是否会对分析结果产生影响，关注在所选时间段内信息系统是否发生变动和特征性的变量编码规则是否有改变。

（三）数据预处理和数据治理

对信息系统提取的原始数据进行加工处理，包括数据清洗、标准和变换等，同时处理部分脏数据、重复数据、异常数据和不一致数据。数据转换应该考虑某类数据分布的特征和临床意义，同时也应该考虑数据是否需要通过线性、标准差等方法归一化以消除指标之间的量纲影响，保证数据处理的快速和高准度。

（四）特征工程

特征是对AI过程有意义的数据属性。特征工程是将数据转换成能更好表示潜在问题的特征，从而提高模型的性能，包括特征增强、特征构建、特征选择、特征转换等内容。临床数据属性往往较多，且各数据之间休戚相关。通过特征工程探索特征变量对于模型性能至关重要，选择对结局影响更为显著的或有实验室应用价值的特征变量进入模型。特征工程是耗时长且烦琐但关键的工作。一项调查显示，数据科学家80%的时间用于捕获、清洗和组织数据。

（五）预测建模与评估

利用逻辑回归、决策树、随机森林、随机支持向量机、神经网络等机器学习算法建立最优的模型，并进行下一步性能评估。评估时，主要区分准确性评估和临床价值评估。准确性评估是在研究队列中评估应用模型预测结果的准确性，使用建模的内部数据进行交叉验证，同时也需要引入额外的数据进行单独验证。临床价值评估是用于评估实验室使用预测模型后的收益。决策曲线分析、临床影响曲线都是可以辅助分析临床价值的工具。

（六）成果产出

成果展现形式除了投入实际使用外，还包括分析报告、论文发表、著作和专利等。在成果产出时常同时有分析报告和论文，分析报告可以流程化地详细呈现研究过程，描述研究的局限性并重现结果，而论文则是选择性呈现可视化的结论。

二、临床实验室常用的AI技术

利用检验大数据和人工智能技术，当前常见的领域或方向如下。

（一）解释性注释

解释性注释（interpreting commenting，IC）是一项较为复杂且多元化的检验后活动，其可针对临床医生经常遇到的咨询指标、较为陌生的项目或是临床意义重大的检验项目展开解释性报告。目前较多的是通过逻辑判断分析、贝叶斯网络（bayesian network，BN）、人工神经网络（artificial neural network，ANN）等技术支持开展 IC 报告，系统可自动按预设条件或固定的注释格式给出 IC。IC 的加入，使得常规检验报告的可解释性增加，给予临床疾病诊疗解释和提醒的同时，更给患者就诊带来便利，且提高了门急诊的效率。

（二）临床决策支持

临床决策支持（CDS）是指基于人机交互的医疗信息技术应用，通过数据、模型等辅助完成临床决策，通过正确的渠道，在正确的时间和正确的干预模式下，向正确的人提供正确的信息。政策、评审等多种软硬措施正推动着各医疗机构实施 CDS 的应用：①电子病历评级要求，评级标准评测要求，4级以上明确要求具有医疗决策支持，等级越高，要求越高。②互联互通评审要求，高等级评审要求建立临床知识库，开展卫生管理的临床决策应用，开展人工智能和大数据的应用。③公立医院绩效考核要求，共计55个考核指标，而电子病历应用功能水平分级有24个检测指标。④等级医院评审要求，第四模块"信息管理"中，第一百五十七条：医院信息系统能够为临床医疗提供决策支持类信息技术支撑。

新一代 CDS 应支持多模态异构数据，具有智慧化、实时性、交互性、知识管理等特征，同时支持多种数据来源和结构，包括临床记录、影像学、实验室检查等，从而为用户提供全面的决策支持。新一代 CDS 能够提高数据质量和处理效率，提高决策的水平和质量，实现对复杂医疗数据的深度理解、学习和推理，提高临床决策的科学性、合理性和客观性。另外，它还可以灵活地针对不同场景和医疗需求提供个性化定制服务，开展智慧决策，也可以针对单病种和罕见病进行相关提示，提高临床决策支持系统的覆盖率、满意度和价值。

（三）检验大数据和数据挖掘

检验大数据（laboratory big data）利用新处理模式得到了更强的决策力、洞察力和流程优化能力，是一种载量大、增长率高、多元化的信息资产。在检验大数据中的应用中，高效且科学地利用这些数据取得新的价值，可与其他的医疗信息大数据结合，构建院内多模态大数据模型。其内容包括临床文本模型、影像波形数据、生物组学数据及图片文件数据，以及临床指南和文献资源数据库、医保数据库等。

数据挖掘在临床实验室中的应用示例：①通过检验大数据和数据挖掘评判实验室质量控制。在检测条件不变的情况下，当某项目临床检验数据量足够大时，其均值趋于稳定。以此为基理的浮动均值质控法通过提取某一时间段内某项目的检验数据，计算均数及标准差，就可以通过对每日数据均数的分析来了解该项目的检测质量控制情况。②通过检验大数据间接法建立和评估参考区间。由于检验数据包含疾病或亚健康人群的异常结果，须先运用统计学方法对检验数据信息库的数据性质和结构进行分析，主要步骤包括在数据库中采集符合要求的足够数量数据；利用合适的方法对偏态分布的数据进行数据变换；剔除采集数据中的离群值；选取合适的方法建立参考区间；评价和验证参考区间的合理性。③通过检验大数据和数据挖掘可以将检验报告结果与临床诊断、预后资料结合，回顾性分析评估检验项目的诊断性能或预后价值，协助建立诊断或预后切点。④赋能检验管理，将检验报告结果与标本周转时间（turnaround time，TAT）结合，可为标本检测流程优化、仪器通量估算提供数据支持。检验报告与临床信息相结合可对医生开单模式进行分析，与其他实验室检测结果及疾病诊断等信息相结合，可为临床路径中检验项目组合选择提供线索。

（四）机器学习

应用机器学习（machine learning，ML）是检验医学在智能化过程中的里程碑，也是智能化检验的重要发展方向。随着人工智能技术的不断发展，市面上各大公共资源数据库的增长，检验医学开展ML的机会越来越多。

机器学习在检验医学中常见的应用示例：①基因组学数据分析，通过分析大规模的基因组数据，机器学习可以帮助识别基因变异与疾病之间的关联，预测患者的疾病风险，指导个性化的治疗方案设计。②疾病诊断与预测，机器学习可以利用临床数据和检验指标等信息，帮助医生诊断疾病，并预测患者的病情发展趋势，如用机器学习辅助诊断糖尿病、心血管疾病、癌症、肾损伤等。③生物标志物发现，机器学习可以从大规模的检验数据中发现潜在的生物标志物、标志物组合及cut-off值，用于疾病诊断、预测和治疗监测。例如，机器学习算法可以分析血液中的蛋白质、代谢产物等指标，发现与疾病相关的特征，为个性化医疗提供依据。④远程监测与远程诊断，随着远程医疗服务的兴起，机器学习在临床实验室中的应用也越来越注重远程监测和诊断。通过将传感器和智能设备与机器学习算法相结合，可以实现对患者健康状况的实时监测和远程诊断，从而提高医疗服务的可及性和效率。⑤数据整合与知识发现，临床实验室产生的数据量庞大且多样化，包括临床数据、生化数据、影像数据等。机器学习可以帮助实验室将这些数据整合起来，并从中挖掘潜在的关联和规律，以支持医学研究和临床决策。

（五）大语言模型

ChatGPT（chat generative pre-trained transformer）、DeepSeek是大语言模型应用的代表，也是AIGC的代表，首次实现了语言智能的智慧涌现。它是一种基于Transformer架构的深度学习模型的自然语言处理模型，为用户提供了更加智能和自然的语言交互体验。它建立在大规模预训练模型的基础上，采用自回归生成的方法，使得它能够对语言深入理解，把握复杂关系，逐词地生成文本，保持了语句的连贯性和逻辑性。简而言之，与传统的自然语言处理模型相比，ChatGPT在模型规模、预训练方式、生成方式具有显著的差异，这使得ChatGPT生成的文本更为"丝滑"。其应用领域有文本分类、问题解答、文本生成、已命名的实体识别、词性标注、文本摘要、机器翻译、情感分析、聊天机器人、编写和修改计算机代码、财务管理、娱乐和个人助理等。

在医学上，大语言模型可以有以下功能：

（1）医疗信息检索：协助医疗信息人员从大型医学文献数据库检索相关的医疗信息，使医务人员能够做出更明智的决定。

（2）生成医疗报告：可以根据患者数据和检查结果协助生成医疗报告和不同形式

的摘要，从而减少手工生成报告的时间、精力和工作量，也避免了手工生成可能出现的差错。

（3）医学教育：可以协助为医学生和医务人员生成教育培训材料，包括医学概念、政治和指南的摘要。

（4）帮助撰写患者资料：可以通过医务人员所给的首次病程记录等撰写患者资料。

（5）电子健康记录管理：可以通过从医疗文书中提取信息后填写到健康管理系统来协助管理电子病历，减少手工数据输入所需的时间和工作量，降低错误率。

（6）患者沟通：可以通过生成对患者的友好的医疗信息摘要，协助医务人员与患者沟通帮助患者理解自身治疗方案，提高参与度和配合度。

（7）预测分析：可以通过分析患者数据协助预测分析，以识别潜在的健康风险，并为预防性医疗提出个性化的建议。

（8）远程医疗：可以通过生成特定患者的医疗信息摘要来协助远程医疗，使医务人员即使不在患者身边也能就患者的治疗做出决策。

（9）医学写作：可以通过为医学专业人员生成报告、文章和其他书面材料来协助医学写作，促进科研与临床的交流沟通，使得临床应用得以不断更新。

（10）临床试验设计：可以通过生成关于新临床试验可行性的报告来协助临床试验设计，使医务人员对特定的试验做出相应明智的决定。

第三节　临床实验室智慧应用场景

检验大数据和人工智能在临床实验室中的应用和发展，给检验医学的发展带来了巨大的改变、机遇与挑战。AI将颠覆现有检验的技术、方法、流程、模式和管理理念，在检验全过程发挥核心作用。不定期调查用户对信息功能的需求和要求，并满足《电子病历系统应用水平分级评价管理办法（试行）及评价标准（试行）》（国卫办医函〔2018〕1079号）、《医院智慧服务分级评估标准体系（试行）》（国卫办医函〔2019〕236号）、《医院智慧管理分级评估标准体系（试行）》（国卫办医函〔2021〕86号）、《医疗机构检查检验结果互认管理办法》（国卫医发〔2022〕6号）等要求，持续进行数智化实验室的技术和服务创新，以符合智慧医疗、智慧服务、智慧管理、结果互认的要求。在检验医学中，人工智能的应用也主要围绕检验的全过程展开，即AI+检验前、AI+检验中、AI+检验后、AI+实验室管理，详见图6-1。

一、检验前的智慧应用

检验前流程包括医生开出检验医嘱、检验申请单、患者准备、标本采集、标本运输、标本储存及标本的分析前预处理。检验前的质量控制是保证检验结果准确、可靠的重要环节，同时也是高出错率、高感染风险的工作环节。因其技术含量相对较低，所以正逐步被智能物流机器人、自动化智能化硬件设备、过程管理及质量管理智能软件所替代。

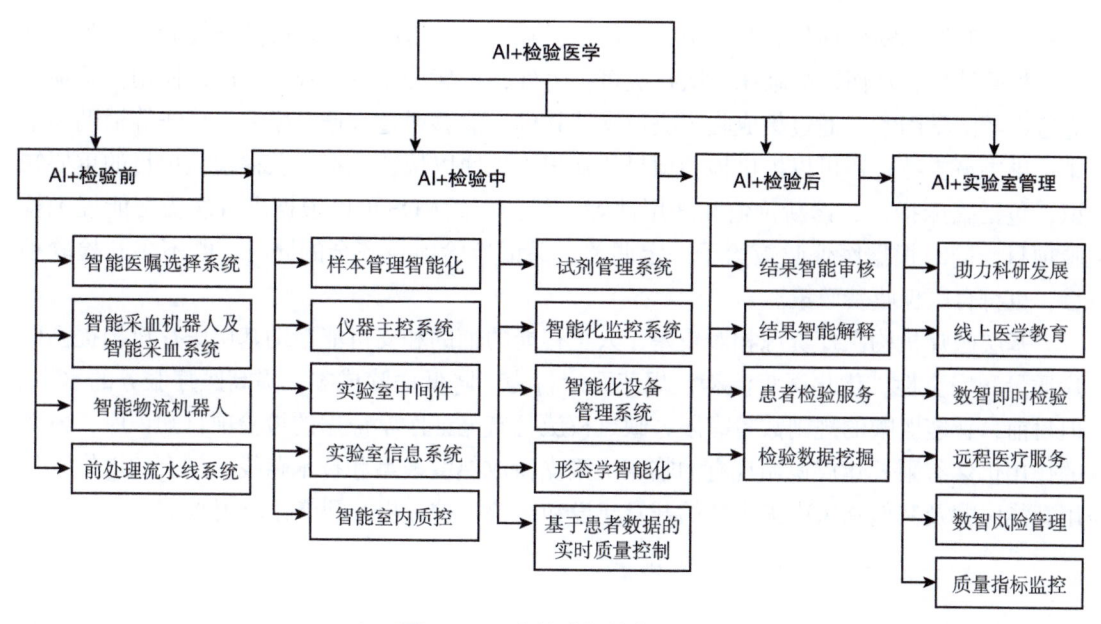

```
                        AI+检验医学
    ┌──────────┬──────────┴──────────┬──────────┐
 AI+检验前    AI+检验中             AI+检验后   AI+实验室管理
    │           │                      │           │
 智能医嘱选择系统  样本管理智能化       结果智能审核   助力科研发展
 智能采血机器人及  仪器主控系统         结果智能解释   线上医学教育
 智能采血系统     实验室中间件         患者检验服务   数智即时检验
 智能物流机器人   实验室信息系统       检验数据挖掘   远程医疗服务
 前处理流水线系统 智能室内质控                        数智风险管理
                 试剂管理系统                         质量指标监控
                 智能化监控系统
                 智能化设备管理系统
                 形态学智能化
                 基于患者数据的实时质量控制
```

图6-1 AI在检验领域中应用

（一）检验结果互认平台

医疗机构间因为缺乏唯一性的病历号，基础数据不规范、质量控制体系不同质，诊疗规范、互认规则、操作规范不统一，从而导致患者较短的时间内在不同的医疗机构就诊需要重复检验检查。2024年国务院政府工作报告明确将"推动检查检验结果互认"作为政府工作任务之一。目前，我国检验结果互认仍处于边摸索、边实践阶段，部分地区已经初见成果。如京津冀鲁互认模式、上海互联互通互认模式、四川华西医学检验联盟模式、上海区域检验中心松江模式、广东佛山网格化互认模式、长三角一体化区域检验联盟上海青浦模式、浙江省的"浙医互认"模式等都是较为成功的典范。这些模式各具特色，但都是检验互认迈出的坚实的一步。

浙江的"浙医互认"平台是采用新一代技术，建设全省统一规划、分级部署的检查检验互认共享系统，制定了唯一编码的检验项目名称，在保障医疗质量和安全的前提下，对30天内同类医学检验结果经患者授权同意后予以互认。各级临床检验质控中心通过开展同质化的质量控制和培训，实施室内质控、室间质评监管，定期开展飞行检查和盲样考核，确保互认结果的质量。"浙医互认"采用三位一体的模式，通过协同医生端、患者端、治理端管理患者检验数据。医生端对检查检验结果进行实时校验、重复提醒、快速调阅、互认确认等操作，患者无需携带纸质报告单进行就诊。患者端通过小程序，方便快捷查询本人检查检验报告。治理端围绕互认机构、项目、规则，上线数字驾驶舱，实时监督医疗机构间结果互认情况，实现区域、医疗机构、科室、医务人员的全尺度精密监测，强化数据质量治理。

（二）智能医嘱选择系统

智能医嘱选择系统是一种临床决策支持系统，主要解决临床医生开单难的问题。临床实验室可开展的检验项目有数千项，一些专科临床医生可能不能正确选择检验项目和合理解释检验结果，从而影响临床的医疗决策，另外，按病种收费模式的推广，使用检验项目应考虑经济学因素。通过集成临床决策支持软件，能够通过数据、模型、算法等辅助为临床提供决策支持，还可以提供检验项目的知识库，便以快速地在线获得检验项目的重要知识，包括临床指征、诊断价值和适用性等。某公司的CDS可以根据患者病历智能提示检验项目，同时根据医保政策给予一定调整，保证检验项目齐全的同时，既不多开检验项目，也符合医保收费政策。

基层医疗机构医疗资源相对较差，人工智能的辅助和支持能帮助基层医疗机构提高医疗质量和安全性，优化医疗流程，规范医疗行为，降低医疗成本，提高医疗服务的水平。但目前，智能医嘱的规则数量有限，缺乏权威且有循证医学证据的检验项目知识库，发挥的作用仍然有限。建议遵循现有的临床决策支持成熟度模型和技术路线图，有效地推动使用智能医嘱及其他临床决策支持的开发建设和运营维护，提升智能化应用水平。

（三）智能采血机器人及智能采血系统

智能采血机器人（robotic phlebotomist）是一个实现规范化操作、减少分析前误差的很好的解决方案。复旦大学附属中山医院、浙江大学医学院附属第四医院等使用智能采血机器人拟在抽血中心人流高峰时段承担部分采血工作，以实现静脉采血全流程自动化智能化，工作内容包括自动完成扎压力带、喷消毒液、装载采血针、装载采血管、识别静脉血管、精确穿刺，采血量控制、血液混匀等全链条血液标本采集。但按照实际使用情况，智能采血机器人仍存在着采血耗时长、部分患者担心采血机器人的安全性和可靠性等问题，因此仍需要进一步提升性能，同时加强推广和宣传，提高公众认可度。

除智能采血机器人或系统外，采血流程相关的其他系统还有智能排队分诊系统、采血管贴标系统、标本自动收集系统和标本智能分拣系统等。智能排队分诊系统可以优化排队策略，节约患者时间。智能采血管贴标系统通过标本自动贴标签，提高了标本采集人员的工作效率，速率提升的同时还避免了因人为疏漏导致的漏管、错管等情况，降低了标本的不合格率。标本自动收集系统和标本智能分拣系统则可以自动完成标本汇总、收费、分类、编号和二次喷码等工作，极大程度上减少了检验人员的检验前工作量，实现了采血管理的信息化、智能化。实验室应充分考虑医院的规模、布局、人力和经济成本等因素，选择和实施合适的检验前智能化软硬件系统。

（四）智能物流机器人

现有的各类智能硬件已经可以实现对检验前采血、分拣、运输、签收、离心等全部过程的自动化、智能化与无人化，以及执行不合格标本或者分析前TAT超时等智能预警，大幅缩短标本周转时间、减轻人员工作负担、降低差错率，并且能够保证安全迅速，有效降低感染风险，是标本集约化检验智能管理的创新解决方案。现有的标本物流有人工物流、气动物流传输系统、轨道式物流传输系统、智能物流机器人等。

智能物流机器人是结合了物联网、人工智能、自动化技术完成物流任务的机器人，可执行货物搬运、仓库管理、订单拣选等任务，具备智能导航、精确定位、自动避障、电梯操控、实时监控和反馈等能力，在快递、电商、医药、酒店等行业得到了应用。目前已经有医院开始使用智能物流机器人进行检验标本运送，已有智能物流机器人可自己乘坐电梯、会辨物识人、能在医院穿梭运送标本、药品、医疗废弃物等物资，且运输数据实时记录，运输位置实时显示，保证物资运送全程监控，达到闭环管理的安全和精准。

二、检验中的智慧应用

检验中过程是指从标本制备、检验方法的选择和确认、生物参考区间的评审、检验程序的质量保证到审核签发报告前的过程。实验室检验中的数字化和智能化涉及仪器主控系统、前（后）处理系统、流水线系统、中间件、实验室信息系统等是智能化实验室的核心和主要代表，主要的应用如下：

（一）标本管理智能化

标本管理智能化涉及检验前、检验中、检验后多个环节的软硬件系统，通过人工智能技术、物联网技术和自动化技术，与实验室自动化系统（LAS）、LIS与HIS的无缝连接，实现标本的智能化全过程管理。利用LIS对检验标本整个流转分析过程中的各个环节进行信息采集和有效监控，可实时进行标本分析前、分析中、分析后TAT监控及智能提醒。通过标本拍照，利用AI智能识别标本状态、检测并筛选出溶血、黄疸、脂浊、凝块等异常标本并进行分类定位和提示。中间件对不符合自动审核规则触动复检规则的标本智能启动重测、稀释、添加测试和备注报警信息等程序。前处理系统可智能识别标本预设的优先检测项目并自动进行优先离心、优先检测。标本检测后自动封膜并冷藏存储，需要时自动从存储冰箱里取后复检。

标本智能管理可以覆盖检验全部流程，实现检验全流程的自动化，最大限度地降低人员手工操作，提高流程标准化程度，降低潜在操作风险，提高工作人员对异常标本的关注度、减少误差，减少无效的工作流程。

（二）仪器主控系统

仪器设备的自动化、数字化和智能化程度直接影响到实验室信息化水平，是临床实验室运行的核心，而主控信息系统是仪器设备的中枢。几乎每台仪器设备均配备有主控信息系统，此系统不仅掌控仪器的运行、操作与维护，更负责管理和分析检测产生的各类数据，是连接仪器设备和LIS的关键桥梁。主控信息系统按硬件可分为单片机和计算机，按应用可分为单机和流水线。操作系统是WINDOWS或UNIX。采用专用的数据库，不同的仪器可保留一定期限的数据量。主控系统的语言界面，国外的仪器设备显示以英文为主，部分仪器进行汉化可直接显示中文，国产的仪器一般显示中文，方便用户理解和操作。这些主控信息系统通常由设备仪器的制造商研发。在控制仪器运行方面，不同厂家虽然可能采用其独特的方法，但在功能上有许多共通之处，如标本检测、试剂管理、质量控制、校准定标及系统维护等。这些功能确保了实验室工作精准、高效地进行。

（三）试剂耗材管理系统

试剂耗材管理系统可实现试剂耗材实验室、医院及供应商间试剂耗材从申请到使用的全流程闭环管理，建立试剂耗材质量管理及生命周期智能追溯体系。其包含试剂耗材出入库、试剂查询、试剂盘点、试剂订购、申购、审批等功能。可实时智能监控试剂耗材管理的质量指标与经济指标包括供应商三证效期、试剂注册证效期、试剂批号效期过期预警、试剂库存超限预警、专业组成本超限预警、新批号试剂校准提醒、试剂性能验证失控提醒、温湿度失控等提醒信息。实现试剂的闭环智能管理，实现试剂质量与经济的管理的实时性、可视性及可控性，帮助实验室提质增效、降本增益、模式创新。

（四）智能化监控系统

智能监控系统是利用人工智能、物联网等技术，通过智能手表、手机等设备实现实验室的智能监控，检验常见问题的及时性、可视性、自动化和智能化。实验室管理者或者工作人员可通过智能手表、手机远程实时接收仪器错误报警、试剂量不足报警、危急值报警、分析中TAT中位数等信息，实现设备远程管理、TAT实时监控、危急值提醒、标本状态监控、仪器负载及平衡管理、质控管理和报警管理等功能，实现实验室管理的信息化、智能化。

基于中间体开发的数据溯源管理软件，实现了流水线上检测项目记录的数字化与自动化，可记录标本量、检测时间、检测设备、检测结果、使用的试剂信息，相应的质控结果、校准信息、试剂余量、仪器报警、维护保养等详细信息。软件将全自动流水线系统的应用与LIS进行整合创新，并在实验室软件、流水线软硬件及分析仪器间建立了智能化的连接，提高了实验室的标本检测质量，优化了TAT，节省了大量人力。

（五）形态学智能化

形态学是检验医学最早使用人工智能技术的领域之一，主要采用数字图像技术、形态学识别与智能化判断相结合，对血液细胞、尿液有形成分、精液活力形态、阴道分泌物和宫颈细胞，病原微生物、染色体形态等进行智能分析和检测，逐步提高检出率和识别率，保证检验结果的准确性。应用于临床的外周血细胞形态分析仪主要有DM96、DI-60和MC-80，骨髓细胞形态学分析系统主要有Morphogo等。

数字血细胞形态分析仪应满足自动化、高效率、高准确度、高图像质量、可识别细胞种类多等要求。图像数据采集技术分为基于传统光学显微镜和以高光谱显微成像为主的新型显微成像技术。图像分割就是把图像分成若干个特定的、具有独特性质的区域并提出感兴趣目标的技术和过程，白细胞分割则是将白细胞与血液周边图像中的其他不同成分分开，或者将白细胞的核和质分开。深度学习网络结构，如YOLO（you only look once）算法，通过聚类分析构建适应白细胞大小的先验框，实现了白细胞的高精度定位。借助几何主动轮廓、水平集算法及分水岭算法，即便在弱边缘条件下，也能精准完成分割任务。常用的图像特征类型有图像的灰度特征、纹理特征、频谱特征等，基于深度学习的模型框架如VGGNet、ResNet等被用于白细胞分类。

（六）基于患者数据的实时质量控制

基于患者数据的实时质量控制（patient-based real-time quality control，PBRTQC）具有实时性、连续性、无成本、灵敏性等优势，与传统室内质量控制联合应用，可以及时有效地检测出系统误差，保证检验结果的准确性。

目前多数血细胞分析仪支持传统的 XbarM 法，也有自动化流水线中间体软件支持浮动中位数法（float median，FM）、简单移动均值法（simple moving average，SMA）、加权移动均值法（weight moving average，WMA）和指数加权移动均值法（exponentially weighted moving average，EWMA）4种算法。西门子 Centralink 数据管理系统支持移动均值（moving average，MA）算法，其他 PBRTQC 软件工具支持的算法还有 BULL、累积和控制图法、中位数法和 Z 分数等算法。有实验室报告了基于医学大数据挖掘及人工智能创新技术开发的独立 PBRTQC 专业智能软件工具用于真实世界的患者大数据，进行 PBRTQC 在多个专业领域质量风险识别与管理的临床应用价值研究，包括各种 PBRTQC 方法智能运算模型的建立、正负偏倚两个方向误差结果的识别效能验证、智能质控规则与传统 Westgard 规则对于 PBRTQC 质控效能的比较等研究。

PBRTQC 具备以下优点，包括无基质效应、与传统室内质控联合使用可持续监测分析系统的性能稳定性，评估临床检验项目可比性，监控分析过程源于试剂、仪器和校准的分析误差，监控标本收集、运输及处理等环节不当导致的分析前误差，可识别质控品选用不当问题，在室内质控品更换批号期间全时段持续监控检测系统真实性能变化，在误差检出能力与质控频率两方面可弥补传统室内质控法的不足，降低成本，还能较早提示检测系统分析性能的微小变化，并早期预警，避免潜在质量风险的发生等。

三、检验后的智慧应用

检验后过程是指标本检测后检验报告单的发出到临床应用这一过程，包括结果审核、规范报告、授权发布、临床解释、标本的留存及处理等。通常采用知识库、数据挖掘、人工智能等方法来提高检验结果审核、解释和临床沟通的质量及效率，以及疾病的诊断或风险预测。

（一）结果智能审核

智能审核系统运算法则的数据要素全面涵盖了分析前、分析中、分析后整个检验过程，主要包括临床信息、标本状态、室内质控、仪器状态、生物参考区间、分析测量范围、患者浮动均值、危急值范围、差值校验、项目逻辑关系判断等。若触发人工审核时，则智能执行标本重测、稀释、添加测试或者备注报警信息等程序，并可通过智能手机、智能手表接收危急值结果报警、自动审核通过率等信息。智能审核系统可进行实验室标本检测的精准管理，对标本、仪器、质控、试剂、检测结果等进行实时监控，保证检测结果准确性及有效提高工作效率，缩短 TAT，减少差错率，均衡员工技术差异，实现分析后检验程序的标准化、自动化和智能化。

（二）结果智能解释

实验室结果智能解释是结合患者的临床情况，给出以患者为中心的解释性注释，提高检验报告的价值。通过机器模型预测可能的疾病风险，并匹配出个性化的建议。采用规则引擎时可根据检验结果自动给出解释性注释，易被用户理解且规范程度高，规则调整和优化操作简单。解释性规则的建立应参照专著、文献、共识或指南等资料，使规则具有可解释性和循证医学依据，解释的结果才具有权威性。

人工智能带来的检验结果解释性报告可用于即时检验或穿戴设备检验应用于个人健康管理、临床检测等，即时了解被检测人员的身体状况，做出合适的后续处理，尤其适用于居家检测患者和慢性病患者。互联网医院、手机APP、公众号等极大地方便了患者获取检验报告。结果解释性报告通过采用通俗易懂的语言，对专业性的医学符号和术语解释进行解释，有效地降低了患者从互联网获取错误信息的风险，帮助患者更加明智地做出就医决策，增强了医患之间的沟通和信任。

检验医学知识库提供包括试验项目的患者准备、报告时间、影响因素、临床意义等知识。基于检验医学知识库可提供即点即得的临床决策支持，如点检验项目显示该检验项目的知识库，点结果可显示该项目所有历史结果、统计概要数据、检测试剂，点疾病诊断显示该疾病的知识库，点病历号关联到该患者的电子病历，点姓名显示该患者所有检验结果及综合数据分析，点科室显示该科室的地址、电话等相关信息。

四、实验室管理的智慧应用

实验室管理涉及设备和资源管理、人员管理、财务管理、信息管理、安全管理和法规遵循等多个方面，人工智能、5G、互联网、VR/AR等技术及智能手持终端的联合应用逐步实现了实验室管理的智慧化。如远程医学检验及质量监控，部分专业领域的无人实验室。通过智能化软硬件结合，智慧化实验室管理缓解了人力资源紧缺、劳动强度大、工作效率低、质量管理疏漏大及生物安全风险高等问题，以及提高了应对突发疫情或者台风等自然灾害期的能力。

（一）线上培训

以往检验医学人员继续教育主要为线下模式，存在办会成本高、参会人员受限、到会率低等局限性。随着大型医院多院区发展，医联体、医共体等联盟的建设，员工的继续教育因为距离和时间等问题的限制很难在线下集中进行。通过钉钉、腾讯等会议软件及专业的培训平台，实现线下、线上相结合的培训模式。

线上教育培训有以下优点：①灵活性和便利性，员工根据自己的时间安排和节奏在要求的时间段通过网络进行学习，时间和地点更自由，同时讲者授课、视频录制也更自由，可以反复录制直到满意为止；②成本效益，相比传统面对面培训，线上培训可节约员工的交通和时间成本；③形式多样化，线上培训可以以各种形式展开，如视频课程、在线讲座、互动教材、练习题、论坛讨论等；④即时反馈和评估，通过在线测验、作业提交等方式，建立即时的学习反馈和评估机制；⑤个性化学习，某些线上培训平台可以为不同的教学内容设置不同的教学对象，实现分层教学，甚至提供智能化推荐和个性化学习建议。缺点如学习培训效果不佳，大多数平台无法监控真实学习者是谁，以及是否真在学习，另外直播课讲者可能不愿意被录屏等。

（二）POCT

POCT因其即时检测、即时报告，仪器便携，简单易用等优势在一线医疗保健机构、社区卫生中心、医疗救援、居家检测等场景中得到广泛应用。POCT在数据管理和分析、质量控制、结果审核和解释、临床决策等方面进行数智化，可提高医疗保健系统的整体效率、质量和安全性，同时为医护人员提供更好的临床支持和决策依据，改善患者护理和治疗效果。具体来说，POCT数智化与LIS、HIS等互联互通即时完成数据传输和报告，以便医护人员更快获得检测结果和诊断信息，迅速制订治疗方案；通过自动化、质量管理降低人为差错、误诊和漏诊，尤其在基层机构和经济欠发达地区，数智化AI辅助POCT在有限的检测环境下提供更准确结果；通过数据分析和人工智能技术为医护提供专家级的诊断建议和决策支持；持续跟踪患者的测试结果和健康数据，医护人员可以更好地了解患者的病情变化，并及时调整治疗方案。借助数智POCT技术，能够收集患者的饮食、运动、生命体征等数据，并结合基于循证的临床知识、潜在的生物学机制及人群健康风险评估，生成全面且动态的解释或诊断报告，为患者提供详细的生活和诊疗建议，帮助他们更好地进行自我健康管理。必要时，还可以与医疗机构紧密合作，根据患者的具体情况推荐合适的医生，以便患者得到更加精准和个性化的医疗服务。

（三）环境和安全智能监控

实验室的智能监控通常涉及温湿度、空气质量、生物安全、人员、门禁等多个方面。通过对实验室环境、人员、视频数据进行采集、存储、分析等实时监管、数据管理等生物安全监控工作。针对微生物、分子诊断等二级生物安全实验室，通过环境传感器、智能AI视频、门禁系统等软硬件，对实验室环境、门禁、人员等进行闭环安全监控管理。当实验室温度、湿度、气压和噪声等环境异常时，提供警告处理。当有未授权人员通过门禁进入或离开实验室时，提供门禁安防警告。当实验室人员着装及操作不符合实验室操作规范，或出现其他异常状况，会产生视频监控告警信息。智能监控实现了实时监控即刻报警提醒，自动记录、管理和分析监测数据等功能，提高了实验室的安全性、效率和可靠性，为实验室管理者提供更好的管理和决策支持，从而保障实验室的正常运行。

（四）智慧大屏

智慧大屏实现了运营数据的可视化管理，将实验室内的各种数据实时展示在屏幕上，工作人员可以一目了然地了解实验室的运行状况，及时发现问题并采取措施。如按工作岗位配置智慧大屏，可包括人员管理、标本管理、试剂管理、设备管理等。通过专业组或科室的智慧大屏实时展示质控状态，如标本过程及状态监控、检验周转时间、危急值报告等动态变化情况。智能数据的可视化管理有助于满足实验室管理日益增长的需求，以TAT为核心改进运转效率，以质量指标为基础提升检验质量，以患者和员工满意为前提提升服务管理能力，以试剂全过程的智能化管理来实现成本控制。

第四节 人工智能管理要求与挑战

临床检验是疾病预防、诊断和治疗的重要手段，检验结果的准确性、及时性直接影响临床的医疗决策、诊疗效果和患者安全。智能化、智慧化在临床实验室的应用刚刚起步，在发展的过程中遇到各种问题和挑战，目前还停留在概念和研究层面，离真正的实际应用尚有距离。

一、人工智能在临床实验室中的管理要求

人工智能的引入将给临床检验和管理领域带来时代性的变革，大幅提升工作效率、诊断准确性和资源管理能力。然而，这种技术的快速发展也伴随着未知的风险和挑战，可能对患者安全、数据隐私、伦理、合规性构成威胁。因此，对AI应用进行规范化管理显得尤为重要。尽管已有不少学者已经意识到规范管理的重要性，但这方面的研究几乎空白，更极少有相关的共识、指南等规范性文件。通过制定和执行严格的规范与标准，不仅可以确保AI系统在实际应用中的安全性和有效性，还能确保其遵循法律法规和伦理要求。规范化管理将为AI技术的广泛应用奠定坚实的基础，促使其更好地推动医疗进步。

（一）技术规范性

1. 数据保护与患者隐私 随着AI在临床检验中的广泛应用，患者信息和检验结果的安全性与隐私保护变得尤为重要。国内外的法律法规，如《中华人民共和国民法典》、《中华人民共和国数据安全法》及ISO 15189等，规定了医疗机构有责任保护患者信息的机密性、安全性和完整性。AI系统的设计应符合这些要求，通过加密通信、访问控制、数据加密、漏洞管理等手段，确保信息的安全流通。此外，应不断更新和升级网络安全技术，以应对不断变化的网络威胁。

2. AI算法与模型 AI算法与模型的透明性和可解释性是获得临床及患者认可的重要影响因素。AI系统的设计应确保算法是可理解的，以便员工能够信任和依赖AI做出的决策。模型的验证与评估应严格遵循标准，以确保其在不同实验室环境中的适用性和准确性。同时，必须解决算法公平性和偏见问题，确保AI系统不会因性别、种族等因素产生不公正的结果。

3. 系统安全性与质量控制 AI系统的安全性不仅仅是网络安全，还包括系统本身的防护能力，以防止数据泄露或系统故障。通过严格的技术标准化措施，确保AI系统在不同实验室的可互操作性和一致性。质量控制方面，AI技术应融入实验室的质量管理体系中，以确保实验结果的准确性和可靠性。

（二）管理规范性

1. 法律与合规管理 AI的应用必须符合相关法律法规，特别是与医疗数据保护、患者隐私和安全相关的法律要求。医疗机构应在AI应用前进行充分的法律风险评估，并建立伦理审查机制，制定防范策略，以确保AI系统在法律框架内运行，防止隐私泄露、歧视和决策不公等问题。在医患关系紧张的背景下，AI应用过程不透明，或出现问题时缺乏明确的责任划分，可能会进一步削弱公众对医疗系统的信任度。应建立透明的AI应用流程，明确各方的责任。另外，还应评估AI技术的社会影响。在充分调研的基础上，理解和回应公众的关注和期望，预防和缓解潜在的负面影响，增加社会对AI应用的接受度，从而推动技术的顺利推广和实施，维护整个医疗系统的公信力和可持续发展。

2. 风险分析与管理 AI技术的引入伴随着新的风险，如数据传输错误、逻辑关系变更、算法偏差和系统故障等问题等。实验室必须将AI系统纳入现有的质量管理体系和风险管理框架中。通过详细、准确的风险分析和评估，制定智能化的风险监控措施和应急响应方案，以将风险控制在可接受的范围内。实验室还应定期评估AI系统的性能，确保其符合质量标准，及时发现问题并修正。

3. 标准化与行业协作 制定一套覆盖AI系统全生命周期的技术规范体系，为AI系统的研发、应用和监管提供科学依据和指导，确定其退出和淘汰的标准与流程。寻求与行业内的其他机构和组织合作，共同制定相关标准和最佳实践。通过跨机构的协作，可以推动AI应用的规范一致性和协调性，从而为整个行业的技术推广和发展提供保障。

（三）员工教育

1. 人员培训与教育 AI系统的有效应用依赖于实验室人员对其功能和操作的充分理解。因此，实验室必须为员工提供针对AI应用的培训，确保他们具备必要的技能和知识。培训应包括AI系统的基本原理、操作流程、风险识别和应对方法，以及如何在实际工作中有效利用AI技术等。

2. 文化建设与接受度 文化建设是推动AI技术在实验室中顺利实施的关键。实验室应通过各种方式提升员工对AI技术的接受度和认同感，消除对新技术的不安或抵触情绪。通过文化建设，营造一个支持创新和技术发展的环境，确保AI系统的顺利落地和持续改进。

3. 伦理意识与责任感 在应用AI技术时，实验室人员必须具备强烈的伦理意识和社会责任感。对患者数据的保护、对算法偏见的警惕，以及对技术可能带来社会影响的敏感性，都是实验室人员必须具备的素质。通过持续的教育和意识培养，确保人员在应用AI技术时始终以患者安全和社会利益为重。

人工智能的规范化管理是确保其在临床检验和管理领域安全、有效应用的关键。通过从技术、管理和人员三个角度全面落实规范化措施，可以为AI技术的广泛应用奠定坚实的基础，推动检验智能化、智慧化的进步与发展。

二、人工智能应用存在的问题

临床实验室的服务能力、技术水平、服务质量和精益管理水平日益受到重视,但目前仍存在以下状况和问题:首先,随着检验分析技术的不断进步,临床实验室检验仪器从半自动化分析、全自动化分析仪、自动化流水线到全实验室自动化、无人实验室,与此同时,设备产生了大量的数据,为如何使用管理这些海量的数据提出了新的要求;随着实验室标准化建设的逐步确立、健全与完善,对实验室的质量要求和管理能力标准提出了更高的要求。尽管国内外临床实验室在质量管理理论、方法和工具方面已有相当多的积累,但质量问题仍然时有出现。这其中既包含管理层面的问题,也涵盖技术层面的挑战。针对管理问题,需深入审视并优化实验室的管理体系和流程,确保各项管理制度得到有效执行。同时,对于技术方面的问题,则须不断提高技术人员的专业技能,更新和完善相关技术操作规范,确保实验室技术操作的准确性和可靠性。此外,当前临床实验室数字化和网络化的管理并没有改变传统管理的本质,仍是以人为主导进行人工管理,只是加上了现代信息管理手段和高标准的质量管理要求,而管理人员的工作强度日益繁重,这已成为很多医院所面临的共同问题。再次,由于医院等级不同、医学实验室规模不同、检验人员培训条件制约、标本量差异、临床实践经验和质量管理经验等因素造成检验人员专业水平差异大,检验质量参差不齐的现象。临床实验室从自动化、信息化向智能化、智慧化方向发展是必然趋势,也是行业发展的必经之路。因此,临床实验室管理者应该思考如何进一步利用信息化、人工智能、物联网和移动互联网等新兴信息技术,加强临床实验室信息化、自动化和智能化建设,推进医学检验智能化发展,均衡检验人员的专业水平差异性,提高临床实验室质量管理效能,保证检验结果准确性、及时性,提升服务能力,为医生和患者提供个性化的智慧医疗服务及体验。目前,临床实验室智能化建设尚处于起步或初始阶段。尽管AI在提升检验质量、改善工作流程效率和优化结果解释等方面颇具潜力,但在实际运用过程中仍面临诸多挑战。

(一)数据质量问题

数据和算法是人工智能的核心。目前存在检测方法、仪器型号、结果单位等缺失,不同仪器和方法、不同实验室结果及参考区间存在差异,检验结果关联的患者资料不全或缺失等问题,而且数据没有标注,加上数据质量的问题,AI算法的准确性不佳,对算法模型的应用水平会产生直接影响。但是提供高质量、多中心、完整的检验数据标注资料,虽然极具价值,因需要巨大的人力、物力投入,成为一项艰巨的挑战。

(二)AI技术问题

检验AI算法仍有很多技术性难题无法解决。如血液、体液检验中描述的细胞形态特征、结构等数据往往模糊且隐晦。目前已有的AI算法层面还没有能力与之匹配,需专业标注后才能提取特征,导致算法或模型较难自动识别和生成。缺乏可解释性也同样是检验AI问题的一部分。由于某些算法黑箱效应无法对过程、结果给出合理解释,因此当出现与产品和医疗事故有关的责任问题时,无法明确判断AI模型出现错误时的责任主体。这涉及多个方面的责任划分,包括算法的开发者、软件公司,以及应用这些技术的医疗机构和医生。责任的界定变得复杂且模糊,难以明确界定各方的责任边界,所以相关的制度和法律等均尚待完善。高投资成本、缺乏经证实的临床获益也是现今AI在检验医学领域推广的难题。

(三)人才制约的问题

检验科工作人员大多只有医学背景,很少具备跨学科知识,在机器学习算法和处理大数据等方面缺少经验。AI+医疗的综合人才缺乏会导致AI产品的研发与临床需求存在断层。如何有针对性地建立专业、系统、规范的临床实践培训和考核体系以保证AI产品的实施效果是有待解决的问题。

(四)信息安全问题

在诊断模型的研发过程中,所使用的数据几乎包含患者如基因信息在内的所有信息。这些敏感信息一旦泄露,会导致患者隐私暴露或被不法分子利用。从管理的角度考虑,进行数据采集、处理与分析的相关专业人员必须经过培训并取得相应资格以更好地解决数据采集与共享中的安全和伦理问题。从信息安全技术角度考虑,防、控相结合,采用充分的、合适的技术手段保障患者信息安全。

尽管当前AI技术的全面应用面临着诸多挑战,但AI技术有潜力深刻改变检验医学未来的发展方向。如何设计、发展、落地和深入应用仍存在困难与挑战,需要医院协同企业厂家共同深入探索研究。国家行业标准化组织、学会团体应加快制定和出台相关标准与指南,实现实验室智能化与患者信息保护之间的平衡发展。最终,AI将全方位应用于临床检验中,使检验医学在疾病诊断、疗效监测、预后判断等方面发挥更加显著的作用。

三、智能化实验室的机遇和挑战

AI已经深入到检验医学的各个方面,并且相关模型已被证实有较高的准确性和精确度,通过和专业技术人员对比,某些AI模型能够达到甚至超过检验技术人员的能力。特别是在医疗大数据、远程医疗的背景下,AI带来的是检验医学革命性的改变。推动AI在检验领域的发展已势不可挡,我们需要为即将到来的人工智能时代做好准备。

(一)针对数据质量问题的应对建议

针对数据质量问题,建议建立统一的电子病历标准、临床术语和质量评价方案,不断提升电子病历应用层级水平,形成数字化、标准化、可普及的医疗大数据。国家层面统筹规划,推动建设高质量和标准化的单病种基础数据集。建立数据采集和标注的指南或共识。对从事测试数据库标注的人员,按照标准的标注方案进行培训后再从事标注工作,以提高数据标注质量。针对AI模型开发全过程使用的各种数据集,明确标注资源的管理要求和质控方法。对于标注质量制定适合的检验方法，如实时检验、全部数据检查、多重抽样检验等。在医疗大数据的归属、安全、开放、标准化等方面出台相应的制度规范。推进医疗机构间的深化与联合，构建数据交流与共享机制，打通数据孤岛，为检验AI发展奠定坚实的数据基础。

（二）针对AI技术问题的应对建议

AI产品进入临床应用前，需要经过广泛模拟和验证、系统调试，以及前瞻性审查。针对不可解释性问题，应用AI技术、风险管理、培训教育等方式降低其影响。具体来说，可以通过以下方式：①采用诸如决策树、逻辑回归等可解释性的模型；②建立一个信任框架，包括模型的验证、评估、监控等环节，确保模型的预测结果具有可信度和可靠性；③通过可视化技术，将复杂的模型和数据生成直观且易于理解的图形或视频等，帮助使用者理解和接受模型的逻辑；④使用可解释性技术解释模型的预测结果，如局部解释性技术（如LIME、SHAP）和全局解释性技术（如特征重要性分析、模型结构可视化）；⑤能够通过对模型的失效概率及失效后果的严重程度进行量化评估，对算法预测错误的原因进行可解释性的原因分析；⑥提高模型的透明度，向用户和利益相关方提供足够的信息，包括模型的输入特征、训练数据、算法原理、局限性等，如模型不能适用于某些特定场景的实例介绍。综上所述，针对AI模型的不可解释性，可以通过提高模型的可解释性、可靠性，降低模型的风险，提升模型的透明度等多种方法来应对，从而更好地应用于实际场景中。

（三）针对AI人才制约问题的应对建议

快的方式是直接引入AI专业人才，并通过组建跨学科团队促进不同背景人才之间的交流与碰撞。这种合作能够迅速响应并解决智能化实验室建设过程中遇到的技术难题。而慢的方式则侧重于学科建设和复合型人才培养的长期规划。通过系统的教育体系和课程设置，从根本上提升AI领域的人才储备和质量，以长期解决人才制约的问题。具体来说，可从以下方面着手：完善基础教育体系的学科布局，重视AI与医学的交叉融合，如医学检验专业增加人工智能概论、Python实践等课程，计算机或人工智能专业增加医学相关课程，有条件院校可以互选为第二专业，构建学校、医院和企业联合培养模式；重视培养具有AI+检验的理论、技术与应用的复合型人才，进行医、工、信等跨领域深度合作，普及AI+检验的技术和方法；医院和企业可定期举办AI技术培训班和研讨班，加强医务人员应用水平的同时，也可以在讨论中不断发现和改进问题，提升产品质量，从而保证AI产品的使用效果。

（四）针对安全问题的应对建议

参照HIPPA法案，结合我国法律法规要求，建立健全数据和信息安全管理制度与技术规范，实施信息安全等级保护工作，确保信息的保密性、可用性、完整性和可控性。建立患者数据隐私和医学伦理的相关保护机制，加强监督管理，提倡使用大数据隐私保护模型，避免数据泄露和数据滥用。在使用医疗数据时，应当对姓名、身份证号、病历号等隐私敏感信息进行脱敏，如利用替代、混洗、加密、空值等方法进行匿名或假名化处理。实在难以进行充分匿名化处理的，必须要征得患者本人的知情同意。

近几年，临床实验室检验医学从信息化向数字化、智能化、智慧化时代大步跨进。基于真实数据的大数据平台构建是未来AI应用发展的关键。根据国家发展政策规划和技术发展趋势，结合临床实验室实际痛点与需求，以及高标准的质量管理要求，规划医学检验AI及大数据挖掘发展策略。在检验领域，以人为本，保证患者检测结果的准确性和及时性，识别分析全过程质量风险，降低患者医疗风险，降低成本，提升检验人员和管理者的体验，实现以人为本的智慧检验创新发展是未来发展的主要方向，当下有为，未来可期。

展望未来，采用AI等创新技术，检验医学领域能够基于实验室的痛点和需求，以及高标准的质量管理要求，从根本上改变传统的工作和管理模式，进行前沿的设计和规划智能化、智慧化技术的应用，将其渗透到临床检验全过程的所有环节，成就未来一个具备自动感知、智能监控、快速反应、智能预警、智能审核、科学决策、智能决策及智能服务的智慧实验室。

（杨大干　杨　铮　胡长爱）

参 考 文 献

储呈晨，李斌，季智勇，2022.智慧医院建设背景下的医学装备管理实践.中华医院管理杂志，38（6）：467-470.

李玮泽，李莉，2022.人工智能在检验医学领域的应用和发展.中华检验医学杂志，45（12）：1282-1287.

卢绮萍，付航玮，张晓帅，2023.浅谈对元宇宙理念促进中国智慧医疗创新发展的思考.中华外科杂志，61（5）：353-356.

沈亮，周敏，2021.基于云架构的"未来医院"信息平台构建及云迁移实践.中华医院管理杂志，37（4）：293-299.

魏佳，蒋理，穆原，等，2022.机器学习在检验医学中的应用进展与挑战.中华检验医学杂志，45（12）：1288-1292.

薛鹏，白安颖，江宇，等，2022.WHO数字健康全球战略及对中国的启示.中华预防医学杂志，56（2）：218-221.

中国中西医结合学会检验医学专业委员会，2023.临床检验标本转运及保存规范化专家共识.中华检验医学杂志，46（3）：259-264.

Benirschke R C，Wodskow J，Prasai K，et al.，2024.Assessment of a large language model's utility in helping pathology professionals answer general knowledge pathology questions.Am J Clin Pathol，161（1）：42-48.

Bunch D R，Durant T J，Rudolf J W，2023.Artificial intelligence applications in clinical chemistry.Clin Lab Med，43（1）：47-69.

第七章 检验前过程智能化应用案例

检验前过程是影响检验质量的关键一环，也是医疗服务质量的直接体现。检验前过程包括检验申请、原始样本采集和处理、标本运送、标本接收、检验前处理、准备和储存等各个环节。检验前处理环节的技术含量相对较低、工作重复性多、生物安全风险高，这些特点使得这个环节在未来将逐步被智能医嘱选择系统、检查预约系统、智能穿刺采血机器人、智能采血系统、自动化物流系统、智能物流机器人、自动分拣机、标本前处理系统等技术所替代，有助于实验室实施自动化和智能化以应对不断增长的工作量，提升检验前工作质量及效率，保障实验室生物安全。本章主要介绍智能采血系统、自动化物流系统和标本前处理系统。

第一节 智能采血系统

实验室应为临床提供准确、及时的检验结果。检验结果的质量受多种因素影响，其中检验前质量控制不当导致的分析误差占比最多，占全部实验误差的70%以上。血液标本采集是最重要的实验室活动之一，包括采集前患者的准备（饮食、运动、情绪状态、采集时间、采血体位、输液）、患者身份与准备情况的确认、血液标本采集操作（采血物品的准备、个人防护用品的准备与使用）、采血管信息标记、采血部位的暴露、穿刺静脉的选择、绑扎压脉带、消毒、静脉穿刺与血液标本采集、拔针与穿刺点止血、医疗废物处理、采血时间记录。当前，大部分医疗机构采用集中采血、人工操作的工作模式，虽然通过各环节的规范管理减少了人为差错，提升了服务效能，但是由于重复性工作多，涉及人员多、流程长，较难进一步优化和提升。智能采血系统（intelligent blood collection system，IBCS）是集计算机信息技术、光学条形码技术、自动化控制技术于一体的系统，用于实现患者信息自动识别、采血管智能选择、条形码自动打印、粘贴及采集数据信息记录和分析等功能。该系统可与智能叫号系统、标本收集传输系统、标本分拣系统等对接，可应用于门诊、急诊、健康管理中心、病房等血液标本采集场所，实现采血过程的标准化、自动化和智能化的管理，提高实验室工作效率和准确性，减少人为差错，缩短候诊时间，改善患者的就医体验。

一、血液标本采集的现状和问题

血液标本采集是医疗实践中常见的一项操作，用于实验室检测以辅助疾病诊断和治疗。医疗机构一般设置抽血中心或标本采集处，由检验或护理人员承担门诊和体检患者血液标本采集和非血液标本接收的任务。住院患者，一般由病房护士负责血液标本采集。检验科负责对标本采集、运输和处理等人员的培训和监管，然而，随着服务人群的扩大和对医疗服务要求的提升，当前的血液标本采集流程面临一些问题和挑战，主要体现在以下方面：

（一）患者采血等候时间长，易焦虑

在许多医疗机构中，血液标本采集窗口的高峰期通常集中在上午，约占全天采血量的80%，导致大量患者需要排队等候。这不仅增加了患者的焦虑和不满，还可能影响检验结果的及时性。以某三级甲等医院为例，日门诊量达6000人次，约13%的患者需要抽血，平均需采血时间1.5分钟，采血窗口高峰期集中在上午7：00～10：00。该时间段内会集中50～100人的采血等候患者。患者须经历取号、排队、窗口人工核对、等待采血人员手工选管贴标、静脉识别、穿刺点确认、消毒、抽血等烦琐的步骤，等候时间长且人员密度高，容易引起患者焦虑，尤其是年纪较大的、需要空腹采血的人群，长久站立排队等待对身体素质方面也是巨大的挑战，也是影响检验结果的因素。部分医疗机构设置的采血等候区域常以新风系统作为室内空气净化手段，空气流通性欠佳；当抽血中心处于饱和运行状态时，等候人员冗杂、密度高，空气质量差；等候人员口罩佩戴率低且携带各类病原微生物，尤其呼吸道病毒的可能性大，长时间的等待易造成部分病原体的传播，患者院内感染的可能性大幅增加。

（二）人工粘贴采血管标签难标准化，易出错

采用条形码标签来标识标本，将打印的标签粘贴至相应标本容器上，这些步骤由人工操作完成，工作效率低且占用采血操作时间，还可能存在贴错采血管、贴歪、不平整、易污染等情况。当标签粘贴斜度大于30°时，易导致竖直方向条形码完整性受损，分拣机、条形码扫码仪和分析仪条形码扫描失败的概率大幅增高。标签粘贴不平整，条形码污染如消毒碘伏污染等也会降低条形码的识别率。目前检验流水线普及率较高，手工贴标涉及人员多，标准化难度高，自动化的检测、分拣设备不能识别标签不规范的标本，需要人工重新贴码等处理，影响检测速度，增加漏检的风险。

（三）采血人员受外界环境影响，易被干扰

采血人员面向患者及其家属，不仅要保证良好的服务态度和高质量完成采血工作，而且在必要时还需抚慰患者情绪，以防止意外情况的发生。采血人员处于一个相对高压的工作环境，工作质量易受各类因素影响和干扰，这些干扰因素可能导致采血人员的工作效率下降，增加差错率。例如，患者身份核对和相关信息确认环节易受到患者表达及理解能力的影响，对于年幼、年长或特殊人群患者，采血人员获取相关信息难度大；采血过程中容易遇到其他患者的咨询，采血人员注意力易分散；遇到静脉识别困难、穿刺点难以确认情况时，采血人员工作心态容易受影响，影响工作效率，可能出现穿刺失败、错用采血管、贴错条形码等问题。

（四）抽血工作台面的物品多，洁污分区管理难

由于采血相关常用物品多，根据医院的生物安全和院内感染管理规定，必须对这些物品实施洁污分区管理。通常将消毒棉签、止血棉、一次性压脉带、未使用的采血针、持针器、手消净放置于左侧洁区，利器盒、医疗废物箱等放置于右侧污区，保证采血垫纸洁净且位于中央。同时应避免患者与污区的直接接触。但是受医院现场环境条件限制，传统的采血桌空间有限且缺乏空间优化，以及采血过程中的物品使用和废弃物产生导致台面物品交叉污染风险升高，采完血的标本若未及时送检，更增加采血环境的物品堆积，增加了洁污分区管理的难度。

（五）人工收集标本送检，效率低

在传统的采血窗口，人工收集标本送检确实存在一些效率低下的问题。采血人员习惯将已采集的标本预分类或直接收集于窗口内的临时收纳容器中，运送工人按照规定的时间逐个窗口依次收集后统一送检，这个过程需要花费一定的时间。如果采血窗口较多，或者采集的标本量较大，那么人工收集的时间就会更长。由于整个过程人工操作占比高，出于标本量和工人运送效率的考虑，一般按照30~60分钟一次的频率进行标本的收集与送检，无法做到标本实时送检。而且人工收集标本的过程中，由于需要人工清点和记录，存在标本遗漏、损坏或丢失的风险。如果发生这种情况，需要重新采集标本，进一步降低效率。此外，人工收集标本的过程中，缺乏实时的监控和记录，无法及时发现和解决问题。如果出现问题，可能需要花费额外的时间来查找和纠正，进一步降低效率。

二、智能采血管理的技术方案

对于采血流程容易出现的问题，一方面可通过过程管理来优化，另一方面可通过智能化技术来解决重复性劳动，如备管、核对、收集工作等，旨在通过智能化和自动化技术的应用，提高采血工作的效率和准确性，减少人为差错，改善患者体验。下面将详细介绍智能采血管理技术方案的主要内容。

（一）采血环节智能化、自动化技术方案

采血环节的智能化、自动化涵盖了智能预约、自助取号、智能叫号、自动备管、自动收集等环节，实现安全、高效、快捷的采血管理方式。不仅有助于提升医院的管理水平，改善采血人群的就诊体验，还实现了智慧医疗和智慧服务。

1. 检验智能预约　检查预约系统（medical examination appointment system，MEAS）是一个为患者提供智能化预约服务的平台。它以数据和规则引擎为核心，与HIS和LIS进行数据交换，以获取患者的检查申请数据和预约结果数据。MEAS支持患者和医务人员通过多种渠道进行检查预约，如综合服务中心、临床医生和护士工作站、公众号等。检查预约系统以人工智能预约规则引擎库为核心，利用各种算法，包括环境因素算法、医学因素算法、信息识别算法、动态因素算法、时间因素算法和项目映射算法等构建一个综合

资源与优化规则引擎。自动查询患者的检查项目、诊断、性别、体征等数据，结合预约引擎智能化安排最合理的就诊检查治疗时间，形成全自助、高智能、一站式的预约模式，见图7-1。

检查预约系统提供多渠道报到服务，患者可通过手机端，移动报到转院内导航或科室前台无接触式报到等多种方式进行报到，满足不同患者的习惯和需求。还支持智能语音外呼服务，可以自动拨打电话或发送短信，提醒患者预约时间、报到流程、就诊注意事项等信息，确保患者在就诊过程中不会遗漏任何重要信息，提高就诊效率，提高患者的就诊体验。在智能化预约系统的辅助下，患者通过有计划的检验预约服务，不仅节约了检验等候时间，缓解高峰期人群量大的压力，达到等候时间最科学化、人力资源最精简化，实现工作负荷最合理化和设备利用最高效化。

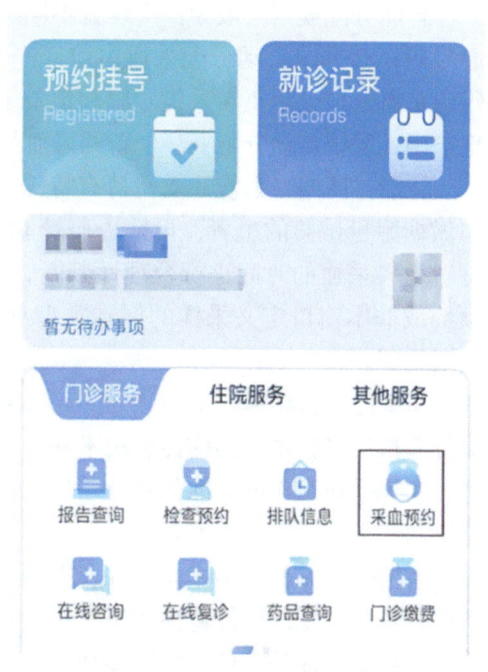

图7-1 自助式检查预约系统

2. 智能排队叫号系统（intelligent queuing and calling system，IQCS） 是一种综合运用计算机、网络、多媒体和通信控制技术的产品。它取代了窗口传统的患者站立排队的方式，通过系统引导患者进行有序排队，排队规则可自定义，排队进程直观可视。系统可以根据预设的规则智能分配叫号，还配置了等候区大屏和窗口叫号显示屏，以清晰地引导患者排队。

智能排队叫号系统的功能包括支持多种方式与HIS和LIS数据信息对接；支持多种取号方式，如自助取号机、公众号、小程序等，支持通过身份证、医保卡、就诊卡、条形码等各类方式取号；支持智能分配叫号，支持有序叫号和优先叫号；支持一键叫号、重呼叫号、直呼叫号等功能；可根据排队情况设置特殊叫号类型，如普通号、老人号、儿童号、照顾号等；配置等候区大屏与窗口叫号显示屏，以清晰地引导患者排队，见图7-2。

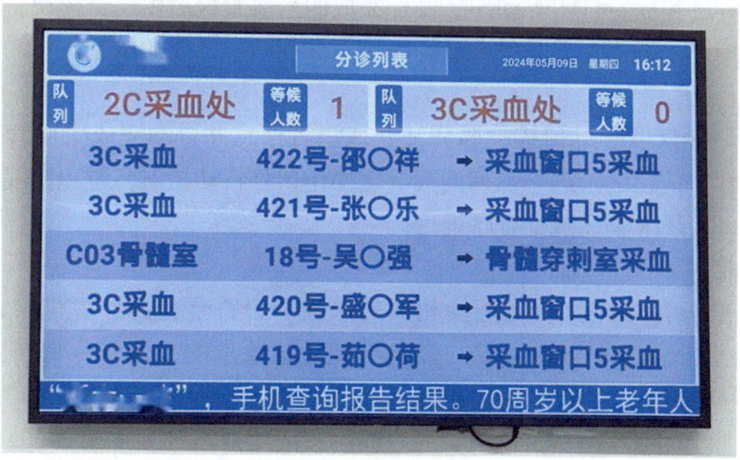

图7-2 排队叫号系统

智能分配规则一般为：①设置不同类型号码分配的优先级：优先号码＞预约号码＞普通号码；②系统自动分配采血窗口，一个采血窗口同时分配当前采血执行号码和等候号码，采血窗口显示正在采集号码和预备采集号码，并同时触发呼叫功能；③若采血窗口出现空闲，系统自动分配下一个新的采血号码。

智能排队叫号系统还支持持有特殊检验项目的患者与仪器之间进行互动式预约登记，如做糖耐量试验的患者，可输入服糖时间，到适当检验时间后可以优先采血。此外，还可对患者采血的时间进行合理性判断，如采样超过规定的时间段或需要事先与执行部门预约或非本窗口定义采样的标本类型项目时，给出相应的提示信息，以方便导医和患者灵活处理。

3. 智能选管贴标仪（intelligent tube selection and labeling machine，ITSLM）是一种集成计算机信息技术、扫描传感技术和自动化控制的设备，用于替代传统的人工采血作业管理，实现采血工作的标准化和自动化，并实现标本数据信息的实时记录、查询、统计和可追溯。

智能选管贴标仪由相关硬件及控制软件组成，共同完成整个标本采集流程及人员、物资的合理化调配。硬件包括系统主机（含分类储管、选管、打印贴标、出管等模块）和操作控制终端。此外，还可配置多功能洁污分区的采血桌、收集轨道，通过一体化设计将多个窗口串联起来，实时将采集完成的标本自动收集，并通过传输系统传入标本指定的接收处或实验室内分拣机、前处理系统进样处等。

智能选管贴标仪整体基座固定于系统支架，控制单元与所有模块连接，控制仪器的各项动作。工作原理是机电系统分为上机位和下机位，上机位在PC端运行，主要功能有贴标机自检初始化、标签打印、标签卷标，可通过设计相关的操作页面进行人机交互。下位机主要负责指令的收发、传感器数据上传等流程。打开上位机软件，检测机电系统目前的状态，验证各运动轴的运行性能，试管仓是否缺料，标签打印机是否稳定打印标签，如无问题将系统归零。当仪器接到指令后，将相关信息传至机电系统并且进行数据解码，得到相应的指令信息。随后，机电系统根据相应的指令信息，将选管模块与储管模块配合，控制系统内采血管的转运，完成对应试管的抓取和标签粘贴动作，包括取管、送管、试管夹紧，试管边缘寻迹和标签打印等动作。贴标完成的采血管最后由出管模块将贴好标签的采血管沿着导向槽进入试管盒，医务人员即可取出标签粘贴完成的试管进行采血工作，参见图7-3，图7-4。

智能选管贴标仪可通过扫描检验凭证获取患者信息并自动完成采血管选择、标签打印、粘贴、出管、信息记录这一系列的标准化操作，且自动核对，避免错漏。与智能排队叫号系统联动，实现采血、叫号有序进行。

其具体功能如下：

（1）可根据患者的检测项目选择相应的采血管，符合材质、容量、直径和长度的要求，并按照分析项目所需标本量的多少分配适合数量的采血管存储于系统内。采血管的材质应为玻璃或塑料，常用容器尺寸的规格为13mm×75mm、13mm×100mm、16mm×75mm和16mm×100mm。用于离心的容器应能在纵轴上承受3000g的最小重力加速度。

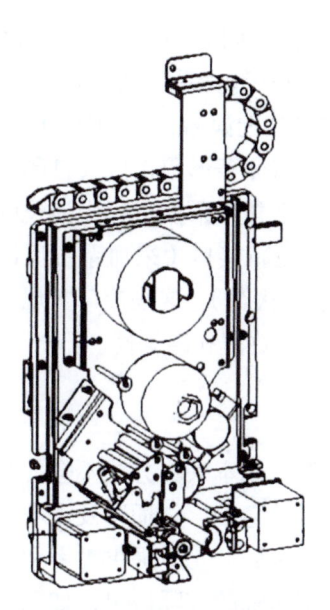

图7-3 条形码打印模块原理示意图

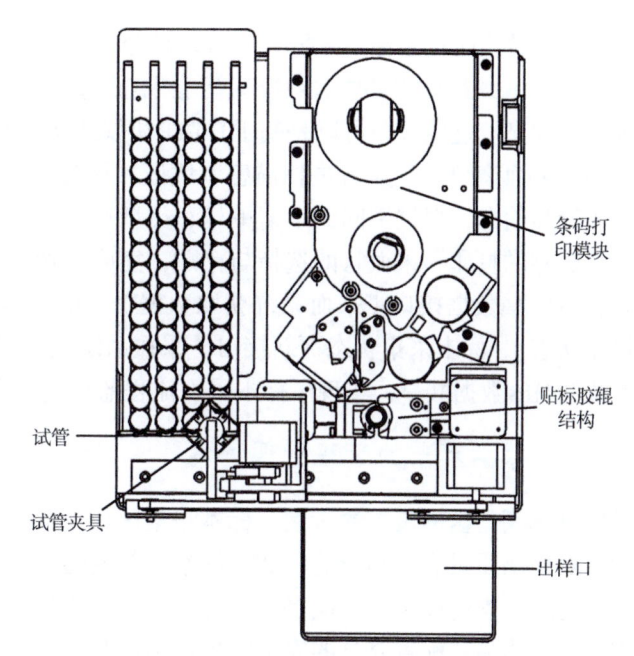

图7-4 智能选管贴标仪工作原理

（2）将已经和患者信息关联的条形码打印至标签上，并粘贴于所用采血管上。

（3）标签采用不同分析仪器厂家都兼容的条形码类型，如ITF、NW7、CODE39、CODE128，标注原始标本（如全血、血清、血浆等）和患者类型（如门诊、急诊、住院、预住院、体检等），同时记录标签制备的时间。

（4）打印条形码时，一般条形码高度不低于12mm，避免由于条形码标签粘贴位置不良导致条形码扫描不全；条形码两端满足5mm的空白区，用于识别条形码的起止位置。如果条形码标签上还有患者信息，一般将文字信息放置在条形码的上端或下端，确保条形码两端有足够的空白区。

（5）使用智能选管贴标仪进行标本管选择、标签打印、自动标贴。机器粘贴条形码的位置和方向固定，不会有卷边和褶皱，能够确保条形码标签的平整。

1）条形码标签粘贴位置要求：应与标本管的中轴线垂直，偏差角度允许范围在±7.5%内；标签应粘贴于标本容器的边缘或管帽下沿的管柱部分，距离管顶10mm，管底9mm。

2）条形码标签粘贴质量的要求：必须有足够的不透明度，以防止读取到下层标签；标签宽度应比标本管周长少5mm，方便观察标本液面高度和标本质量；标签黏合力应当足够强，防止标签在分析前、分析中、分析后的常规处理及储存的条件下脱落。

智能选管贴标仪的基本性能要求包括可落地或者桌面放置，单台机器服务一个或者两个窗口；可装载采血管量不应小于单窗口日标本采集量，装载种类宜大于8种以上；支持塑料或玻璃材质的真空采血管；支持智能寻边定位贴标，不遮挡采血管可视窗及采血指示标记，标签内容可自定义；软件可与HIS无缝对接，实现接口数据处理、排队管理、仪器管理；中文界面，患者身份、医嘱信息显示，采血项目显示/勾选；支持余量探测、故障提示、分级报警、可转应急手动贴标模式；支持标签单独打印、重复打印；分角色、权限登录系统，并实时记录标本数据、后台统计分析。

4. 与HIS或LIS数据共享对接　智能采血系统可以通过数据接口的形式与HIS或LIS实现数据共享。这些接口可以是基于HTTP协议或Web Service技术。根据采血的全流程如患者到达采血窗口，采血人员扫描患者凭证，核对患者医嘱确认无误后，自动从LIS获取患者的检验信息，根据不同的申请单号和类型自动判断出如何打印条形码，以及打印数量并执行标签的打印、采血管的选择与粘贴，完成备管等。系统在整个采血过程中涉及的接口有患者医嘱数据接口（采血系统获取数据）、标本打印状态更新接口（采血系统反馈标本打印状态）、标本采集状态更新接口（采血系统反馈标本采集状态）。这些接口实现了采血系统和HIS数据共享，实现了标本采血流程监控，提高了工作效率和准确性。

（二）采血环节的过程管理方案

1. 标本采集区域设施的设置　标本采集区域设置：①应保证标本采集方式不会使结果失效或对检测质量有不利影响；②在标本采集期间应考虑患者的隐私、舒适度及需求，如残疾人通道、盥洗设施；③应提供隔开的患者接待和标本采集区域；④应提供患者和员工所需的急救物品，配置充分的安全防护设施。此外，还应根据医院的实际情况，如采血窗口数量、等候大厅布局、采血总量、人次、标本转运路径、周转时间要求等因素，进行合理的规划和设计。如将自助取号机调整位置，自成一个独立区域，以便于顺应主要人流走向，减少排队人流对其他空间的干扰等。

2. 采集前活动的指导　实验室应为患者提供采集前活动的详细信息和指导，以确保标本的完整性不受影响。

（1）为护理人员、标本采集者和患者提供指导，以确保他们了解采集过程中的正确步骤和注意事项。

（2）采集原始标本的类型和量，所用容器及必需添加物的描述，以及标本采集顺序（相关时）。

（3）特殊采集时机（相关时）。

（4）提供影响标本采集、检验或结果解释，或与其相关的临床信息（如用药史）。

（5）标本标识可明确识别患者和采集部位，以及从同一患者采集的多个标本。

（6）实验室接受或拒收申请的检验所用标本的标准。实验室可以通过信息系统，将个性化的采集前活动指导推送给患者，患者可以通过申请单或智能移动客户端查看。

3. 自动化的采血管准备工作　实验室可以采用自动化手段来协助医务人员完成采血管选择、条形码标签打印、粘贴、采血管收集传送等工作，并辅助医务人员完成采集阶段标本确认。根据实验室自动化程度的不同，可配备生化流水线、免疫流水线、生化和免疫流水线。对于生化、免疫系统分开的流水线，为了保证TAT时间，需要分别采血。对于生化和免疫流水线，在标本量足够的前提下，可以进行生化、免疫合管，通过标本前处理系统进行分杯操作，将子标本送往分析仪器进行分析检测。

在没有标本后处理的情况下，多数操作人员在签收标本后会在标本的条形码标签上进行编号，方便后续的存储和查找。即便是已经使用条形码管理的用户，也有很多人保留了编号的习惯。如果不慎将编号写在了条形码上或者条形码两端的空白区，轻则导致条形码识别率大幅下降，重则导致完全不能识别。

4. 标本采集活动过程及要求

（1）患者身份的确认：可通过身份证或医保卡确认，避免使用诊疗卡确认患者身份。采集者应核对患者的姓名、性别、年龄或出生日期、患者唯一性标识（如病历号、诊疗卡、身份证）等信息，确保患者是被采血者本人。采集者应至少采用病历号和姓名等两项指标，以询问方式确认患者的身份。对于婴儿、儿童等特殊患者，可通过询问患者监护人来确认患者身份。昏迷患者、没有监护人在场的婴幼儿和儿童患者由在场医护人员核对确认身份，否则易发生患者身份识别错误，送检标本患者身份信息与申请信息不符。

（2）患者准备情况确认：采血前根据医嘱核对并可通过询问等方式确认患者是否符合检验前要求，尤其是对于饮食、运动、时间、体位、药物等有特殊要求的检测项目。例如，禁食、用药情况（最后服药时间、停药时间）、在预先规定的时间或时间间隔采集标本等。若不符合要求，应建议患者重新做标本采集前准备，若患者或申请医生坚持要采集标本，则应在申请中注明，并显示在报告单上。利用智能采血系统进行标本采集时，可以自动抓取相关信息，智能化提示采血人员该患者的个性化采集前准备要求，便于采血人员进行信息确认并记录。

（3）血液标本采集说明：使用真空采血管的种类及采血顺序应明确，除在标本采集手册中提供外，最好在门诊标本采集台或病区护士标本采集车有明确提示；应在有效期内使用采血管、碘伏、采血针等采血用物，并按照生产商的说明进行保存。实验室要定期评估标本容器，确保其不会对要进行的分析造成任何干扰。可通过实验室的直接测试、审查临床文献、评估生产商提供的信息等相组合的方法来实现。智能采血系统的应用提高了血液标本采集的质量，其可以根据患者的采血管类别及特别要求全自动选管贴标，并智能提示采血人员采血顺序及注意要点，从根本上解决人工挑选采血管错误、标签粘贴质量低下、费时费力的问题，提高采血的质量和效率。

（4）利用可明确追溯到被采集患者的方式标记原始标本：通常在LIS和HIS支持的情况下，首选条形码技术。通过唯一性的条形码进行标记与识别，实时记录原始标本采集者身份及采集日期和时间。

（5）原始样品采集者身份、采集日期及时间（相关时）的记录：如姓名或工号和标本采集地点/科室，采集日期和采集时间的记录可在HIS和（或）LIS中通过扫描条形码实现，如扫描医嘱条形码即可记录采集者、采集日期、采集时间等信息。

（6）采集的标本运送到实验室之前的稳定条件和合适的储存条件：当原始标本采集作为临床操作的一部分时，应确认与原始标本容器、必需添加物、必需的处理、标本运输条件等相关的信息和说明，并告知适当的临床工作人员。例如，血培养标本采集后血培养瓶应2小时之内送至实验室孵育或上机，如不能及时送检，应将血培养瓶置于室温下，不得冷藏或冷冻。智能采血系统可做到有效的时间监管、运输监管等工作，在标本采集环节可智能化提示采血人员该标本的送检时间、要求及储存条件，采血人员可以根据标本的实际情况适时送出标本或在适宜条件下保存，同时智能采血系统也将相关时间全部记录，做到标本的全周期管理。

（7）采样物品使用后的安全处置，如消毒物品、锐器的处置等。智能采血系统可以根据采样记录、采样数量和采集人员工作时间等信息，配合预先设置的耗材管理阈值，智能推算并提醒采样人员进行耗材废物的处理和新耗材的补充。

5. 采集后的管理　实验室可采用智能采血系统，对采集后的管理应包括以下内容：

（1）数据统计：通过采集时间点可计算患者等候时间，为改善服务提供依据，这有助于医院了解患者的就诊体验，并采取措施减少等候时间，提高患者满意度。

（2）流量监测：可实现采血流量实时监测，及时调配采血人力及物力资源，更好地管理人力资源，确保患者能够及时得到采血服务，并减少不必要的等待时间。

（3）满意度评价：窗口实现即时满意度评价，可以了解患者对采血服务的期望和需求，并采取相应的改进措施，提高患者满意度。

（4）绩效考核：通过工作量及满意度评价结果，定期分析和评价采血人员工作绩效，有助于激励采血人员提供高质量的服务，并确保他们得到公平的绩效评估和奖励。

（5）耗材管理：通过实时监测和记录耗材的使用情况，医院可以更好地控制成本，并确保采血过程中的资源得到有效利用。

（6）管理决策：由于智能采血系统具有耗材管理更加精准、数据收集更加及时的优点，因此其为医院的实验室提供了管理和决策的科学依据。

三、智能采血管理实现案例

不同医院根据实际采血窗口数量、等候大厅布局、采血总量、人次、标本转运路径、周转时间要求等，设计智能采血工作流程，主要包括智能排队叫号、智能采血管理与标本收集。

（1）患者挂号就诊，医生通过HIS提交检验申请单。检验缴费后，凭导诊单条形码或就诊卡等到抽血中心分诊台或自助机处预约登记，排队叫号系统根据预先设置的叫号规则分配采血窗口，并在候诊区域大屏幕及采血窗口显示屏显示相应号码、患者姓名（隐私处理后）和相应采血窗口，通过人工语音呼叫相应号码、患者姓名到相应采血窗口引导患者有序采血，如有优先采血人群（如高龄、危重、孕妇等）将自动分配到优先队列中。患者取号见图7-5。

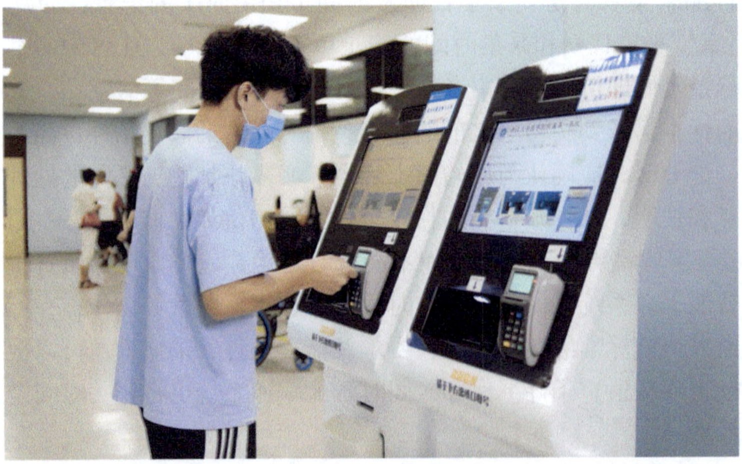

图7-5　患者取号

（2）窗口叫号后，患者到达指定采血窗口，通过采血人员扫描患者凭证，智能采血系统读取出患者的姓名、性别、年龄、就诊科室和检验项目等个人及医嘱信息，同时向LIS发送检验项目申请信息，将患者的检验项目数据从LIS/HIS直接或者经由标准通信协议发送到智能采血系统进行标签打印。

（3）采血人员核对患者及检验信息后，点击确认，系统开始自动化备管：选管模块按照不同患者采血项目要求，从采血管存储模块中选取相应采血管，转移到打印贴标模块；打印贴标模块根据自定义标签格式打印检验项目标签，并自动完成标签粘贴；粘贴好标签的采血管最终输送至采血管出口位置以方便采血人员拿取，见图7-6，图7-7。

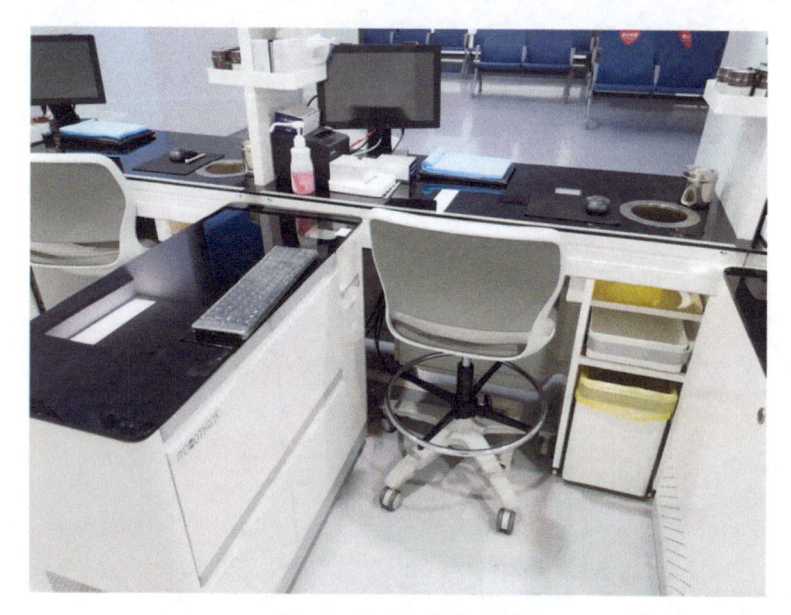

图7-6　抽血工作台示例

（4）系统自动备管的同时采血操作人员进行采血前准备工作，然后按标本采集要求进行标本采集。

（5）患者采血管准备及标本采集完成后，智能采血系统会将执行结果返回给LIS/HIS，并打印回执单。实验室发出报告后，患者可凭回执单上的时间和地点在报告自助打印机上扫描条形码，自助打印检验报告单，见图7-8。

（6）采集完成的标本可通过配置窗口收集轨道将所有窗口标本自动收集，或对接传输系统自动传输至实验室分拣机或检测流水线。

（7）标本自动分拣系统根据设定分拣规则对进入待检仓的标本进行逐一扫描、记录、签收、分类进入分拣仓，再通过人工或者传输设备运送至检测设备进行检测。

（8）信息管理：标本运行的每一个环节，系统自动识别、记录标本状态信息，便于统计、查询及追溯管理，工作量统计见图7-9。

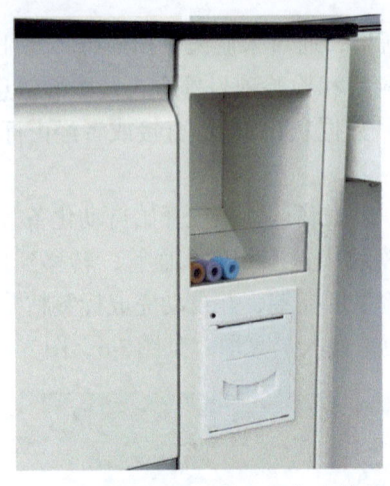

图7-7　贴好标签的采血管自动落在取管口

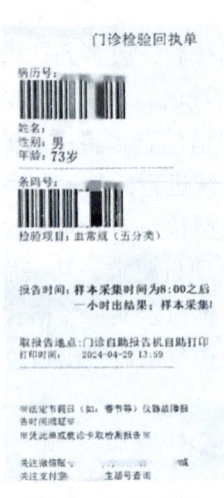

图7-8　回单示例

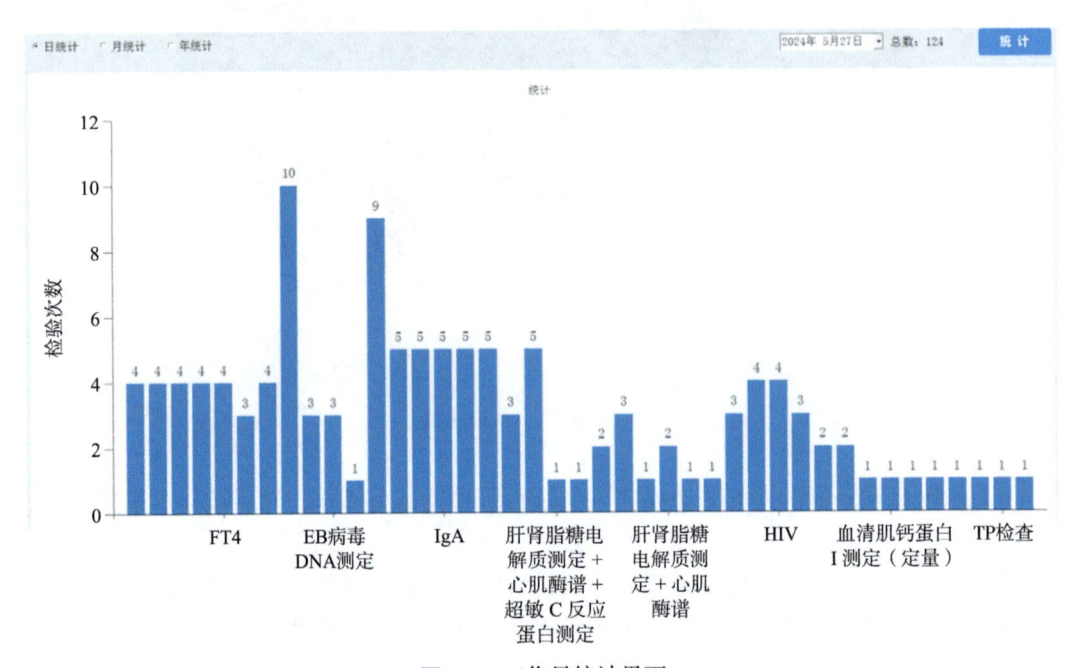

图7-9　工作量统计界面

四、智能采血系统的预期效果

通过使用智能采血系统来进行血液标本采集，对采血流程实现了规范化和智能化管理，达到以下预期效果。

（一）改善了患者的就诊环境，降低了院内感染的风险

智能采血系统的智能预约叫号等环节极大地改善了患者的就诊环境。患者取号后即可回座位等待，而无需站立排队。在等候就诊的同时，患者还可通过观看显示屏提示，

关注整体进展，不用再担心插队、拥挤、催促、围观等影响患者就诊感受的负面情况出现。极大缓解了抽血室人员拥挤、混杂的问题，再配以温馨整洁、宽敞明亮的环境布置，使患者能在一个相对舒适的环境中顺利完成采血，为患者创造一个公平、和谐、有序的就医环境。

（二）实现采血标准化，提高医务人员效率和服务质量

智能采血系统可替代人工核对、人工选管、手工贴标的采血模式，从而简化采血工作人员的操作程序。高度标准化的条形码标签可贯穿于实验室整个工作流程，减少了医务人员的劳动强度，提高了采血人员的工作效率，使医务人员能够更加专注于标本采集本身，减少人为差错，避免医患纠纷。使用智能采血系统提高医患沟通效率，避免沟通失误，保护患者隐私，体现人性化服务，减少患者等候时间。

（三）优化工作流程，缩短实验室周转时间

实验室通过智能采血系统的搭建，建立自动化采血窗口工作平台，协同自动传输，提高采血环节的自动化和智能化程度。智能检查预约系统和排队叫号系统合理地分配患者流量，缓解等候区压力；智能选管贴标仪自动完成选管和标签粘贴工作，与传统的采血人员手工选管贴标比工作效率提高，采血管整理时间较人工模式缩短近70%，总采血时间较传统手工模式减少30%，大幅缩短了患者等候时间；采血管和标签错误率明显降低，检验中出现标签复贴和标本重采而延误报告发放的情况减少，优化了实验室周转时间，提升实验室检验质量的同时，更有助患者的及时诊疗，提高了患者的满意度。

（四）提升实验室自动化管理水平

智能采血系统可以记录采血全流程信息，从而实现标本在到达实验室前流转全程的可视性和可控性，进一步完善实验室检验程序，见图7-10。

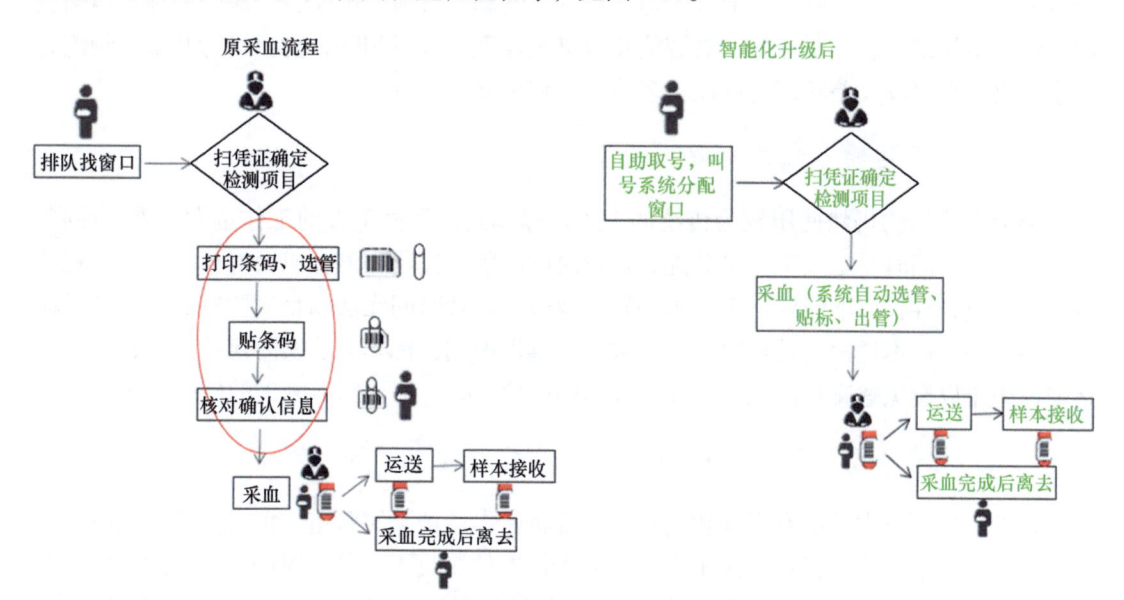

图7-10　采血流程自动化管理前后流程比较

数据信息为精细管理提供依据，包括可根据抽血等候人数进行统筹协调，有效疏通患者，缩短等候时间，提高患者满意度；可根据分时段采血量统计，合理安排窗口开放情况；可根据耗材用量精细化申领物资；可根据工作效率进行人员管理及绩效考评；助力提升实验室质量管理体系水平。

（梁玉华　齐星伦　吴　凤　杨　铮）

第二节　自动化物流系统

在传统的管理模式下，标本采集点如门诊、急诊、病房、体检中心等分布在多处，标本从采集点到实验室上机检测，中间主要通过人工运送、检验科人工核收、分类，每天需要耗费大量的人力、物力。这不仅费时费力，效率难以提升，无法有效保障标本送达的及时性，还可能在运送过程中发生标本破损，错漏甚至丢失。标本运输的路线具有多向性，运输的频率具有随机性，运输的数量也较为零散。针对这一现状，一些医院开始根据实际标本运输需求选择部署自动化标本物流系统，如气动物流传输系统（包括标本单管气动传输系统）、自动导引物流机器人等配合自动采血管分拣系统，实现自动化替代人工的高效可实时监控模式，以达到传输速度快、节省人力物力和时间、降低医疗劳动强度、提高医疗服务效率等目的，做到物流系统的多元化和智能化。

一、标本物流的现况和问题

随着智慧医院建设进程的不断推进，自动化、智能化技术开始进入医院的各个诊疗环节，医院也开始尝试根据自身的检验流程管理要求、空间结构布局、经费预算等情况，选择合适的自动化手段来解决当前人工运送标本的问题。目前，由于各个医院的标本运输流程、建筑空间结构、经费分配、对智能化改进重视度等各不相同，物流运行基础和物流管理水平仍存在着较大差异，还存在较多的弊端和难点。

（一）人工运输方式效率低，管理难

部分医疗机构仍然使用较为传统的人工运输模式，运输工人的工作量大、重复性高、技术含量低。同时受工人工作量分配、运输时间间隔、文化程度，以及对标本的重视程度等因素影响，存在以下问题：①标本周转不及时，周转时间无法满足实验室要求；②运输记录不完整，标本送检、转运时间、送检人等难以追溯，标本无法实时定位追踪；③人工运输途中难以避免磕碰和摇晃，易导致标本的质量下降，甚至标本丢失的概率增加。

（二）未实现全过程的实验室自动化，检后标本管理困难

在检验前环节中，虽有自动化的物流系统将标本运送至实验室，但是后续的接收、分拣、预处理、上机等过程均为人工操作，缺少标本的接收人、接收时间、预处理进度、时间及上机记录、位置信息等过程信息的记录，检验前标本管理困难。针对检验后的标本，

大部分实验室仍然以手工归档收纳为主，缺少高度自动化的检验后标本管理系统，无法针对每一个标本进行相关信息的记录，如标本所在归档架位置、检验完成时间、储存冰箱位置、已储存时间等。人工进行检验后标本的存储和管理，容易造成标本的直接丢失、归档信息模糊不易找到、缺乏操作人员记录的情况，直接接触已开盖标本，生物安全风险高。标本复检环节，需实验室人员查找原始标本，并再次手动上机复查，标本查找困难的同时缺乏复查操作记录，一旦出现结果异常时难以获取相关信息查明原因，造成不必要的纠纷。

（三）信息化建设滞后，未实现全过程记录

实现标本运输的全过程自动化，除拥有相应的智能化设备外，医院的信息技术支持也至关重要。部分医院未重视信息化建设，或起步较晚，缺少基础，没有先进的信息技术支持。即使智能化系统的硬件至关重要，但是如果没有与其相匹配的信息技术、合理的工作流程及管理模式，仍很难实现工作效率的提升，阻碍物流的智能化和网络化建设。

（四）标本运输中存在生物安全风险

标本运输作为标本院内流转的关键环节，除严格把控运输流程和质量外，还应该关注其存在的生物安全风险。目前，实验室可检测的标本类型种类多样，包含血液、大小便、脑脊液、胸腔积液、腹水等多种体液及呼吸道拭子等，这些标本可携带具有传染性病原微生物，有潜在的感染风险。大多数临床实验室的风险评估显示，标本运输的生物安全风险属于中风险等级，特殊情况下发生的标本污染、工具污染、环境污染等仍有可能造成生物安全事件。医疗机构使用人工运输的方式转运标本，运输途中难以避免晃动和磕碰，易发生泄露和泼洒污染，容器破裂可造成标本泄露，从而污染环境、运送人员或其他人员，容器倾倒可造成标本泼洒而致环境和人员污染，相关人员在运环节接触溢洒标本概率高，生物感染风险大。

二、自动化标本物流的技术方案

自动化标本物流系统（sample transportation system，STS）主要包含气动物流传输系统、标本单管气动传输系统、自动导引车物流机器人、轨道小车物流传输系统、箱式物流传输系统等类型，以及配套的实验室内标本自动核收分拣系统。物流传输系统主要用于医院各采血点至实验室及检测设备之间的标本快速传输。气动物流传输系统适用于医院内小件物品的传输，也包括标本的传输。因其会涉及基建改造，通常需要在医院建设初期做规划，提前部署预留空间，在后期建设时需要视医院实际情况决定可实施性。标本单管气动传输系统专用于标本传输，主要是血液标本的快速实时直传，其基本不涉及基建改造，对医院环境没有特殊要求，适用于所有标本采集点向检验科的标本直传。AGV物流机器人主要适用于平层小范围内往复性的标本传输，如实验室内部标本接收处与各检测专业组之间的标本传输等。

（一）气动物流传输系统

气动物流传输系统以压缩空气为动力，通过密闭管道网络传输物品。其工作原理为风

机产生压差驱动传输瓶（载体），系统控制软件实时监控传输状态。气动物流传输系统主要由工作站、传输瓶、空气压缩机、管道、管道换向器、转换器、计算机控制系统、系统控制软件等组成。传输瓶主要有炮弹形或胶囊形，单次传输质量为5～8kg，传输速度为5～8m/s，适用于检验标本等物品传输。

气动物流传输系统的优点包括传输速度快、效率高；方便清洁；使用频率高；占用空间小；造价低、普及率高；点对点传输，节约患者和医护人员的等待时间；运行状态监控功能；智能排队；无人拒收功能；自动返回功能；信息记录功能。缺点包括传送的物品体积比较小，质量轻；各站点需配备专用传输瓶，且需定期校准密封性；实验室需预留的管道比较大；对空气压缩机要求比较高，同一路径只允许进行1个实时传输任务，无法实现任务连续发送；对管道密闭性要求很高，系统维护专业性要求高；使用过程中存在故障、生物安全等风险。

（二）自动导引车传输系统

自动导引车（automated guided vehicle，AGV）传输系统最常见的应用是物流搬运机器人，是指在计算机和无线局域网络的控制下的无人驾驶自动导引运输车，经磁、激光等导向装置引导并沿程序设定路径运行，同时停靠到指定地点，完成标本的传输。

AGV应用可以显著提高物流效率，减轻医护人员的工作负担，并提高患者满意度。在检验科，AGV可以安全、准确地将患者标本和检验报告送达相应的实验室或临床部门，确保检验工作的及时性。AGV还可以用于实验室的垃圾收集和处理，将垃圾桶从各个部门运送到垃圾处理区，减少医护人员与医疗垃圾的直接接触，降低交叉感染的风险。

AGV应用虽然带来了许多便利，但也面临一些的挑战和问题，主要包括：①复杂的环境，医院内部环境复杂多变，包括不同的科室、病房、走廊和楼梯等，这些都需要AGV能够精确识别和适应；②动态障碍物，医院内人员流动大，患者、家属和医护人员等动态障碍物会对AGV的运行造成影响，AGV需要能够实时检测和避让这些障碍物；③导航准确性，医院内的环境和布局可能经常变化，这就要求AGV的导航系统能够及时更新地图和路径信息，保证运行的准确性；④安全与隐私，AGV在运行中可能需要经过敏感区域，如病房、手术室等，这就要求AGV具有高安全性标准和隐私保护措施；⑤成本考虑，AGV的初始投资和维护成本较高，需要权衡其成本效益，确保投资回报。

AGV物流系统的构建通常从实际使用出发，需考虑设备传感、管理控制、数据分析等模块的设置。①设备传感模块：包含车载控制器等，主要用于部署AGV，同时进行AGV相关信息的探测及记录，如AGV的实时定位、运行速度、周围干扰物探测、自身故障上报及处理等；②管理控制模块：包含重要控制器等，主要采用交换机、AP等网络设备与设备传感模块进行网络联通，AGV的操作者利用控制系统查看AGV记录相关信息，高效完成对AGV的各项参数设置；③数据分析模块：是医院或实验室管理层根据AGV运行全过程记录的信息，利用大数据、数据挖掘、机器学习等技术辅助决策，为进一步的改善和调整做出数据支撑。

在进行AGV的系统设计时，应该考虑并满足以下要点：①保证无线信号网络的全面覆盖。AGV控制系统利用无线局域网络实现与小车的信息交互，如任务调度、路径规划等，因此在路径范围内，必须保证无线网络的全覆盖。②保证上位软件模块全面性。上位软件负责系统中操作指令的发送，需要拥有地图管理、路径规划、实时监控、任务管理等模块，且各个模块之间需能完成实时交互。其中地图管理模块需要将物理环境如充电位置、沿途障碍物等可视化呈现给AGV系统，同时还应该为该模块配备智能化算法以达到智能路径规划、障碍物规避、智能报警等功能。

AGV的优点包括机动性强，可自主识别提前设置的路线和定位；承载重量跨度大，使用者可以根据实际需求设计；取代了传统的人工运送。AGV的缺点包括不能点对点传输；涉及跨楼层传输时要求高；传输速度相对较慢。

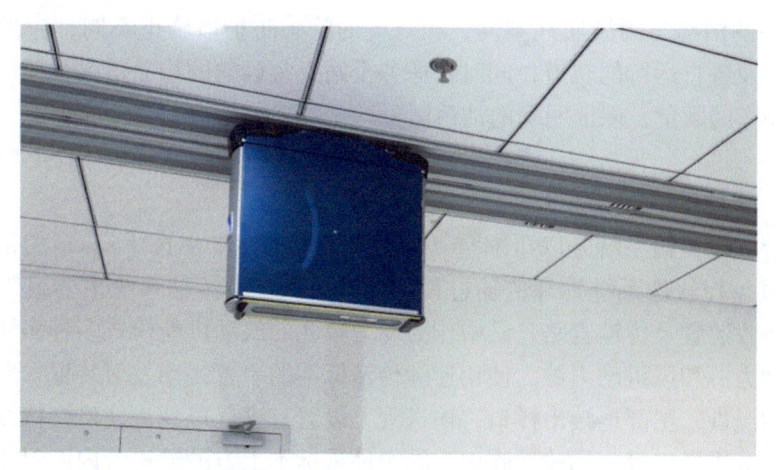

（三）轨道式物流传输系统

轨道式物流传输系统是指在网络全覆盖的区域，通过计算机控制智能轨道载物小车在专用轨道上传输物品的系统，由传输轨道（水平、垂直、平面弯曲等多种形式的轨道）、中央控制系统、轨道小车、车库、工作站点、站点操作屏、换轨器、轨道、防火门、防风窗、称重装置、UPS电源等组成。中央控制系统控制电动力的轨道小车在归档中运行，利用密码锁定实现工作点对工作点的安全传输，使用时放入物品，在站点操作屏中选择目的地后，轨道小车即可将物品安全、稳定地送至目的地，送达后的轨道小车会自动返回至起始工作站。轨道小车在轨道上运行速度为0.4~0.6m/s，单车载重10~15kg，垂直传输速度为0.3m/s。轨道式物流传输系统与气动物流传输系统相比，运送速度较慢，但可运输相对较重、体积较大的物品，可运输批量检验标本。轨道小车往往安装于天花板，其运输过程不受空间内人员的干扰，且造价相对较低，对新设计的建筑而言安装条件相对简单，但在原有建筑上改建安装则有一定难度，特别是轨道铺设及路径改造会涉及较多的基建内容，且较难跨楼栋部署，见图7-11。

图7-11 轨道式物流传输系统

轨道式物流传输系统的搭建需要从以下方面着手并综合考量。

（1）轨道线路及运输模式的设计：物流轨道的长度由运输楼层距离和站点决定，方向主要分为垂直轨道和水平轨道，各站点根据轨道模式可分为单轨道站点和双轨道站点。一一般来说，双轨道站点主要设置在检验科实验中心、药学中心、输液中心、消毒供应中心等区域。站点及小车的分布情况需要根据医院要求的周转率进行调整，应当设置符合实际使用情况的站点提醒装置如护士站闪灯、提示铃等避免小车在某站点的长时间停留。

（2）网络与电源：轨道式物流传输系统全程受中央控制中心或各站点子控制模块的控制及调度，稳定且全面覆盖的无线网络是该物流系统有序运行的基础，各医院应该确保无线网络的有效覆盖并进行周期性检查和维护。与此同时，稳定的AC、PS电源是物流系统运行的必备条件，有条件的医院应为轨道式物流传输系统配备UPS电源以备意外断电情况的发生。同时，医院应制定相关的网络与电源突发情况应急预案，保证医院物流的正常运行。

（3）消防安全：轨道式物流传输系统为整个医院服务，其轨道铺设的范围大，覆盖面广，必将穿越多面墙体及各个楼层，而穿越墙面造成的门洞在未经处理的情况下，必将削弱建筑物的消防安全等级。应当在轨道洞口设置防风门和防火门，同时严格设置轨道小车运行程序，保证轨道小车在防风门、防火门处快速通过，避免长时间停留。应当保证轨道路线避开各楼层的新风系统和空调机组，避免因冷凝水聚集造成电源线路的短路。轨道小车运行过程难免产生噪声，可能对部分人员产生一定干扰，因此医院应根据实际为轨道小车安装隔音装置，同时避免轨道经过医护人员休息室、手术室、图书馆等场所，见图7-12。

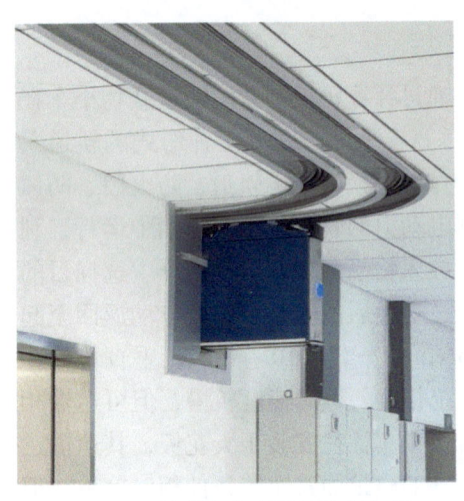

图7-12 轨道小车穿越消防安全门

（4）院感管理的要求：医院利用轨道式物流传输系统运输标本、药物、医用耗材等物品，各类物品的洁净与污染属性不同，相对应的院感防护措施也不同，应当设置洁物小车、污物小车及各自运行的轨道，同时考虑各个站点常运输的物品情况，按比例设置洁物小车和污物小车的数量，保证明确的洁污区分。

（四）标本单管气动传输系统

标本单管气动传输系统是以压缩空气为动力，推动标本在直径2.5cm的密闭管道内传输运行，通过监控软件系统管理传输过程。标本单管气动传输系统主要组成包括动力单元、发送、接收装置及传输管路，其中作为动力单元的气动供能模式多种多样，较为常用的是压缩机动力源和风机动力源。使用连续传输标本的单管气动发射装置，发送管顶部连接进样口和阀组件，尾部连接出样口，输送管上设置有进气口，进气口会持续输入压缩的空气，将标本从进样口投入到输送管内，阀组件将标本上方的输送管内腔封闭，在压缩空气的作用下，标本便会从出样口发射出去。

目前，标本单管气动传输系统的最远传输距离可达1500m，传输高度最高可达100m。标本单管气动传输系统的优点：①智能化，此系统为单标本传输，可以通过条形码中项目的设置，把每个标本通过管道传输到相应的标本接收单元。不再使用人工去分拣标本项目，实现了封闭式的试管标本智能化和自动化的接收、分拣。既帮助实验室提高了工作效率和有效缩短了TAT，又避免了人为差错。②高效性，气动传输系统分拣核收系统的分拣核收速度为每小时3000份标本。人工分拣核收的速度为每小时600份标本。忽略掉人工分拣的错误率，气动传输系统能提高分拣效率5倍左右。气动传输速度为8～15m/s，而人步行速度约为1m/s，显著提高了运输速度。③精确性，传统的物流传输系统是无法做到点对点传输。即使现在比较先进的传输瓶类型气动传输里面的物品也做不到——区分，而且还需要人工进行初步分拣。单标本气动传输系统可以做到识别每一份标本的条形码，从而达到精准传输，减少人工干预和人力劳动。④科学性，血液标本自动排队发送，以平均8m/s的速度抵达接收单元，流水线对接模块具有主动式气垫缓冲系统，可将高速飞行的标本悬停缓降，保证标本质量和安全。系统可与采血桌轨道、分拣机、各大品牌分析仪器无缝衔接，提升全实验室自动化水平。⑤溯源性，气动传输系统配上LIS可以减少纸质记录单。每一个步骤都会通过LIS记录，可追溯、可记录、方便保存、方便管理，可以有效减少实验室管理中繁重的表格表单记录。

标本单管气动传输系统的适用性：①采用单气道传输，传送的物品类型单一，只能传输真空采血管，不适合其他物品转运。真空采血管的型号和规格均需要提前进行试验，如果真空采血管破坏、密封性差则不适宜在此系统上转运；②需要配备空气压缩机产生动力，对管道密闭性和系统维护专业性要求较高；③标本单管气动传输系统虽有缓冲系统，但是对部分检验结果如血钾、凝血及血小板功能指标仍可能会造成影响，技术仍在进一步优化。单管气动传输系统的主要结构和技术原理见图7-13，图7-14。

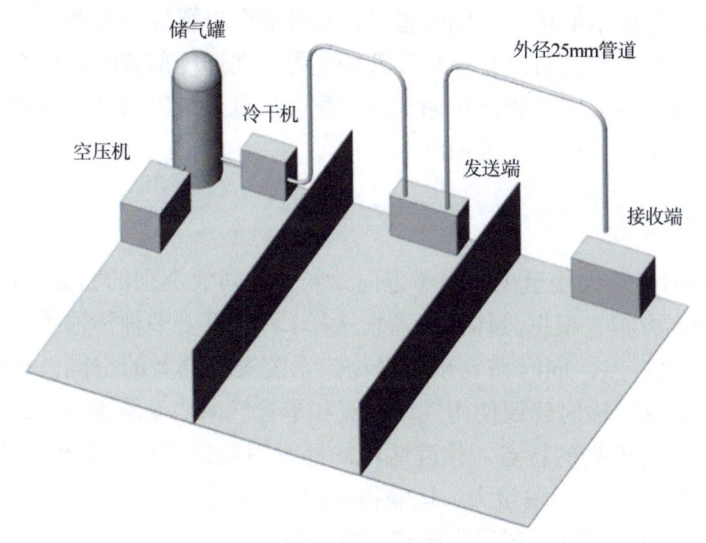

图7-13　标本单管气动传输系统的主要结构

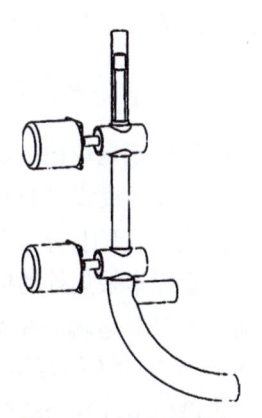

图7-14　标本单管气动传输系统的技术原理

（五）智能采血管分拣系统

智能采血管分拣系统与LIS联通，通过软件控制配套的自动化设备模块逐一扫描读取标本条形码信息，按照程序设置的分类，自动将标本分拣到不同小组的分拣仓，再通过人工或者传输设备运送至检测设备进行检测。分拣核收过程无需人工干预，同时对标本进行跟踪，数据精准可靠，还能对异常的标本进行处理。在分拣标本的同时，做到自动签收。

目前主流的是全自动采血管分拣管理系统，通过LIS和HIS的信息流管理，由配套的自动化设备通过识读标本条形码，按照程序设置的分类，自动将标本分拣到不同小组的物料篮中，无需人工干预，同时对标本进行全程跟踪，更加精准可靠，还能对异常的标本进行处理。目前主流的采血管分拣系统主要包括机架组件、单根上料机构、上下料传输机构、采血管识别装置和分拣组件。在分拣标本的同时做到自动签收、编号和二次喷码（编标本号），能够进一步优化实验室自动化流程，有效缩短TAT时间。操作者将试管倒入分拣筐中，通过插板运动将试管排列，在指定位置，将试管进行旋转，由扫码机进行扫码记录。可以将试管批量倒入分拣筐，处理效率较高，但管处理完毕后并没有进行排列，为流水线后续机械手的夹取或人工处理增添难度。若需要连接流水线，则还需要设计用于将试管放入试管座的设备，见图7-15。

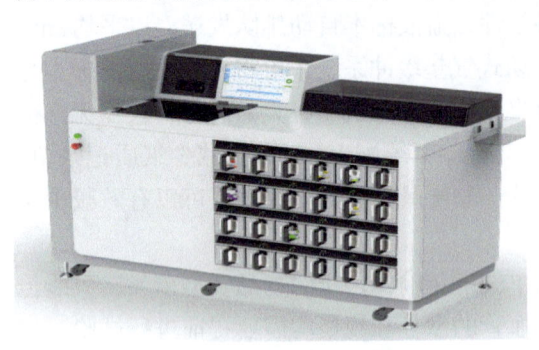

图7-15 智能采血管分拣系统

三、自动化标本物流解决方案

标本物流传输系统可独立进行标本的传送，同时也可以与抽血窗口智能采血系统及实验室检验设备直连，实现标本检验全程的自动化运行及数据监控。在选择部署时需要充分考虑传输需求及传输环境，选择一种或多种物流传输系统，配合信息系统以达到相辅相成的目的，从根本上降低医院和实验室的运营及维护成本。

（一）根据医院的环境选择合适的自动化物流系统

1. 新建规划阶段 新规划的建筑大楼至少应当考虑门诊与住院两大类别的物流运输，多方位、多角度设计自动化物流方案，根据具体传输需求选择1种及以上多种传输系统组合的方式来传输标本，避免传输盲点，同时需要预留出物流系统安装部署的空间。如门诊、急诊标本采集处的标本，对其运输时建议使用气动物流和单管气动物流系统与检验科联动，满足其运输频率高、TAT要求高的特点。住院区域的标本则是建议自动小车物流、AGV及气动物流的智能联合，以满足其运输量大、运输物品种类多的特点。

建设轨道式物流传输系统轨道，应该预留层高较高、空间较大，能满足转换轨道、停车区和维修区域等基本要求的区域。在该区域内设置中央控制机房，检验科、药学中心、静配中心、消毒供应室等物流流通量大的科室设置双轨道站点，其余均为单轨道往返站点，还要注意设置洁污区分。

气动物流传输系统轨道设计时，建议各个病区护士站与药房、检验科、放射科、手术室，以及门诊之间分为多条线路系统，见图7-16。各条线路各自设置有单独的新风系统，避免了交叉污染。最好采用节能环保设计，保证空气压缩机在有传输时自动启动，在无传递任务时空气压缩机自动回归静止状态以降低能耗。

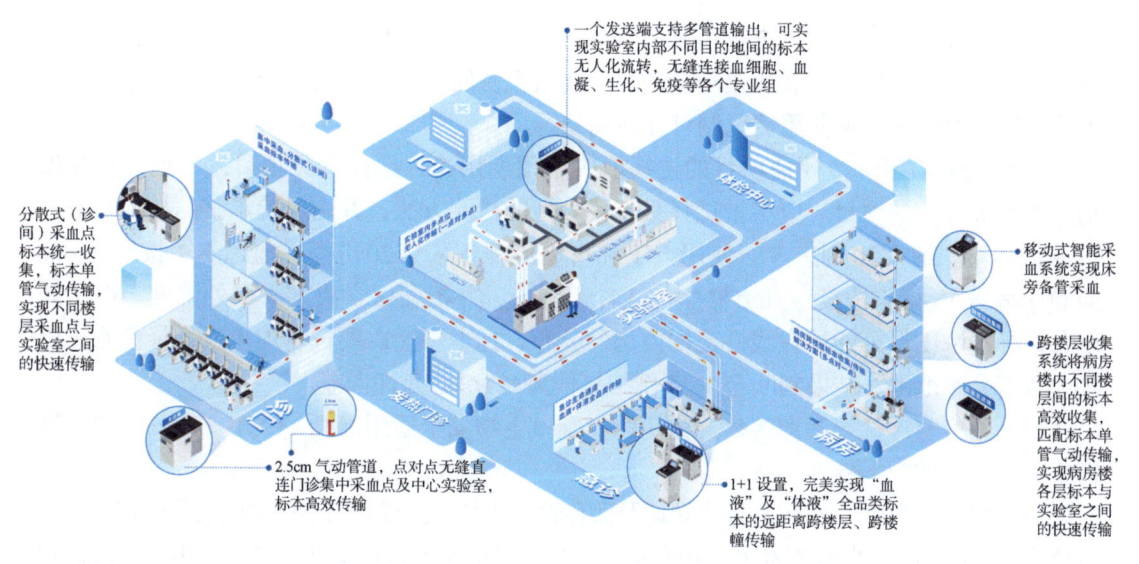

图7-16　门诊、住院物流系统规划示意图

2. 已建成并投入使用的实验室智能化升级　对于已经投入使用的实验室推荐首选标本单管气动传输系统及AGV物流机器人，这两种传输系统基本不涉及基建改造，对场地硬件要求小，固定平面空间内频繁、多次短距离标本传输。如实验室内部检测组之间的标本传输，可选择AGV物流机器人。远距离、同层、跨楼层、跨楼栋标本传输，需要采血窗口与检测仪器直连的传输，可选择标本单管气动传输系统。

（二）充分考虑标本运行流程及传输量

对于短时间内标本产生量大的采血点，如门诊抽血窗口标本传输可选择标本单管气动传输系统；急诊标本传输时效性要求更高，可选择标本单管气动传输系统专线传输或已经建成的气动物流传输系统传输；少量成批次的检验标本传输可选择气动物流传输系统或AGV物流机器人。

（三）标本传输要求

血液标本传输时需要保证标本的密封性和完整性；传输时检验标本标签清晰无污染，便于扫描识别；传输系统需要与LIS相连，传输标本前对标本数据进行扫描确认，记录发送时间、发送位点及操作人员信息，便于数据管理与追溯。

（四）标本的签收分类

实验室标本接收处配置标本分拣系统，主要用于血液标本的自动签收分类。标本主要通过传输系统输入或人工投入分拣机中进行分拣。根据标本量及检测量选择分拣系统的分拣速度，根据检验专业组数量或类别选择分拣机的仓位数。

（五）自动化物流的性能评价

自动化物流系统能提升标本送运效率，但增加标本振动、滚动的频率，应对自动物流系统按行业标准或专家共识进行结果影响评价、生物安全评估、质量风险评估、运行效率评估。应用评估时机：安装或更换新的自动物流系统时；自动物流系统地点、距离、楼层等改变时；实验室根据使用情况制订评估周期。

1. 结果影响评价　评估项目的选择取决于预期用途，选择常见项目，特别是易受振动、溶血等影响的项目。应尽量选择具有代表性的检测方法，并由经验丰富的技术人员进行评估实验。纳入20例患者，使用人工和自动流程各采集20份静脉血标本（按照1~20的顺序编号）。标本浓度应在方法学的线性范围内，并覆盖医学决定水平处浓度。由于需要分析标本浓度尽可能地在线性范围内均匀分布，标本可能需要进行加入或稀释检测物以扩大浓度分布范围。结果判断至少18例结果偏离＜1/2总允许误差。

2. 生物安全评估　参照《病原微生物实验室生物安全通用准则》（WS 233—2017）进行生物安全评估。

3. 质量风险评估　在现有标本转运及保存管理体系、流程和功能中实施风险管理，制定风险管理计划，结合当前技术水平和实验室现况，规定风险可接受性标准。运用失效模式和效应分析等工具，确认、分析潜在的差错或者影响患者安全因素，并提出可借鉴的纠正措施和预防措施，对改进后的目标过程进行风险评审。定期进行风险监控，持续改进质量。

4. 运行效率评估　按标本类源、检验部门监控检验前TAT的平均值或中位数、超时标本数、预期值、第90百分位数和阈外值（%）进行评估。采用自动化物流系统后，减少标本操作或交接环节，优化工作流程，评估工作质量和效率的指标改进情况。

四、自动物流系统的实现情况

自动物流传输系统的类型多样，均可实现实时监测、可溯源、自动故障识别和远程维护等功能，是现代化医院的标准配置。自动物流传输系统在临床实验室中的应用主要是标本传送。

（一）门诊、健康管理中心、急诊等固定采血窗口标本直传

可在窗口标本集中处配置传输系统，窗口的标本具有不可预计性和实时性，可选择标本单管气动传输系统，系统对进入的标本逐一扫描，记录传输时间后逐一实时传送至实验室分拣系统，分拣系统扫描标本信息，自动核对、签收、记录信息、分类后进入分拣仓，再通过人工、轨道或者AGV物流机器人等方式送至各检验专业组进行检验。

进行流程设计时需要充分考虑实验室及检测组的位置分布，合理布局传输系统与分拣系统。标本传输过程数据信息实时记录、清晰可查，与窗口的智能采血系统及实验室内检验系统记录的标本数据共同形成标本检验全流程的数据信息闭环。

（二）同楼栋或不同楼栋间分散采血点的标本传输

在病房、分散式诊间的各个采血点部署采血系统传输至实验室，需要综合考虑成本，将分散点标本通过自动化物流系统或者AGV物流机器人局部收集后再传输，不仅减少人工运送交接环节，提高标本交接效率，也能有效控制成本。

（三）从采集到自动上机方案

采血等候区设置智能采血叫号系统，引导患者到采血窗口有序采血；窗口采血工作人员扫描患者检验凭证，自动获取检验医嘱信息，智能采血系统根据医嘱自动完成采血管的选择、检验信息标签打印、粘贴、出管及信息记录。

工作人员使用备好的采血管完成血样标本采集后投入桌旁收集系统，系统将所有窗口标本自动收集并可通过直联的标本单管气动传输系统，将标本自动送达检验科分拣机签收分类或直接进入检测流水线前处理系统的批量进样单元，开始自动化上机检测。标本流转全程除采血动作外，其他无需人工干预，可完全实现自动化。

五、自动化物流系统预期效果

自动化、智能化物流系统的应用已经覆盖检验全流程，完全替代人工，不仅可以解决人工环节容易出错、无法有效监控的问题，还可以打通整个标本流转管理数据闭环，提供精细化管理与决策的依据。

（一）优化检验流程，减少人力资源

与传统人工运送相比较，智能化物流系统可自动运行，一方面减少交接或者不需要进行交接，减少人工运送的等待时间，以及对运送交通资源的占用，简化标本运输流程。另一方面利用信息化管理过程使标本运输变得简单可控。

（二）提高标本传输效率，高效可靠

标本物流传输系统传输速度快、准确、数据信息记录清晰可追溯。在轨道物流投入运行后，标本集中发送到实验室并签收时间集中在早晨7：00左右，标本签收时间较以往效率大幅提高，随之标本的检测、报告审核时间也相应前移，平均前移2～2.5小时。

（三）降低运送分类的差错率，提升工作质量

传统人工运送最大的问题之一就是差错，除运送差错以外还有标本本身差错，基本是在到达实验室后或者检验时才被发现。智能化物流系统减少人工参与环节，逐个环节都有扫描核对，直接减少人工误差的同时及时发现标本差错。

（四）降低成本，提高实验室智慧管理能力

实践证明，智能化物流系统可以节约在标本传输流程耗费的人力成本投入，标本运输流程智能化、信息化打通了检验前与检验后的信息管理，真正实现了标本全流程的智慧监控，助力提升实验室智慧管理能力。

（五）全过程自动化，降低生物安全风险

智能化物流系统与分析流水线配合使用，可降低实验室人员风险。实现标本从转运、

分拣、离心、分杯、检测、复查、保存及废弃等全过程自动化，实验室人员与标本的接触频率减少，可提升效率同时降低生物安全风险。

（梁玉华　杨　铮　杨大干　齐星伦　吴　凤）

第三节　标本前处理系统

检验前处理系统（pre-analytical modular system，PAMS）是一种高度集成的自动化实验室设备，负责在标本到达实验室后，自动完成一系列预处理步骤，如自动识别、离心、开盖、分注及传输至在线分析仪等，以确保标本在进入检测阶段前达到所需的处理标准。检验前处理系统能够按照预设的程序快速、连续地处理大量标本。自动化的操作可以显著减少人工操作的时间，提高实验室的工作效率，也降低因人工操作不当导致的错误和标本污染的风险。同时其也减少员工与标本的直接接触，改善员工的安全和工作环境，让更多的员工有精力投入到结果分析、审核、解释等高值工作中。在面临突发公共卫生事件或大量标本涌入时，检验前处理系统能迅速响应，提高实验室的应急处理能力，但标本前处理系统需要较大的经济投入，各医院应综合考量，按实际情况配置。

一、标本前处理的现况和问题

标本前处理是指对采集到的标本进行离心、开盖、分注等预处理步骤，以使其适合进行后续的检测。在传统的手工操作时代，标本前处理主要依靠人工完成，包括标本的签收、分拣、离心、开盖、分注等步骤。然而，这种方式存在以下问题。

（一）人工操作效率低，出错率高

在标本量大、检测项目繁多的情况下，依赖人工操作不仅耗时耗力，而且容易因人为因素导致操作误差，如离心时间控制不当、分注液体量不均等，从而影响检测结果的准确性。人工操作需要实验室技术人员进行重复性劳动，长时间工作，容易引起疲劳，导致工作效率下降。检测项目有规定的离心力和时间，导致离心环节是整个标本前处理的瓶颈，限制了实验室前处理的工作效率。

（二）操作步骤复杂，质量难以保证

人工操作步骤通常包括标本性状判断、接收、编号、离心、开盖、分杯等。人工判断标本的性状（如黄疸、脂浊、溶血等）受主观因素影响大，无法确保每个标本性状符合检验要求。针对不同类型的标本，需要设定不同的离心力和时间等参数，当原定离心机无法满足需求时而需借用其他离心机时，操作者极易发生参数设置错误的操作，从而导致标本离心过程不符合要求。

（三）人工操作标本，生物安全风险高

人工操作过程中，人员需要直接接触标本，开盖时易产生气溶胶，分注时易产生标本

溢洒，增加了生物安全职业暴露的风险。实验室的预处理阶段，人工操作的介入程度越高，出现差错和意外事件的风险相应增大，尽管采取了生物安全防护措施，如口罩、手套、洗眼器、紧急喷淋装置等，但也无法完全规避生物安全的风险。

为了提高标本前处理的效率和质量，一些实验室开始采用机械手式前处理系统。这种系统利用机械手来抓取标本并进行离心、开盖、分注等操作。然而，这种系统也存在一些局限性：多次抓取标本，影响了处理效率；需要较大空间来放置机械手；结构复杂，机械故障率较高；只能处理特定的标本类型或检测项目，灵活性较差。

二、自动化前处理系统的技术方案

为了提高标本前处理的效率、质量和安全性，一些实验室开始采用全自动标本前处理系统（task targeted automation，TTA）。TTA基于传统的自动化前处理系统，通过增设各功能的独立模拟和智能化控制器等模块，实现了标本全流程自动处理。TTA具有以下优势：①高效率，TTA可以自动完成离心、开盖、分注等步骤，显著减少了手工操作的时间和人力成本，提高了处理效率。②高质量，TTA可以按照预设的程序和参数进行操作，减少了人为误差的影响，提高了标本处理的质量和一致性。③低风险，TTA可以减少实验室技术人员与标本的直接接触，降低感染的风险，特别是对于一些具有传染性的标本。④高灵活性，TTA通常可以处理多种标本类型或检测项目，灵活性较高。⑤智能化控制，TTA通常具有智能化控制器，可以实现对处理过程的自动控制和优化，提高处理的准确性和效率。⑥信息互联互通，TTA可以自动记录各项操作信息（如操作人员、操作时间、工作量等），实现信息的互联互通，方便实验室的管理和发展。TTA的关键技术可包含但不限于以下内容：

（一）物联网技术

利用物联网技术将前处理过程涉及的各个设备装置，如扫码仪、离心机、分拣机、传输轨道、标本架、机械抓手等与LIS连接，做到医疗、设备、人员、管理等信息的数字化采集、处理、储存、传输和共享，使得标本、前处理设备、轨道、分析仪之间的信息传递、识别控制、检测分析、结果输出等形成一个完整的物联网信息系统，各个仪器、设备、装置都不再是独立的单机，所有信息都以数字化的形式互联互通。在物联网技术支持下，TTA内部连接的扫码仪及软件与条形码交互，并联动LIS获取相关的标本相关信息，如患者姓名、年龄、标本类别、检验项目等。TTA对标本进行自动分类、编号、离心，相同检验项目的标本集中在一起传送，或者分杯到同一批反应杯中，由自动传送管道直接传送到相应仪器的标本检测位进行检测。TTA接受LIS指令自动分类、归档、储存检测后标本，并将所有相关数据及信息反向传输给LIS，便于实验室人员查阅。

（二）条形码技术

利用条形码技术，结合LIS，实现患者和标本信息、标本架信息、储存冰箱托盘信息等智能化管理。患者信息管理方面，将标本相关所有信息如患者姓名、年龄、检验项目、标本类型等融入唯一性条形码，TTA通过扫描条形码，通过与信息数据库的交互，自动获取各环节所需信息。标本架条形码、储存冰箱托盘条形码、标本条形码三者互相配合，实现了标本信息的实时记录与定位，做到检验前标本的预处理和检验后标本收集归档一体化与智能化，同时提高了效率和准确性。

（三）双向通信技术

利用双向通信配合条形码等技术，TTA 自动从 LIS 获取标本相关信息，接收指令后进行各项前处理工作，同时将 TTA 产生的操作时间、操作位置、标本状态等信息反向传输给 LIS，便于操作人员直接从 LIS 中获取标本前处理信息，避免了人为操作产生的不确定性和错误。

（四）自动控制技术

自动控制技术应用于标本的前处理环节，实现自动化传输轨道、自动化机械臂、自动化离心技术、自动化开盖技术、自动化分注技术、自动性状判别技术、自动化检后标本封膜和归档等功能。在前处理环节中人工操作占比大，重复操作多，生物安全风险等级高的环节发挥作用，为 TTA 提供了关键的技术支持。自动控制技术的使用在极大程度上减少了前处理环节人员的占比，增加了前处理工作效率，有效提升了检验质量，缩短了实验室周周转时间，助力了智慧化实验室的发展。

1. 自动化传输轨道　用于 TTA 全过程的标本转运，主要包括标本架传输系统和标本试管传输系统。目前，标本架传输系统有推进式传输、圆盘式传输等多种形式，主要用于原始标本的装载传输及离心环节中的标本架传输；标本试管传输系统由滑道输送、试管座输送等多种形式，主要用于离心后标本的装载，便于标本在开盖、分注等模块中的运输。

2. 自动化机械臂　主要用于 TTA 各环节标本或标本架的转运，使标本或标本架在离心、分注、上机等子模块工位与传输轨道之间得以转运。目前，机械臂主要有两轴式机械臂、三轴式机械臂、智能化机器人机械臂等。

3. 自动化离心　自动化离心模块由若干机械臂、离心机、标本架、传输轨道等组成。TTA 接收到标本进入标本架信号后，自动启动传输轨道将装有原始标本的标本架运送至离心模块处，由机械臂抓取标本架放入离心等待区。待等待区标本架满足预设的量后，机械臂抓取等待区若干标本架放入离心机离心位，启动离心。离心完成后，机械臂抓取离心完成的标本架放置于离心完成区，再由传输轨道运输至下一环节。

4. 自动化开盖　TTA 设备带有自动开盖模块，也有很多离线的开盖仪器，甚至有的离心机也带有自动开盖功能。自动化开盖模块的开盖方式包括多种技术。例如，当离心后的标本通过试管座传输至开盖工位时，机械抓手会自动拔除试管盖。目前 TTA 的开盖方式有多种，其中一种是试管在开盖工位时位于轨道上，轨道内部将试管下部固定，使用机械手夹取试管帽，边旋转边分离。第二种方式是由机械手提起试管升起一定的高度，再由气缸夹紧试管体，机械手旋转的同时气缸下降，将管身插入试管座中，从而达到分离的目的。这种方式动作较多，结构较复杂同时可以集成扫码的功能。

5. 自动分注　自动分注系统包含标本固定模块、打印模块、吸头供料模块、回收模块、空管供料机、移液装置、智能机械臂、压力检测装置等，自动分注模块通过 LIS 获取分注容量和分注数量后，机械臂抓取标本固定于标本固定装置，抓取一次性吸头和空管，移液装置依次分注标本，与此同时压力检测装置实行全过程的压力监测，对于因标本本身原因或离心问题造成的凝丝等现象全程预警，能够及时发现堵针故障，并向操作人员发出警报。分注完成打印模块将母标本的条形码打印在分注管上。

6. 自动性状判别 性状判别是基于标本经过离心后常见的黄疸、脂浊、溶血等异常情况做出判断的过程。自动性状判别是TTA自动判别标本外观，提示实验室人员的过程。TTA的自动性状判别技术主要分为物理检测方法和化学检测方法两大类。物理检测方法以数码照相机系统拍照比色为主，见图7-17。系统利用照相机拍摄标本外观，通过与实验室预先提供的标准外观颜色进行比较得出结果，整个过程在标本分析前即完成性状判断，属于检验前质量控制，效率高且没有额外的试剂消耗，同时符合检验人员目测标本质量的习惯。化学检测方法则是通过试剂检测标本中是否存在黄疸、脂浊、溶血，一般在检测后给出结论，因此属于实验中质量控制，且存在试剂消耗成本和时效问题等缺点。

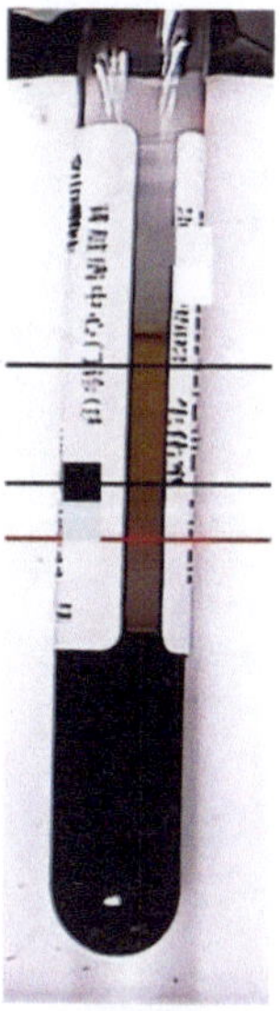

H代表溶血指数，用于监测标本溶血程度，数值越高，代表溶血程度越高；I代表黄疸指数，用于监测标本黄疸程度，数值越高，代表黄疸程度越高；L代表脂浊指数，用于监测标本混浊程度，数值越高，代表脂浊度程度越高。HIL指数计算具有成本低、效率高的优点，但也因不同仪器使用不同的波长检测HIL指数，存在灰区标本不同仪器间HIL指数可比性较差的情况。实验室可以根据自身需求个性化调整比色标准和HIL指数临界值。

图7-17 标本性状图像

7. 自动化检后标本封膜和归档 自动化检后标本管理是TTA对检后标本进行封膜并根据实验室预先设置的检验项目、标本来源、平急诊等分类规则有序进行标本归档的过程。同时，TTA会自动为标本分配唯一的位置信息，并反向传输给LIS，实验室人员能够根据这一位置信息快速确定标本的检测时间、归档位置等，便于复查或其他用途。部分自动检后标本管理模块还智能连接存储冰箱，智能化地将归档完成的检后标本运输至冰箱储存。

三、自动化前处理系统的实现情况

随着实验室需求不断扩大和智能技术在医疗领域的不断深入发展，越来越多的体外诊断企业开始大力开展TTA的研发，基于常规的前处理流程，开发出各式各样的技术模式和创新点供实验室选择。TTA涵盖传输、离心、开盖、分注、上机等多个模块，各个实验应该根据实际情况合理利用TTA的各项功能。TTA按工作模式的不同分为独立式TTA和流水线式TTA两种模式，这两种模式在全球范围都有广泛的应用。相对而言，独立式TTA功能简单，处理标本速度较快。而流水线式TTA功能全面，但处理标本速度相对独立式TTA较慢，但整体自动化程度高。目前，主流的TTA均以流水线式TTA的形式搭建于实验室内，TTA再结合标本分析仪器及检后处理系统组成一条或数条完整的全实验室自动化系统（total laboratory automation，TLA）。

检验科TTA和TLA主要应用于生化免疫。下文以罗氏、雅培、西门子、贝克曼四家的生化免疫TLA为分析对象，比较TTA的性能（表7-1）。

表 7-1　前处理系统性能比较

厂家	罗氏	雅培	西门子	贝克曼
系统名称	CCM 实验室自动化系统	GLP 实验室自动化诊断系统	Aptio 实验室自动化系统	DxA5000 实验室自动化系统
系统开放性	封闭	封闭	封闭	封闭
流水线组成	标本前处理系统 cobas p 612+模块化组合分析系统 cobas 8000、cobas 6000、Modular 生化免疫组合分析系统+cobas p 501/701 后处理系统，以及 cobas infinity 中间件	GLP systems Track 和自动化实验系统：开放性轨道系统和分析前、分析后流程专用的模块，Alinity ci 系列分析仪，以及 AlinIQ AMS 中间件	高速实验室自动化流水线 Aptio 系统：标本管理器+离心模块+去盖模块+ADVIA 2400 生化分析仪+ADVIA Centaur XP 免疫分析仪+标本管封膜模块+在线冰箱+标本管去膜模块+Aptio 自动化管理软件+ADVIA Digital 4.0 数据管理软件	PP（Power Process）和 PE（Power Expressor）：进样模块+离心模块+分杯模块+开盖模块+分析仪+重新加盖模块+出样模块+冰箱模块+数据管理系统等
常见流水线排布形式	大分叉式/围绕式	鱼骨式	鱼骨式/围绕式	围绕式/鱼骨式

以某公司新一代智能化前处理系统为例，见图7-18。其智能化前处理系统已经由皮带式传输，发展为单管磁悬浮传输系统和新一代3D轨道智能小车传输模式系统。其利用无线射频标本识别技术、智能小车标本运输技术、纯电力轨道动力技术，做到智能离心模块、去盖模块、分注模块、封膜模块、归档模块、冷藏储存模块、软件管理模块、自动质控模块等多功能合一，覆盖检验前实验室内的大部分流程，实现检验全流程的自动化，最大程度降低人员手工操作，提高流程标准化程度，降低潜在操作风险，提高生物安全水平，为实验室减少了85%的工作流程。

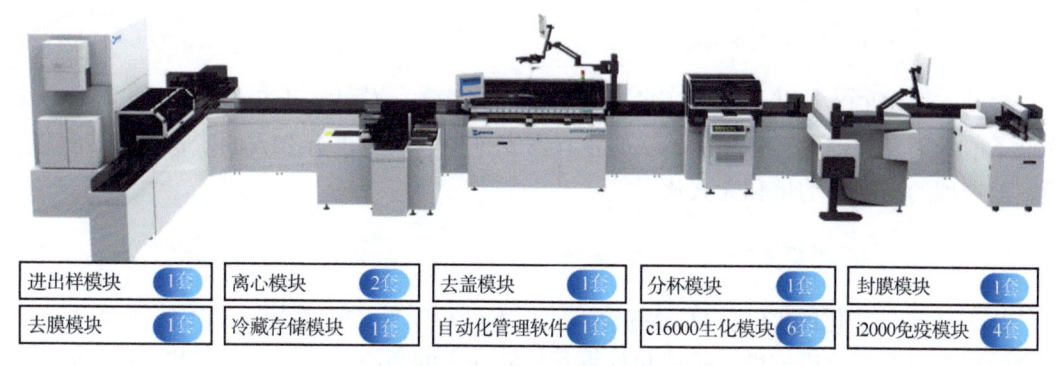

进出样模块	1套	离心模块	2套	去盖模块	1套	分杯模块	1套	封膜模块	1套
去膜模块	1套	冷藏存储模块	1套	自动化管理软件	1套	c16000生化模块	6套	i2000免疫模块	4套

图7-18 某流水线系统

以微生物实验室自动化为例，其主要是临床微生物检验工作流程的整体自动化，包括涂片、染色、接种、孵育、读板、鉴定、体外抗菌药物敏感性试验及结果报告等检验步骤。目前，自动化接种、涂片、孵育及半自动化的鉴定和药敏形成了由2个或2个以上自动化模块，以及连接模块的自动轨道组成的流水线，如自动接种-轨道-孵育系统。

微生物检验自动化流水线前处理模块中标本容器的载量通常不少于30个，由培养皿匹配与调取模块、自动接种模块、自动划线模块、轨道运输模块等构成。自动化流水线具有培养皿存储功能，存储量通常不少于100个。支持培养皿标签打印、粘贴，标签常贴于培养皿侧面，有的也兼具增菌肉汤管的储存、抓取与接种功能。自动化流水线可设置全自动和半自动2种接种模式，也可使用手工接种。全自动接种模式主要应用于液体标本，应具有液体标本连续上样功能。配备离心系统的前处理模块能满足液体标本离心要求。半自动模式主要应用于非液体标本，需人工加样。有的自动化前处理模块采用移液枪定量吸取标本，自定义设置接种量，最低接种量为10μl。也可采用接种环接种的自动化前处理模块，接种环有1μl、10μl和30μl等多种型号。自动划线技术有磁珠划线技术、接种环划线技术、接种涂布器划线技术等。磁珠划线技术将一次性无菌磁珠置于培养皿内的培养基表面，磁力装置位于平皿底部外，通过磁力装置的移动牵引磁珠，实现划线。划线线路有多种预设方式可供选择，可实现多块培养皿同时按不同方式划线。接种环划线技术模拟手工划线方式，可根据标本类型和划线要求设定，并可使用分格培养皿。接种环为单环多头，可多次取样、自动换环，并配清洗液和高温灭菌装置，以实现循环使用。接种涂布器划线技术使用一次性接种刷接触培养基表面，利用机械动力完成环形划线。接种刷上有多根独立接种棒，环形划线角度和长度的设计应使轨迹尽量布满培养皿，避免与起始点重叠。通常自动化流水线的培养皿输出速度不少于80个/小时。

四、标本前处理系统应用效果

应用TTA，实验室可以大幅减少检验前的人工环节，在大幅度减少人力的情况，提高了检验前处理的效率和质量，同时做到全流程的记录，便于实验室管理人员对前处理效率、生物安全等多方面的监管。

（一）前处理无人化，减少人力资源

实验室采用TTA取代传统人工前处理的离心、开盖、分注、上机等大多数环节，大幅降低了前处理环节的人工参与度，实验室只需安排少数人员进行TTA的监管，逐步实现实验室前处理的高度自动化和无人化。

（二）缩短前处理时间，提高效率

基于高度自动化的TTA，实验室检验前标本处理时间大幅缩短。TTA根据预设程序，配合后端分析仪的分析进度，智能化计算和规划标本的离心、开盖、分注和上机时间，使检验前处理环节得以高效运行。以某三级甲等医院为例，运用智能化TTA，实验室内TAT中位数减少10分钟，3小时内报告率提升11%，4小时内报告率提升30%，5小时内报告率提升23%。64%的门诊标本30分钟内完成线上检测，81%的住院标本60分钟内完成线上检测。

（三）检测效率提升，缩短周转时间

实验室利用智能化TTA，检验前标本处理工作效率大幅提升，更是增加了单位时间内分析仪（工作状态未饱和）的标本检测量。特别是部分大型三级甲等医院急诊检验区域，建设自动化的TTA，配合分析仪的升级与重新分配，能够明显地提高检测效率，有助于急诊患者的诊疗。以北京某三级甲等医院为例，通过急诊检验数据分析，确定急诊TLA短板并加以改进，如前处理模块增加离心机、增加在线冰箱模块，并对分析仪重新配置等，最终达到在工作量增长9%的情况下，生化免疫急诊标本P_{95} TAT由96分钟缩短至64分钟（标本签收至结果审核），下降幅度达33%。

（四）生物安全得以保障，降低风险

随着TTA取代实验室人员手工操作，显著减少实验室人员与标本的直接接触。开盖、分注等易产生气溶胶的环节完全由TTA完成，此最大限度地降低了实验室人员的病原微生物感染率，生物安全得以保障，降低实验室安全相关风险。

（五）操作标准化，提升质量

高度自动化的TTA使计算机和仪器设备代替原先的人力，成为前处理的关键环节，直

接避免了传统模式下人员疲乏、主观性强、能力高低导致的各类问题。取而代之的是高度标准化和一致化的工作水平，提升了前处理的质量，为检验结果的准确奠定了物质基础。

（六）全程自动化记录，规范管理

TTA在各自模块的相互配合下，实现高度自动化运行，同时TTA基于网络实时记录各个环节的各项信息，如标本量、标本位置、操作时间等，真正实现了前处理的全过程精细化管理，实验室人员能够快速准确地查看TTA运行情况，标本的位置和状态及各项操作时间便于回顾性管理与分析。

（杨大干　杨　铮　齐星伦　胡长爱）

参考文献

陈木子，叶东蠡，刘旭，等，2020.医院转化医学楼多元智慧物流传输系统配置评估研究.中国医学装备，17（1）：138-143.

董旭才，李斌，曹聪聪，等，2022.单标本气动传输系统在智慧化实验室中的应用.临床检验杂志，40（10）：753-755.

凌芸，谢而付，高丽，等，2015.气动物流传输系统对常见肿瘤标志物检测结果的影响.临床检验杂志，33（11）：868-870.

刘璐，王力，李可馨，等，2023.智能采血管理系统的开发和应用.检验医学，38（4）：373-377.

孙一帆，徐洋洋，袁骏凯，2018.医用自动导引车物流系统设计与研究.中华医院管理杂志，34（10）：859-862.

王慧，夏良裕，侯立安，等，2022.急诊实验室自动化流水线系统的建设与优化.中华检验医学杂志，45（11）：1123-1130.

薛灏，夏勇，罗厚龙，等，2024.检验前智慧化流程再造与效果评估.中华检验医学杂志，47（5）：520-525.

中国合格评定国家认可委员会，2023.医学实验室质量和能力认可准则：CNAS CL02：2023.

中国中西医结合学会检验医学专业委员会，2023.临床检验标本转运及保存规范化专家共识.中华检验医学杂志，46（3）：259-264.

中华医学会检验医学分会，中国医学装备协会检验医学分会，2024.临床微生物检验自动化流水线应用专家共识.中华检验医学杂志，47（3）：224-233.

Lippi G，Da Rin G，2019.Advantages and limitations of total laboratory automation.Clin Chem Lab Med，57（6）：802-811.

Yu H E，Lanzoni H，Steffen T，et al.，2019.Improving laboratory processes with total laboratory automation.Lab Med，50（1）：96-102.

第八章 检验中过程智能化应用案例

实验室检查分为检验前、检验中、检验后等过程。检验中过程除全自动化分析仪进行标本检测分析外，还包括检验方法性能验证或确认、测量不确定度评定、生物参考区间和临床决定限评审、检验程序文件化、检验结果有效性的保证等要求。随着自动化和标准化发展，绝大部分的实验室活动或场景已逐步实现数字化、智能化、智慧化，甚至实现无人实验室。

检验中智能管理的应用案例包括但不限于：血清指数可通过前处理系统标本拍照，经AI智能识别溶血、黄疸、脂浊等情况，供结果检测和审核使用；基于EP28-A3c、TMC、refineR等算法的参考区间智能化、可视化评估工具，可应用患者大数据，建立和验证常用检验项目的参考区间及适宜性评价；检测系统性能智能评价系统，可依据检验项目制定评价方案，自动查找标本、自动检测、自动分析数据并归档，形成性能评价报告；室内智能质控系统可实现无人值守的在线自动质控，依据分析性能设计个性化室内质控，选择合适的质控规则和质控品检测次数，实现室内质控数据的传输、智能判断、自动报警和智能通信；数字细胞形态仪可智能识别白细胞分类和计数、高级红细胞形态分析、血小板估数，大幅提高工作效率，并实现形态学报告的标准化；患者数据实时质量控制是可实时、连续监控分析性能的质量控制方法，监控设备间检测结果的一致性，增强实验室数据资源的科学应用。

检验中智能管理的应用可实现自动检测、智能监控、智能预警、智能决策、智能服务的未来数智临床实验室，将显著提升检验工作质量和效率，使结果更加准确、快速，为实验室用户提供更优质的服务。本章将介绍中间件软件、参考区间智能分析、外周血数字细胞形态仪、患者数据实时质量控制等典型应用案例。

第一节 中间件软件

中间件（middleware）是指位于操作系统和应用程序之间的软件层，它提供了一种标准化的接口，使得不同的硬件平台、操作系统、网络协议和应用程序能够相互通信与协作。面对临床实验室日益增加的标本量、不断增加的流水线数量及一院多区的管理模式，迫切需要智能管理和复杂数据分析，LIS及其现有的功能已经无法完全满足实验室对智能化管理和高质量发展的需求，因此实验室知名仪器厂家研发了中间件，为实验室的管理提供了更高效、更灵活、更科学的手段。实验室中间件可以实现实验室内各仪器之间的高效连接和标本的一体化管理。中间件能够集中控制多台仪器设备，做到仪器设备的实时监控，也能根据内置算法做到智能化的标本全流程管理以简化工作流程，如标本流智能分配、异常结果自动复测、自动稀释、自动定标、自动质控等。同时，中间件能接收来自多台仪器或轨道的数据，通过自动审核或可能需要额外检查或操作后的结果传送到LIS。中间件还能进行多院区协同管理，综合分析检验数据。中间件在仪器和LIS之间，以及多院区之间起着重要的桥梁作用，实现数据的无缝传输，减少人工干预，降低错误率，推动了实验室数字化、自动化和智能化的进程。

一、中间件的现况和问题

目前，中间件还没有一个标准的定义。顾名思义，中间件是处于中间的软件，就是连接两个独立应用程序或独立系统的软件。随着信息技术的发展，LIS功能虽然越来越强大，但针对整个实验室数智化管理，针对某个厂家仪器通信和设备管理的功能有限，复杂数据的处理和工作流程的优化等尚不能完全满足用户需求。在实验室综合管理，尤其检验中管理方面，仍有许多仅靠LIS或仪器无法解决的问题，主要问题如下：

1. 多台仪器无法协同工作，信息孤岛现象严重　随着患者和临床对检验服务的要求不断提高，同时为满足检验结果的快速报告，多数临床实验室尤其大型三级甲等医院一般使用若干条流水线系统并搭载超过十台分析仪器。各仪器设备和各条流水线系统各自单独通过LIS完成数据传输，实验室无法整体连接各仪器设备和流水线系统。各仪器和各流水线系统无法协同工作，无法合理分配标本量和检测项目，信息和数据的孤岛现象严重，实验室管理难度较大，工作流程优化困难，影响整体工作效率。

2. 手工分配标本，效率低，操作流程不标准　为减少患者的抽血量，标本检测往往需要跨越多台设备或多条流水线。工作人员手工分配检测标本，并在每台仪器上操作，操作流程复杂且效率不高。人工估计每台仪器或流水线的检测能力、人工分配各个仪器的标本检测量易出现人为分配标准不一致、估计仪器检测能力误差大，导致检测效率低下。人工处理标本的方式在检测高峰期易造成仪器满负荷运行，阻碍急诊或特殊情况标本的快速检测，导致标本TAT延长，影响患者和临床满意度。

3. 人工室内质控，影响因素多　传统的质量控制完全依托人工进行，每日定时定点手工依次对各个仪器进行检测，仅能保证仪器在质控品检测阶段的稳定，无法实时监测各仪器在标本检测的全流程中的质量控制情况。且检验科实验室内检测的项目众多，部分仪器或项目遗漏质控检测也无法被及时发现，仅靠人工监督质量控制结果的效率低下，检验项目的精密度会偏高且易出现失控情况。

4. 标本量大，人工审核结果影响报告时间　标本在各仪器检测完成后直接传送给LIS，实验室人员通过人工查阅LIS数据，结合临床资料、历史及相关结果进行结果审核。人工审核强度大，大量的报告和数据审核费时费力，容易造成报告不及时。实验室人员工作能力和经验差异大，存在人为审核差异。不同审核者有不同的审核习惯，易导致高峰期检验报告审核速度慢，检验报告质量低下，影响实验室的整体运行，从而可能影响患者的诊疗。

5. 实验室虽有检验大数据，但综合驾驭能力差　实验室作为医疗机构数据产出的重要部门，每天的日常检测都能获得成千上万的数据，但是在传统的仪器模式下，孤岛现象导致各仪器和流水线产出的数据难以及时汇总。需要实验室人员获取权限后针对各仪器逐一导出数据，导出的数据也难以直接用于科研等活动，由于缺乏检验大数据综合分析和应用能力，这些导出的数据较少转化为科研成果。

6. 人工复检方式，操作烦琐、费时且延长 TAT 传统的检验流程从标本采集到检测分析，再到结果审核，全部由人工完成，各个仪器之间没有工具加以关联，仪器间各自保持独立运行，没有智能化的配合。复检标本主要是工作人员在审核报告时发现异常结果需要手动上机进行复查，历史结果高浓度的标本无法自动识别、自动稀释，浪费试剂耗材的同时影响 TAT。

7. 一院多区管理模式，检验质量难以同质化 一院多区是公立医院实现优质医疗资源扩容和区域均衡布局的重要手段，多院区同质化管理能有效提升医院的管理效能和服务能力。但多院区管理同时也面临着检验数据无法共享、检验资源分布不均、结果质量参差不齐等问题，而且可能采用不同批号的试剂及耗材、质控品、校准品，难以实时监控室内质控数据和患者数据变化，导致检验质量难以同质化，增加检验结果互认的困难。

中间件多由仪器厂家开发，可弥补上述 LIS 的不足之处。中间件是介于传统的 LIS 和检验仪器（或轨道）之间的独立的系统软件或服务程序，能与 LIS 无缝连接，是集流水线管理和检验仪器智能管理为一体的信息系统。中间件软件的诞生为实验室实现智能化进程提供了一个重要的工具。目前，常见的中间件有雅培 AlinIQ AMS、西门子 CentraLink、罗氏 cobas Infinity、贝克曼 Remisol Advance、希森美康 Laboman easyAccess、MYLA、迈瑞 labXpert 和安图 iLAS 等，中间件产品的数量和功能仍在持续增加和研发中。

二、中间件的技术方案

中间件能够连接多台仪器、前处理系统和 LIS，支持仪器控制、质量管理、标本智能分配检测和全流程管理、规则过滤、结果自动审核、数据综合分析等。中间件是实验室信息管理的关键组件，主要负责检验设备与 LIS 之间的数据连接，实现检验数据的标准化传输和智能处理。中间件通过 CLSI、HL7 等标准化协议与 LIS 连接，使用 LIS 能更加方便地完成标本测试并获取更为可靠的结果数据。目前，血液、生化、免疫、微生物均有品牌厂家的中间件软件，具备部分仪器或 LIS 缺乏的特殊功能和作用。各类中间件软件的核心技术主要包括：

1. 软件架构和数据交换 中间件主要有硬件和软件两部分，其中软件部分最为关键，主要负责数据的标准化处理和分析。硬件部分的服务器与计算机等组成局域网，内部采用 C/S 或 B/S 架构。一般使用 TCP/IP 和串口连接方式与外部信息系统按 HL7/ASTM 标准进行数据通信。通过数据双向通信确保检验项目的准确执行和结果的正确记录。

2. 多仪器设备连接 中间件可以连接多台相同或不同型号的检测仪器，两者可进行检验申请、仪器控制、工作分配、标本复检等深层次的双向通信，形成中央控制平台，实现数据流的有效管理，能够满足各种规模实验室的安装需求。中间件对所连接仪器进行任务合理分配，有效平衡标本负荷，提高工作效率。LIS只与中间件进行数据交互，不与中间件连接的多台仪器进行数据交互，减少了LIS的通信接口数量，优化了通信流程。

3. 标本智能分配和综合管理　中间件与自动化流水线系统对接，简化了LIS与设备之间的对接。中间件向下整合仪器控制功能，向上对接LIS系统，可对标本进行集中检测管理，跟踪标本的位置和处理状态，根据仪器状态自动分配标本。中间件能够实时定位标本的位置、检测状态等信息，便于实验室人员直接定位标本，做到更便捷的标本管理。中间件还提供标本状态识别功能，通过检测血清指数（如：HIL检测）等手段，提示、标识标本异常状态，让工作人员及时关注处理。

4. 专业的质量控制管理　中间件带有专业的质量控制软件，对连接仪器可进行统一的质量管理。中间件内置质控物设置、质控规则设置、质控数据录入、失控处理和质控图打印等功能。与自动化流水线系统对接自动完成室内质控，大幅提前标本上机时间，缩短标本TAT。中间件能够自动根据规则进行失控判断并给出提示。中间件还能采用基于患者数据实时质量控制的方法，实时、连续监控检测系统的稳定性和监控标本收集、运输及处理等环节导致的分析前误差。

5. 结果自动审核和复检　中间件根据质控结果、历史结果、参考范围、差值校验和仪器报警等，对结果进行自动审核。中间件可依据自动审核结果进行在线复检或自动稀释复检，优化流程，提升效率。对于通过审核规则的结果，中间件将其自动发送至LIS；对于未能通过审核规则的结果需要实验室工作人员人工审核。中间件还能缩短实验室TAT。

6. 数据综合管理功能　一般的检测仪器只提供结果数据，而中间件除可提供患者资料、当前结果历史结果等信息外，还可提供仪器检测的原始数据，如图形、反应曲线、过程数据、仪器报警等信息。中间件增加了数据管理的数量和类型，并提供一些特有检测数据，有利于实验室做出更加合理、高效的决策和分析。中间件提供系统登录、数据库连接、数据备份和恢复等功能，确保系统的稳定和安全。用户设置界面实现了实验室人员与中间件软件的交互，支持信息的快速录入、自定义报告单和质控图的自动绘制等功能。

中间件多由仪器厂家专门定制，专业性强，能与多台仪器设备无缝整合，其完善的智能化标本管理、专业的质量控制、结果的自动审核及数据综合管理等技术科学有效地保证了检验质量，优化了标本流程，提高了工作效率。

三、中间件的实现情况

中间件的许多功能是一般的实验室仪器通信程序无法达到的，LIS不再需要采用内部的通信程序与仪器直接交换数据，使信息系统的仪器连接性能和工作流程得到改进。目前主流仪器厂家的中间件产品，基于常规的实验室检测流程，结合仪器功能特色，在实验室的标本管理、设备管理、质量控制、数据应用等实验室的多种活动中扮演重要角色，以某公司AlinIQ中间件为例介绍应用情况。

AlinIQ旨在提供专家级的中间件支持，通过标准化和自动化实验室的数据管理，提高实验室的自动化和智能化水平。AlinIQ中间件可以做到测试管理（以自动化方式管理患者检测申请和结果）、标本管理（轻松管理标本工作流程、物流和归档，优化标本处理流程）、质量管理（提高对检测系统分析和仪器质量的监测，以确保结果的准确性）、设备管理（集中监测并控制分析仪和自动化系统）和历史报告（历史数据监测、比对更好地了解并管理实验室操作性能）等功能模块。AlinIQ的工作流程包括数据的收集、管理、分析和报告。AlinIQ通过中间件连接各种设备和系统，实现数据的自动化处理，实时的数据监控和分析，以及高效的报告生成。此外，AlinIQ中间件还能够根据医院的特定需求进行定制，如提供自动审核、自动质控、危急值报警、智慧大屏等高级功能。AlinIQ能够提供直观的图形界面，展示关键性能指标和运营数据。

1. 实验室浏览器 实验室浏览器能够整合中间件所连接仪器设备的仪表板，使实验室人员在任一位置实时集中监测和控制连接的所有仪器设备，以纠正或防止仪器故障，评估仪器性能。也可实时监控所有实验室中的各亚专业中的各种仪器设备，访问查询仪器设备工作状态、工作量、设备负载、TAT指标、故障报警、LIS通信等信息，如有需要可通过远程控制，协助操作人员进行操作。

2. 中间件智能平台 中间件智能平台的搭建可有效地从标本质量、患者检测结果、仪器报警来帮助实验室人员优化检验操作流程，减少人工操作，缩短TAT同时节省试剂消耗。

（1）智能稀释：对于有历史结果的患者，系统自动比对确定是否执行稀释检测，跳过原倍测试。省去同一患者的检测次数，节约试剂的同时大幅缩短TAT。

（2）灰区结果复测：因各种原因可能使检测结果落入灰区的比例升高，按照实验室标准操作规程的要求，需要进行复测。部分实验室需要操作人员手工对标本进行处理后再复测，中间件能够根据先前设置的规则进行判断并自动复测，在节约人力劳动的同时缩短了TAT。

（3）结果智能比对和确认：中间件能够将历史结果与当前结果进行智能比对，根据设定的规则自动判断并做出相应提醒和决策。

（4）特殊仪器报警结果处理：中间件能够对出现在特殊报警前后产生的结果做提醒或拦截，并做相应的分析和判断，以确保结果不受仪器故障的影响。

（5）危急值处理：中间件能按照项目危急值范围提供自动复测或提醒。

（6）追加血清指数：标本状态，如溶血、脂浊、黄疸等对部分项目结果会有影响，当某些检测结果存在争议时，中间件可以自动发送指令，增加血清指数检测，以辅助判断检测结果是否受到标本状态的影响。

3. 大屏幕监控 AlinIQ中间件大屏幕的实时监控功能可实时监测实验室运行情况，如实验室标本流状况、流水线轨道运行状况、仪器状态及耗材监控等，见图8-1。多维度标本状态实时预警，如TAT超时标本详情、危急值详情、出样区提醒等。基于Alinity仪器智能助手，可整合展示流水线上Alinity仪器运行情况、试剂预警、试剂更换辅助等。GLP流水线具有各模块的3D视图和状态显示及报警提醒功能，车辆堵车位置信息提示及声音报警功能。

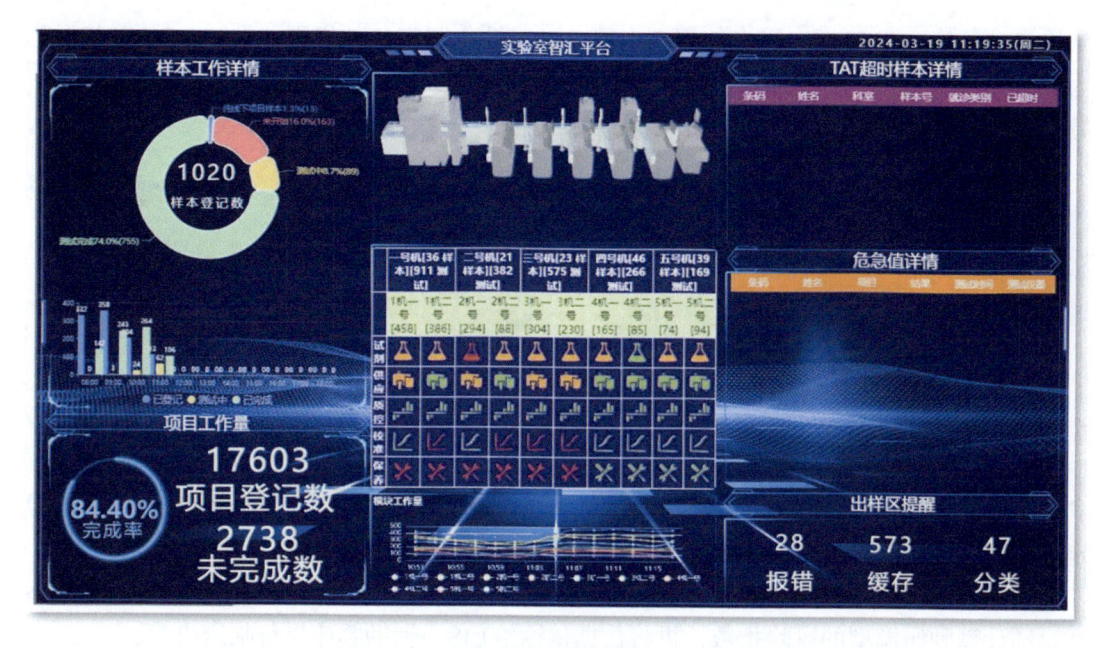

第八章　检验中过程智能化应用案例　·299·

图8-1　大屏幕监控

4. 线上自动质控　又称在线质控，提供了智能化、自动化的室内质控解决方案，线上冰箱、开盖、加盖等流水线模块保证室内质控的全流程自动化，智能化的分析仪器、高性能检测试剂为检测结果提供了质量保证，见图8-2。经验证，液体及粉末质控品均可提供良好的变异系数表现。

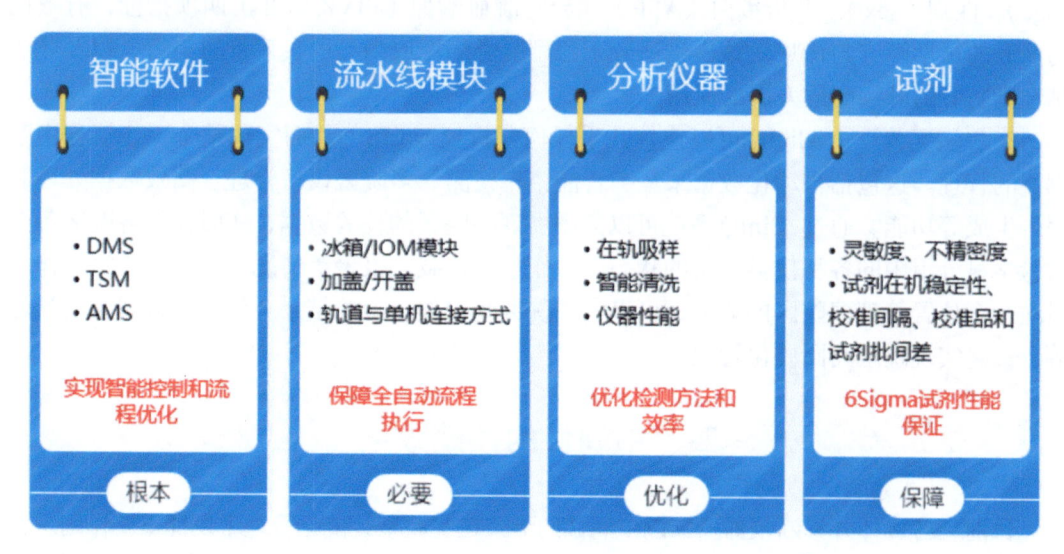

图8-2　线上自动质控

注：DMS为数据管理系统，ISM为测试调度管理，AMS为分析管理系统，IOM为集成运维管理

5. 自动审核功能　AlinIQ中间件配备自动结果审核功能，可根据标本状态、仪器状态、结果范围、历史结果、逻辑关系、室内质控、临床信息等规则进行综合判断，异常

结果自动复检。AMS拥有强大的规则引擎，可个性化制定各种规则，见图8-3。以某医院为例，经过为期3个月的自动使用和半年的验证，其传染病项目的自动审核率超过95%，TAT从250分钟下降至125分钟，下降幅度达50%。

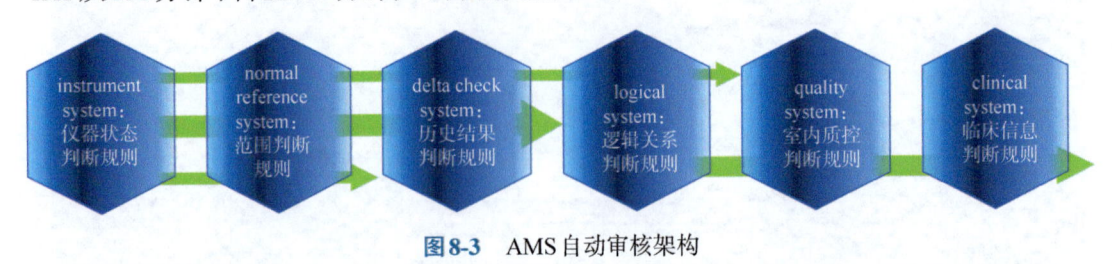

图8-3 AMS自动审核架构

6. 移动均值质控 AlinIQ中间件采用移动均值的方法实时监测检测体系的分析性能。利用患者数据计算移动均值可在不额外增加人力和物力的情况下，实时监测检测体系的稳定性和判断有无"失控"。

7. AI辅助助手——肿瘤风险评估模型 AlinIQ中间件通过智能AI技术，根据相关参数自动计算肿瘤模型的风险指数，再将数据传输给LIS，辅助临床进行临床决策。

（1）肺癌风险评估模型：目前结合患者病史、CT检查信息，以及胃泌素释放肽前体（ProGRP）、癌胚抗原（CEA）、鳞状上皮细胞癌抗原（SCC）、细胞角蛋白19片段（CYFRA21-1）等肺癌血液学标志物信息建立了LCBP肺癌风险评估模型。该模型适合应用于肺结节人群，它的应用减少了良性肺结节患者额外进行有创检查的必要性。

（2）肝癌风险评估模型：适合中国人群的ASAP肝癌风险评估模型纳入了年龄（age）、性别（sex）、甲胎蛋白（AFP）和异常凝血酶原（PIVKA-Ⅱ）四项指标，有效助力肝癌的早期筛查与诊疗。该模型适合于乙型肝炎病毒或丙型肝炎病毒感染者，以及非酒精性脂肪肝的肝癌高危人群的应用。

8. 多院区管理 AlinIQ可以连接几乎任何分析仪或LIS，从而实现整个工作流程中数据流的管理。这包括自动化数据采集、智能错误检测、多院区设备管理、高效数据处理和报告生成等功能。通过AlinIQ系统可以集中展现各院区的检验数据，实时监控各院区各个检验学科分组中的各种仪器设备的状态、工作量、负载、报警等情况，帮助实验室操作人员在一个位置管理多院区的业务，可以实现院区间协作、检验结果会诊、院区间互动学习等，最终实现院区间同质化管理。

四、中间件的预期效果

目前，各大体外诊断仪器厂家以中间件的形式在实验室智能化管理中发挥重要作用。其智能化的管理模式代替了大量传统的人工操作与管理，以更科学、更高效的形式提升了实验室的综合水平。当前，大型三级甲等医院开始跨地区多院区发展，各个院区虽然隶属于同一医疗机构，但是其实验室的具体人员、仪器设备、物料、实验方法、实验室环境等可能都各有不同，患者可能选择多院区就诊，多院区检验结果互认成为患者和临床关注的重点。

检验结果的同质化是多院区结果互认的基础，而实验室质量管理的同质化是检验结果同质化的基础。中间件是助力多院区实验室统一管理的重要一环。中间件与LIS的无缝衔接为实验室多院区管理提供了更智能化、精细化的管理模式。以AlinIQ中间件为例，在多院区实施时主要基于以下原则：①多院区服务器部署方案同步升级；②院区间功能独立，互不影响；③在线业务数据与查询数据独立；④多院区数据集中处理与分析。AlinIQ中间件分别配合各院区LIS，预期达到了以下效果。

1. 质量控制能力提升 各院区独立设置符合院区特点和实际需求的自动质量控制运行规则，将生化和化学发光项目质控品存储在流水线冰箱中，由中间体控制流水线，按设置时间自动调取质控品上机检测后保存于流水线冰箱。此次研究评估了41个生化项目、13个化学发光项目的自动质控的变异系数、检测效率和实施成本，结果显示自动质控相较手动质控在结果变异、标本检测时间、员工工作量、生物安全、质控品消耗量等方面得到了极大改善。与传统的手工检测相比，每日可提前30～60分钟完成质控品检测，每年节省质控操作时间182小时。质控品统一存放于流水线冰箱中，确保了质控操作的一致性，每年节省约100ml质控品。同时人员与质控品接触减少，在一定程度上降低了生物安全风险，见表8-1。

表8-1 自动质控和手工质控比较

对比项	自动质控	手工质控	产出
早班时间	早上7:00自动完成	早上8:00人员到岗后完成	提升检验效率，早上可提前30～60分钟检测
质控品准备时间	每4天1次	每天1次	质控品储存在线冰箱中
操作规范性	标准化操作	人工准备质控和执行质控，标准化难度大	确保质控操作的一致性，减少误差
生物安全风险	明显减少质控品接触	存在质控品溢洒风险	提高生物安全防范能力
质控操作时间	30分钟/次	60分钟/次	每年节省质控操作时间182小时
质控品使用量	450ml/年	550ml/年	每年节省质控品约100ml

2. 标本全流程检验管理能力提升 各院区根据需求，布置不同界面的大屏幕应用，如标本量、仪器状态、标本TAT、危急值等实验室最关注的核心业务监测指标投放到大屏幕上。使用大屏幕监控功能后，实验室工作人员可通过检测区和审核区独立的大屏，实时看到工作量完成情况、TAT超时标本、危急值结果提示、仪器故障报警等信息，并有语音提示功能，有效提升标本全流程管理能力。

3. 仪器设备管理能力提升 通过AlinIQ中间件的Labviewer功能，实验室实现了设备的集中管理，不同院区间的设备可以实现集中统一的管理，随时访问查询仪器设备当前状态、当前工作量、设备负载、TAT指标、故障报警、仪器和LIS通信等信息。当有需要时，可远程控制协助工作人员进行操作，见图8-4。

4. 实验室数据处理能力提升 基于总服务器的多院区业务数据，可显示仪器报警、复测分析、试剂利用率、危急值复测等信息，见图8-5。实验室运营指标统计报表可帮助科室管理者可视化评估实验室运营绩效，量化提升实验室运营绩效管理水平。智能试剂更换助手可根据历史试剂消耗量智能地预估未来特定时间内的试剂消耗量，帮助实验室工作人员快速查询、精准预估需要更换的试剂项目及数量。

图 8-4 仪器设备管理

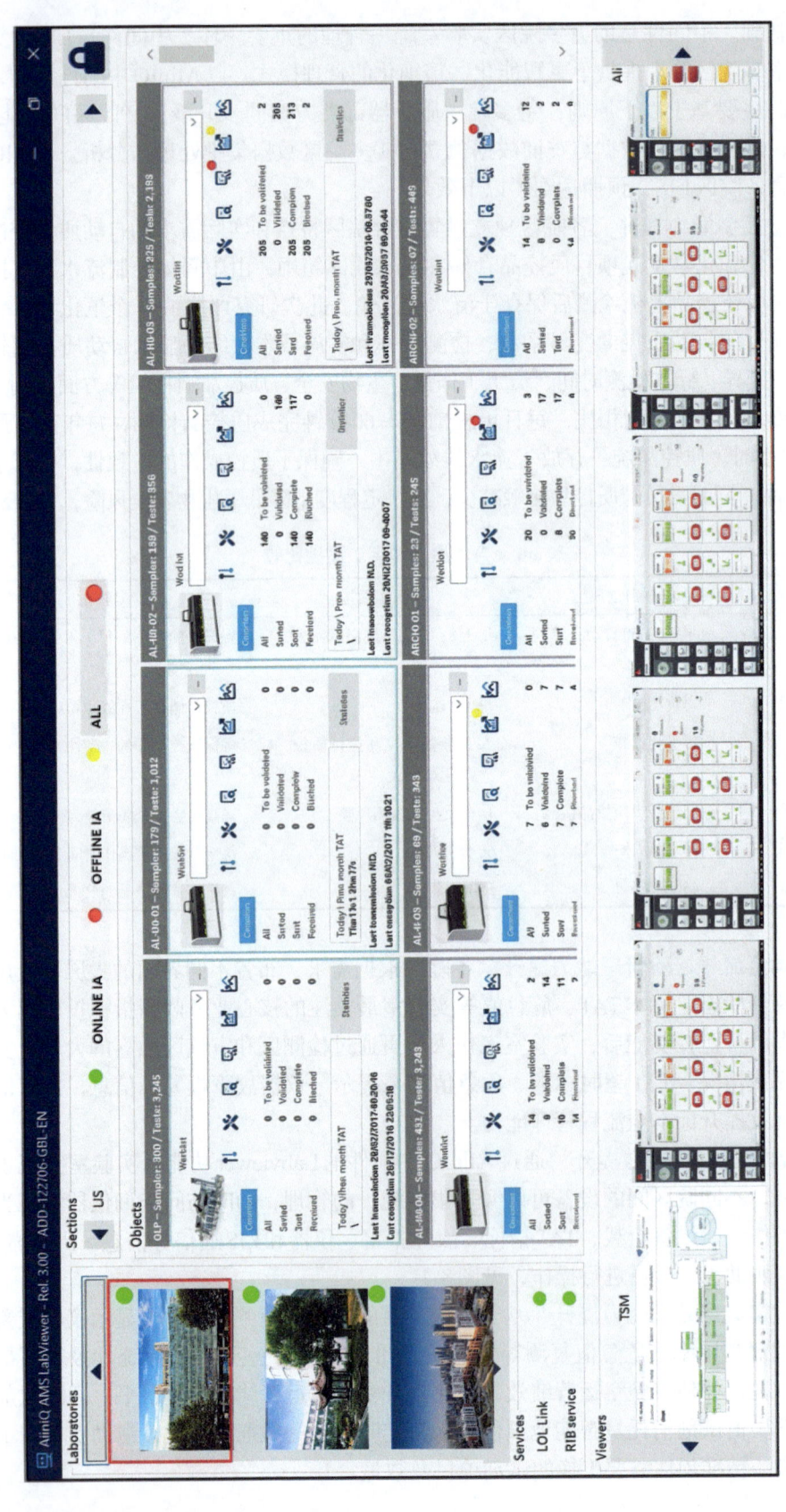

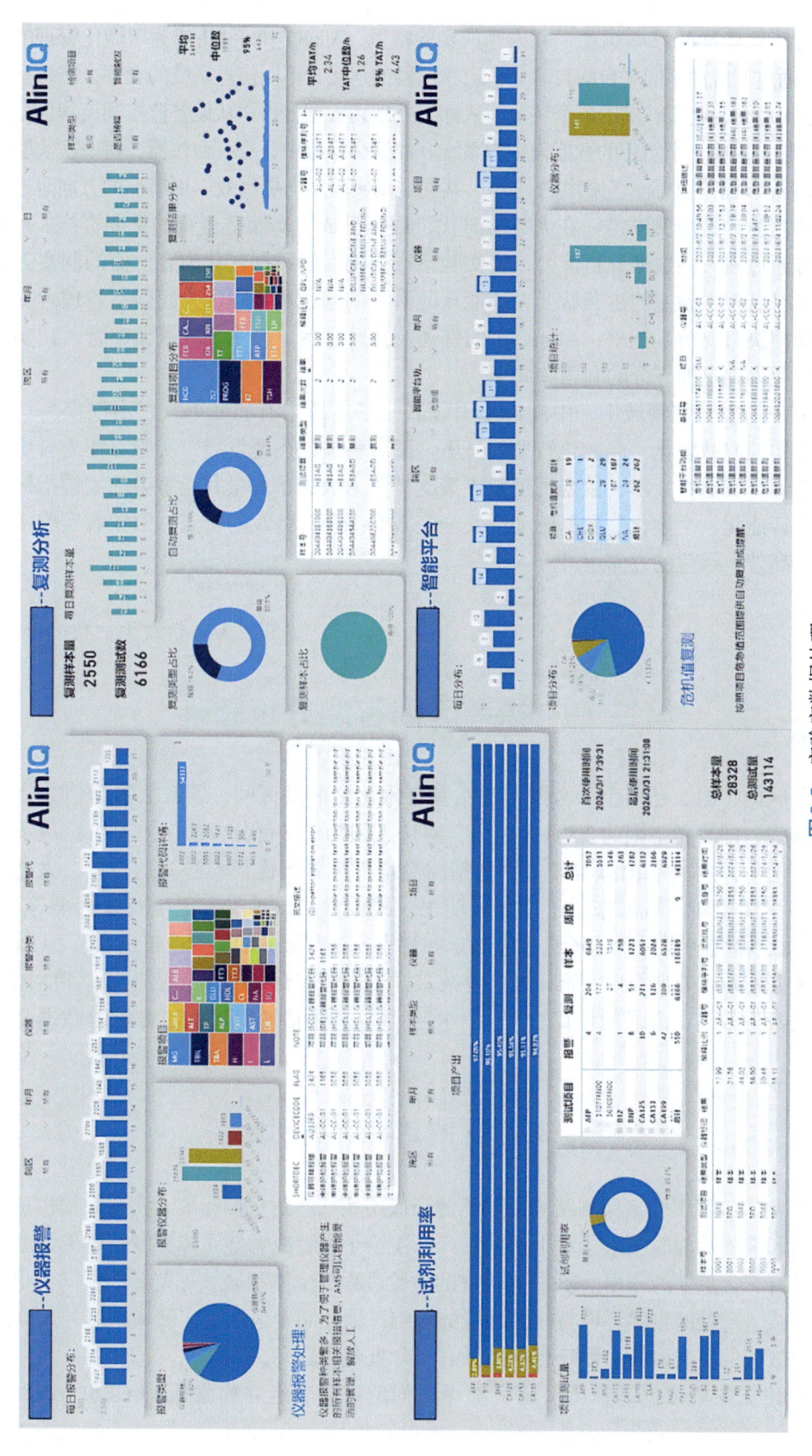

第八章 检验中过程智能化应用案例 ·303·

图 8-5 实验室数据处理

5. 智能化管理的核心驱动 在未来的实验室里，AlinIQ中间件将成为智能化管理的核心驱动力。通过与院内不同平台的自动化轨道、仪器的连接，不同信息系统的交互，将检验业务数据高度集成化，将实验室的各个环节，从标本处理到数据分析，从设备监控到流程优化紧密连接在一起，形成一个闭环的智能化生态系统。在这个系统中，每一台仪器、每一次实验、每一组数据都被赋予了生命，它们相互协作，共同推动实验室向更高效、更精准的方向迈进。

6. 数据驱动的决策支持 在大数据时代，数据已成为实验室运营的重要资产。AlinIQ中间件将通过强大的数据分析能力，将实验室产生的海量数据转化为有价值的洞察。它不仅能够实时监控实验室的运营状况，还能预测潜在的问题和风险，为实验室管理者提供科学、准确的决策支持。此外，AlinIQ中间件还支持跨平台、跨系统的数据整合，让实验室的数据资源得到更加充分的利用和共享。

在未来的实验室领域中，中间件正引领着一场前所未有的变革，它不仅仅是一款软件，更是实验室智能化、高效化转型的灯塔。随着科技的飞速发展，实验室作为科研创新的核心阵地，其运作效率、数据管理及决策支持能力成为了衡量其竞争力的关键指标。中间件以其智能化、个性化、数据驱动、安全高效和绿色可持续的特点，引领着实验室向更加智能、高效、绿色的方向迈进。

（陈　平　杨大干　杨　铮）

第二节　参考区间智能分析软件

参考区间（RI）是两个参考限（包括参考限）之间的区间，通常取参考值分布的中间95%区间，即参考下限为2.5百分位值，参考上限为97.5百分位值。RI是临床决策的重要依据，但不同实验室RI差异较大，太窄时会增加患者担忧及不必要的检查，太宽时可能会延误早期诊断。RI可来源于试剂说明书、权威教材或论文、卫生行业标准等。ISO 15189要求，基于患者风险的考虑，应制定和评审反映其服务的患者人群的RI。但RI评估涉及的数据繁杂、处理烦琐、统计方法复杂多样，迫切需要采用人工智能技术评估RI，简化复杂的数据处理、海量的计算过程，让RI的建立和评估变得简单，实现RI数据分析的智能化。

一、参考区间的现况和问题

RI是临床解释实验室检测结果、判断健康或疾病状态的重要标准，实验室提供适合的参考区间和准确的检验结果，对于帮助临床医生给予患者或者健康体检者正确的诊断和治疗意见具有非常重要的作用。RI因实验室的检验过程、个体和区域等差异而不同，也受不同生活方式、身处的自然环境与社会环境的影响，因此制定适用于实验室所服务人群的RI对于一个区域的疾病诊断、治疗与预防具有十分重要的意义。

RI的建立主要依据《临床实验室参考区间的定义、建立和验证》（CLSI EP28-A3c）

和《临床实验室定量检验项目参考区间的制定》(WS/T 402—2024)。目前我国已发布的卫生行业标准有《血细胞分析参考区间》(WS/T 405—2012)、《临床常用生化检验项目参考区间》(WS/T 404.1-10)、《临床常用免疫学检验项目参考区间》(WS/T 645.1-2)、《儿童血细胞分析参考区间》(WS/T 779—2021)、《儿童临床常用生化检验项目参考区间》(WS/T 780—2021)等。RI的建立分为直接法和间接法，区别见表8-2。直接法会耗费大量的时间、资源和成本，且与年龄和性别相关的项目很难得到最佳结果。随着实验室大数据和人工智能的发展，RI间接法具有可用数据量大、不需要招募参考人群、容易通过伦理审批等优势。通过大数据建模，出现一些基于开源软件的RI间接法的算法，如refineR、TMC、Kosmic等，无需排除离群值，操作简便，如在R语言环境下，载入数据运行，即可计算出RI。

表8-2　RI直接法和间接法比较

对比项	直接法	间接法
标本数量	需要通过招募参考人群并且有严格的纳入和排除标准，标本数量相对较少	从体检或门诊人群中选择已有数据，可用的标本数量大
试验成本	需要招募参考人群成本较高，也需要额外的检测费用	直接从现有数据库中选择数据，不需要招募参考人群和重新检测，成本较低
参考人群	有严格的纳入和排除标准，每组不少于120例	纳入标准较宽松，可包括部分疾病人群，每组至少需要750例
检测过程	检测过程有良好的质量控制	已有检测结果，但需注意仪器、试剂等检测系统变化的影响
统计学方法	正态分布或非参数等检验方法，方法相对简单，易操作	TMC、Kosmic、refineR、Hoffmann法等算法，方法复杂，计算量大
伦理审批	需要知情同意，可能会发生不符合伦理的事件	免知情同意，避免了一些伦理问题
临床应用	用于制定行业标准，认可度高	用于评估已有的RI是否适宜，特殊人群如婴幼儿、孕妇等RI的建立和评估

虽然RI间接法克服了直接法的许多缺点，正在成为建立RI的合适选择，但也存在一些困难和问题，具体如下：

1. RI数据来源和预处理困难　RI间接法的数据来源于体检或门诊人群，可能存在患病人群。此外，数据从已有的信息系统中获取，数据质量与EMR、LIS的完整性密切相关。特别是多中心数据，可能存在患者性别、年龄、试验名称、结果格式及单位等不一致、不统一，可能会出现遗漏信息或包括额外信息或非必要信息等情况。数据预处理包括纳入和排除标准、缺失值删除、结果标化、离群值剔除、数据正态性转化等，每个试验项目均有不同的不合理结果，如数字结果出现文字、出现特别高或低的结果、数据频数分布异常，均需进行规范化的数据预处理。

2. RI算法众多，用户难以实现　不同的检验指标可能适用于不同的RI算法，如一些常用的指标可以使用传统的处理混合分布模型的Hoffmann算法，而一些极端分布模型则需使用refineR和TMC算法。RI算法繁多，需要涉及大量数学统计公式，运行需要特定的计算机环境，实验室使用间接法对算法的使用、调用与验证工作非常困难、烦琐与复杂。

因数据安全和隐私保护需要，大多数实验室较难获取RI相关的大数据资料，导致RI间接法的评估和研究难以实现。

3. RI临床验证复杂，临床应用困难 根据CLSI EP28-A3c，RI建立的金标准是直接法，这意味着间接法所创建的RI需要对标直接法所得结果，以验证间接法是否有足够的能力来区别非健康人群。RI验证工作需要收集足够的信息来证明通过某种待验证指标能够有效区分健康人群与具有重要临床意义的人群，但RI间接法通常应用于直接法难以实施的环境中，因此难以实现有效的验证。虽然已经对建立RI的间接法进行了大量研究，但是由于没有统一的标准，其研究结果的准确性仍有待考证。

4. RI数据质量影响因素多，分组复杂 临床实验室数据质量受到众多因素的影响，如检验方法学的更改、仪器校准或试剂批次的更改、质量控制问题等，这使得由间接法建立RI的稳定性难以得到保证。由于人口、区域、生活方式、疾病流行病学表现的差异，RI在个体之间也存在显著差异，文献中已有的RI可能并不适用于当地人群。许多检测指标的变化都与年龄密切相关，如儿童、青少年、成人的肌酐和碱性磷酸酶存在着很大差异；女性进入更年期后，卵巢功能逐渐下降导致激素水平等指标变化。除年龄外，性别、种族、地区、血型、遗传体质等差异也会造成各项指标的正常水平不同。因此，不同的实验室需要根据参考个体的特征对其进行划分，针对不同的检测指标建立特定的RI，从而提高RI的特异性和敏感性。

5. 基于患者性别、年龄的个性化RI应用困难 年龄和性别是影响RI的主要因素，另外还有种族、民族、习俗、天内变异和分析前效应。性别引起RI差异的主要影响因素有肌肉质量、体重指数、不同器官（子宫、卵巢、乳房、睾丸和前列腺）、相关的激素控制系统，以及与月经、妊娠、母乳喂养和失血相关的女性较高的铁需求。很多项目在婴幼儿、儿童、成年人、老年人、高龄老年人存在明显差异，具有年龄的差异，如肌酐、血小板、葡萄糖等，缺少年龄依赖的连续RI，未与LIS结合显示性别、年龄、历史结果相关联的个性化RI。

二、参考区间智能分析的技术方案

对RI大数据和人工智能算法的国内外文献与实验室现况进行分析，设计RI建立、评估和验证的标准流程，研究RI相关的大数据及人工智能算法，研发RI数据智能分析软件。

（一）软件技术架构

软件开发和运行环境是Java（JDK8）、B/S架构、Tomcat、R-4.3.1，RI数据库采用MySql，前端采用Vue3.2+ElementPlus（兼容Vue3的UI框架），封装Axios请求访问接口程序，使用Nginx负载均衡部署前端应用，支撑服务器高可用。后端技术采用Java体系SpringBoot+SpringSecurity+MyBatis架构，实现业务处理及数据检索与操作，集成轻量化部署。采用R语言体系的算法模型，实现多种RI的算法及结果验证。

（二）RI算法设计

目前常用的RI算法有TMC、refineR、Hoffmann、Bhattacharya、Kosmic、CLSI EP28-

A3c等。各种RI直接法和间接法的适用条件及优缺点如下：

1. TMC法 Wosniok等于2019年提出截断最小卡方法（truncated minimum chi-square，TMC）。TMC法是一种间接估计RI的新模型，它适用于一些极端偏斜的数据分布。TMC法可分为6个步骤：①选择一个年龄/性别层进行分析；②绘制分层直方图；③获取幂正态分布（power normal distribution，PND）参数λ的初始估计值，从一系列Q-Q图中得出μ、σ；④针对不同的截断间值候选方案，通过TMC法程序获得PND参数的改进估计值；⑤从步骤④中考虑的候选参数中找出最佳PND参数；⑥根据最佳PND参数计算RI。

与其他算法相比，TMC法最为显著的优点是可以被应用于偏差较大的数据集合，如超敏C反应蛋白、肌钙蛋白等。其次，TMC法可以在动态的年龄间隔内提供连续的RI，可以计算出每个年龄段的RI，最小年龄段的间隔时间为1岁。最后，TMC法具有区分"健康"与"非健康"数据的潜力，因为TMC法的核心假设为数据包含一个区间，其中的数值遵循部分幂正态分布，同时假设这些数值来自健康或少数非健康人群，其测量结果不会干扰区间内的幂正态分布。TMC法有一些局限性，适合用于一些极端偏倚的数据集合，故该方法所设定的截断区间内包含了影响参考极限的患病个体。TMC法源程序的下载网址参见https://user.math.uni-bremen.de/c05c/TMC。

2. refineR 可以应用于健康与非健康人群的检验结果的混合分布数据集来估算RI。refineR可分为3个步骤：数据预处理、模型优化和RI推导。在对数据集的预处理过程中，该算法可识别混合分布的主峰，得出Box-Cox变换和正态分布参数（λ、μ、σ）的搜索区域，并在该峰周围给定的浓度范围内计算直方图。数据预处理后，refineR算法通过多层网格搜索确定最优值λ、μ、σ以找到描述数据集的最优模型。最后，通过优化的模型确定非病理分布，根据非病理分布得出RI。该方法与其他算法最大的区别在于，refineR算法采用逆建模方法，即试图在原始域中找到一个解释观测数据的最佳模型。这样就规避了正向建模方法的转换域模型在原始域中可能不是最优的问题。

在Ammer等研究中，refineR算法估算出的大部分检验指标的间接RI与试剂厂商给出的RI一致，但仍有某些指标存在差异（如促甲状腺激素），这可能是由于直接法与间接方法之间潜在人群差异（健康与生理状况、种族、测量时间与地点）导致的。一些研究指出，refineR算法在针对数据量较大（$n \geqslant 5000$）且非健康人群占比小于30%的情况时，有着更为优良且稳定的表现。由于预处理方法的误差、统计方法的不确定性、患者准备、人口统计学变量，不同的间接法所获得的RI之间的比较可能存在限制。因此，在临床应用refineR算法或其他间接法来创建RI时，应仔细考虑该方法是否适合待测定的血清学检验指标。对于一些随年龄动态变化的检验指标，可以利用refineR算法的一种离散模型估计的基于位置、尺度和形状的广义加性模型（generalized additive models for location, scale, and shape，GAMLSS）来估计连续RI，实现年龄组之间自然、连续、平滑的过渡。refineR源程序的下载网址参见https://cran.r-project.org/web/packages/refineR/index.html。

3. Hoffmann法 适用于正态分布的数据，是一种基于正态分布的利用"图"的算法，其本质依赖于Q-Q图和对所获得的散点图的主观视觉判断来获得线性区域。首先将测试值按升序排列，并计算每个值的累积概率，概率（y轴）和测量值（x轴）绘制在普通概率纸上。图中不同的线性区域表示健康和疾病的不同亚组，RI的上下限是通过扩展健康亚组的线性区域得到的，在特定公式中分别用2.5%（−1.96）和97.5%（1.96）计算其对应的x轴值来确定，得到百分位数。

一些研究评价了Hoffmann法的性能。首先，若要正确实现Hoffmann法，构建Q-Q图时对正态分布的偏差非常敏感。其次，Hoffmann法对视觉检查的依赖可能会在分析结果时存在主观性，尽管有研究对Hoffmann法进行了改进，但是改进后可能会改变原来的本质，从而影响到与RI相关的置信区间。

4. Bhattacharya法 与Hoffmann法类似，Bhattacharya法也是一种基于图形的依赖于正态分布的方法，主要用于识别健康/非健康人群混合分布中的正态分布。通过正态分布的密度函数的对数变换得到预测值公式后绘制散点图，同样的使用主观判断划分线性范围并得到线性拟合曲线，即得到自定义的均值与标准差。最后根据使用者自定义的直方数量、大小、位置来决定RI。该方法与Hoffmann法的区别在于对数据的预处理，且Hoffmann法主要用于识别正态或近似正态分布中的差异子集，而Bhattacharya法主要用于识别混合分布中的正态分布。

值得注意的是，Hoffmann法和Bhattacharya法虽然已经成功应用于正态分布的数据，但是在处理表现出偏斜分布的数据时可能会产生不可靠的RI。

5. Kosmic法 目前的多种间接法，如Hoffmann法、Bhattacharya法等，都需要优先假设获得的健康/非健康人群数据集合中存在正态分布，且需要主观设定一部分参数，这些过程可能产生误差且主观设定的过程显得冗余。Kosmic算法没有对病理标本的分布做出任何假设，并且该算法最小化估计正态分布与经过Box-Cox变换的测试结果观测分布截断部分之间的Kolmogorov-Smirnov（K-S）距离。大多数检测指标的分布都可以用高斯分布、对数正态分布或经过Box-Cox变换的高斯分布来描述，而Kolmogorov-Smirnov检验是一种成熟的正态性检验方法，对正态分布的参数（μ、σ）、Box-cox变换参数（λ）和截断区间T进行了数值优化。该算法可以基于Web工具无需本地安装即可实现，参见 https://Kosmic.diz.uk-erlangen.de/。

当样本非健康人群比例较高时，会显著影响间接法创建的RI，但在大多数的模拟场景中，Kosmic法得出的结果都在允许误差范围内。如Zierk等评估，即使使用重症监护室、血液学病房、肿瘤学病房的患者数据，Kosmic法构建出的血红蛋白、血小板计数的间接RI也能够保持稳定，白细胞计数的间接RI稳定性取决于初始患者数据集合中是否存在一定比例的健康个体。这表明Kosmic法有建立同质群体RI的潜力，如同病种群体或特殊年龄段群体。这也证明间接法的基本假设，即在一定数量的混合分布标本中存在一定比例的健康个体。

目前来看，年龄划分的RI是一个连续变化的区间，而使用KOSMIC算法建立连续RI需要两步，第一步为离散年龄组建立RI，第二步再将这些RI融合即构建完成。但面对某些极端数据集或数据集较大时，Kosmic法可能存在确定最佳截断区间的运行时间过长的问题。

6. CLSI EP28-A3c CLSI EP28-A3c是建立RI最主流的、最公认的方法，可以用于直接法和间接法的RI建立。参数法若数据服从正态分布，或检测数据经转换（如log或者Box-Cox转换）后服从正态分布，可按±1.96s表示95%数据分布范围或±2.58s表示99%

分布范围。

无论数据是否服从正态分布均推荐采用非参数法。非参数法是RI估计的推荐方法。将n个参考个体的观察值按从小到大的顺序排列，$x_1 \leqslant x_2 \leqslant \cdots \leqslant x_n$，$x_1$及$x_n$分别为全部观察值的最小值和最大值，把这$n$个秩次分为100等分，与$r\%$秩次相对应的数即第$r$个百分位数，以符号Pr表示。参考下限和参考上限的秩次可以分别用$P_{2.5}$和$P_{97.5}$表示。用$r=0.025×(n+1)$和$r=0.975×(n+1)$计算，若计算值不是整数，可将其四舍五入后取整。

（三）RI数据分析过程

RI数据分析过程见图8-6。

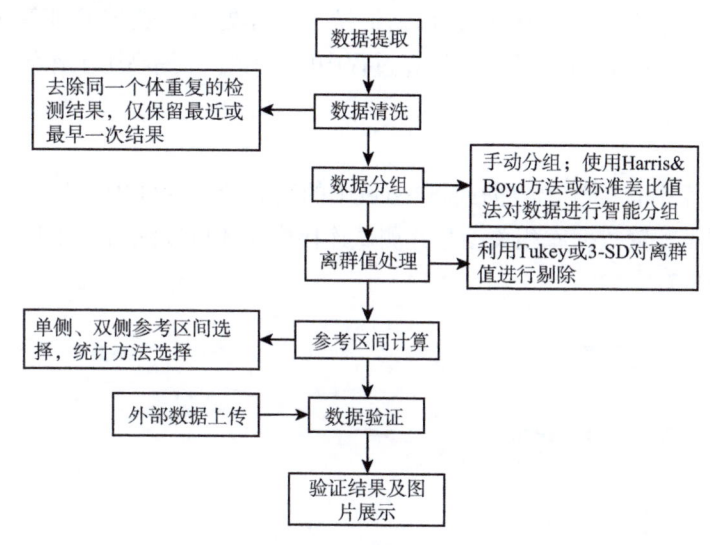

图8-6 间接法数据统计处理流程

1. 数据提取　利用PL/SQL Developer中的SQL语句从LIS中获取某院特定时间段内的某个项目的体检数据，包括病历号、姓名、性别、出生日期、项目名称、检测结果、仪器编号、检测时间等，将数据存为"xlsx"格式。可对姓名等进行匿名和加密处理，保护患者隐私和数据安全。

2. 数据清洗及分组　删除数据中缺失年龄、性别的记录。剔除对拟建立RI检验指标有影响的相关疾病人群，以及其他临床检查、检测指标明显异常提示疾病者。对同一个体出现重复测量数据提示疾病可能时，仅保留一次数据。为保护隐私，对去重后结果进行匿名处理。数据分组可以按照性别、年龄等条件进行手动分组或使用Harris&Boyd或标准差比值法对数据进行智能分组。

3. 数据分布描述　确定数据分组后，检验每个子集数据的正态性，可利用概率图、分位数图、核密度图等图形化方法，或使用Shapiro-Wilk检验、Kolmogorov-Smirnov检验等统计方法。对于不满足正态性的子集数据利用Box-cox转换成正态分布或近似正态分布的数据。

4. 离群值处理　离群值处理的常用方法包括茎叶图或箱式图、Dixon、Tukey、Grubbs

检验法、Chauvenet准则、LAVE法等。实验室应根据分析数据特点选择合适的离群值处理方法。

5. RI大数据算法建立　利用refineR、TMC、Kosmic等算法计算RI及90%置信区间，实验室应根据不同数据来源及数据分布特点选择合适的统计方法。

6. RI验证　利用PL/SQL Developer中的SQL语句从LIS获取另外时间段的该项目的体检数据作为验证数据，按照建立RI的分组进行分组验证，通过率≥90%则说明验证通过。

三、参考区间智能分析的实现情况

RI智能分析软件按照数据提取、数据清洗、统计处理、数据验证等步骤来建立RI，为建立适宜的RI提供了便利，减少了计算过程中的工作量，提高了工作效率。

（一）数据提取

支持从数据库中直接导出数据或将Excel中的数据导入软件中。若用户选择从数据库中导出数据，则需配置数据库相关参数并测试连接成功才可以编写SQL语句，导入所需的原始数据，见图8-7。

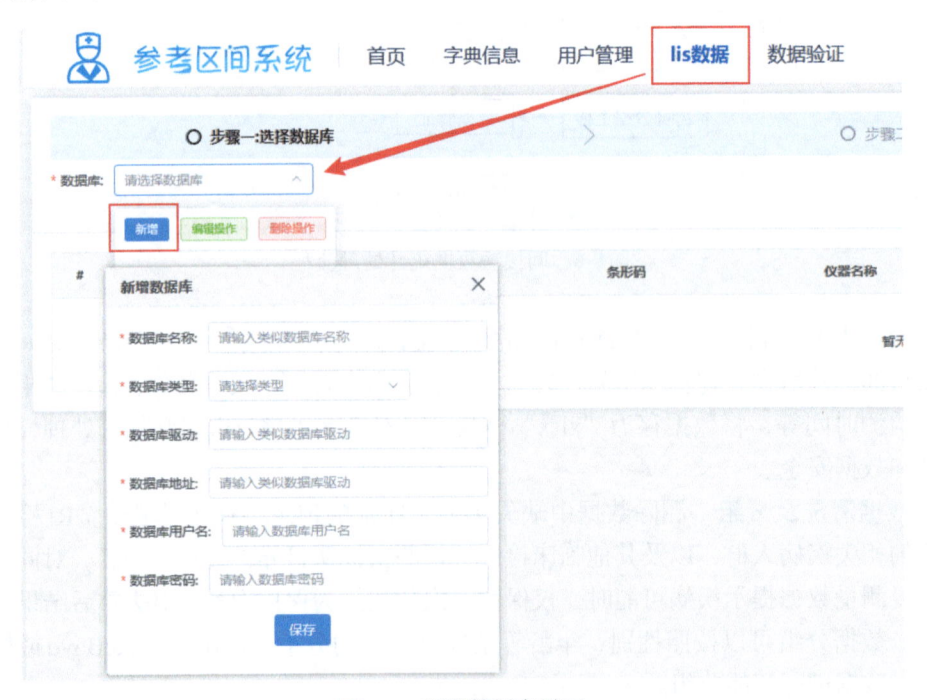

图8-7　新增数据库界面

用户可以将已有Excel中的数据直接导入至软件中。以癌胚抗原（CEA）项目为例，Excel文件中包括病历号、姓名（匿名）、性别、出生日期、项目名称、检测结果、仪器编号、检测时间等字段，共482 110例数据，新建课题后将Excel文件导入软件即可。

（二）数据清洗

对数据去重，选择年龄、性别、姓名和检测时间所在列，并根据需要选择保留患者首次或最后一次检测记录后，同一病例仅保留一次数据，见图8-8。

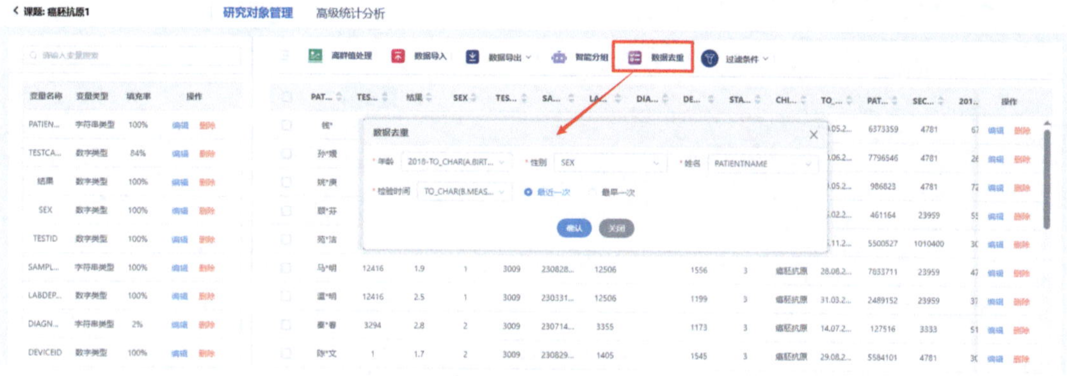

图 8-8　数据去重界面

数据清洗中关键一步是离群值处理，提供Dixon、Tukey、±3SD等算法处理离群值。可以选择按照姓名和年龄分组进行剔除。可以根据实际需求，选择纳入分组因素的变量名，见图8-9。

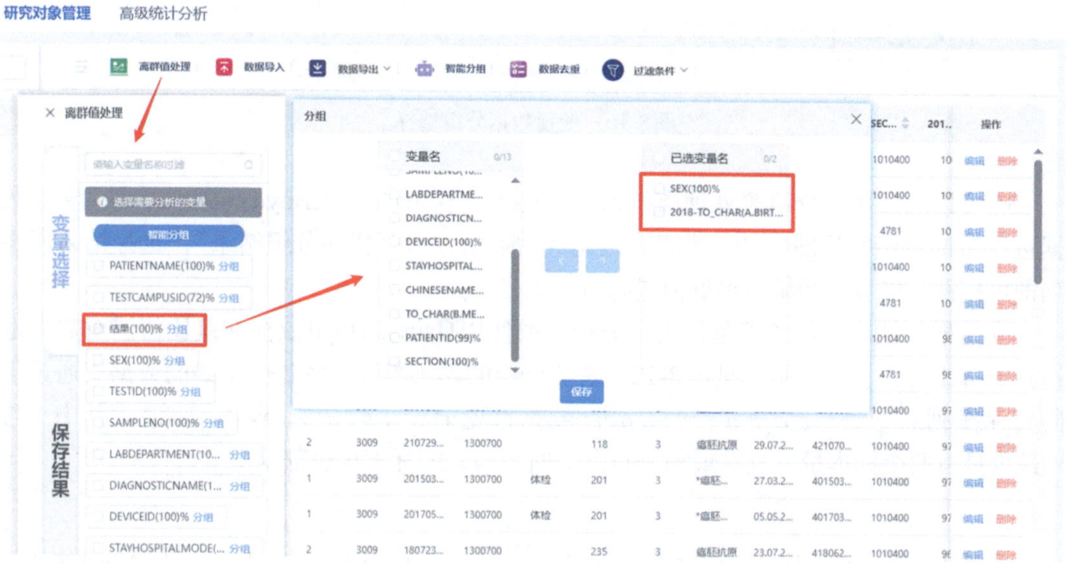

图 8-9　离群值处理界面

变量数据分组选择，如图8-10所示。对于性别分组，数据分组类型应选择类型分组，分组数据值用数字表示，中间用分号分隔（数字1表示男性；数字2表示女性）；对于年龄分组，数据分组类型应选择数据分组，按需要选择是否均分，若均分数据，则只需输入开始值和终止值，以及数据间隔。

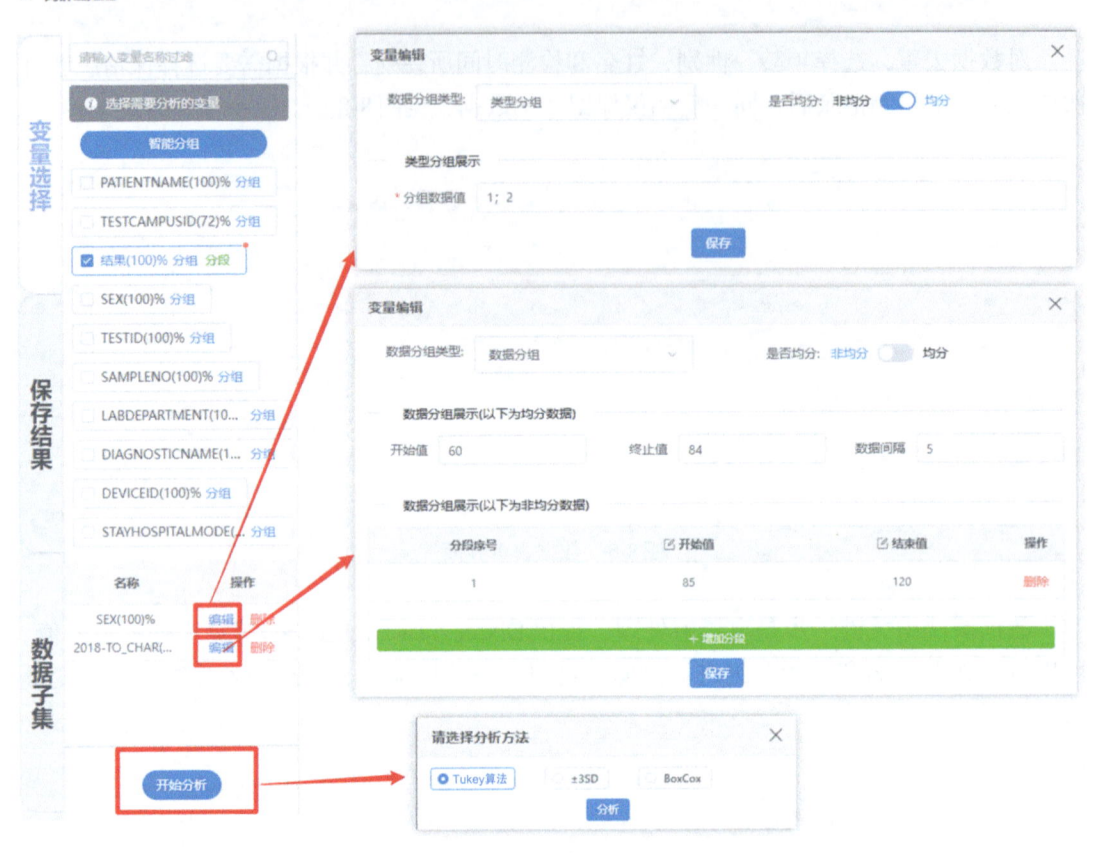

图 8-10　变量数据分组选择

除可以通过手动分组来处理离群值外，还支持利用 Harris&Boyd 或标准差比值法对数据进行智能分组，见图 8-11。智能分组完成后点击"保存智能分组结果"，选择结果所在列即可按照智能分组结果对离群值进行分析处理。

支持根据性别、年龄等条件进行分组，或使用 Harris&Boyd 或标准差比值法对数据进行智能分组并可视化展示，见图 8-12。智能分组的算法流程：将各个年龄的数据集通过年龄升序排列后记为 a_1、a_2、a_3、$\cdots$、a_{n-1}、a_n，首先记 $x_1=\{a_1, a_2\}$，$x_2=\{a_3, a_4\}$，其中 x_1 与 x_2 最少具有两个标本量，且在最初进行分组时 x_1 与 x_2 的标本量也都是两个。

步骤 1：将 x_1 与 x_2 代入公式 $z = \dfrac{|x_1 - x_2|}{\left[\left(\dfrac{s_1^2}{n_1}\right) + \left(\dfrac{s_2^2}{n_2}\right)\right]^{1/2}}$，其中 $\overline{x}_1$ 和 $\overline{x}_2$ 是两个亚组的平均值，s_1^2 和 s_2^2 是标本方差，n_1 和 n_2 是两个亚组 x_1 和 x_2 的标本量，当 $z^* = \dfrac{z}{\sqrt{(n_1 + n_2)/240}} > k$（$k$ 值一般取 3~5，条件 1），或满足 $s^* = \dfrac{max(s_1, s_2)}{|s_1 - s_2|} < 3$（条件 2）时，则说明 x_1 与 x_2 两组数据需要进行分组，即 [a_1–a_2]，[a_3–a_4]，然后进行步骤 4，反之进行步骤 2。

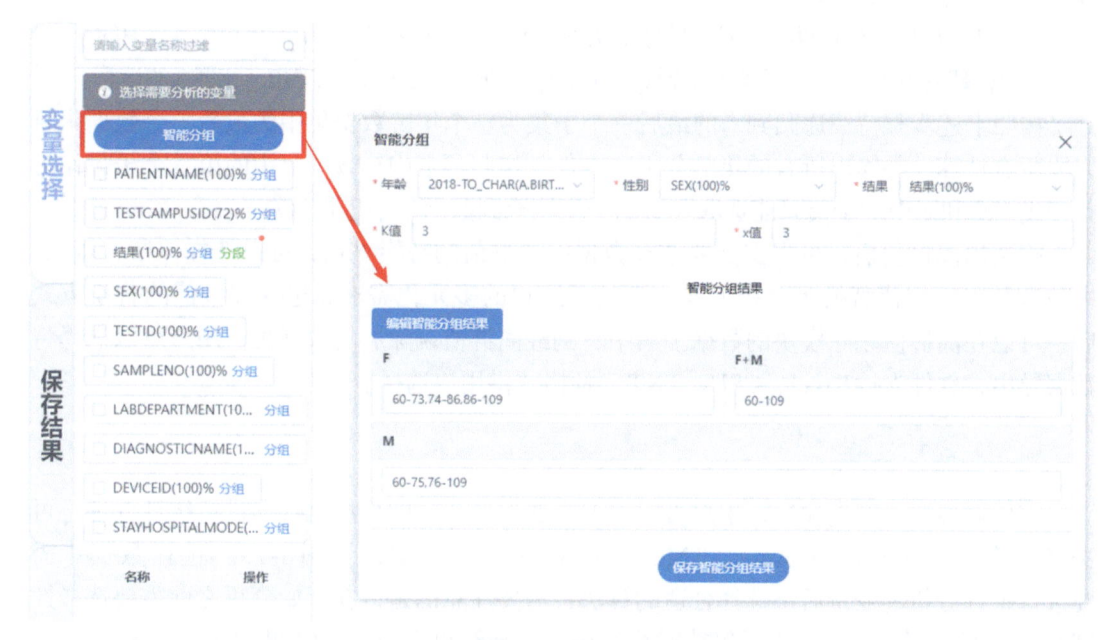

图8-11　智能分组界面

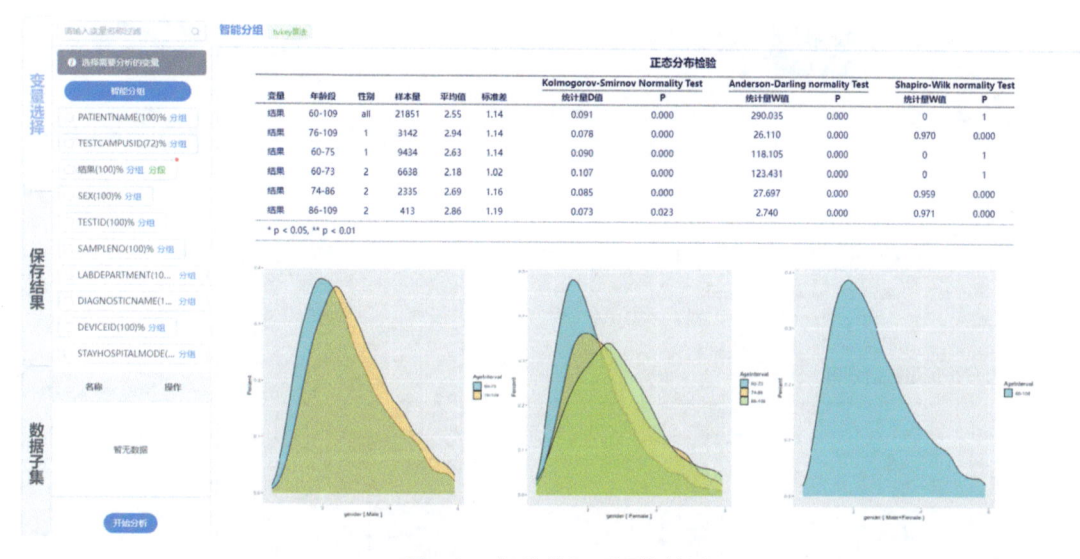

图8-12　智能分组可视化结果

步骤2：当x_1中包含的子集数等于x_2中包含的子集数量时，将x_2中的第一个子集添加到数据集x_1中，数据集x_1此时为$\{a_1, a_2, a_3\}$。数据集x_2在填充数据后x_1的基础上向后取两个子集，此时数据集x_2此时为$\{a_4, a_5\}$。此时将两个数据集带入到步骤1中的公式进行计算，如果满足条件1或条件2，那么分组结果为$[a_1-a_2]$，$[a_4-a_5]$，然后进行步骤4，反之进行步骤3。

步骤3：当x_2中包含的子集数小于x_1中包含的子集数，则在x_2中增加一个子集为$\{a_4, a_5, a_6\}$，再将两个数据集带入到公式中进行计算得出z^*和s^*的值。如果满足条件1或条件2，那么分组结果为$[a_1-a_3]$，$[a_4-a_6]$，然后进行步骤4，反之校验两个数据集的子集数量根据校验结果进行步骤2或步骤3。

步骤4：如果x_1与x_2两组数据满足分组条件，则选取x_2的相邻后两个子集替换x_1中的子集，选取x_2的相邻后第3、第4个子集填充到x_2数据集中重新开始步骤1、步骤2、步骤3的计算。

按照上述步骤持续递归到x_2的最后一个子集为整个年龄数据集中的最后一个数据集时完成所有计算，并输出所有的年龄分组。在任一递归环节中x_1数据集中的第一个子集作为首子集，x_1和x_2中的子集只能选取之后的子集填充到数据集中进行计算。

筛选出离群值后，可根据需要选择数据中离群值的替换方式，可以选择保留、删除、中位数替换、均值替换等多种方式，满足了用户的多元化需求。选择离群值的替换方式后，可以在离群值剔除模块的数据子集中看到经离群值剔除后的数据集。用户可以选择将数据导出，软件支持Excel、CSV、TXT三种格式供用户选择。

（三）统计处理

完成对离群值的剔除后，用户可以根据需要选择合适的算法对数据进行统计处理，可选择的算法有refineR、Kosmic、TMC、EP28-A3c四种算法，见图8-13。选择数据中需要进行统计分析的变量后再选择合适的算法，需要注意的是，在开始分析之前需要选择性别和年龄所在列，开始分析后等待运算结果。出现结果后应保存结果用于接下来

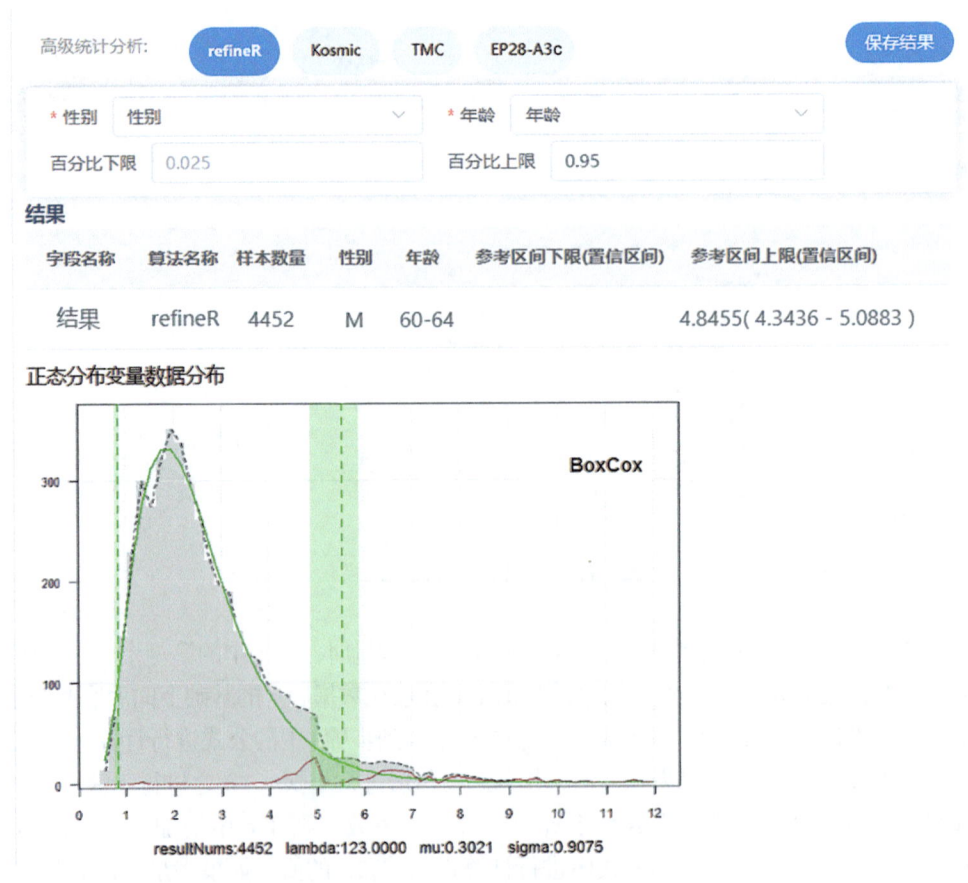

图8-13 refineR统计分析结果

RI 的验证。另外，基于 refineR 算法，使用离散模型估计的位置、尺度和形状的广义加性模型（GAMLSS）可用于估计连续 RI，CEA 按性别和年龄的连续 RI 见图 8-14，呈现明显的年龄相关性，随年龄的增长 RI 变大。

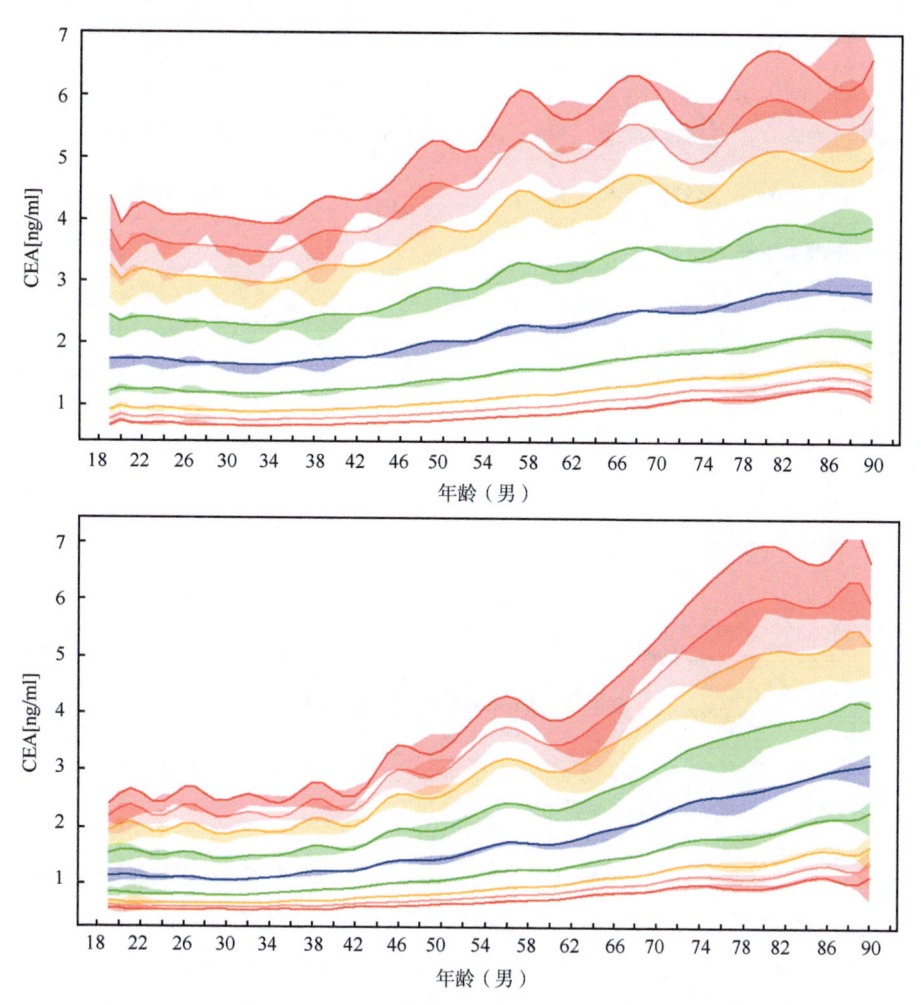

图 8-14 CEA 连续参考区间

注：图中百分位数线由下往上依次为 $P_{2.5}$、P_5、P_{10}、P_{25}、P_{50}、P_{75}、P_{90}、P_{95}、$P_{97.5}$，曲线周围的颜色阴影区域显示了估计的 90% 置信区间，年龄单位为岁

同样，可利用 Kosmic 算法计算 RI，高级统计分析选择"Kosmic"后开始分析，结果见图 8-15。

与其他几种算法不同的是，用 TMC 法计算 RI 时除了需要勾选性别、年龄和检测时间所在列外，还需要手动输入年龄区间及百分比上下限，见图 8-16。

用 EP28-A3c 算法计算 RI 时提供了参数法和非参数法 2 种 RI 及 90% 置信区间，见图 8-17。

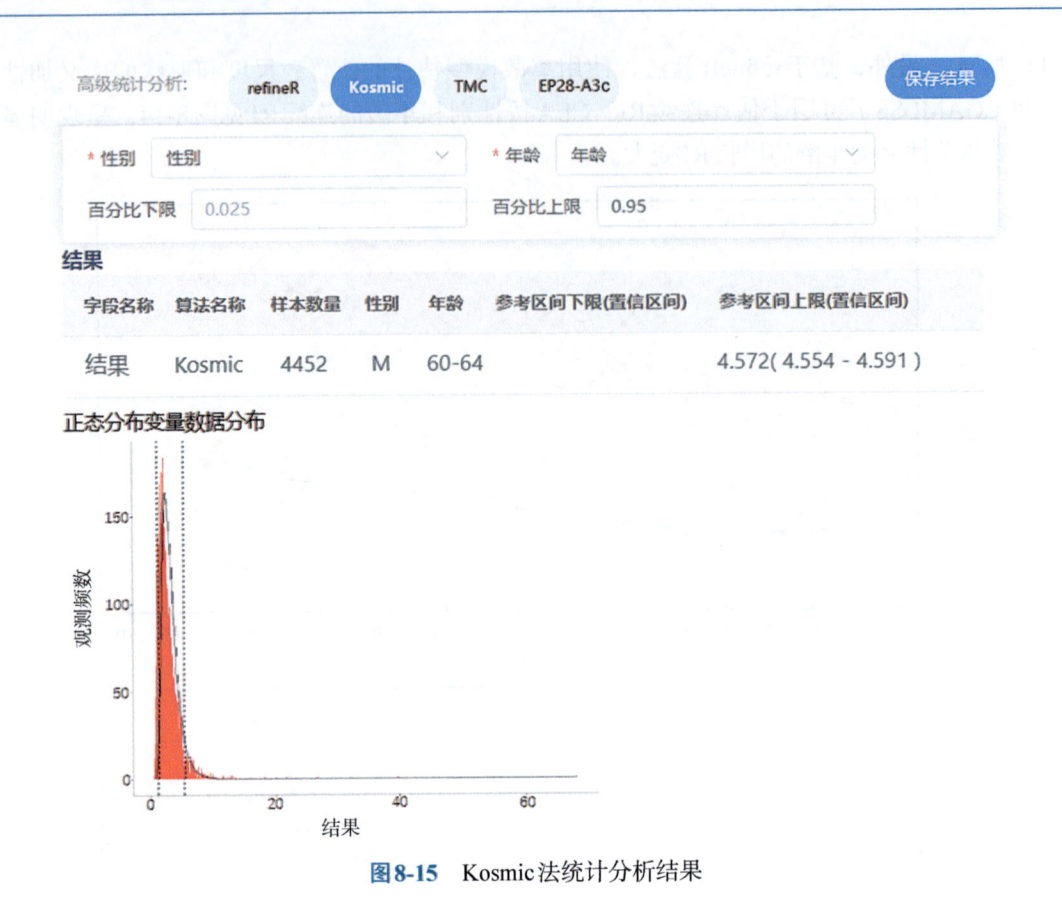

图 8-15　Kosmic 法统计分析结果

图 8-16　TMC 法统计分析结果

（四）数据验证

利用间接法建立 RI 后，需要验证 RI 的适宜性，用户按照 RI 建立的分组进行分别验证，在 RI 范围内的数据大于等于 90% 即视为验证通过。选取一批体检人群的数据作为验证的数据集，如收集某时间段健康人群体检数据，排除糖尿病、内分泌紊乱、肿瘤、炎

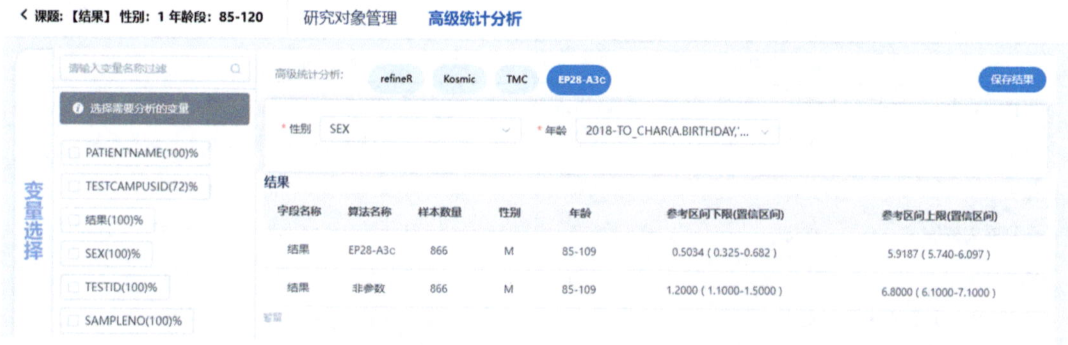

图8-17　EP28-A3c统计分析结果

症、血液学疾病、心血管疾病、肾脏或肝脏疾病、妊娠、手术患者后纳入验证，Tukey法排除离群值，最终纳入CEA 3009例。以90%验证集落在新建立的RI范围内作为验证通过。用户可以根据需要选择验证一个或多个算法建立的RI，即可得到验证通过百分率和验证图，见图8-18。

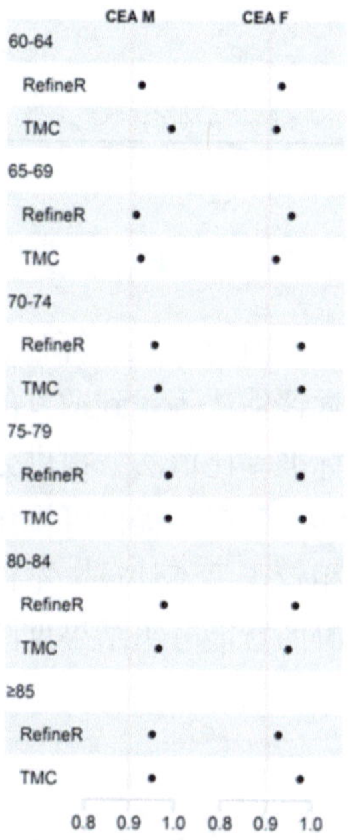

四、参考区间智能分析的预期效果

RI智能分析软件是RI建立和验证的标准化、可视化工具，采用B/S架构，支持RI全过程的数据统计分析、可视化的智能分组算法、可建立和应用连续RI等简化计算过程，提升数据利用价值，达到以下效果。

（一）支持RI全过程的数据统计分析

实现RI建立和验证的标准化、可视化工具，从信息系统获取数据，自动剔除离群值，需要时进行Box-Cox正态性转换，可智能分组计算EP28-A3c、Kosmic、refineR、TMC等算法的RI，并以图形方式验证RI。该软件为大数据的RI研究提供智能化、可视化的工具，可用于RI的建立和适宜性评价。与现有RI相关软件的比较见表8-3。

图8-18　RI验证结果展示

表8-3　RI不同软件的功能比较

对比项	RI算法平台	DxAI智慧科研平台	MedCalc	SPSS
下载安装	网页版，无需下载安装	网页版，无需下载安装	需要下载安装	需要下载安装
默认语言	简体中文	简体中文	英语	多语言版本
数据导入	SQL语句写入 指定xls、xlsx、csv文件导入	指定xls、xlsx、csv文件导入	指定xls、xlsx、csv文件导入	支持xls、xlsx、csv文件等多种类型

续表

对比项	RI算法平台	DxAI智慧科研平台	MedCalc	SPSS
数据格式要求	无	有固定格式要求	无	无
数据编辑及筛选	支持	不支持	仅支持数据编辑	仅支持数据编辑
数据去重	支持	不支持	不支持	不支持
分组剔除离群值	支持	不支持	不支持	不支持
智能数据分组	支持	不支持	不支持	不支持
是否支持Box-Cox数据转换	支持	不支持	不支持	不支持
是否支持TMC、refineR、Kosmic等算法	是	否	否	否
是否支持建立单侧RI	是	否	是	否
数据验证	支持，且有图片展示	支持，但没有图片展示	不支持	不支持
RI文献及方法学比较	支持及可视化展示	不支持	不支持	不支持

（二）RI智能分组算法

RI分组是计算过程的难点，需结合分类变量（如性别）、连续变量（如年龄），通过视觉评估法等找到适宜的连续变量分组切点。通过RI智能分组算法实现Harris&Boyd方法和标准差比值法，提供分组建议及各亚组的年龄段、标本量、平均值、标准差、正态分布等详细数据，提供可视化的数据分布结果展示，为是否分组提供科学依据。RI智能分组算法相较于手工计算，不仅减轻了海量的计算工作量，还提高了分组的质量。以肌酐为例，肌酐的智能分组结果见图8-19。

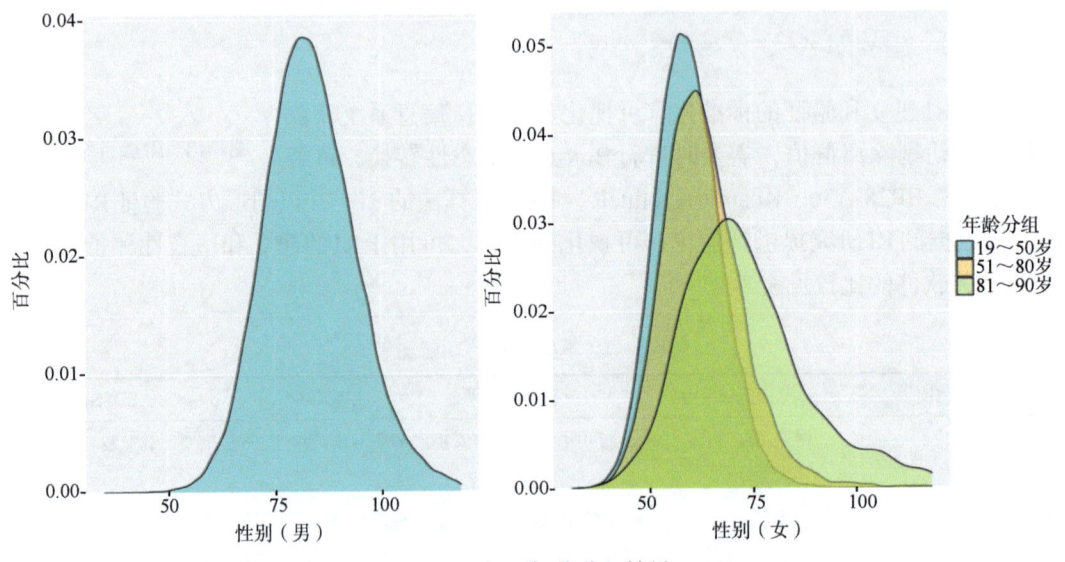

图8-19 肌酐智能分组结果

（三）建立和应用连续 RI

一些临床检验指标存在性别、年龄依赖趋势，划分年龄亚组建立 RI 可能在年龄临界点附近对"异常"的评判出现分歧，给临床判读带来困惑。连续 RI 可为精准判读检验结果提供参考，还可以为动态监测其变化趋势提供基线。GAMLSS 模型可以绘制连续百分位数图，适用于年龄相关项目的 RI。GAMLSS 模型与 LIS 联动，可以根据患者性别和年龄自动选择合适的 RI，为临床提供更精准的 RI，见图 8-20。GAMLSS 模型展示生理指标随年龄变化的平滑趋势，在一定程度上解决了年龄亚组 RI 中存在的"年龄边界效应"，可以根据人群的年龄、性别获得个体化参考限值，提高诊断准确性，减少误诊或漏诊。无缝隙的 RI 能够帮助临床医生更好地了解检验指标的纵向变化规律，有助于精准判读。

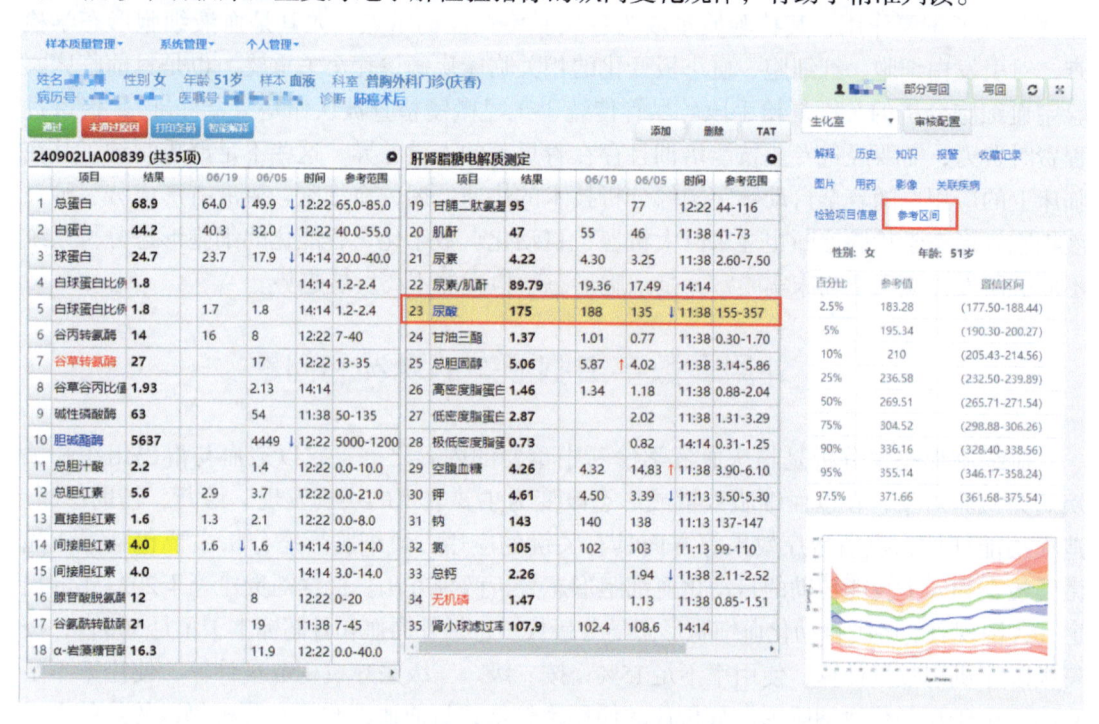

图 8-20　性别、年龄相关的连续 RI

（四）不同算法 RI 的差异性

间接法利用 LIS 中已有的检测数据，经过数据提取、清洗、统计处理和验证而建立 RI，相对于直接法，其具有数据收集简单且成本低的优势。然而，间接法主要作为直接法建立 RI 无法实现或不适用时的一种替代方法。因为数据库中存在着不健康个体的检测值会影响 RI 的准确性，还因为数据的分布是否符合正态性会对不同算法的一致性产生影响。当数据分布的偏度系数偏离 0 及峰度系数偏离 3 时一致性较差，且不同类型算法的不一致程度与偏度系数偏离 0 及峰度系数偏离 3 的程度呈正相关。满足正态分布的数据，不同算法的一致性好，可选择任意算法建立 RI，反之则一致性差，不同算法结果差异较大。

总之，RI 作为评估临床实验室检验结果不可或缺的工具，在各种疾病的诊断、治疗监测和预后中都起着重要作用。RI的适宜性对临床决策的准确性至关重要，通过RI智能分析，可以帮助实验室验证已有RI或重新建立适宜的RI。随着人工智能算法的发展和计算能力的进步，可根据每位患者年龄和性别自动选择合适的RI，提高疾病诊断和治疗的准确性。

（范利娜　杨大干）

第三节　外周血数字细胞形态仪

血液、尿液和脑脊液等细胞学形态检查在临床上对疾病的早期预警、辅助诊断、疗效监测起到了重要作用，其检验质量成为各实验室关注的重点。尤其是血液细胞形态学检查，对引发白细胞、红细胞、血小板变化的相关临床疾病诊疗至关重要，也是目前临床实验室血细胞分析的关键复检手段。尽管传统手工显微镜检查被认作是"金标准"，但该过程费时费力，需要经过专业技能培训且存在着显著的人员差异，这些不足严重制约了其在临床上的应用。随着全自动数字图像分析技术的快速发展，血细胞、尿液有形成分、脑脊液细胞等形态学检验诊断也迎来巨大机遇，自动化、数字化、智能化的细胞形态分析系统不断被研发并应用于临床实验室，是细胞形态学检查的主要发展趋势。

一、外周血数字细胞形态的现况和问题

血细胞形态学分析是临床血液学诊断中重要的内容之一，它以造血与淋巴组织相关疾病为检验对象，在以血细胞数量或形态改变为主要表现的疾病发现、诊断、辅助诊断、造血功能评估、疾病治疗效果等方面具有关键的应用。血细胞形态分析主要包括手工显微镜检查和人工智能辅助的自动化血细胞形态分析两种方法。根据刘贵建等于2023年的报道，我国现有的各类自动化血细胞形态学分析仪（包括外周血和骨髓标本）不足500台，按三级医疗机构数量计算，使用率不足15%；按二级、三级医疗机构数量计算，使用率不足3.5%。由于自动化血细胞形态分析仪的使用率较低，目前血细胞形态分析仍以传统的人工显微镜检查为主要技术手段。人工显微镜检查的方法学缺陷制约了形态学检验诊断的质量与发展，主要包括以下方面。

（一）涂片制作难以标准化，影响染色效果和阅片

传统模式下，血涂片的制备依靠检验人员手工操作。虽然有标准操作程序指导检验人员进行规范化制片，但无法完全避免人为因素如滴样量及推片角度、手法、力度与速度等引起的涂片质量差异，导致人工制备的涂片质量稳定性和重复性较差。涂片的质量一定程度上影响检验人员显微镜检查的准确性和效率。质量低下的涂片容易出现头、体、尾分布模糊或缺失，直接导致细胞破碎、堆叠或缺少细胞均匀平铺视野，进而影响血细胞形态学检查的准确性，同时在标本量较大的情况下，人工逐一制备涂片效率低下，影响检验TAT的同时可能延误临床诊疗。

（二）涂片染色影响因素多，影响血细胞形态的识别和检查质量

细胞形态的准确识别依赖良好的血涂片染色。国际血液学标准化委员会（International Council for Standardization in Haematology，ICSH）推荐使用罗曼诺夫斯基（Romanowsky）染色法，但由于该染色法对天青B纯度要求较高，且价格昂贵，我国使用者不多。目前，我国多以瑞氏染液、瑞氏-姬姆萨复合染液为主。实际操作中，染色多采用手工滴染方式，易受检验人员操作技能影响，操作重复性差，难以实现标准化。染色效果会因染液分布不均、染液与缓冲液比例不适宜、染液与缓冲液混合不均、血片冲洗不够充分等因素造成细胞染色深浅不一、涂片膜上染料沉积、细胞染色偏酸或偏碱，甚至因染料混匀不均造成红细胞嗜多色性现象，影响细胞形态学检查结果的质量。

（三）人员间差异大，缺乏有效的质量保证措施

传统的人工细胞形态学检验主要是检验人员通过观察显微镜下的细胞形态、染色结果、位置和数量分布情况等，结合其自身经验人为主观地判断各种血细胞的分类和计数。形态学检验受检验者主观因素影响很大，需要通过专业的形态学培训与考核才能取得形态学报告的审核签发资质。同时，人工形态学检验的高度主观性导致其难以进行有效的质量控制，多数实验室难以做到每日岗前进行人员形态学考核，往往是间隔一段时间进行人员形态学考核和比对，不同人员之间的检验结果差异较大。另外，标本是否进行涂片镜检需要检验人员主观判断，虽然有较为科学和成熟的复检与镜检规则，但执行情况仍由检验人员的经验及知识储备掌控，复检率过高导致检验结果TAT延长，复检率过低则容易导致假阴性率升高而影响患者诊疗。

（四）人工阅片效率低，无法满足检验TAT要求

血常规标本的检验流程对其从采集到结果报告的TAT要求较短，门急诊的TAT一般为30分钟至1小时。面对日益增多的标本检测量，传统的人工显微镜检查从涂片制备到查阅涂片至少需要15～30分钟，其过程费时费力，检验人员也难以在短时间内完成高强度的形态学复检工作。此外，低值白细胞标本的显微镜复检需花费检验人员更长的时间与耐心进行全片扫描，以获取足够的细胞进行分类或发现异常细胞，这对于有TAT要求的标本特别是急诊标本更是一个挑战。

（五）无法高效保留图像记录，疑难标本远程会诊难

传统模式下的人工阅片所用的显微镜检查往往为单机模式，未与计算机形成互联互通，独立显微镜观察到的细胞图像不方便以图片或数据形式储存，不利于图文报告的开展和快速检索。常规工作中，实验室内的复检涂片通常保留2周以弥补上述不足，但涂片的保存时间过长易导致血细胞形态失真，即使保留原涂片的情况下，也难以针对细胞进行回顾与判断，不利于后续回顾分析，也难以建立系统化的病例教学库。此外，疑难标本的形态学识别方面，由于形态学检查岗位人员配置不足，具备资质的人员相对稀缺，人员培养难度大且周期长，传统的人工阅片模式难以实现涂片、显微镜图像等跨院区、跨医院甚至

跨区域的远程会诊，限制了细胞形态学检验在相对欠发达地区的能力提升。

（六）专业人才短缺，培养周期长且过程难

人工镜检难以避免的主观偏倚导致人员之间的判读结果差异较大，特别是异常细胞的识别在特殊情况下需要由专业技能扎实、经验丰富的形态学专家进行最后的仲裁，但是专业人才数量有限。目前各家实验室临检组形态学专业人员都仅占员工少数，甚至部分实验室缺少形态学专家，容易造成漏诊和误诊。培养经验丰富、资历深的细胞形态学人才至少需要经过10年的形态学识别工作，培养周期长，实验室的工作难度与压力也相应增加。

二、外周血数字细胞形态仪的技术方案

多数数字细胞形态仪利用数字相机与计算机系统相连，将单个细胞的数字图像作为计算机辅助分类的输入材料，该分类基于血细胞图像分析参数，如几何、颜色和纹理特征，实现了涂片制备、染色、血涂片装载、细胞定位、图像采集、细胞分类和特征描述等过程的智能化与自动化，以及显微成像、图像分析、图像储存等过程的数字化，推动了实验室细胞形态学的工作进展，是实验室检验中智能化发展的重要工具。

（一）自动涂片制备与染色

与人工涂片相比，其过程全部由自动化涂片仪预设的程序控制相应的机械臂完成。在智能化的血液分析流水线上，自动化涂片仪在接收到上游血液分析仪的复检指令后，自动抓取待涂片标本进行涂片。正常情况下，机械臂吸取固定量的标本滴加于统一规格的载玻片上，每一张载玻片都喷涂有对应标本的编号和患者病历号等信息。滴加位置也由实验室与仪器厂商统一设置，推片过程由推片机械臂自主完成。推片力度和角度根据血红蛋白和红细胞压积等参数自动调整。智能化机械臂的加入使得推片的力度、角度标准化，成片的整体形状为统一的舌型，头体尾结构分明，两端留白一致。涂片完成后自动进入染色盒内进行染色，染色剂通常有迈格吉（MGG）染色剂、瑞氏染色剂和瑞氏-姬姆萨染色剂等供用户选择。通过预设的染色液比例，自动染色、固定、冲洗及干燥，环境整洁干净，符合生物安全要求。

（二）自动细胞定位与预分类

多数数字细胞形态分析仪主要由一个载玻片进给装置、一个具有三个物镜（×10、×50和×100）的显微镜、一个数字照相机和一个包含采集和分类软件的计算机系统组成。显微镜在血涂片体尾交界处智能化选择适宜的部位进行细胞图像的定位和采集，通过人工神经网络完成细胞识别，并根据预先存在的数据库中指定的类型识别并验证所有细胞的推荐分类，在计算机屏幕上显示图像。分析仪能够扫描显微镜载玻片的部分区域，并自动识别适当的分析区域（单层），从中定位并捕获血涂片上的红细胞（×50油镜）或白细胞（×100油镜）的图像。软件能够预分类白细胞，以进行外周血涂片或体液细胞涂片的自动分类计数，并对形态异常的红细胞进行预处理。分析仪需要经验丰富的形态学人员复

核细胞，并重新分类未识别的细胞，这样才能发布最终结果。

（三）细胞图像数据筛选与保存

对细胞数字图像进行特征提取，包括色彩特征、纹理特征和几何特征信息，形成用以表征细胞类别的特征矢量，然后使用AI分类器依据得到的特征矢量判断细胞图像所属的类别，进行初步分类，初步分类结果支持人工调整。白细胞和红细胞的特点描述见表8-4。

表8-4　白细胞与红细胞特点描述

细胞类型	特征矢量	特点描述
白细胞	色彩特征	细胞颜色
		颗粒颜色
		细胞质颜色
	纹理特征	细胞质颗粒的多少或大小
		细胞核染色质、副染色质的细致度
		核仁有无
	几何特征	核质比
		细胞大小和形状
		细胞核形态
红细胞	色彩特征	颜色
		颜色深浅
	几何特征	细胞核无
		细胞大小
		胞体形态
		中央淡染区大小

1. 白细胞初步分类　白细胞的类别判断依据特征包括白细胞核（大小、面积、颜色、形态、染色质细致度等）和白细胞质（大小、面积、颜色、形态、颗粒等）。系统从色彩、纹理、几何的特征维度对白细胞图像进行特征提取，得到表征细胞类型信息的特征矢量。色彩特征表征白细胞核、浆、颗粒的颜色；纹理特征表征白细胞核的染色质细致度、核仁的有无和白细胞质的颗粒度；几何特征表征细胞大小和形状、核质比、细胞核形态。因此，一个白细胞图像具有一组特征矢量。将上述一组特征矢量［细胞核大小、核质比、形态等］输入到分类器中，分类器根据分类函数进行计算，并赋予该组特征矢量一个细胞类型完成识别。

（1）中性分叶核粒细胞：中性分叶核粒细胞模型见图8-21。算法根据灰度特征提取出细胞区域，然后通过HSV（H，即Hue，色调；S，即Saturation，饱和度；V，即Value，亮度）颜色空间的S通道分割，分别得到细胞核、细胞质，然后计算细胞的色彩特征、纹理特征和几何特征，得到细胞直径为13μm，呈圆形；细胞核与细胞质比例为1∶3；细胞核分叶4叶，呈紫红色，核染色质聚集，无核仁；细胞质呈粉红色，细胞质内颗粒呈紫红色且量多、细小、均匀。因此，根据算法提取出的细胞特征与中性粒细胞形态学标准相比，可以判断该细胞为中性分叶核粒细胞。

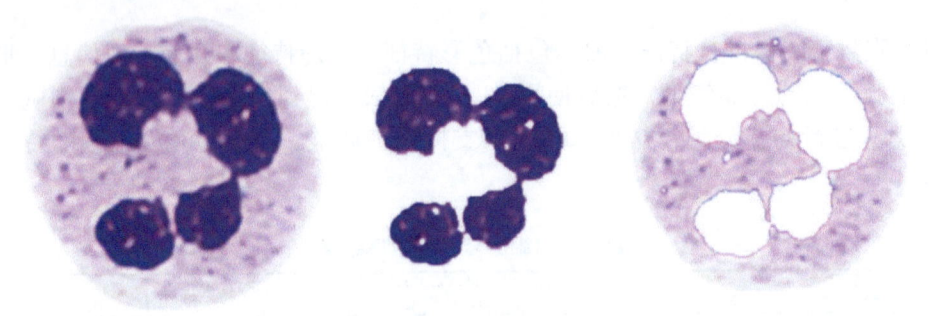

图8-21 中性分叶核粒细胞模型

（2）淋巴细胞：淋巴细胞模型见图8-22，算法根据灰度特征，提取出细胞区域，然后通过HSV颜色空间的S通道分割，分别得到细胞核、细胞质，然后计算细胞的色彩特征、纹理特征和几何特征，得到细胞直径为12μm，呈圆形；细胞核与细胞质比例为4∶1；细胞核呈圆形，核染色质散在致密，无核仁；细胞质少，呈淡蓝色，无颗粒。因此，根据算法提取出的细胞特征与淋巴细胞形态学标准相比，可以判断该细胞为淋巴细胞。

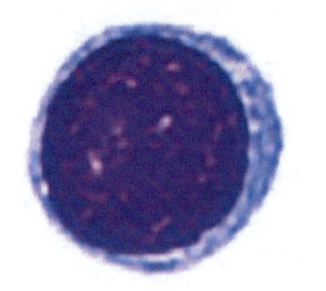

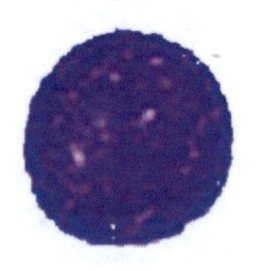

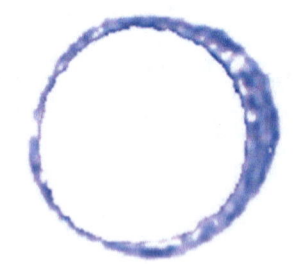

图8-22 淋巴细胞模型

（3）单核细胞：单核细胞模型见图8-23。算法根据灰度特征，提取出细胞区域，然后通过HSV颜色空间的S通道分割，分别得到细胞核、细胞质，然后计算细胞的色彩特征、纹理特征和几何特征，得到细胞直径为15μm，呈圆形；细胞核与细胞质比例为3∶1；细胞核呈马蹄形，核染色质轻度聚集，无核仁；细胞质含蓝灰色颗粒。因此，根据算法提取出的细胞特征与单核细胞形态学标准相比，可以判断该细胞为单核细胞。

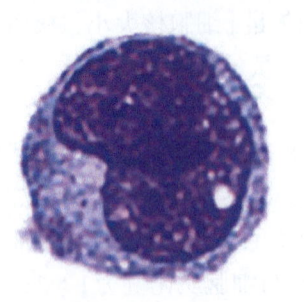

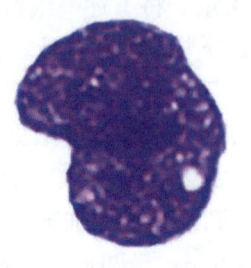

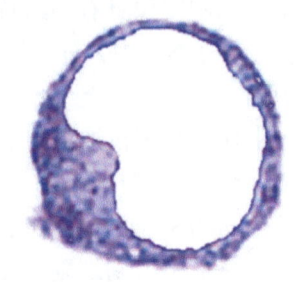

图8-23 单核细胞模型

（4）嗜酸性粒细胞：嗜酸性粒细胞模型见图8-24。算法根据灰度特征，提取出细胞区域，然后通过HSV颜色空间的S通道分割，分别得到细胞核、细胞质，然后计算细胞的色彩特征、纹理特征和几何特征，得到细胞直径为12μm，呈圆形；细胞核与细胞质比例为1∶3；细胞核呈分叶状，为2叶，核染色质致密，无核仁；细胞质内充满含橘红色颗粒。因此，根据算法提取出的细胞特征与嗜酸性粒细胞形态学标准相比，可以判断该细胞为嗜酸性粒细胞。

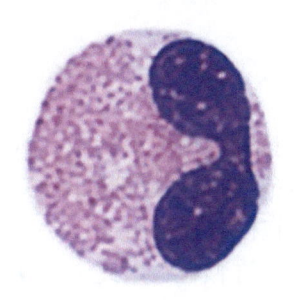

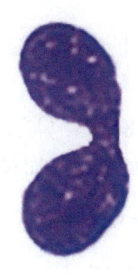

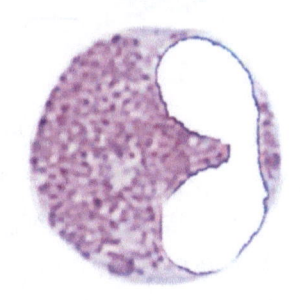

图8-24 嗜酸性粒细胞模型

（5）嗜碱性粒细胞：嗜碱性粒细胞模型见图8-25。算法根据灰度特征提取出细胞区域，然后通过HSV颜色空间的S通道分割，分别得到细胞核、细胞质，然后计算细胞的色彩特征、纹理特征和几何特征，得到细胞直径为12μm，呈圆形；细胞核与细胞质比例为1∶2，细胞核呈分叶状，为2叶，核上覆盖有颗粒，核染色质聚集，无核仁；细胞质含粗大、致密、深紫色颗粒。因此，根据算法提取出的细胞特征与嗜碱性粒细胞形态学标准相比，可以判断该细胞为嗜碱性粒细胞。

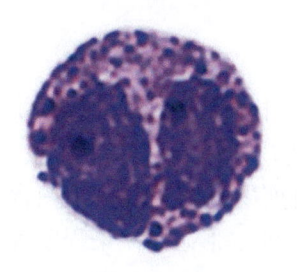

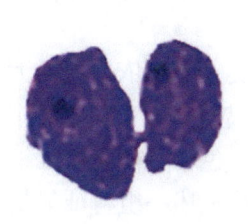

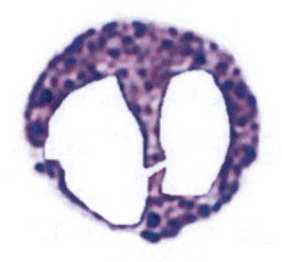

图8-25 嗜碱性粒细胞模型

（6）反应性淋巴细胞：反应性淋巴细胞模型见图8-26。算法根据灰度特征，提取出细胞区域，然后通过HSV颜色空间的S通道分割，分别得到细胞核、细胞质，然后计算细胞的色彩特征、纹理特征和几何特征，得到细胞直径为10～25μm，细胞形态各异，呈圆形、卵圆形或不规则形；细胞核与细胞质比例为3∶1～1∶2；细胞核形态各异，呈圆形、卵圆形、凹陷形、折叠形、裂隙形或分叶形，核染色质可以细致、中度致密或粗颗粒，核仁无或多个；细胞质中等至大量，呈灰色、淡蓝色或深蓝色。因此，根据算法提取出的细胞特征与反应性淋巴细胞形态学标准相比，可以判断该细胞为反应性淋巴细胞。

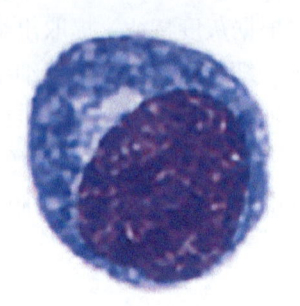

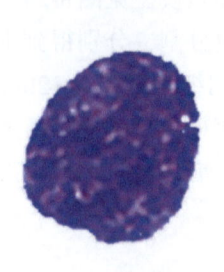

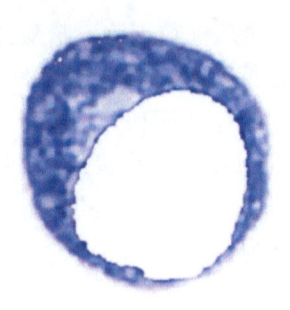

图8-26 反应性淋巴细胞模型

（7）原始细胞：原始细胞模型见图8-27。算法根据灰度特征，提取出细胞区域，然后通过HSV颜色空间的S通道分割，分别得到细胞核、细胞质，然后计算细胞的色彩特征、纹理特征和几何特征，得到细胞直径为15μm，呈圆形；细胞核与细胞质比例大；细胞核呈圆形，核染色质细致，有1个核仁；细胞质呈深蓝色，有少许颗粒。因此，根据算法提取出的细胞特征与原始细胞形态学标准相比，可以判断该细胞为原始细胞。

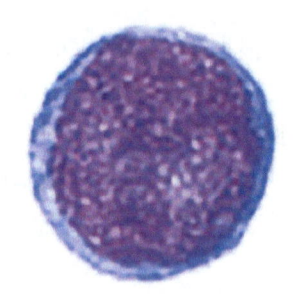

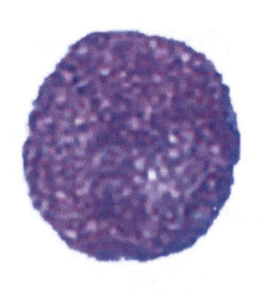

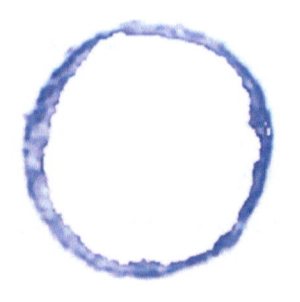

图8-27 原始细胞模型

2. 红细胞形态描述　红细胞的类别判断依据包括大小、形态及淡染程度。系统从几何和色彩特征维度对红细胞图像进行特征提取，得到表征细胞类型信息的特征矢量，其中，几何特征表征红细胞的大小和形态，色彩特征表征红细胞的嗜多色性和血红蛋白含量。一个红细胞图像具有一组特征矢量；将上述一组特征矢量（大小、形态、淡染程度等）输入到分类器中，分类器根据分类函数进行计算，并赋予该组特征矢量一个细胞类型完成识别。统计整个红细胞大图中的各类红细胞（大红细胞、小红细胞、低色素红细胞、嗜多色性红细胞和红细胞畸形）的占比，参考ICSH细胞分级标准，输出红细胞形态描述结果。

（1）大红细胞：大红细胞模型见图8-28。AI算法计算细胞的几何特征和色彩特征，得到细胞直径为12μm。因此，根据算法提取出的细胞特征结合大红细胞形态学标准可以判断该细胞为大红细胞。

（2）低色素性红细胞：低色素性红细胞模型见图8-29。AI算法计算细胞的几何特征和色彩特征，得到淡染区直径为细胞直径的2/3。因此，根据算法提取出的细胞特征结合低色素性

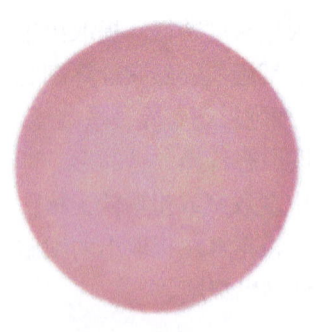

图8-28 大红细胞模型

红细胞形态学标准可以判断该细胞为低色素性红细胞。

（3）嗜多色性红细胞：嗜多色性红细胞模型见图8-30。AI算法计算细胞的几何特征和色彩特征，得到细胞表现出蓝灰色。因此，根据算法提取出的细胞特征结合嗜多色性红细胞形态学标准可以判断该细胞为嗜多色性红细胞。

（4）畸形红细胞：畸形红细胞模型见图8-31。AI算法计算细胞的几何特征和色彩特征，得到圆度0.7（圆形为1）、中央淡染区比例1/4，不符合正常红细胞形态。因此，根据算法提取出的细胞特征结合畸形红细胞形态学标准可以判断该细胞为畸形红细胞。

图8-29 低色素性红细胞　　图8-30 嗜多色性红细胞模型　　图8-31 畸形红细胞模型

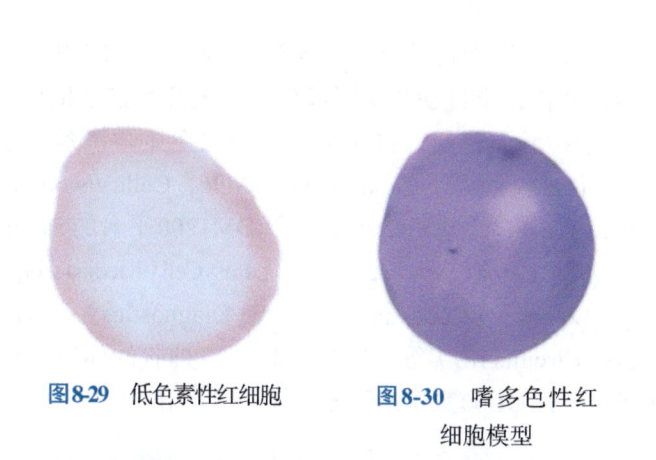

3. 血小板聚集检测和数目估算　数字细胞形态仪拍摄血小板的图像，操作人员可以计数图像中的血小板数量，填写到软件界面，软件根据预先建立的血小板估计系数自动进行血小板数目估算。自动估数血小板估计值=血小板数目/红细胞数目×红细胞计数值。手动估数血小板估计值=Σ方格内血小板数×血小板估计系数。通过血涂片尾部、边缘及全片扫描功能，可以检测血小板聚集情况，解决血小板聚集检测漏检的问题，实现血小板聚集检测的自动化，提高效率，提高血细胞分析特别是血小板检测的质量。

（四）数字细胞形态仪室内质控

在设置的时间段内自动挑选符合要求的标本进行质控涂片的制备及检测，该标本通常要求白细胞计数在正常范围内且高于$7×10^9$/L。检测完成后检验人员在阅片质控界面浏览所有概览图，标注出"漏检有核细胞数"和"校正有核细胞数"，软件自动计算出定位准确率。如果定位准确率≥97%并且非有核细胞数≤30%，则证明分析仪能够准确定位工作区域的有核细胞，质控通过；如果定位准确率＜97%或非有核细胞数＞30%，则说明质控未通过，提示仪器可能存在血涂片外形不合格、涂抹细胞或沉渣过多、白细胞计数低、染色过深或过浅等情况，需要及时与工程师取得联系获取解决方案。

（五）数字化细胞形态仪与血液流水线的联合

在检验结果出现异常计数、警示标志、异常图形等情况时，需对检验结果进行形态学复检并记录。但由于标本量大、员工配备不足、员工间存在责任心和技术差异，经常导致复检规则执行不到位，复检记录不完整。随着各厂家全自动细胞分析仪的发展和实验室显微镜复检需求的增加，越来越多的自动化涂片仪、染片仪和数字细胞形态仪开始与血液分析仪联合，形成一条完整的细胞分析流水线。该系统实现了从标本上机、分析到复检自动判断的全过程。如果触发复检规则，该系统将自动完成涂片、染色、自动阅片、人工签发及数字细胞保存等步骤，实现复检全过程的闭环管理。这种智能化管理显著提升了工作效率，同时满足了相关认可和管理的要求。

三、外周血数字细胞形态仪的实现情况

自2000年后，自动推片机、染片机和自动化血细胞形态分析仪的应用实现了血涂片制备、染色和显微镜复检的自动化，全自动数字图像分析系统开始在全世界范围内的医学实验室应用于血细胞形态学检验。目前，更先进的自动数字显微镜系统已经被开发并引入血液学实验室市场，主要包括：①CellaVision® DM96，CellaVision® DM1200，CellaVision® DM9600（CellaVision AB）；②基于CellaVision® DM1200平台的Sysmex DI-60（Sysmex Corp.Kobe，Japan）；③Vision Hema（West Medica）；④EasyCell（Medica Corporation）；⑤Nextslide（Nextslide Imaging LLC）；⑥Cobas m511（Roche Diagnostics）和HemaCAM（Fraunhofer Institute for Integrated Circuits IIS）等。迄今为止，经过同行评审的研究多数使用CellaVision和Sysmex系统进行。以DI-60数字细胞分析仪为例介绍。

（一）DI-60数字细胞分析仪的运行环境与标本上机检测操作

运行环境：温度15～30℃，相对湿度20%～80%。使用前需要确认有足够的浸镜油，用于全天标本分析。确保输入输出轨道是清空的，确认舱口关闭，确保检测设备和辅助设备的电源受控，可以始终保持主电源开关打开。开启载玻片扫描装置和系统计算机，等待载玻片扫描装置的状态指示灯停止闪烁并关闭。

标本上机检测：确认分析仪上的状态指示灯，绿灯亮起直接将载玻片放到分析仪输入轨道中，处理载玻片。测定完成后，载玻片暗盒在输出轨道回收，载玻片在回收盒中回收。仪器扫描白细胞单细胞层并定位。从血涂片细胞层较厚一侧固定位置开始向细胞层较薄一侧逐一扫描，在10倍镜下抓取图像直到确定图像起始点及终止点，一旦起始点和终止点被确定，即根据巴特曼形式对单细胞层进行扫描（10倍镜），细胞坐标即被储存，当扫描到3倍于设定的分析细胞数量的被染色目标，或者到达扫描终止点时，扫描即停止。随后系统自动转换到100倍物镜，抓取细胞图像。

（二）查看、调整白细胞分类结果

点击"白细胞"标签查看白细胞分类结果。可以浏览系统所识别的所有白细胞种类，也可以对白细胞重新分类和添加注解，见图8-32。点击某一分类参数或拖动右侧滚动条查看某一分类细胞图像，双击细胞图像后可使用鼠标滚轮调节图片尺寸。对白细胞再分类可以通过拖曳和下拉把白细胞从一个图库移动到另一个图库。把光标放在细胞图像上，单击并按住鼠标左键，拖动光标到目的图库后松开按键。可使用：①按钮显示/隐藏细胞定位；②按钮显示/隐藏细胞编号；③按钮分割多个细胞；④按钮导出细胞图片；⑤拖拽或右键

方式对细胞图片进行重分类；⑥按钮撤回上步重分类动作；⑦按钮删除细胞图片；⑧按钮标记细胞涂片。

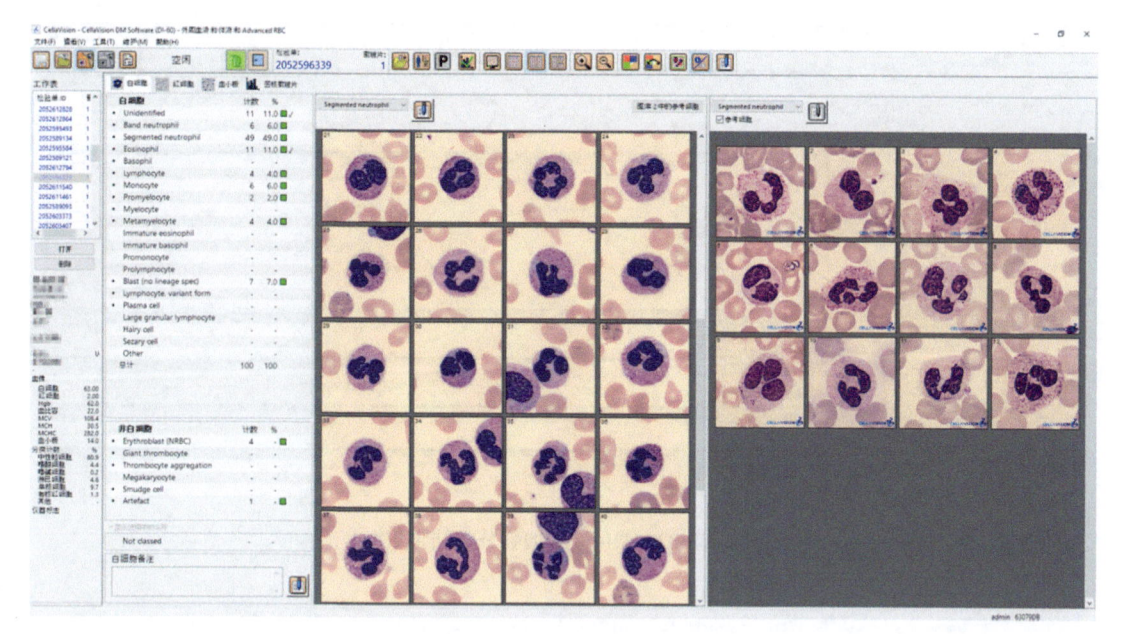

图8-32　DI-60白细胞分类结果

（三）查看、调整红细胞分类结果

点击"红细胞"标签查看红细胞分类结果。点击红细胞形态描述查看分割图或点击红细胞参数查看高亮细胞概览图，相当于8个高倍视野范围（100倍物镜和一个22mm的目镜），通过鼠标滚轮可调节概览图尺寸，见图8-33。可使用：①按钮导出红细胞概览图；②按钮将红细胞参数结果全部恢复为默认值；③按钮将红细胞参数结果全部设置为正常；④点击程度按钮，手动编辑某一参数的结果。

参照ICSH对红细胞形态异常程度分级的建议，分为轻度、中度和显著共三级，见图8-33。正常：栏目0中的绿色圆点表示正常水平；轻度：栏目1中的红色圆点表示目前的形态处于较低的水平；中度：栏目2中的红色圆点表示目前的形态处于中等水平；显著：栏目3中的红色圆点表示目前的形态处于高位水平。最右边的栏目显示所查询的红细胞形态特征在概览图像中的百分率。

（四）查看、调整血小板结果

点击"血小板"标签查看血小板结果，见图8-34。点击：①查看血小板聚集情况，双击聚集图片可使用鼠标滚轮调节图片放大尺寸。可手动编辑血小板聚集的定性结果。②"PLT估数"标签查看血小板估数情况，点击血小板计数框查看对应的概览图并确认血小板数量后可获得血小板估数结果。

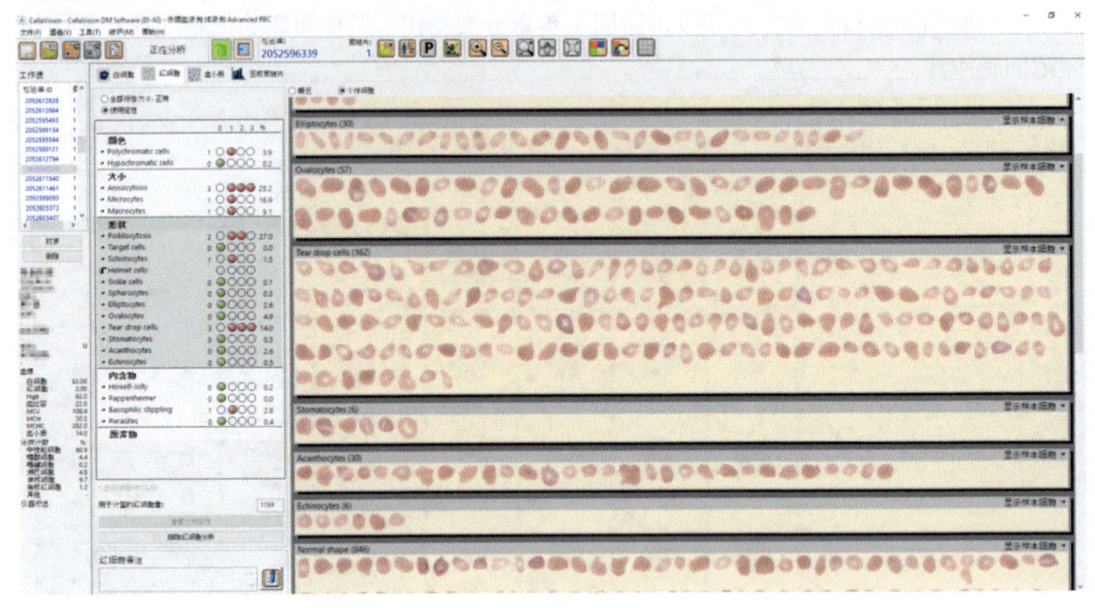

图8-33　DI-60红细胞分类结果

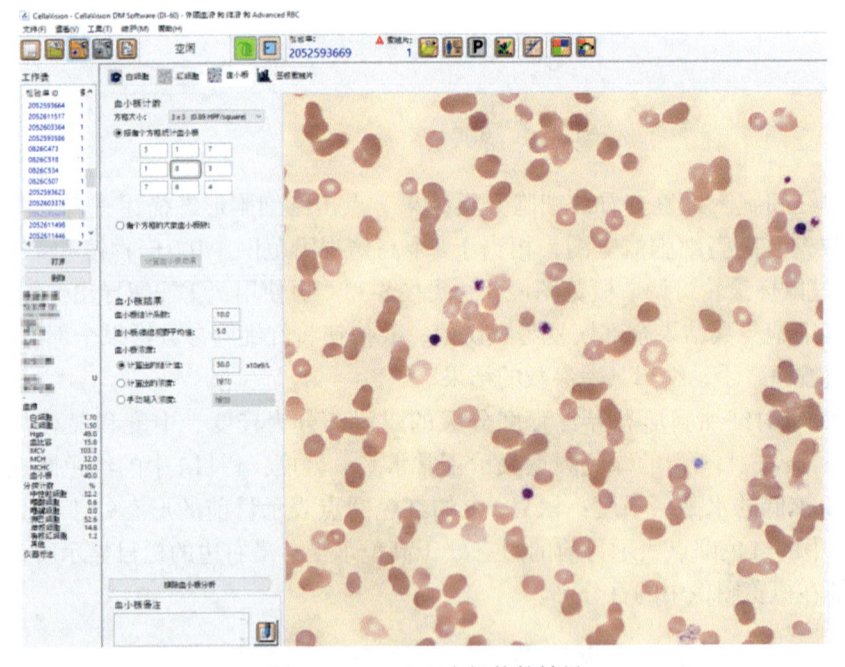

图8-34　DI-60血小板估数结果

四、外周血数字细胞形态仪的预期效果

外周血数字细胞形态仪的运用有效弥补了人工显微镜检查方法的不足，显著缓解了劳动负荷，提高了工作效率，并明显提高了形态学检验结果的可重复性。在保证复检率的同

时，也显著提升了复检结果的检测质量。此外，该系统数字化储存血细胞图像资料，方便查询和人员形态学培训考核。总之，自动化的应用使血细胞形态学分析流程的标准化成为可能，保证了血细胞形态学检查结果的准确性和一致性。

（一）辅助确认细胞数量及形态学异常分析

数字细胞形态仪可评估白细胞、红细胞、血小板的数量有无升高或降低，评估红细胞大小、颜色、形状的异常程度，评估血小板聚集情况来筛查血小板假性减少。利用自动阅片机对血涂片自动浏览，按照设定好的白细胞数量（通常为100～200个有核细胞/每份标本）抓取细胞图像到计算机中并进行预分类。数字细胞形态仪分类计数白细胞时，中性粒细胞、嗜酸性粒细胞、嗜碱性粒细胞的特异度与灵敏度均比较良好，单核细胞、原始细胞次之，且针对白细胞的质量异常（如中性粒细胞中毒性改变）等也具有很高的灵敏度。数字细胞形态仪的特异度、正确度均较高，重复性较好，再经人工审核和确认，明显减轻了人工镜检工作量，缓解了人工镜检负担。

在怀疑可能存在重要临床诊疗价值的异常细胞等情况下，通过阅片机进一步增加分类计数的细胞（可增至每份标本有500个有核细胞），有助于更好地发现外周血中比例较低的原始细胞和（或）幼稚细胞、异常淋巴细胞、细胞发育异常和髓外造血的细胞形态学改变等重要信息，提高阳性检出率。

（二）高级红细胞形态及计数分析

复检要求至少观察1000个红细胞，计数百分比，但人工镜检常难以达到，自动阅片机能在较短时间内拍摄1000个以上红细胞并对形态异常进行初步计数分析，能弥补人工镜检的细胞数量限制。数字细胞形态仪通过定位、捕获红细胞图像，使用图像分析软件对红细胞进行大小、颜色、形状、内容物的预分类，并于计算机屏幕上显示图像，由4级（0、+、++、+++）评定量表来表示红细胞大小、颜色、形状的异常程度，包括低色素、多染、小红细胞增多、异形红细胞增多等，从而辅助诊断血液性疾病。例如，数字细胞形态分析仪可用于检测和量化各种形式的遗传性溶血性贫血的独特形态变化，其对小红细胞的高敏感性和特异性使其有望成为诊断遗传性溶血性贫血的有用筛查工具；在裂片红细胞分析中的应用，能够敏感且可重复地分析外周血中的裂片红细胞，有助于实现在裂片红细胞相关疾病研究中形态学检验的标准化。在胞内寄生虫检测方面，数字细胞形态仪在常规血涂片红细胞形态筛查过程中具有检测胞内寄生虫（疟原虫或巴贝斯虫）的潜力，也可以用于寄生虫血症的初步评估和随访。

（三）可长期保留原始图片资料，实现远程审核和会诊

通常显微镜复检血涂片要求保留2周，利用数字细胞形态分析仪后，图像资料可长期存储于计算机内，便于回顾、后期调阅和数据管理。形态学检查岗位人员配置少，有资质和能力的人员不足，人员培养难且周期长，这些一直是检验科人才培养的难点。数字细胞形态分析仪获得的数据结果及图像信息可以通过LIS在线进行血细胞形态学检查和会诊，实现临床病例的跟踪、追查或远程会诊的云阅片功能。云阅片可以方便实验室医/技师进

行血细胞形态学检查的跨院区、跨科室的远程审核、会诊，方便进行高质量的学术交流以提高检验人员的能力和检验水平。

五、数字细胞形态仪的展望

为了充分发挥数字细胞形态仪和血液分析仪的潜力，必须标准化处理分析前、分析后的参数。新仪器的制造商应专注于提高细胞预分类的准确性，以及病理细胞类型的自动识别和分类。对细胞形态学进行分析过程中，应该注意标准化检验前、检验中、检验后全过程，包括：①标本涂片制备（标本采集、涂片制备、涂片染色）；②图像采集和处理（图像采集区域确定、寻找单细胞层，以及数字图像采集、图像处理校准、图像分割）；③图像识别和预分类（细胞特征提取、细胞分类和形态学分析、细胞预分类和形态学预表征）；④人工复核和结果报告（预分类结果确认、人工再分类、人工显微镜检查、结果审核和报告）。其中，最关键的是血细胞图像和血细胞数据库的标准化，以及标本涂片制备和染色的规范化。另外，随着AI技术发展，数字细胞形态仪的未来发展领域可有以下方面。

（一）大规模数据库构建和高精度细粒度算法

大规模、高质量的血细胞图像数据库是人工智能识别血细胞不断发展的基石，要求数据量大、质量可靠、标准化程度高、标本信息齐全、病种齐全且丰富。构建数据采集、数据清洗、形态标注等一系列流程的专家团队，构建高质量标注数据的庞大数据库，同时为未来的大模型技术创建了良好的基础。在外周血细胞识别领域，类别之间差距非常细微，基于独有的针对外周血细胞特征的算法模型，可创新性地增加异常血细胞细粒度分类，对异常细胞细粒度识别的敏感度大幅提高。

（二）解决长尾效应和鲁棒性问题

在数据收集过程中，价值较高的异常标本数量通常较少，造成了严重的数据分布不均问题。依据代价敏感学习原则对损失函数依类别惩罚，重点关注异常标本，逐个突破，加大异常标本的优化力度，解决长尾效应问题。在实际临床应用时，不同的医院、染色方式、推片方法、相机参数设置及光路条件均可对模型识别性能产生干扰。具备高鲁棒性的模型框架以百万级数据大规模预训练为基础，以超大规模参数量的模型为蓝本，以鲁棒泛化理论及领域适应理论为目标，以正则化方法为辅佐，有效解决了长尾效应和鲁棒性问题。

（三）多点多景深对焦连拍技术

为解决血涂片表面不平整问题，实现对血涂片全域自动智能对焦，清晰呈现细胞形态、染色颜色及染色质、细胞核、细胞质、颗粒等内含物质细节。创新的全域血涂片自动扫描保证了对标本采样的完整性。多景深高速连拍，20层景深捕捉获取所有细节，融合所获细胞特征，精准还原细胞病理特征。此技术实现了细胞智能分类、细胞精准定位、高清全真无损缩放、细胞全景地图等功能。

（四）结合检验结果、报警、散点图信息优化阅片规则

自动获取检验结果、报警、散点图信息，识别白细胞、红细胞、血小板异常标本，优化阅片规则，如原始细胞时白细胞倍扫，贫血时红细胞分析，低值PLT时扫描尾部边缘、识别聚焦等。利用基于深度学习的神经网络方法构建了散点图异常检测模型，能够更好针对散点图提取高级特征，从而准确地检测并定位散点图异常点。"AI+网织红细胞""AI+疟原虫识别""AI+散点图识别"等智能化模式推进了形态学辅助工具的发展。

（五）加强数字细胞形态仪的性能评估

了解血细胞形态分析仪的检测性能，掌握基本的性能评估方法。实验室应进行细胞识别谱评估、血细胞识别及分类准确性评估、外周血异常细胞筛查能力评估、细胞识别精密度（重复性）评估、细胞图像质量评估等，从而明确仪器的适用范围、使用场景、核心功能等，从而判定AI算法或算法组合的安全性、有效性是否满足临床实际要求，作为检验医师/技师制定结果审核和报告流程时的重要依据。

总之，数字化、智能化的细胞形态分析仪的发展和应用能够节省医疗支出，提高检验效率，落实分级诊疗，实现结果互认。真正意义上提升了形态学检测的筛查能力，缓解了综合医院人力不足问题，弥补了基层医疗机构形态学检验能力不足，推进了形态学检验的标准化和同质化。

（叶先飞　杨大干　杨　铮）

第四节　患者数据实时质量控制系统

基于患者数据的实时质量控制（PBRTQC）是一种利用患者临床标本检测结果实时、连续监控分析性能的质量控制方法。PBRTQC与传统的质控品质量控制（QC）方法相比具有许多优势，包括成本更低；无基质效应；可连续、实时监控检测系统分析性能；能更及时地捕捉到分析过程中的偏差，尤其是发生在传统质控周期之间的偏移；能够覆盖分析前、分析中、分析后的整个检测过程；对分析前误差敏感等。PBRTQC更加符合风险管理的要求，可有效弥补传统质控品QC的不足。尽管PBRTQC相比传统质控品QC具有显著优势，但临床实验室在实际推广应用中仍面临诸多挑战，如患者大数据分析、PBRTQC参数设置、程序建立及优化步骤复杂、纳入/剔除标准设定困难、缺乏专业的信息软件支持等。近年来，国内外开发了PBRTQC相关软件，通过模拟分析误差，统计检出误差所需的标本个数，评估PBRTQC的性能，指导实验室合理设置参数；同时，支持PBRTQC程序运行，实时监控质量，提升实验室质量管理水平，降低患者风险。

一、患者数据实时质量控制的现况和问题

PBRTQC是一种具备较高应用价值和广阔应用前景的质量管理新工具，可连续监测分析质量，有利于质量风险的控制，增强实验室数据资源的科学应用，是数智临床实验室建设的典型应用案例。但受到认知程度局限、专业软件工具缺乏、临床实践经验不足等诸多因素的制约，当前PBRTQC的现况仍有待改善。具体如下：

（一）PBRTQC的临床应用价值

临床实验室分析误差主要源于试剂、校准品、仪器、人员和环境等，传统质控品QC是常规用于评价检测系统不精密度和系统误差改变的重要手段，但存在诸多局限性，急需PBRTQC进行弥补。与此同时，近年来临床实验室的标本量激增，新一代信息技术飞速发展，为PBRTQC的推广应用创造了有利条件。

临床实验室对PBRTQC应用的认知和意愿增强，主要原因是对传统质控品QC局限性的深刻认知，包括无法有效、实时捕捉到具有临床意义的检测偏差；质控品可能存在基质效应；无法监控分析全过程质量。PBRTQC利用实际患者标本的检测结果来实时监控分析性能，并作为全面质量控制策略的一部分，具有独特的优势：能够更敏感地捕捉到分析过程中的偏差，尤其是发生在传统质控周期之间的偏移；能够覆盖分析前、分析中、分析后的整个检测过程；对系统误差有较好的识别能力；不存在基质效应。PBRTQC与传统质控品QC联用，可持续监测分析全过程，包括标本送检超时、运输及处理不当、抗凝管质量问题等造成的分析前误差；可识别由于仪器、试剂、校准品、人员操作、水质及环境等因素造成的分析中误差。PBRTQC可在误差检出能力与质控频率两方面弥补传统质控品QC的不足、降低成本，能较早提示检测系统分析性能的微小变化，并早期预警，避免潜在的质量风险等。此外，该方法还可用于外部质量评估和体外诊断产品的上市后监控，通过比较不同实验室的报警率和结果分布来识别校准品或试剂批号变更造成的偏倚。

（二）PBRTQC相关指南与建议

截至目前，PBRTQC相关指南与建议如下：

（1）2011年，美国CLSI颁布了EP23-A《基于风险管理的实验室质量控制指南》，该标准提出了采用患者数据质量控制法进行风险管理的质量管理计划，在患者数量和检测结果分布相对稳定的情况下，该法不仅消除了基质效应，还可监测患者检测结果随着时间推移的分布趋势及检测系统误差。EP23-A要求实验室的质控方案性能评价指标应与患者风险直接相关。传统质控品QC以误差检出率和假失控率作为性能评价指标，尚无法满足该要求。例如，传统质控品QC方案A和方案B的误差检出率均为0.9，方案A每1000个测试，插入一次质控品QC；方案B每100个测试插入一次质控品QC。若第56号标本开始出现检测异常，方案A需在检测完第1000号标本才发现问题，而方案B在检测完第100号标本时，发现问题。由此可见，虽然方案A和方案B的误差检出率相同，但是二者的患者风

险不同。PBRTQC以受影响的检测标本个数作为性能评价指标，直接体现了患者风险。另外，EP23-A要求临床实验室更加科学地定义分析批长度（质控品QC的频率）。PBRTQC具有实时监控功能，当其失控报警时，可以提示实验室检测质控品QC确认分析系统状态，从而科学、便捷地定义了分析批长度。

（2）2018年，我国国家卫生健康委员会发布的《临床检验定量测定室内质量控制》（WS/T 641—2018）也增加了应用患者数据的质量控制方法进行质量控制，包括患者结果均值法（正态均值法和移动均值法）、差值检查法及患者标本双份检测的极差质控图法，并建议采用患者数据百分位数（中位数）进行实验室间比对。

（3）国际临床化学和检验医学联合会（International Federation of Clinical Chemistry and Laboratory Medicine，IFCC）PBRTQC工作组分别于2019年和2020年相继发布了指南文件，对PBRTQC的信息系统特征要求、创新要求、程序建立、性能验证及临床实施提供指导，PBRTQC工作组提出PBRTQC将成为临床实验室的主要质量控制方法，建议广泛应用于临床实验室。

（4）2022年，ISO 15189：2022要求：当无法获得合适的室内质控品时，实验室应考虑使用患者结果的趋势分析、患者样本结果与另一替代程序检测结果比较、患者样本留样再测等方法进行质量控制。以患者数据为基础的质控纳入ISO 15189—2022，是当前基于传统IQC基础上发生的重要思维转变。

（5）2024年，中华医学会检验医学分会发布了《基于患者数据的实时质量控制程序建立与性能验证专家共识》，旨在从PBRTQC项目选择、参数设置、程序建立、参数优化与验证及报警处理全流程的应用等方面给出指导建议。

（三）PBRTQC程序建立、性能验证及信息系统要求

PBRTQC程序的建立、性能验证及实施是一个涉及多步骤、多维度的过程，旨在利用专业的软件，选择最佳的PBRTQC方案并执行。临床实验室面对的主要挑战在于不同医疗机构需要个性化建立最佳PBRTQC程序，这需要借助专业软件进行参数配置、程序建立、性能验证及持续优化。支持PBRTQC的软件主要可分为三类：独立PBRTQC专业软件、中间件及实验室信息系统，三类软件共同促进PBRTQC的实施与运行，但均需要注意数据安全与隐私保护。PBRTQC软件的基本架构强调对患者数据的实时访问与处理能力，以及建立严格的操作规则和算法选择机制。根据IFCC PBRTQC工作小组的建议，理想的PBRTQC软件应集成数据管理（采集、存储、提取与分析）、统计分析、质控图绘制、算法性能验证、实时监测与响应、失控预警及纠正措施记录及详尽的系统日志跟踪等功能。此外，PBRTQC软件还应具备创新的差异化特征，如多维度数据可视化、正态分布统计分析、灵活的数据过滤选项，以及与传统室内质量控制的整合能力，这些功能共同促进PBRTQC的高效执行与实验室质量管理的智能化提升。

（四）PBRTQC面临的挑战及困难

PBRTQC作为一种创新实践，在临床应用仍面临一定的局限性和挑战性。首先，PBRTQC程序的建立、实施与运行关键在于前期的数据提取、参数设置、性能验证、效

果评估这四个步骤，每个实验室需要个性化设置，同时进一步细化PBRTQC参数、优化质控性能，达到识别风险的最佳效果。PBRTQC程序的性能验证及优化需要权衡误差检出能力和假失控频率，误差检出能力越强，分析误差发生时发出错误报告的风险越低；假失控频率过高，则需花费大量的实验室资源处理假警报，并影响PBRTQC的可信度。目前缺乏专业的、质控效能高的PBRTQC智能软件工具，缺乏对PBRTQC方法设置和性能验证有丰富经验的临床检验人员。其次，PBRTQC的成功实施有赖于对实验室海量的特定患者群体特征和分析方法的精确掌握，然而现实情况是许多实验室在数据积累和高级数据分析工具方面存在短板，导致在设定个性化PBRTQC参数时遭遇困难，PBRTQC算法本身的复杂性进一步加剧了这一问题，它要求配套软件不仅能进行多样化的统计运算，还应具备实时报警与故障排查功能，这对实验室现有的信息技术基础设施构成了显著挑战。再者，PBRTQC的参数设置与优化环节是一个高度技术化的过程，需要通过复杂的模拟分析来确定最佳参数组合，包括结果纳入标准、统计模型的选择、控制限及质控规则的设定等。这些过程高度依赖于专业的软件工具，而当前市场上此类工具的供应并不充足，且往往功能有限，使得实验室难以独立高效完成参数优化工作，实验室工作人员在统计方法上的知识盲区也限制了PBRTQC正确实施与效能的最大化。

二、基于患者数据实时质量控制智能化技术方案

PBRTQC技术方法的相关软件有专业分析软件（如AI-PBRTQC）、检测系统厂商的中间件、仪器主控操作系统、LIS等。例如，Huvaros（www.huvaros.com）提供了一个免费的、在线的移动均值法评估与实施工具；实验室也可利用文献报道R语言程序代码进行PBRTQC性能评估。随着新一代信息技术的快速发展，AI-PBRTQC软件可基于AI算法和大数据挖掘技术，融合患者大数据的分布特征统计分析、数据提取过滤、PBRTQC自动建模、性能验证、仪器间实时比对、实时生成PBRTQC动态质控图、实验室间PBRTQC实时比对、可视化智能监控大屏等功能。

（一）AI-PBRTQC功能与特点

基于国际行业标准及专家共识进行软件设计建模；采用医学大数据挖掘、人工智能学习及智能语音等人工智能技术；采用患者临床标本检测结果进行分析过程质量控制的智能管理及多个专业领域质量风险智能监控；通过人工智能学习以提高PBRTQC识别潜在的质量风险灵敏度和特异度；集成大数据处理能力以支持大规模历史数据的快速提取与分析、具备强大高速的算力；提供用户友好的界面和自动化、智能化、可视化工具；提供PBRTQC数据采集、参数设置、性能验证、优化、选择、质控效能评价、实施及运行的全过程管理；内置实时监控与报警系统，确保检测误差能够被及时识别与响应；遵守医疗信息管理的规范与要求。AI-PBRTQC有利于PBRTQC的推广应用，有利于推动临床实验室质量管理向智能化、智慧化发展，见图8-35。

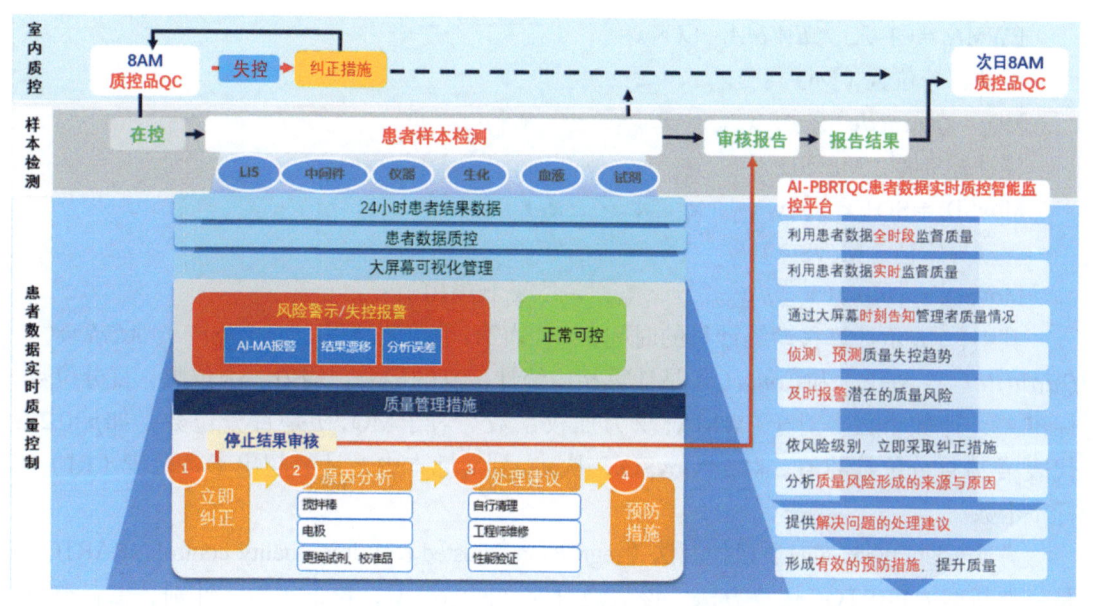

图8-35　AI-PBRTQC智能监控平台解决方案

（二）PBRTQC参数

PBRTQC的参数主要包括算法（algorithm）、步长（block size）和触发值、加权系数（λ）、截断限（truncation limit，TL）、控制限（control limit，CL）。

1. 算法　PBRTQC有2种实时计算模式。一种是批次计算模式，模型只在标本累积到预设数量时计算监测值。另一种是浮动计算模式，即每一个新患者标本检测结果产生时就对监测值进行一次运算。例如，每50个标本计算均值，批次计算模式是1～50号标本计算均值、51～100号标本计算均值等，滚动计算模式是1～50号标本计算均值、2～51号标本计算均值等，滚动计算模式亦称为浮动计算模式。目前，浮动计算模式已成为PBRTQC的主要模式。

IFCC PBRTQC工作组推荐了6种主要算法：浮动均值（moving average，MA）、浮动中位数（moving median，MM）、指数加权移动平均值（exponentially weighted moving average，EWMA）、浮动标准差（moving standard deviation，MovSD）、浮动百分位数（moving quartile，MQ）和浮动异常值（moving sum of outlier or positive patient，MovSO），每种运算方法都有其特征及优点。EWMA法可检验分析过程不正确度或不精密度中的微小变异。MA适用于正态分布的项目；MM和MQ适用于偏态分布的项目；MovSD主要用于监测随机误差；MovSO可用于定性项目。

浮动均值（MA）：
$MA_t = Average(x_{t-N}, x_{t-N+1}, x_{t-N+2}, \cdots, x_t)$

浮动中位数（MM）：
$MM_t = Median(x_{t-N}, x_{t-N+1}, x_{t-N+2}, \cdots, x_t)$

指数加权移动平均值（EWMA）：

$$EWMA_t = (1-\lambda) \times EWMA_{t-1} + \lambda \times x_t$$

浮动百分位数（MQ）：

$$MQ_t = Quantile(x_{t-N}, x_{t-N+1}, x_{t-N+2}, \cdots, x_t | p)$$

浮动标准差（MovSD）：

$$MovSD_t = SD(x_{t-N}, x_{t-N+1}, x_{t-N+2}, \cdots, x_t)$$

浮动异常值（MovSO）：

$$MovSO_t = Count(x_{t-N}, x_{t-N+1}, x_{t-N+2}, \cdots, x_t | xi \notin RI)$$

其中，t 表示计算移动统计量的时间，x_t 代表第 t 个检测结果。$Average(\ )$、$Median(\ )$、$Quantile(\ )$、$SD(\ )$ 和 $Count(\ )$ 是计算相应统计信息的函数：均值、中位数、百分位数、标准差、计数个数。对于EWMA，λ 为加权系数。对于MQ，p 是百分位数，如 $p=0.25$，代表第25百分位数的值。对于 $MovSO_t$，从 x_{t-N} 到 x_t 标本中，计数超出参考范围（RI）的标本个数。

另外，回归调整实时质量控制法（regression-adjusted real-time quality control，RARTQC）是一类新型的PBRTQC运算方法。该法通过建立回归模型，校正年龄、性别、患者类型、科室、诊断等临床信息，然后使用回归模型的残差作为RARTQC模型的监测对象。通过回归去除了不同因素对患者数据波动的影响，可以降低患者数据的分布宽度，有效提升质控方案的性能。

2. 步长和触发值 步长也称为 N 值，指浮动均值、浮动中位数、浮动标准差等PBRTQC程序在计算统计量时所需要纳入的连续患者数据点数量。理论上，N 值越小，误差检出能力越强，但假失控越多；N 值越大，误差检出能力越弱，但假失控越少。例如，血清钠采用MA法，方案A的 $N=50$，方案B的 $N=200$。若出现一位低钠患者（Na^+ 浓度为105mmol/L），50个标本的均值将被明显拉低，而200个标本的均值受该值的影响相对较小，因此，N 值越大，越不易受个别极端值的影响，假失控越少。但如果因系统问题，出现了104mmol/L这样一个错误的检测结果，方案A的质控结果会明显波动，能更快发现失控，而方案B的质控数据波动小，需要纳入更多的、类似的缺陷值计算质控值才能发现问题，因此，误差检出滞后。实验室应根据自身能承受的假失控频率、实际标本检测量和期望的误差检出能力，合理设置 N 值。

此外，为缓解计算机在检测高峰期的运行压力，PBRTQC软件还可设置"触发值"。通常，每一个新的患者数据对应一个质控数据，触发一次PBRTQC程序运行，但在检测高峰期，大量患者检测结果的快速产生，导致频繁触发PBRTQC程序运行，增加了计算机的运行压力，为此，可设置"触发值"，即累积到多少个新的患者数据才触发PBRTQC运行，这样既能保证计算机的高效运行，又不削弱PBRTQC的实时监控能力。

3. 加权系数 是应用于EWMA控制图，用于调节偏倚灵敏性的权重因子。EWMA控制图由Roberts在1959年提出，λ 的取值范围为 $0 < \lambda \leq 1$，用于强调最近数据点相对于历史数据点的重要性。更具体地说，λ 决定了新数据点对当前统计量（如EWMA估计值）的影响程度。λ 的作用强调最近数据，最近的数据往往更能反映当前的情况，因此通过 λ 给予更高的权重；λ 可以平衡历史数据，虽然最近的数据很重要，但历史数据也能提供有价值的信息，λ 可以帮助找到两者之间的平衡点；λ 通过给每个数据点分配一个权重，减少数

据中的随机波动，使数据更平滑。

选择适当的λ非常关键，常见的选择方法包括经验法则、优化方法及基于目标的调整方法等。在实施PBRTQC方法时，选择合适的λ对于确保监测系统的有效性和准确性至关重要。为了有效地选择和优化PBRTQC EWMA方法中的λ，实验室可通过数据准备、初步数据统计分析、参数选择、使用选定的λ训练模型，并根据需要进行调整、模型性能验证，根据验证结果及性能评价目标调整λ进行模型优化、模型应用，将优化后的模型应用于实际数据中，持续监控其性能等步骤进行λ的选择和优化。优化的EWMA控制图可实时、连续监控检测系统的不准确度和不精密度分析性能变化，对于微小变异非常灵敏。

4. 截断限 真实的患者检测结果中，常存在一些极端值，如＞10 000U/L的磷酸肌酸激酶。这些值会引起质控数据的明显波动。为减少极端值对质控性能的影响，PBRTQC需要合理地设置截断限。截断限过于宽松，纳入过多的极端值会恶化质控性能；截断限设置过于严格，当出现误差时，一些含误差的缺陷值被误认为极端值而被剔除，导致误差检出能力下降。因此，实验室需根据真实的患者数据分布特点，合理设置截断限。

常见的截断限的设置方法：①对正态分布数据排除极端异常值，截断限设定为至少排除均值±4×标准差（s）的离群点；对偏态分布数据，截断限设定为偏斜分布的拐点处。②截断限设定为患者数据的不同百分位数点，上下截断限可以不对称。通过比较不同百分位数点截断限的误差检测性能，从而获取最佳截断限。常见的截断限有0、1%和5%。"0"代表所有检测结果均纳入质控计算，数据剔除率为"0"。"1%"代表检测结果从小到大排序后，第0.5%位数的值作为截断下限，第99.5%位数的值作为截断上限，剔除双侧尾部极端值，数据剔除率为1%。5%与1%类似，截断上限和下限分别为第2.5%位数和第97.5%位数，数据剔除率为5%。

对于落在截断限以外的极端值，传统的处理方法是直接剔除，由后续标本补偿，但该法的数据损失较大。目前，更推荐用截断限上限取代高值极端值，截断限下限取代低值极端值，如钠的截断限是125～150mmol/L，第t号标本结果是115mmol/L，则将第t号标本结果视为125mmol/L纳入质控统计。

5. 控制限 PBRTQC算法计算出的统计值超过上下控制限（CL）即为失控。CL的设定需要结合检验项目质量目标，目前常见的设置方法有以下几种：①根据Westgard质控方案采用靶值±2s为警告限，靶值±3s作为CL；②以1%假阳性报警率设定靶值±2.58s作为CL；③以训练集中PBRTQC结果的最大值、最小值作为CL，一旦超过最大值或最小值将判为失控，此法的假失控率为0；④依据预期假阳性率（desirable false positive rate，DFPR）推算训练集中PBRTQC结果的百分位数作为CL，如预设DFPR为"1‰"质控数据从小到大排序后，第0.05%位数的值作为CL下限，第99.95%位数的值作为CL上限。CL的设定取决于PBRTQC程序建立阶段的训练集数据，因此训练集需要具有足够的代表性。

(三) PBRTQC性能评价指标

PBRTQC程序的性能评价指标包括误差检出率（probability of error detection，Ped）、假阳性率（false positive rate，FPR）、假阴性率（false negative rate，FNR）及误差识别

及时率（ANPed）等。实验室应依据检验项目质量目标要求，综合判断 FPR、ANPed、Ped 等性能评价指标是否符合实验室要求，性能评价的一般原则为在保证误差检出准确的情况下，选取 ANPed 较小的参数作为最佳模型。不同的计算方法、不同的截断限、不同的 N 值和质控限组合，可形成多种 PBRTQC 方案，需采用客观指标评价这些 PBRTQC 方案的性能。

NPed 是诸多性能评价指标的基础参数，它指从分析系统出现误差，到误差被检出的时段内检测的患者标本个数（number of patient samples processed from the inception of an out-of-control error condition until it is detected，NPed）。例如，为评估方案 C 对 5% 系统误差的检出能力，实验室往往会进行多次（n 次）重复模拟。若每次模拟均从第 101 号标本开始加入 5% 系统误差，如

第 1 次模拟时，首次失控为第 115 号标本对应的质控数据，则 NPed=15；

第 2 次模拟时，首次失控为第 211 号标本对应的质控数据，则 NPed=111；

……

n 次模拟产生 n 个 NPed。早期，以 n 个 NPed 的均值（average of NPed，ANPed）作为质控性能评价指标。但因 NPed 呈非正态分布，目前更加推荐采用中位数和百分位数评价 PBRTQC 性能。

（1）MNPed 和 MNPfr："n 个 NPed" 的中位数记为 MNPed（median of NPed）。MNPed（median number of patient samples processed from the inception of an out-of-control error condition until it is detected）指分析系统出现失控到检出失控的时间内测定的患者标本个数的中位数。MNPed 是受失控影响的患者检测结果个数的中位数，它也是以测试数为单位，表示检出误差所需的中位时间。MNPed 越大，失控时需要更多标本检测结果才能检出误差，误差检出时间越长，产生的缺陷检测结果更多，患者风险更大，质控性能更差。MNPfr（median number of patient samples between QC rejections when the process is in control）指两次假失控期间测定的患者标本个数的中位数，它以标本测试数为单位，反映了假失控的时间间隔长短。MNPfr 越大，假失控时间间隔越长，质控性能越好。

（2）95NPed："n 个 NPed" 的 95% 位数记为 95NPed（number of affected patient samples needed to detect the biases in 95% of the simulations），指分析系统出现失控到检出失控的时间内测定的患者标本个数的第 95 百分位数。同理，MNPed 相当于 50NPed。

（3）预期假阳性率（desirable false positive rate，DFPR）：是 PBRTQC 实施前重要的参数之一。针对不同数据分布特征的项目，可设置不同 DFPR，以符合实验室的质量管理要求，如 0.1% 或 1%，以平均每日项目测试量为 1000 的实验室为例，则平均需要处理 1 个或 10 个假阳性报警。DFPR 设置过高会导致假阳性报警增多，导致实验室人员出现报警疲劳，降低 PBRTQC 的可信度；而 DFPR 设置过低则会使 PBRTQC 程序对误差检测的灵敏度降低，无法及时检测出误差。在设置 DFPR 时，需充分平衡其对误差检测的灵敏度和特异度，并根据项目的性能及质量目标，在实践过程中不断摸索与调整。

(四) PBRTQC 程序的建立与验证

PBRTQC的核心问题是误差检出性能的量化及在此基础上指导实验室合理设置质控参数（计算方法、截断限、N值、质控限等）。临床实验室可借助专门的PBRTQC软件，也可以自行统计分析、模拟、验证，建立PBRTQC程序。

1. 患者数据的收集与预处理 患者数据应具有代表性。尽可能涵盖校准品、试剂批次变更期间的患者数据；对于一些受季节影响的项目，应涵盖不同的季节。排除分析系统状态欠佳时段的患者数据。对于患者数据变异较大的项目，可按照性别、年龄、病区、诊断等进行筛选或分组。对于同一个项目在多台仪器检测的情况，建议每台仪器单独设置PBRTQC参数。此外，因MA、MovSD等算法更适合于正态分布的数据，对于呈非正态分布的数据，可进行Cox-box转化等预处理以提高数据分布的正态性。最终，被纳入的有效患者数据按照检测时间排序分为实验组和验证组（比例为50：50至80：20不等）。实验组用于评估质控性能，验证组用于验证实验结果。

2. PBRTQC性能评价与验证 实验组数据根据日测试数，平均分成n个批次。在每个批次中引入误差，量化质控参数（计算方法、截断限、N值、质控限等）、误差类型和大小、质控性能（MNPed和MNPfr）三者之间的关系。排除MNPfr过小的质控方案，剩余方案中筛选出最佳方案。筛选最佳方案时，实验室应关注误差水平。例如总蛋白允许总误差是5%，实验室应选择系统误差5%时，误差检出速度最快（MNPed最小）的PBRTQC方案作为最佳方案。将该最佳方案用于验证组数据，验证实验结果的可靠性，即同一PBRTQC方案在实验组和验证组中获得的MNPed是否具有可重复性。若重复性差，说明实验结果不可靠，需重新模拟评估。

3. 真实世界数据验证 真实世界加误差的方法有人为修改仪器参数，如生化项目调整项目K值模拟异常状态；免疫项目调整项目公式的a、b因子数值；利用旧灯泡模拟异常状态；打折来阻断酸或碱的管子等模拟硬件故障……真实世界加误差的方法成本较高，需额外消耗试剂和耗材，实验室需谨慎选择。

此外，值得指出的是，PBTRQC的参数设置不同于传统质控品QC，具有很强的实验室特异性。即使是来自同一就诊人群的标本，采用不同的检测流程（如甲实验室以病房为单位集中送检；乙实验室用分拣机分拣后随机送检）也会产生不同的数据分布特点，从而导致截然不同的PBRTQC参数。因此，实验室在性能评估期间，除尽可能保证就诊人群稳定，实验室的检测流程亦不能随意变更。再者，PBRTQC参数设置是一个逐步调整优化的过程，实验室在初始参数建立后，尚需根据实际应用情况不断调整与优化。

(五) PBRTQC 报警处理流程与原则

规范全面的报警处理方案可以确保PBRTQC能够及时地检测出分析误差，快速高效地排查及解决故障。PBRTQC报警处理流程与原则建议如下：

1. PBRTQC报警设置 由于PBRTQC是一个实时连续的质量控制过程，报警随时可能发生，因此报警的实时通知对于确保充分和及时的纠正措施至关重要。

2. PBRTQC报警后执行措施 报警后需要立即执行的措施：扣留受影响仪器上患者

标本的检测结果，确定是否发生了"真失控"；如果是，评估误差的严重程度，将标本转移至替代仪器进行复测，同时启动故障排查程序。

3. PBRTQC报警后检查措施　报警后的检查措施包括但不限于：回顾患者的临床信息和检测结果；重新测定IQC或室间质评材料；将受影响的标本于另一台仪器上重测等。

4. PBRTQC报警后恢复　检查并处理完成报警后重置/重新启动PBRTQC。

三、PBRTQC智能监控系统实现情况

某三级甲等医院，患者群体复杂，检验科标本量非常庞大，采用AI-PBRTQC智能实时质控平台，将PBRTQC集成到传统质控品QC的内部质量控制计划中，可灵敏、准确、动态监测分析全过程中因校准品、项目校准、标本运送、试剂、仪器故障、人员改变等造成的分析性能变化，从而甄别误差结果和潜在质量风险，并进行智能预警，从而辅助实验室人员及时进行风险评估、锁定误差来源，采取预防/纠正措施，消除质量风险，保证结果的准确性，减少医疗风险。室内质量控制模式从传统的"事后纠正"转变为"实时监控"、"事前预警"，有利于实验室质量风险管理，显著提高精益化管理水平和智能化建设水平，其实施效果如下。

（一）AI-PBRTQC质量风险识别效能

实验室可根据前期的评估结果设置个性化的PBRTQC参数。项目名称、仪器（模块）、算法、N值、截断限和控制限是必不可少的参数，如表8-5某三级甲等医院四个院区住院患者血清总钙的PBRTQC参数。

表8-5　某三级甲等医院四个院区住院患者总钙的PBRTQC参数

院区	截断限	N值	算法	靶值	标准差	控制限	报警限	百分比	权重
甲	1.48~2.80	50	MA	2.14	0.07	1.96~2.28	2.05~2.21	99.69	
	1.48~2.80	60	MM	2.14	0.08	1.99~2.29	2.07~2.22	99.69	
	1.48~2.80	60	EWMA*	2.14	0.07	1.96~2.28	2.05~2.21	99.69	0.03
	1.48~2.80	20	WMA	2.14	0.08	1.94~2.34	2.04~2.24	99.69	
乙	1.53~2.85	5	MA	2.19	0.10	1.85~2.42	2.02~2.31	99.63	0.18
	1.53~2.85	10	WMA	2.19	0.09	1.93~2.40	2.06~2.29	99.63	
	1.53~2.85	20	MM	2.19	0.08	1.99~2.39	2.09~2.29	99.63	
	1.53~2.85	10	EWMA*	2.19	0.08	1.93~2.40	2.06~2.29	99.63	
丙	1.55~2.87	20	EWMA*	2.20	0.09	1.98~2.38	2.09~2.29	99.83	0.10
	1.55~2.87	10	MA	2.20	0.09	1.97~2.39	2.09~2.30	99.83	
	1.55~2.87	15	WMA	2.20	0.09	1.98~2.39	2.09~2.29	99.83	
	1.55~2.87	10	MM	2.21	0.10	1.96~2.40	2.08~2.31	99.83	

续表

院区	截断限	N值	算法	靶值	标准差	控制限	报警限	百分比	权重
丁	1.52~2.96	85	EWMA*	2.24	0.08	2.07~2.40	2.15~2.32	99.74	0.02
	1.52~2.96	65	MM	2.24	0.09	2.06~2.43	2.15~2.34	99.74	
	1.52~2.96	65	WMA	2.24	0.08	2.07~2.41	2.15~2.32	99.74	
	1.52~2.96	85	MA	2.24	0.08	2.07~2.40	2.15~2.32	99.74	

注：WMA. 加权平均法，*代表推荐的最佳方案。

基于AI-PBRTQC性能验证模块进行最佳EWMA质控运算程序设置、性能验证和选择，以凝血检测、甲状腺功能、血脂及免疫球蛋白等项目为例，最佳EWMA质控方案在临床实验室实际应用的6个月，上述项目发生潜在质量风险预警率为0~2.29‰，FPR、FNR、Ped及ANPed均在可接受范围内，实际累积变异系数均小于精密度质量目标；经现场查询质量记录、仪器校准等相关信息及室内质控重测等，均能验证及确认发生分析性能变化预警的原因、变化趋势和时间节点。预警的主要原因包括试剂批号变更、试剂变质、校准品问题等，其中甘油三酯出现1次假阳性报警，其原因为当天有大批职工体检导致患者群体构成比发生变化，数据发生偏倚，详见表8-6。

表8-6　PBRTQC的EWMA程序质量风险预警率及原因分析

项目	控制限设置时间（月）	数据量（n）	性能验证时间（月）	数据量（n）	总预警次数（次）	确定原因	预警率（‰）	假阳性次数（次）
T₃	12	22 879	5	10 073	3	试剂批号变更 试剂质量问题	0.298	0
T₄	12	22 879	5	10 073	4	试剂批号变更 试剂运输问题 试剂质量问题	0.397	0
FT₃	12	24 598	5	11 375	2	试剂批号变更	0.176	0
FT₄	12	24 598	5	11 120	0	/	0.000	0
TSH	12	25 370	5	12 685	4	试剂批号变更	0.315	0
IgM	12	2660	5	1747	4	试剂临近效期 试剂校准	2.290	0
IgG	12	2660	5	1747	0	/	0.000	0
IgA	12	2660	5	1747	0	/	0.000	0
CHOL	12	48 516	5	26 684	5	试剂校准 批号变更	0.187	0
TG	12	48 516	5	26 684	3	试剂批号变更 患者群体构成比变化	0.112	1
HDL-C	12	48 516	5	26 684	8	试剂校准 批号变更	0.300	0

续表

项目	控制限设置时间（月）	数据量（n）	性能验证时间（月）	数据量（n）	总预警次数（次）	确定原因	预警率（‰）	假阳性次数（次）
LDL-C	12	48 516	5	26 684	1		0.037	0
APOA	12	2689	5	1479	0	/	0.000	0
APOB	12	2689	5	1479	0	/	0.000	0
APOE	12	2689	5	1479	3	试剂批号更换	2.028	0
PT	12	29 926	5	17 208	0	/	0.000	0
APTT	12	29 926	5	17 208	1	试剂批号变更、计算系数调整	0.058	0
TT	12	35 784	5	20 217	2	试剂批号变更、计算系数调整	0.643	0
Fbg	12	27 036	5	16 223	1	试剂批号变更	0.062	0

（二）AI-PBRTQC识别全过程质量风险的应用案例

1. AI-PBRTQC多项目联合在识别仪器故障中的应用 AI-PBRTQC可灵活联合相关项目临床标本的患者数据进行实时质量控制及智能预警。例如，血清钠/氯离子（NA/CL）患者数据EWMA法Z分数图在分析性能稳定的情况下呈正态分布、趋势一致，自2019年12月27日下午开始CL发生正确度性能变化，呈负偏倚，次年2月27日纠正，AI-PBRTQC可灵敏、准确地识别性能变化（图8-36）。核对ISE校准记录，斜率变化趋势及时间节点完全一致，经查是由于ISE管道微堵塞导致性能变化，后执行管道冲洗等维护保养措施，偏倚被纠正。

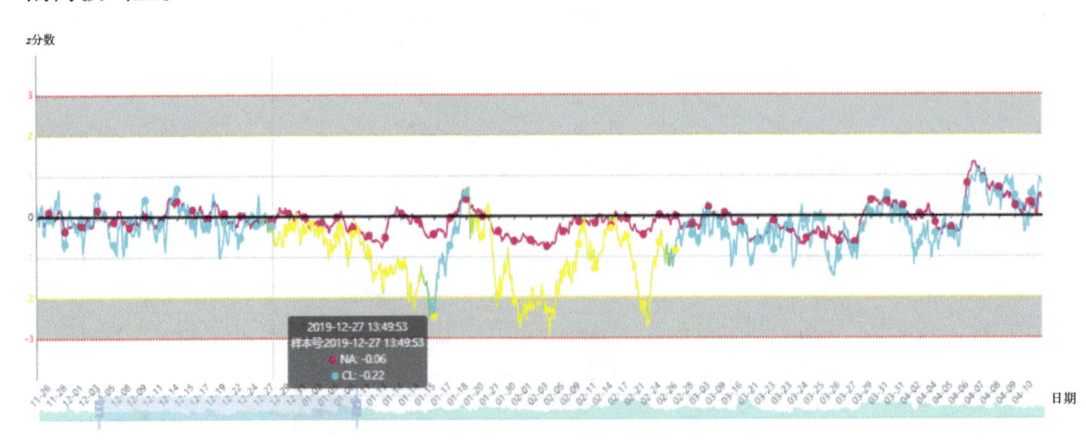

图8-36 AI-PBRTQC识别仪器故障引发的质量风险

2. AI-PBRTQC在识别分析前误差中的应用 葡萄糖检测要求在采血后尽快分离血浆或血清检测，以防止在体外血细胞发生糖酵解，导致血糖结果假性偏低。临床实验室主要依靠标本采集和接收时间监控此类分析前误差。AI-PBRTQC可灵敏地识别此类分析前误差。图8-37和图8-38是AI-PBRTQC在检验科实时运行时发生的案例。如图所示，7月24日下午，实验室以参考范围作为截断范围，选择AU582-1全自动生化分析仪检测的体检人群血糖检测结果，绘制EWMA法质控图，该图出现失控报警，而住院患者人群未出现相同趋势的警报。当天早上室内质控在控、中途未添加试剂、无仪器故障报警，AI-PBRTQC监控平台显示报警的血糖数据均来自体检中心，此批标本从采集到接收均超过2.5小时，后查实是抽血中心采集标本后未及时送检离心所致的检测误差。由此可见，PBRTQC可以及时、准确、灵敏地识别血清葡萄糖标本采集后未及时离心所致的分析前误差，而传统质控品QC无法识别此类误差。

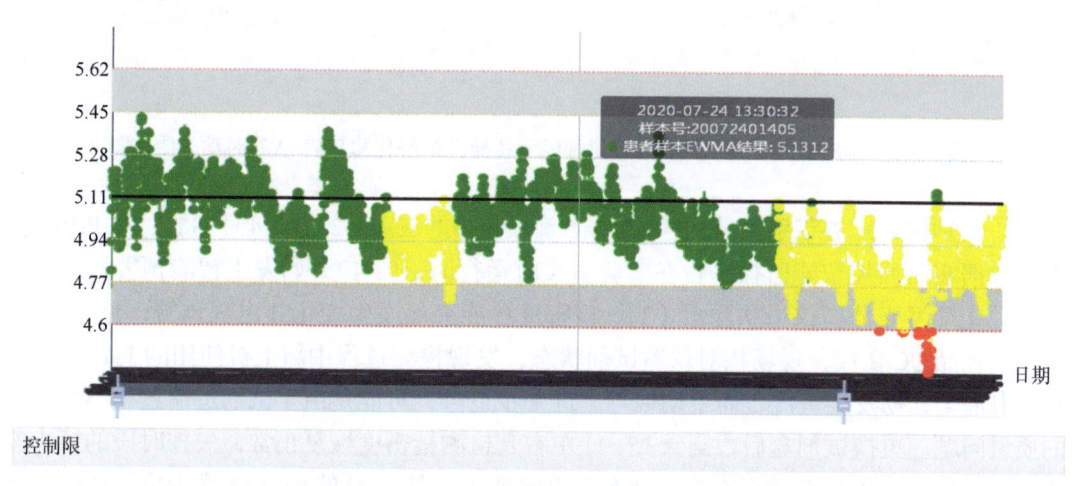

图8-37　AI-PBRTQC体检人群血清葡萄糖EWMA动态实时质控图

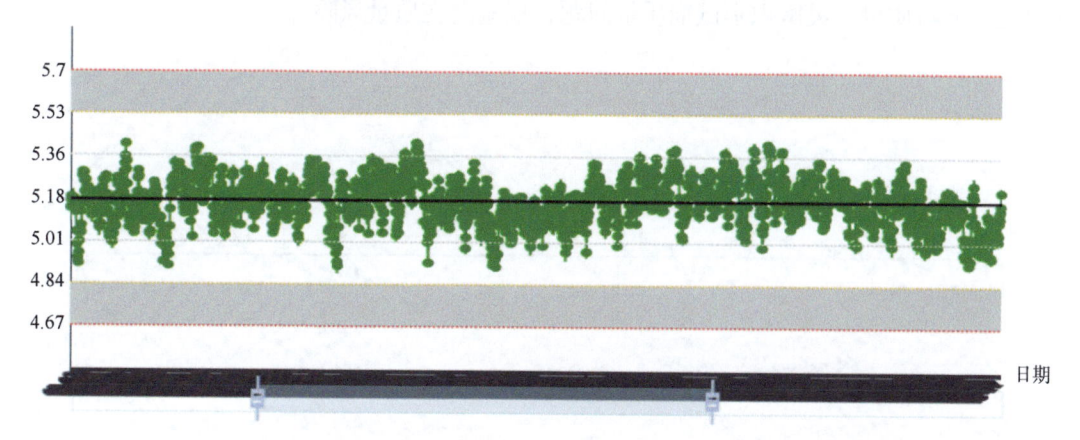

图8-38　AI-PBRTQC住院患者群体血清葡萄糖EWMA实时动态质控图

3. AI-PBRTQC在识别标本采集管质量问题中的应用　2023年10月27日，AI-PBRTQC患者数据实时质控智能监控平台在实验室实时运行时，发生智能预警，同时某全自动化学发光分析仪神经元特异性烯醇化酶（NSE）正确度性能突然发生正偏倚并出现预警，见图8-39。排除仪器、试剂及校准品问题，进一步追查该日期更换了集采的标本采集管，推测是采集管质量问题导致微溶血造成的NSE结果偏高。更换另外一个厂商的采集管后NSE正确度性能恢复正常，EWMA实时质控在控。此案例再次证实，基于AI的EWMA优于传统质控，可实时监控分析质量，灵敏识别标本采集管质量问题。

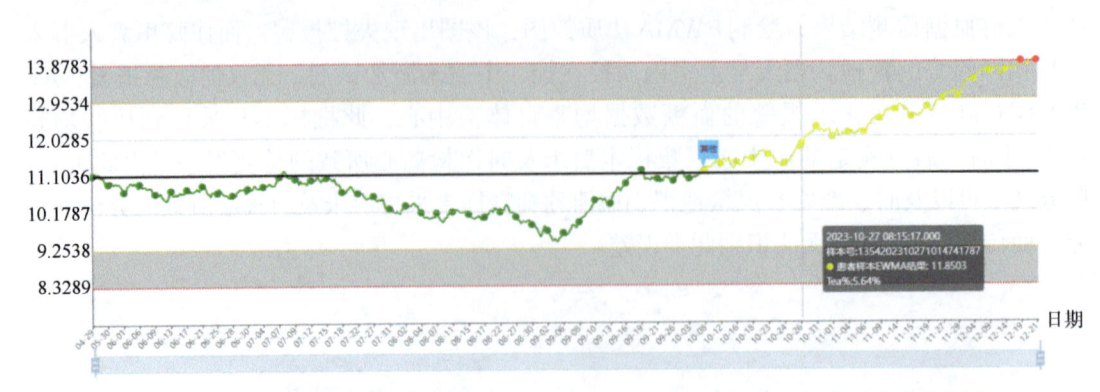

图 8-39　AI-PBRTQC化学发光分析仪神经元特异性烯醇化酶EWMA实时动态质控图

4. AI-PBRTQC在识别化学试剂磁颗粒检测质量中的应用　2023年4月23日，AI-PBRTQC患者数据实时质控智能监控平台在实验室实时运行时，9：49开始发生智能预警，同时某全自动化学发光分析仪甲状腺素（T_4）精密度性能突然发生变化并出现预警，见图8-40。当天质控品QC在控，现场核对仪器试剂状态，发现检测过程中新上机使用的T_4试剂磁颗粒难以混匀，易发生沉淀，需手动混匀。进一步追查，可能是由于试剂运输过程不当导致的质量问题。更换试剂盒后，当天15：11左右其检测精密度恢复正常，失控时段的标本复测结果对应的PBRTQC数据在控。此案例再次证实，基于AI的EWMA优于传统质控，可实时监控分析质量，灵敏识别试剂质量问题，规避潜在质量风险。

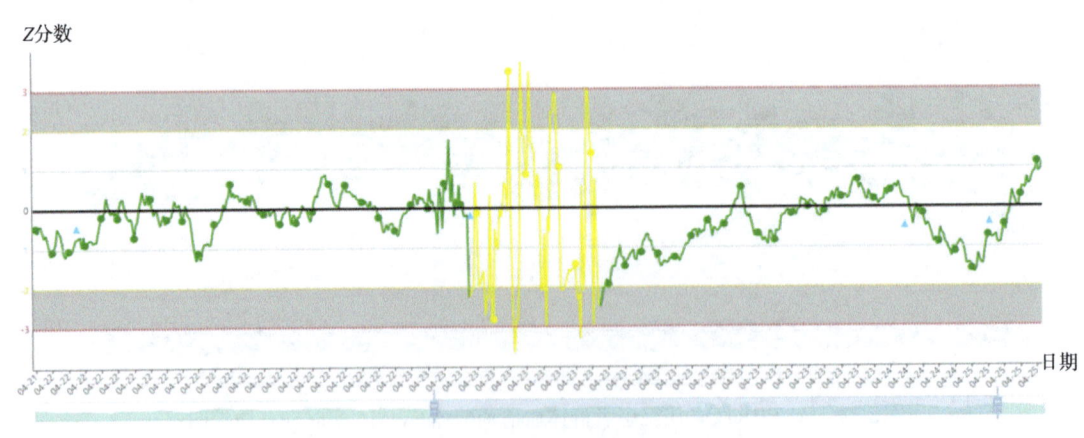

图 8-40　AI-PBRTQC化学发光分析仪甲状腺素EWMA实时动态质控图

5. AI-PBRTQC在识别校准品批号变更中的应用　AI-PBRTQC实时监控发现，甲胎蛋白（AFP）在更换新批号试剂执行校准后出现正偏倚（图8-41），大批体检人群结果超出参考范围上限，AI-PBRTQC在识别因校准品批间差异导致的系统误差方面更灵敏、更能真实反映偏倚的严重程度，更有助于实验室及时采取纠正措施。

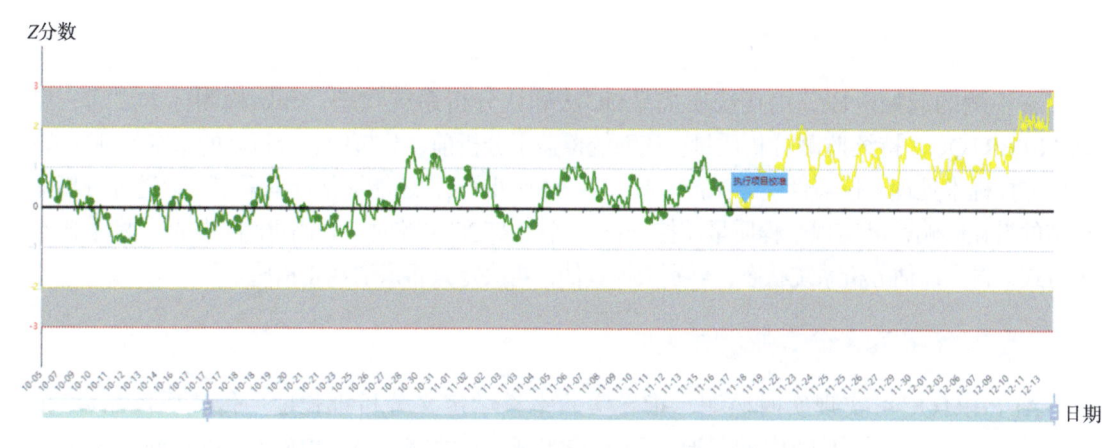

图8-41 AI-PBRTQC甲胎蛋白EWMA实时动态质控图

6. AI-PBRTQC多浓度范围患者结果联合分析中的应用 AI-PBRTQC实时监控血清总蛋白（TP）多浓度患者群体截断限范围联合分析（图8-42），显示分析性能稳定，质控数据变异系数小于质量目标。

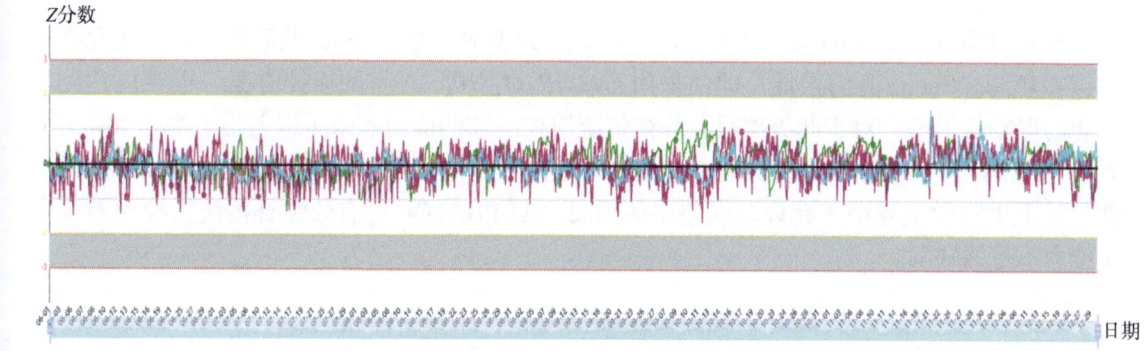

图8-42 AI-PBRTQC血清总蛋白多浓度范围EWMA实时动态Z分数质控图

四、患者数据实时质量控制的预期效果

AI-PBRTQC基于大数据挖掘和人工智能技术开发，包括患者大数据分布特征自动统计分析、数据过滤、6种PBRTQC运算技术自动建模和性能验证、整合质控品QC、实时动态运行及智能预警等功能，可同步IPAD和可视化大屏幕，在临床实验室的实际应用中取得显著成效，具体可概括为以下几个方面。

（一）即时误差识别与预警患者风险

AI-PBRTQC能够实时分析患者检测数据，以受影响的标本个数（缺陷报告数）作为性能评价指标，与患者风险直接相关，比传统质控方法更早地识别出分析过程中的系统性误差，即使在传统质控周期之外的时段也能及时提供预警，有效避免潜在的错误结果导致的不恰当临床决策。

（二）全过程质量监控覆盖

在检测的起始阶段，由传统质控品QC法确认分析系统状态；开始检测标本之后，启动AI-PBRTQC，持续监测分析质量。该系统覆盖了分析前、分析中、分析后的所有关键环节，不仅监控标本处理、仪器性能、试剂、校准等分析中因素，还能评估标本采集、运送等分析前环节的潜在影响，可实现全程质量监控分析。当PBRTQC失控时，采用重测质控品、标本比对等方式，再次评估分析系统状态，辨别失控真伪，再决定是否采取纠正措施。

（三）科学定义分析批长度

AI-PBRTQC可实现实时监测，指导实验室科学定义分析批长度。传统质控品QC仅反映质控检测前后短时间内的状况，而无法实现实时监测。AI-PBRTQC以不断产生的患者数据作为质控数据，开始检测患者标本，即意味着启动了AI-PBRTQC，持续监测质量。当AI-PBRTQC失控时，运行传统质控再次确认分析系统状态。因此，AI-PBRTQC可决定何时再次运行传统质控，从而科学定义了分析批长度。

（四）弥补传统质控误差检出能力有限的缺陷

虽然目前分析系统的检测精密度已经可以达到变异系数＜2%，但某些项目由于允许总误差较窄，Sigma值仍很低，即使采用$1_{3s}/2_{2s}/R_{4s}/4_{1s}/10_X$，N=4的质控方案，也难以达到理想的误差检出率。对于此类项目，往往传统质控的监测能力有限（误差检出率＜90%）。系统允许总误差根据生物学变异建立，允许总误差较窄的项目，即生物学变异也较小。因此，对于生物学变异小、允许总误差小的项目，AI-PBRTQC可有效弥补传统质控误差检出能力不足的缺陷。

（五）增强检验结果的准确性和可比性

AI-PBRTQC无基质效应，提高了检测结果与临床实际情况的关联性，增强了实验室间结果的可比性，有利于外部质量评估和标准化进程。AI-PBRTQC提供的数据分析和报告工具为实验室管理人员和技术人员提供了决策支持，帮助他们更快地识别问题根源并采取纠正措施，持续优化实验室工作流程和质量管理体系。AI-PBRTQC有助于实验室满足ISO 15189、CLIA等国际标准要求，通过持续监控和文档记录，强化了实验室的风险管理和合规性，提升了患者安全水平。

AI-PBRTQC以其智能化、实时监控和全面覆盖的特点，极大地推动了临床实验室质量管理的智能化发展，保证检验结果的准确性和可靠性，对提升整体医疗服务质量具有重要意义。未来，AI-PBRTQC智能软件将深度融合医疗信息系统，借助算法与技术迭代，实现深度个性化质控、自动化管理与优化决策，同时通过远程监控、云端服务等扩大其应用范围，增强其灵活性。随着对数据安全的严格保障与专业教育培训的加强，以及行业标准的不断完善，AI-PBRTQC的发展将持续推动临床实验室管理向更高水平的智能化、精准化、智慧化迈进，为患者医疗安全及健康服务的转型升级贡献力量。

（温冬梅　李园园）

参 考 文 献

白求恩精神研究会检验医学分会，中华医学会检验医学分会血液体液学组，中国医学装备协会检验医学分会基础检验设备学组，2023.人工智能辅助外周血细胞形态学检查的中国专家共识.中华检验医学杂志，46（3）：243-258.

段昕岑，王蓓丽，潘柏申，等，2021.基于患者标本的实时质量控制系统的理论基础和研究展望.中华检验医学杂志，44（10）：956-959.

刘贵建，庞博，2023.应促进和拓展人工智能辅助血细胞形态学检查的临床应用.中华检验医学杂志，46（3）：231-237.

毛远丽，温冬梅、陈锦添，2024.临床实验室智能化建设与应用.北京：科学出版社.

实验室信息化与自动化.[2023-08-15].https：//www.abbott.com.cn/for-professionals/diagnostics/automation.html.

汪润，杨明昱，张静瑜，等，2022.全自动数字图像分析在外周血细胞形态学检查中的性能评价及验证.中华医学杂志，102（4）：261-266.

温冬梅，郝晓柯，2022.基于患者数据的实时质量控制建立原则及研究进展.中华检验医学杂志，45（1）：82-86.

赵晖，陈锟，吕虹，等，2024.人工智能辅助脑脊液形态检验发展的新趋势.中华检验医学杂志，47（5）：480-485.

中华医学会检验医学分会，中国中西医结合学会检验医学专业委员会，2024.基于患者数据的实时质量控制程序建立与性能验证专家共识.中华检验医学杂志，47（1）：35-48.

Badrick T，Bietenbeck A，Cervinski M A，et al.，2019.Patient-based real-time quality control：review and recommendations.Clin Chem，65（8）：962-971.

Clinical and Laboratory Standards Institute（CLSI），2010.Defining，establishing，and verifying reference intervals in the clinical laboratory；Approved Guideline-Third Edition.Wayne：CLSI document EP28-A3c.

Duan X C，Wang B L，Zhu J，et al.，2021.Regression-adjusted real-time quality control.Clin Chem，67（10）：1342-1350.

Florin L，Maelegheer K，Muyldermans A，et al.，2018.Evaluation of the CellaVision DM96 advanced RBC application for screening and follow-up of malaria infection.Diagn Microbiol Infect Dis，90（4）：253-256.

Hervent A S，Godefroid M，Cauwelier B，et al.，2015.Evaluation of schistocyte analysis by a novel automated digital cell morphology application.Int J Lab Hematol，37（5）：588-596.

Jones G R D，Haeckel R，Loh T P，et al.，2018.IFCC Committee on Reference Intervals and Decision Limits. Indirect methods for reference interval determination - review and recommendations.Clin Chem Lab Med，57（1）：20-29.

Kratz A，Lee S H，Zini G，et al.，2019.International Council for Standardization in Haematology.Digital morphology analyzers in hematology：ICSH review and recommendations.Int J Lab Hematol，41（4）：437-447.

Liu S Y，Sun L Y，Yao L Q，et al.，2022.Diagnostic performance of AFP，AFP-l3，or PIVKA-II for hepatitis c virus-associated hepatocellular carcinoma：a multicenter analysis.J Clin Med，11（17）：5075.

Ma C C，Yu Z，Qiu L，2024.Development of next-generation reference interval models to establish reference intervals based on medical data：current status，algorithms and future consideration.Crit Rev Clin Lab Sci，61（4）：298-316.

Ma S J，Yu J，Qin X S，et al.，2023.Current status and challenges in establishing reference intervals based on real-world data.Crit Rev Clin Lab Sci，60（6）：427-441.

Racsa L D，Gander R M，Southern P M，et al.，2015.Detection of intracellular parasites by use of the CellaVision DM96 analyzer during routine screening of peripheral blood smears.J Clin Microbiol，53（1）：167-171.

Roland K，Yakimec J，Markin T，et al.，2022.Customized middleware experience in a tertiary care hospital hematology laboratory.J Pathol Inform，13：100143.

Wosniok W，Haeckel R，2019.A new indirect estimation of reference intervals：truncated minimum chi-square（TMC）approach.Clin Chem Lab Med，57（12）：1933-1947.

Yang T，Xing H，Wang G Q，et al.，2019.A novel online calculator based on serum biomarkers to detect hepatocellular carcinoma among patients with hepatitis b.Clin Chem，65（12）：1543-1553.

第九章　检验后过程智能化应用案例

　　检验后过程包括结果审核和发布、危急值报告、应用自动审核、修正检验结果、标本和废物处理、检验结果互认等。检验后过程是检验质量的最后一道关卡，当前的工作模式存在着一些局限性。例如，人工审核结果及报告危急值时，可能存在审核标准不统一且工作效率低下等问题；检验结果主要以数字、定性结果描述检测结果，实验室未提供用户所需的结果解读；采用检验报告单打印互认范围及标识，临床对检验结果互认时存在不易认、不好认等困难等。

　　当前，检验后智能管理的应用案例可包括但不限于：危急值数字化闭环管理，从个性化危急值项目和阈值设置开始，到危急值结果主动提醒和警示、双人审核确认、临床规定时间内接收和处理、实验室二次报告、记录临床处理，实现危急值质量指标大屏监控；智能审核包括自动审核、结果解释、全面知识支持等功能，根据预设仪器报警、范围判断、逻辑判断、历史审核、质控规则等条件进行审核，通过时自动发布报告，未通过时则显示原因及触发规则并采取后续措施。智能解释是基于参考区间（RI）、生物学变异、病史等多维度数据的解读，以及基于患者个体资料利用临床决策支持和多种AI算法进行智能诊断和深度解读，为临床提供专业化的检验知识服务；检验结果互认是通过数字技术建立区域检验数据共享平台，采用医生端、患者端、治理端协同管理患者检验数据，实现从不能认到方便认，从不易认到快捷认，从不愿认到主动认，从不敢认到放心认，减少重复检验。患者服务方面，检验前可提供自助开单、自助结算、自助标本采集等服务，检验后提供自助打印、诊间查询、小程序及APP查询、在线咨询等多种实时、快速查询方式，提升患者诊疗满意度。

　　随着大数据、人工智能、大语言模型等新一代信息技术应用，进一步实现智能审核、智能解释、疾病诊断及风险预测、数字检验互认等数智化管理，充分发挥检验价值，简化检验流程，赋能检验医学高质量发展。本章将介绍危急值数字化管理、检验结果自动审核、实验室结果智能解释等典型检验后过程智能化应用案例。

第一节　危急值数字化闭环管理

　　危急值报告制度是国家卫生健康委员会18项医疗质量安全核心制度之一，也是医院等级评审、美国CAP认证、国际标准化组织ISO 15189认可的基本要求。其中，《三级医院评审标准（2022年版）》要求，制定可能危及患者生命的各项检验结果危急值清单并定期调整，分别建立住院和门急诊患者危急值报告具体管理流程及记录规范，确保危急值信息传递各环节无缝对接和关键要素可追溯。危急值报告制度作为医院基本和核心制度，实验室应实现主动识别、自动报告及二次报告、临床确认和处理、记录病程全过程的数字化闭环管理，确保患者的医疗安全。

一、危急值管理的现况和问题

Lundberg 在 1972 年率先提出危急值概念，实验室执行危急值制度近 50 年。国内外也有关于危急值制度的国家或地区的调查报告、专家共识及较多的文献研究报道，但囿于检测系统、方法学、临床认知及临床能力的差异、信息系统功能的不完善，危急值制度仍未能实现标准化和数字化管理。

（一）个性化的危急值项目和阈值设置困难

设置危急值项目与医院规模、专科特色、病种类型有关，危急值的判断逻辑非常复杂。如血液病住院患者同一项目，如血小板计数 < $10×10^9$/L 或 > $1000×10^9$/L）检测结果连续出现危急值报警不作危急值处理，而其他患者血小板计数 < $20×10^9$/L 或 > $1000×10^9$/L 时每次均报告危急值。该危急值规则的难点在于：①按血液病诊断来设置个性化阈值，较难穷尽该类疾病的所有诊断名称；②存在诊断名称不规范时难以处理；③重复危急值不报告，如果前一次结果是危急值，这一次还是危急值则不报告，如果前一次结果不是危急值，这一次是危急值则报告。

（二）危急值的报告方式多样，未有效统一

当前，危急值报告以电话报告为主，部分医院已实现信息化报告。实验室确认危急值后，通过医护端软件闪屏、弹窗、锁屏，以及短信、钉钉、电话等方式通知临床。在实践工作中存在以下问题：①医技工作人员工作量大或疲乏时，容易出现报告不及时和误报、漏报情况；②危急值接收者获取信息不便捷，无法保证信息被及时处理，导致危急值接收率低、及时处理率低；③整个流程尚未达到完全自动化，人工报告人力成本投入大，同时监管难度高，未能完全实现高效、精确的危急值管理目标。

（三）危急值报告的过程未闭环管理

大部分医院危急值报告仅限于实验室给临床发送报告，而未将临床确认和处理、病程记录等重要过程纳入管理，导致临床处理率低、病程未记录等问题。软件未形成有效互通反馈机制和全过程的闭环管理，故存在以下问题：①检验人员或管理人员无法得知未及时处理的危急值；②护士和医生危急值交接脱节，危急值的护理记录缺失；③临床医生处理了危急值，但常遗忘书写病程记录。

（四）危急值相关的质量指标监管难

危急值的质量指标如危急值通报率、危急值通报及时率、危急值临床处理率、危急值

病程记录率等需要手工统计和计算，导致费时费力，且监测结果不一定准确、可靠，影响管理分析和决策。通过危急值闭环监控，对危急值产生、通知临床、临床处理、处理结果回传医技科室的全流程管理，实现事前提醒、事中监控、事后分析及横向比较，既可以减少检验人员的工作量，也可以有效地避免错听、错记，还能提高管理的便捷性和危急值制度的执行率。

二、危急值数字化闭环管理技术方案

危急值管理涉及医院几乎所有的临床和医技科室，全过程闭环的数字化危急值管理系统建设可在医院领导支持下，由医务科或质量管理科牵头，信息中心主导，护理部、医技部门充分参与。从文献、医疗机构、软件开发商等调研危急值管理的现状，同时向医技、临床、监管部门调研现有的危急值管理方法、痛点和难点，设计适合本机构的危急值报告流程。应在原有的医技系统、HIS、EMR、护理系统的基础上将不同信息系统的危急值数据进行互联互通和数据整合，形成全院统一的危急值管理平台，实现危急值的识别、信息发送、提醒、查询、统计、病历书写等功能，实现全流程危急值的数字化闭环管理。

（一）危急值识别规则配置

根据医院对危急值的定义，明确危急值的判断流程，通过规则配置系统完成危急值的识别（图9-1）。具体规则包括：①根据实验项目危急值的阈值、年龄、标本类型、性别等条件，设置个性化的危急值；②特殊开单科室、特殊项目的危急值规则，如血液病患者血

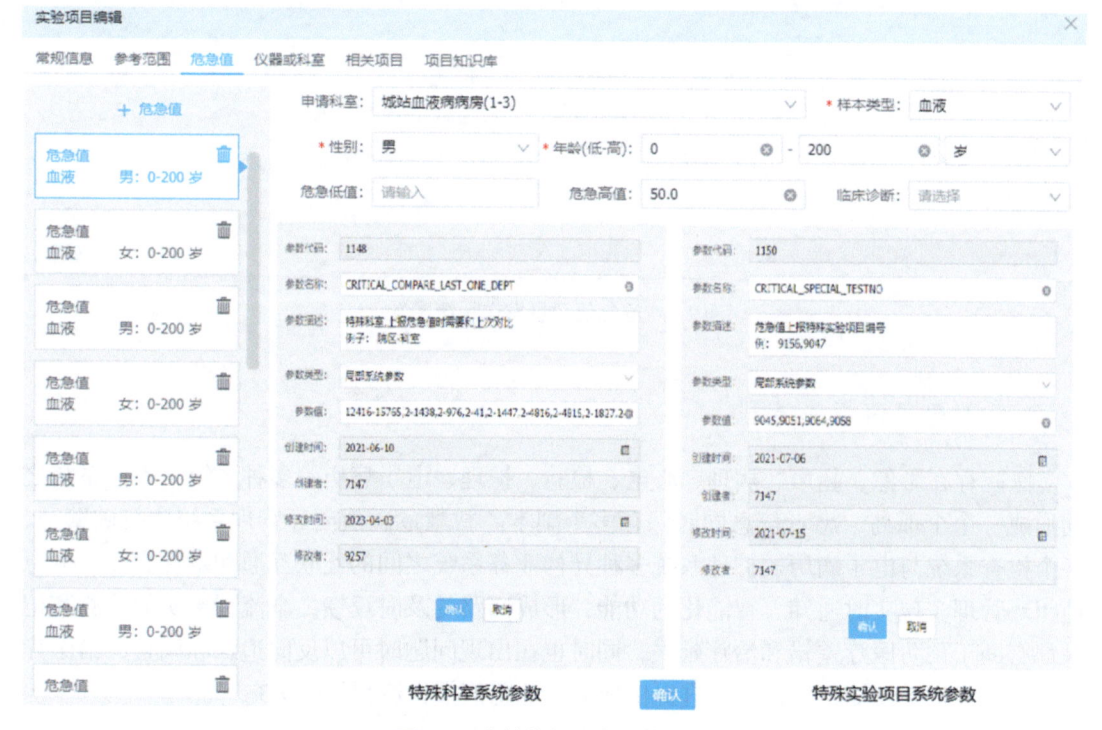

图9-1 中性粒细胞危急值设置

常规重复危急值不报告，血液科特色是中性粒细胞绝对值危急值；③特殊患者群体的项目名称标记，如肝移植患者申请的项目名称中均含有"肝移植"，该医嘱的血常规、凝血功能实验项目不作为危急值；④患者性质，如仅门急诊患者的肌钙蛋白 I 和首次发现的门急诊患者 D- 二聚体超过阈值时报危急值。通过规则配置和系统参数实现危急值的精准识别，同时注意部分规则需要编写程序代码实现。

（二）基于云消息队列的短信平台

根据患者性质分为住院、门诊、预住院、急诊留观、急诊诊间等多种情况，分别设置危急值报告消息发出后的不同时间点消息的接收对象。如图 9-2 所示，某院门诊患者产生危急值后 5 秒同时通过系统和短信发送至开单医生，若医生没有在 5 分钟内接收，系统会再次通知，10 分钟仍未被接收时，系统第三次提醒开单医生，同时提醒上报科室。短信的发送可使用云消息队列。云消息队列是基于 Rocket MQ 统一核心技术，构建的分布式互联网应用的基础设施能够满足大数据通道、数据集成处理、近实时、离线业务的需要，确保危急值短信及时地发送至指定医生的手机上。

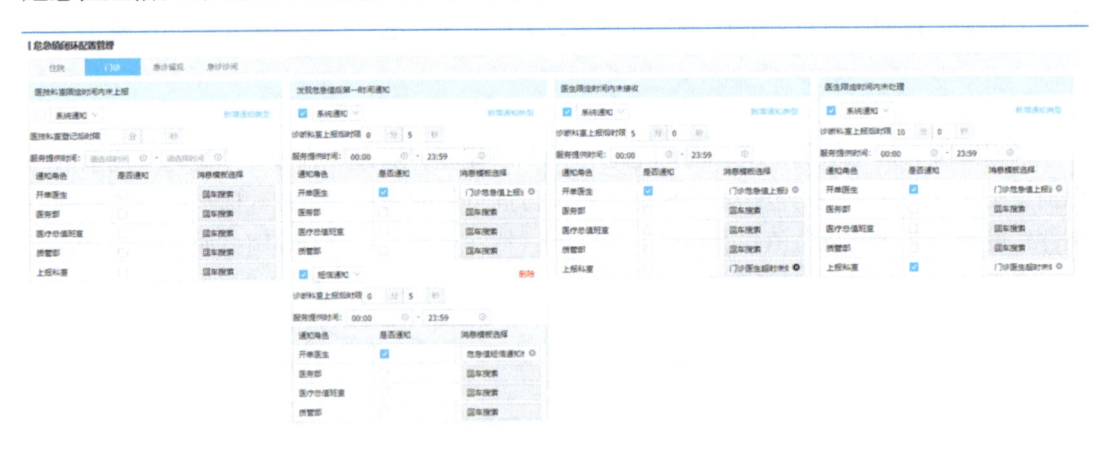

图 9-2　危急值消息发送系统配置

（三）危急值报告流程

医院存在影像、超声、病理、心电、检验、护理、电子病历等多种系统，不同系统之间形成一个个孤岛，患者信息同时保存多个副本。智慧危急值闭环管理系统应打破壁垒，各个检查系统与电子病历、护理系统多种异构业务系统之间的互联互通和事件交互。危急值闭环管理实现实时通知、智能化的功能，形成回路的及时反馈，全流程翔实的监测和记录都有助于预防医疗差错和治疗延误，同时也在出现问题时可以反向追踪和调查，给医疗机构的管理带来便捷，为持续改进提供依据。危急值报告流程见图 9-3。

图 9-3 某医院的危急值报告流程

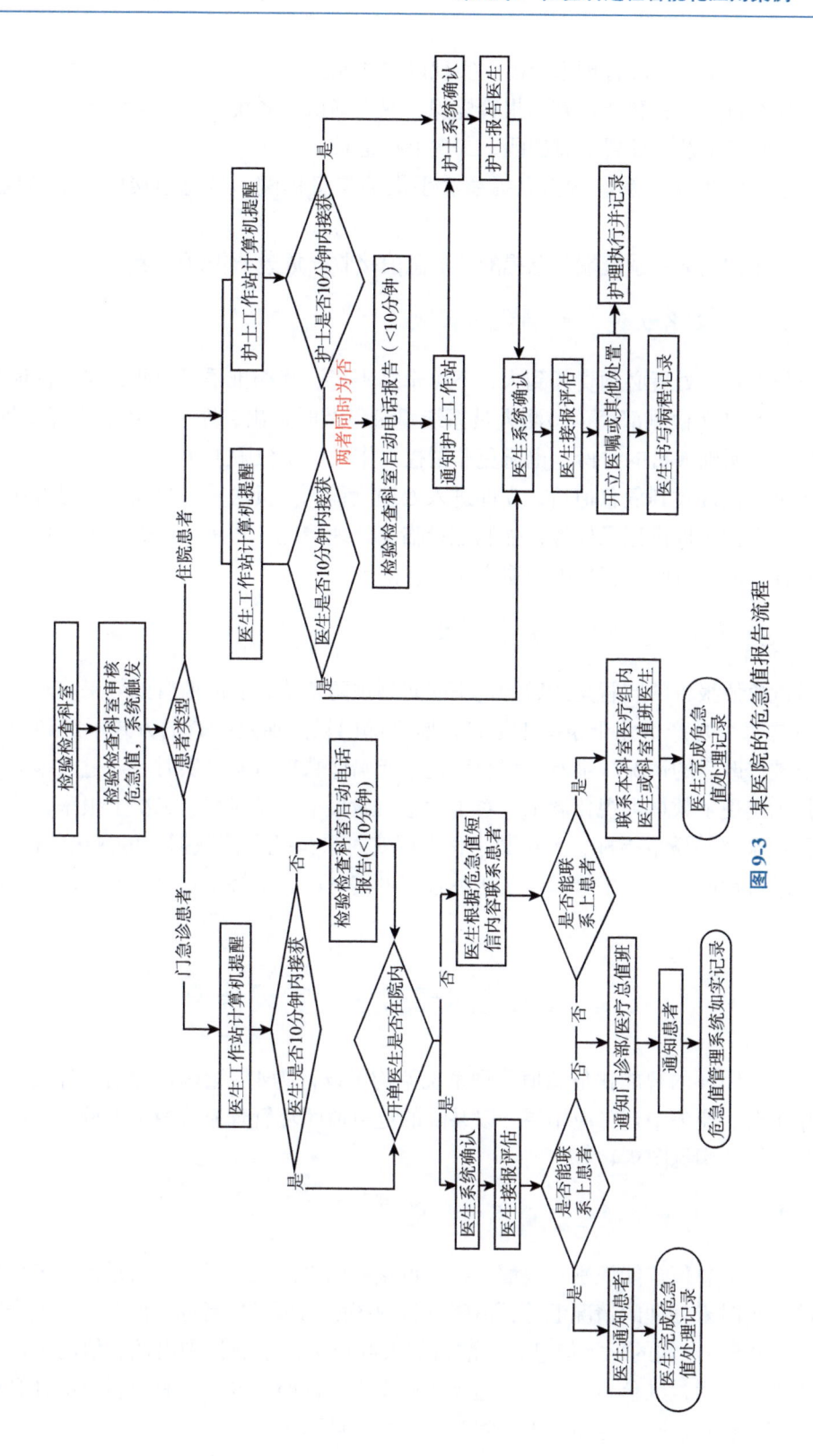

全流程的危急值闭环管理系统需要实现以下功能。

（1）检查科室端：智能识别、报警标识、双人确认、系统上报，系统端未审核、未报告的提醒及临床未及时处置消息提醒、二次上报记录。

（2）临床医生端：系统端消息提醒、手机端消息提醒、危急值接收、危急值处理、记入病程。

（3）临床护士端：系统端消息提醒、危急值接收、危急值护理记录。

（四）用户实名认证和强制病历记录

危急值上报、处置必须责任到人，不可牵扯不清、互相推诿。因此，实名认证是非常必要的。尤其是在检测部门，检测人员系统登录不及时退出，账号混用的情况屡见不鲜。实名认证可以明确人员的身份，也避免非授权工作人员超权限工作。

临床医生在接收到危急值后，立即进入处理流程，开具医嘱，自动记录患者病程。电子病历或护理记录提供记录模板，强制记录临床处理情况。若医生还需要更换系统开医嘱或记录病程，浪费时间且容易因为遗忘而没有记录。

（五）数据统计和可视化大屏技术

通常危急值报告的监管是滞后的，不能起到预防差错、实时监管的效果。对于一些大型医疗机构每个月产生几千条手工记录，监管部门只能通过抽查的方式了解到一些片面的、可能被修改后的情况。唯有全程数字化才能确保数据真实、实时。通过数据大屏、驾驶舱等技术实现了数据可视化展示。对于危急值通报率、及时率、二次上报率、临床处理率、病程记录率等质量指标，采用数字化大屏实时采集危急值数据，可视化分析并直观、具体地展示可帮助员工、主管部门及相关管理者实时动态掌握上报科室及临床危急值的处理情况。

三、危急值闭环管理的实现情况

全流程、闭环的智能化危急值管理系统架构可设计为4层结构，分别为各检验检查系统、数据中台、业务中台、应用层。以某院的危急值闭环管理系统情况为例，该医院的危急值报告系统架构见图9-4。

（一）结果审核界面危急值识别和提醒

检查科室危急值智能识别和提醒在结果审核界面多个地方呈现。通过提示未审核、未上报、临床超时未处理的情况汇总，清晰醒目地提醒结果审核者危急值工作任务未完成的情况，见图9-5。左侧的标本信息列表醒目的大红色标识了被识别出危急值的标本，右侧患者结果界面也通过红色将危急的实验项目标识出。同时，同一个登录科室的计算机界面都有危急值消息对话框，方便员工之间互相提醒，见图9-6。

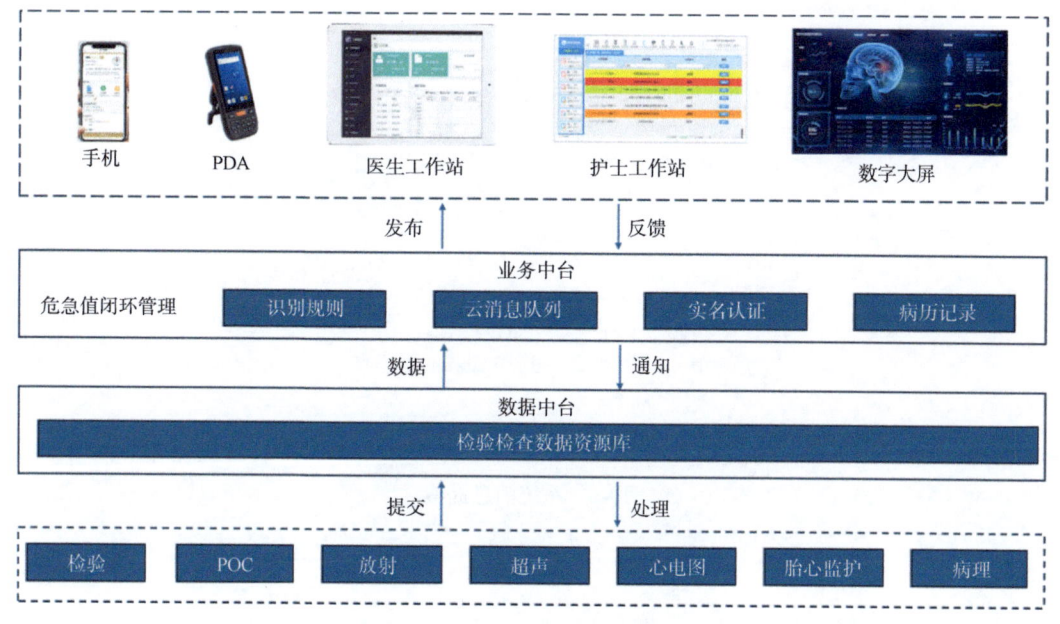

图9-4 危急值闭环管理系统架构

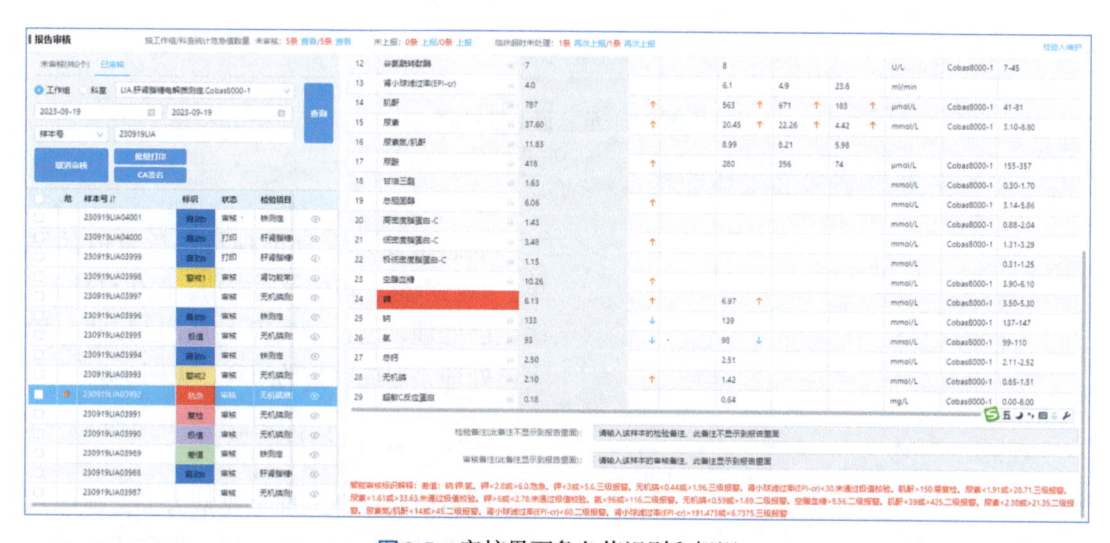

图9-5 审核界面危急值识别和标识

（二）危急值上报

首次上报默认为"网络上报"，通过云消息队列实现危急值报告，如工作站、手机、PDA。上报时清晰展示患者信息、临床诊疗信息、采集时间、接收时间、审核时间、检验项目、危急实验项目、结果值，并让复核人员填写复核结果，进行身份认证。临床超时未接收危急值时，默认为电话上报，上报人员选择报告对象，自动跳出对方的姓名和联系方式。勾选复述正确，点击上报即可完成电话上报记录，见图9-7。

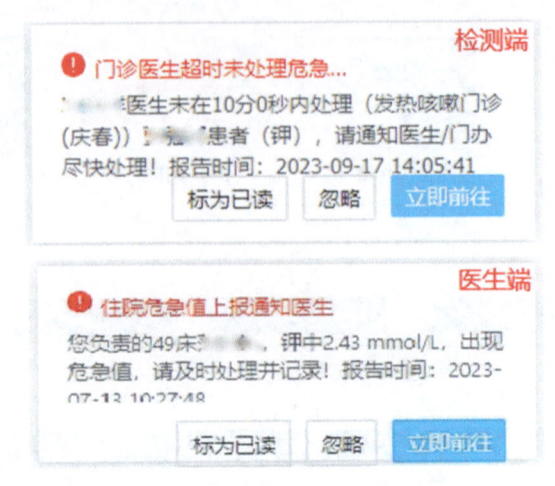

图 9-6　系统消息提醒

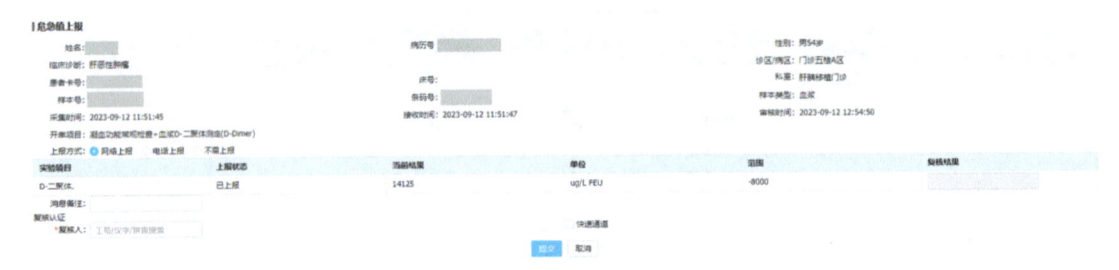

图 9-7　危急值上报界面

（三）完整的危急值闭环管理

危急值闭环管理展现每条危急值的结果，如已审核、短信发送成功、医生已接收、医生已处理、已记录病程、护士已接收、护士已处理，形成完整的闭环，见图 9-8。

（四）数字化大屏展示

危急值数字化大屏主要是为了直观展示关键节点处置情况，如上报、临床接收和处理。如图 9-9 所示，展现的是某院某个时刻生化室危急值的情况。

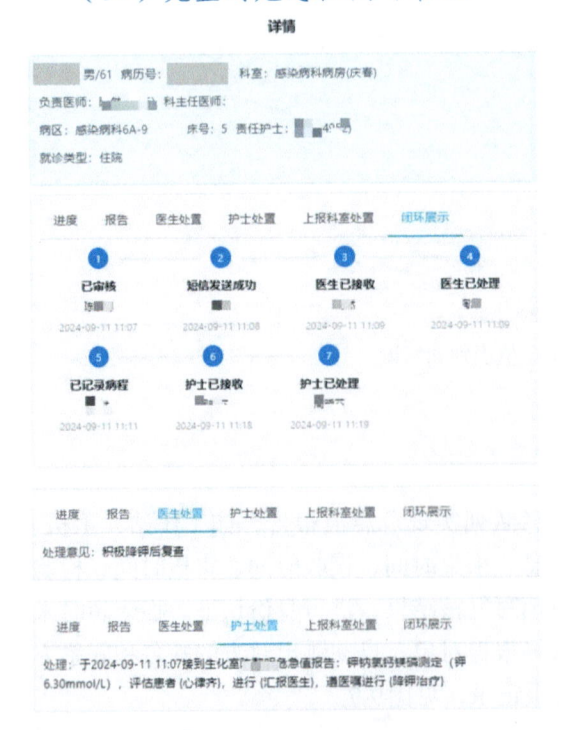

图 9-8　危急值闭环管理

四、危急值闭环管理的预期效果

危急值闭环管理实现全流程的危急值管理的数字化和标准化，改变了人工操作的低效、无序和监管困难的现状。医院不再需要将危急值记录的完整率、上报率作为监测指标，而更关注二次上报率、二次上报及时率、临床处理率和临床处理及时率，从而达到以下预期效果。

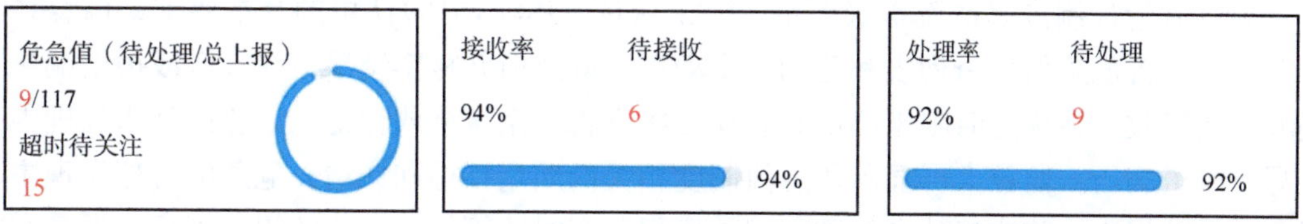

图9-9　数字化大屏展示

（一）危急值报告数字化管理，质量指标持续优化

通过全流程的数据和信息整合，将HIS、LIS、EMR、PACS等无缝集成，实现不同来源的危急值统一、及时、稳定、全方位的自动化管理。技师、护士、医生在一个系统完成各自的任务，流程通畅，省时省力。危急值结果自动识别、主动提醒、临床端接收、超时二次上报，危急值报告数字化，无纸质记录，提升工作质量和管理水平。

某医院使用危急值闭环管理系统后（图9-10），危急值报告及时率由之前的85.41%上升到99.66%，需人工打电话报告的比率由原先的100%下降到15.88%，班内临床处置及时率（以病程记录时间为准）由61.33%上升到91.13%。

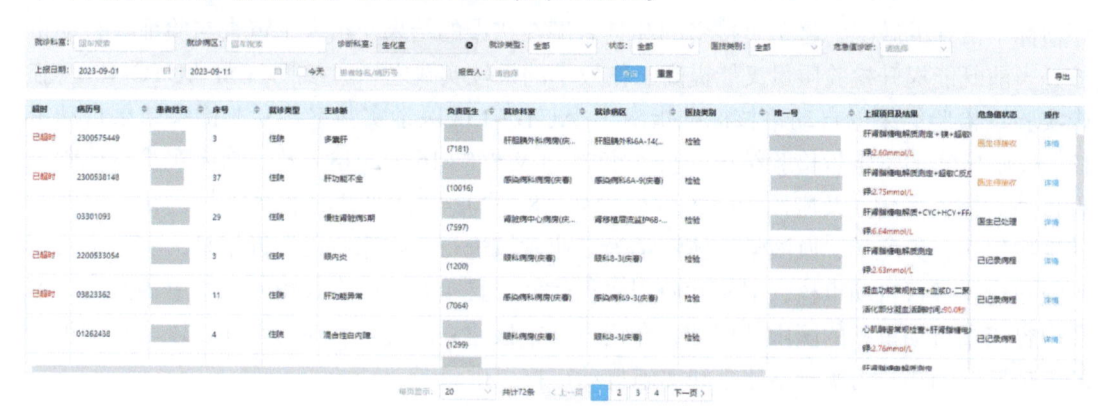

图9-10　危急值记录电子化

（二）危急值全过程数字化闭环管理，确保患者安全

信息系统自动甄别危急值，实时记录节点信息，精准地靶向发布提醒，并通过反馈回路有效监控，实现了医务科（或质量管理科）、检查科室、临床医师三级质控模式，数字大屏实时监控，固化了危急值从报告、处理、反馈到持续改进流水线式的工作机制，实现了精细化管理。通过危急值闭环管理流程的实施，医技科室及时准确的检查、实时的检验报告可为临床医生的诊断和治疗提供可靠依据，能更好地为患者提供安全、有效、及时的诊疗服务，有效避免患者意外和严重后果发生，提升服务质量和患者满意度。

（三）危急值管理制度，符合实验室认可或认证要求

危急值管理制度是医院等级评审、CAP认证、ISO 15189认可的基本要求，信息系统可个性化设置危急值项目列表和范围，主动报警危急值并核实结果，在临床或护士端警示提醒确认接收，在规定时限未确认时启动二次报告，系统格式化记录危急值临床处理内容并写入电子病历，监控大屏显示危急值制度相关的质量指标和详情。危急值管理实现主动识别、自动报告、临床确认和处理、记录病程、实时监管等数字化的闭环管理，提高实验室及临床的工作效率的同时确保了患者的医疗安全。

（胡长爱　杨大干）

第二节　检验结果自动审核

结果审核是在检验结果发布前，对照室内质量控制、可利用的临床信息及以前的检验结果等进行评估，确保每一项检验结果的准确、清晰、明确。当检验结果显著异常或与临床资料不符时，对标本进行复检，必要时及时与医生或患者联系沟通。

自动审核（autoverification，AV）可提供一套具有良好算法和规则的软件工具，智能评估标本潜在的缺陷，将不可接受的和具有潜在错误的结果交给人工审查与验证。自动审核是当前既能提升检验质量又能提高工作效率的最佳实践之一。参照CLSI AUTO-10A《临床实验室检验结果的自动审核标准指南》、AUTO-15《医学实验室各专业检验结果自动审核》、《临床实验室定量检验结果的自动审核》（WS/T 616—2018）及《临床实验室检验结果自动审核程序建立及应用指南》（T/CAME 68—2024）等要求，自动审核已在一些医院的生物化学、免疫学、血液学、体液学等专业领域进行的临床应用。近年来，实验室及员工强烈建议推行自动审核，但实际使用率仍较低，且主要集中在大型的三级甲等医院。本节内容依据自动审核的国内外标准，介绍自动审核建立的过程和注意事项，以及自动审核的未来发展趋势，为实验室建立和实施自动审核提供参考。

一、结果审核的现况和问题

实验室通常存在以下情况：常规检测工作量大，实验室员工重复工作，整体工作强度大；结果审核时信息负载高，需结合病历、检查结果、历史结果、质控及仪器状态；员工技术水平存在差异，审核标准不统一，可能存在审核错误，导致该复查的结果未复查。人工审核的检验报告时间较长，难以达到患者及临床要求，影响实验室的工作质量和效率。一些实验室配备专门审核人员，负责实验室检验结果审核、报告及解释工作，但仍存在以下不足。

（一）审核工作量大，审核不及时

审核人员每天需要审核数百至上千份检验报告，而每份报告通常包含多项检验结果。审核人员必须对每一项结果的准确性进行分析。当检验报告数量较大时，逐一仔细分析每个结果值变得极为困难。审核过程本身较为枯燥，长期进行单一的重复性工作容易导致精神疲劳及注意力下降。同时，在审核过程中，审核人员可能会受到其他事件的干扰。这些因素都可能导致审核效率降低，异常结果被遗漏或疏忽，尤其是对于经验不足的员工而言。为了有效安排工作，一些审核人员选择在一批标本检测完成后再开始审核，这样的做法会导致审核不及时及实验室标本周转时间延长。

（二）审核信息有限，标准未统一

检验审核的工作界面所提供的信息较为有限，主要包括患者的基本信息、临床诊断及异常结果提示等。仅凭这些信息，审核人员难以有效分析检验结果与临床资料之间的符合程度，这容易导致漏审、错审及误判等问题。审核人员在获取历史结果和临床资料时常面临不便与延迟，未能对患者的病历、用药情况、检查结果及其他标本结果进行综合分析。同时，由于员工在工作经验、技术水平和专业特长等方面存在显著差异，针对每个标本的审核判断标准也不尽相同。

（三）自动审核实施率低，通过率差异大

国外有文献报道，大多数实验室采用了自动审核功能，对于自动审核的使用率，血液专业为48.0%，生化专业为58.0%；自动审核的通过率为75.0%～99.5%；对于自动审核实现方式，使用实验室信息系统占63.4%，使用中间件占34.4%，使用软件工具占8.6%，部分实验室同时使用实验室信息系统和中间件。而我国自动审核的使用率，三级医院为36.5%，二级及以下医院为9.8%，血液专业为13.3%、生化专业为14.5%、免疫专业为8.8%；自动审核的通过率为52.0%～87.0%；自动审核实现方式与国外类似。

自动审核实施困难的主要原因包括员工不理解自动审核的逻辑，不信任审核的结果；缺乏审核规则制定的知识和方法，导致审核规则的制定、设置、验证困难；软件自动审核功能较弱，审核的质量难以满足实验室的需求，或不符合实验室人员的审核习惯；一些医疗机构实验室的标本量少，审核工作量低，不需要自动审核；对自动审核的管理不到位，如自动审核未经实验室主任批准，员工培训和考核未到位，未定期进行规则和功能测试，未形成有效的标准操作规程。

二、自动审核的实践方案

2006年，CLSI发布AUTO-10《临床实验室检验结果的自动审核标准指南》，为实验室建立自动审核系统提供了一个指导性框架，并被美国食品药品监督管理局（FDA）认可。实验室可依据该标准设计、实施和验证基于患者人群的自动审核规则。标准以或简单或复杂的布尔逻辑为算法基础，提示实验室需要综合考虑检验前、检验中、检验后的影响因

素，展示了从检验项目出发的自动审核路径，也描述了自动审核系统实施过程中的关键环节及注意事项。

2016年，EP33《差值校验在医学实验室中应用》则专门详细阐述了自动审核规则的重要来源，与历史数据进行比较的差值校验规则的建立和有效性的评估，建议基于患者大数据的5%异常值作为差值校验范围。

2018年，我国发布了《临床实验室定量检验结果的自动审核》（WS/T 616—2018），该标准对自动审核进行了明确的定义，规定了临床实验室定量检验结果自动审核程序设计、建立、验证的一般性流程和方法及其应用管理。

2019年，CLSI发布了AUTO-15《医学实验室各专业检验结果自动审核》，在AUTO-10基础上，结合近年来的自动审核实践经验进行修改，从特定学科的角度进一步完善了自动审核系统设计流程和实施标准，以及持续改进，使标准更加切实可行。

2024年，中国医院装备协会发布了《临床实验室检验结果自动审核程序建立及应用指南》（T/CAME 68—2024），该指南在WS/T 616—2018、AUTO-10、AUTO-15的基础上提供了定量及定性检验结果自动审核程序设计、构建、验证、实施、管理的流程方法及应用管理的具体指导和操作规范，以期推动自动审核的落地和应用。

除此之外，美国CAP中General Checklist有针对自动审核的检查条款，其中有关自动审核的紧急关停、自动审核验证，以及自动审核规则建立需要考虑的室内质控、异常值、危急值、仪器报警等情况。2022年12月发布的ISO 15189：2022《医学实验室质量和能力要求》条款7.4.1.5，当实验室应用自动审核时，应确保：①明确规定自动审核的标准，标准使用前应再经过确认和批准；②应对员工进行充分的培训，使得员工能够理解、接受该标准；③当系统发生变化，对标准进行评审和验证，系统稳定时仍需定期评审和验证；④自动审核未通过的报告应进行标识，并记录自动审核的具体时间及审核人身份；⑤必要时，能快速暂停自动审核功能。

这些标准和指南为自动审核的建立、实施提供了经过验证的且可行性的指导。实验室在实施自动审核的过程中，仍有很多的困惑和不解。自动审核的实践从数据准备开始，如限值规则实验室可自己定义范围用来提醒和警示员工，但每个项目的限值规则范围多少合理仍需要个性化设置。差值规则可用于识别错误标本、发现不合格标本、发现分析系统的问题及监测患者疾病状态的变化，但每个项目的差值规则范围多少合理仍需要进行大数据的历史结果分析，才能合理设置。

自动审核是模拟审核者的工作，实验室从无到有地建设自己的审核系统。首先要详细且全面地摸清人工审核的流程，并形成详细的记录。在借鉴国内外标准的基础上，本地化、细节化、数据化、结构化结果审核需要考虑的要素一般包括项目启动、流程分析、收集数据、规则逻辑、选择软件、开始实施、质量管理要求、审核测试计划、风险管理、标准操作规程、用户培训等过程。

（一）项目启动

自动审核的建设和实施具有较强的技术性和专业性，需要计算机工程师、检验专家、实验室管理等多学科人才合作。为确保项目的实施成功，需成立一个项目小组。项目组长建议由实验室主任担任,负责并推进自动审核的实施。项目副组长由专业组负责人或业务骨干兼任,最好有信息项目的管理经验,负责项目的推进和检验专业知识的传递与沟通。项目组成人员可包括检验医师、专业技术骨干,以及信息中心、医务科、质管科人员等。

在实施前,应举办多部门联席会议,邀请有关部门参与自动审核的项目规划,有助于确保项目的成功实施。首先,要明确从哪个专业组或哪个项目开始,建议从生化、血液等自动审核应用较多专业优先开始实施自动审核。其次,确定自动审核实施后的预期目标,如自动审核率>90%,TAT降低达25%,结果修正率降低50%,结果错误率降低70%,员工满意度提高75%。在实施前、中、后监测和跟踪这些质量指标,便于用数据说明实施的成效。

在项目正式启动前,实验室应明确经费预算,准备好计算机硬件、网络、相关信息系统的接口文档。项目初期建议每周召开一次会议,中后期每月召开一次会议,商讨流程优化、功能改进、规则测试、指标监管,制定下一步持续质量改进计划。

(二)流程分析

流程分析是一个梳理的过程,从检验的全过程出发,把可能影响检测结果的环节或可能遇到的问题以流程图的形式固定下来,见图9-11。充分阅读和理解已公布的指南文件、文献报道,通过访谈获取检验专家临床实践经验及患者大数据分析等方式,明确流程的起始、转承,最终将检验结果分为可以自动审核通过并发布的结果和需要人工干预的结果。自动审核通过的标本,一般是正常或轻度异常的结果,或者结果变化与临床相符合。自动审核未通过的标本,分析其未通过的可能原因,以及后续需要采取的措施,如重复检测、稀释测定、追加测试项目、更换方法学、人工镜检、添加备注解释、建议添加人工步骤、需主动联系临床并沟通等。

(三)收集数据

自动审核的功能是通过一个或一组逻辑规则的判断实现的。制定一套合理的规则,需综合所有人工审核时所考虑的条件。为保证自动审核结果的准确性,在流程分析的基础上,收集和分析各个环节或问题的基础数据,进行必要的转化,如非结构化数据转结构化数据,根据结果值在人群中的分布进行切分,在此基础上建立智能数据库。需要收集的数据包括分析前、分析中、分析后等。

(1)分析前数据,如患者信息、标本信息等。具体包括:①检验项目的完整性检查,根据试验项目套餐数据,设置必选和可选项目,用于判定标本结果是否有错项、少项及多项。②患者的人口学特征,如性别、年龄、就诊类型(体检、门诊、住院、急诊等)、临床科室,用于个性化的结果分析和解释。③患者诊疗数据,如历史检验、检查、影像、用药、手术、基础疾病、家族史等,用于个性化的结果分析和解释。④标本信息,如标本质量(溶血、黄疸、脂浊),基于此须采取的措施;标本的采集和转运,超出规定的送检时间或运输温度不符合要求等。

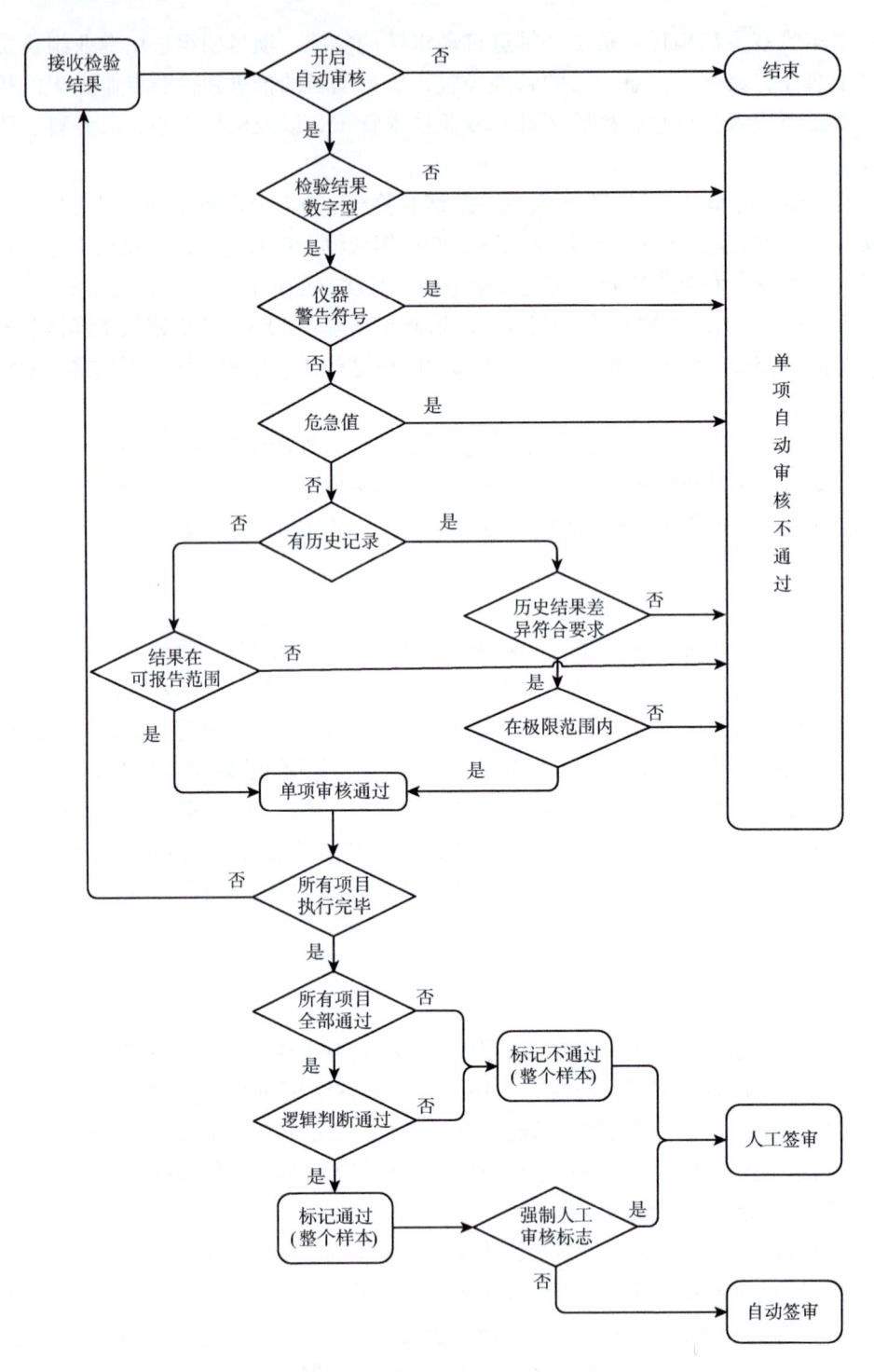

图9-11 自动审核流程设计示例

（2）分析中数据，如质控、批号、报警、干扰、分析测量范围、少见异常结果等。具体包括：①每个试验项目，质控数据，试剂批号改变；②仪器报警标记，会随结果发送的仪器错误或报警信息；③结果重新检测，项目的分析测量范围及标本稀释倍数，方法学特异性干扰。

（3）分析后的数据，具体包括：①基于人口学信息的参考区间和生物学变异；②基于疾病或特殊人群的危急值；③基于历史数据的差值校验；④基于同一患者或标本其他的检测项目关联分析；⑤患者数据实时质量控制等。

采用PL/SQL Developer、NAVIgator等工具中的SQL语句从LIS获取患者人群信息，包括病历号、性别、出生日期、项目名称、检测结果、仪器编号、检测时间等，将数据存为xlsx格式，用于建立相关的审核规则和智能数据。

（四）规则逻辑

规则是规则型自动审核系统的核心和灵魂。实施自动审核的软件项目，首先从编写规则开始。算法是在基本流程图的基础上，将各个判断以"if……then……"模式进行规则化的过程。在规则化的过程中，要充分利用检验专家的领域知识，通过头脑风暴、问卷调查、专家咨询等就规则的准确性与检验专家反复沟通、修正和确认。

系统的规则逻辑应包括但不限于以下内容：

（1）血清指数：根据溶血、黄疸、脂浊等血清指数，判断对检测结果的干扰程度，采取适当的处理措施。示例：cobas c701葡萄糖检测试剂说明书，当血清指数I（黄疸指数）>60或L（脂浊指数）>1000或H（溶血指数）>1000时，对空腹血糖有显著干扰，应提示不能通过血清指数校验。

（2）标本质量：识别采集、送检时间等不符合要求的样本，识别影响检验结果的异常标本性状（如溶血、脂血、黄疸）。示例：高钾低糖结果自动识别超时未离心或临床运送延误标本，设置规则空腹血糖浓度<2.50mmol/L且钾浓度>6.0mmol/L，拦截结果并备注"疑似标本保存时间过长"。

（3）重测结果：判断结果是不是重测结果。如果是，当前结果与前一次结果进行比较，两次结果的偏差应在一定的百分率内。有些异常或特殊结果的审核规则是要求重新检测，如果已经是重测的结果，自动审核时就不能建议重测，避免进入"死循环"。示例：空腹血糖重测结果偏差≥±2.33%（1/3TEa），应不能通过重测校验。

（4）结果标志：如果仪器分析的结果可疑，会传输报警标志符号。自动审核应给予提示，不同的仪器设备会有不同的标志符号，应结合仪器或项目操作规程做合适的处理。示例：空腹血糖结果超出分析测量范围上下限的警告符号，不能通过标志校验。

（5）质量控制：只有质量控制在控时才可以启动自动审核，失控时应暂停自动审核。还可采用PBRTQC质控，当患者的检测均值达到控制阈值时，传输PBRTQC失控标志，不能通过质控校验，在查明原因前应暂缓自动审核。

（6）限值范围：当检测结果超出分析测量范围、临床可报告范围、警戒范围、危急值和医学决定水平、极值等范围时，审核不能通过限值校验。可依据性别、年龄、按患者来源设定个性化限值范围，也可按实验室大量患者数据分布的百分位数设定。示例：空腹血糖限值范围，见图9-12。

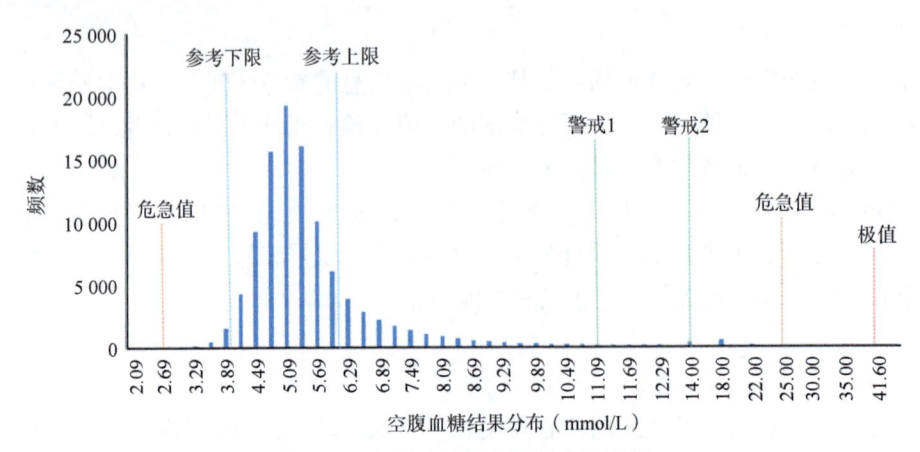

图9-12 空腹血糖部分限值范围示例
注：横坐标12.29mmol/L后按关键结果显示

（7）差值校验：当存在历史结果时，当前结果应及时进行差值校验，如果超出一定的范围，不能通过自动审核，需人工审核。示例：以某医院2周内空腹血糖数据为例，血糖差值百分率为≥50%或≤50%，不能通过差值校验，见图9-13。

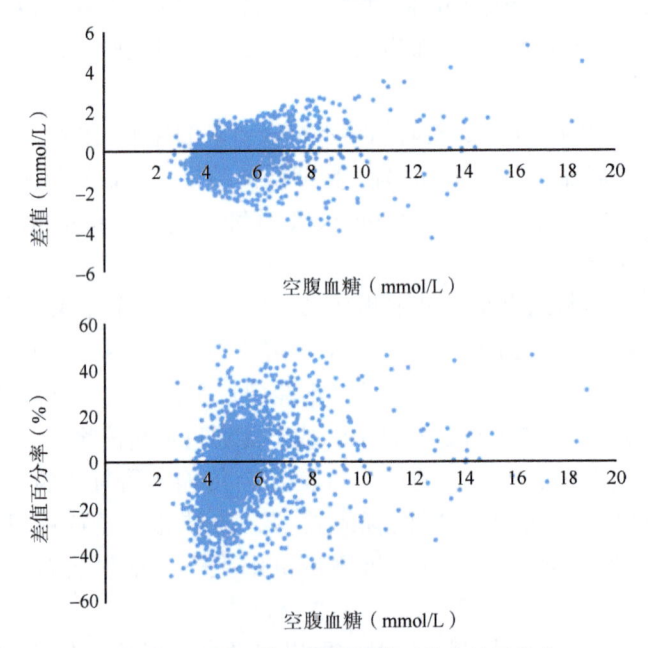

图9-13 空腹血糖差值和差值百分率结果分布

（8）比值校验：如果比值校验超出范围，提示结果异常，建议人工确认。示例：空腹血糖和糖化血红蛋白之间的比例关系（GLU=HbA1c×1.59–2.59）。

检测结果全部符合逻辑算法或规则时，标本通过自动审核，否则需要重复检测、添加注解等，转入人工审核流程。规则逻辑流程见图9-14。

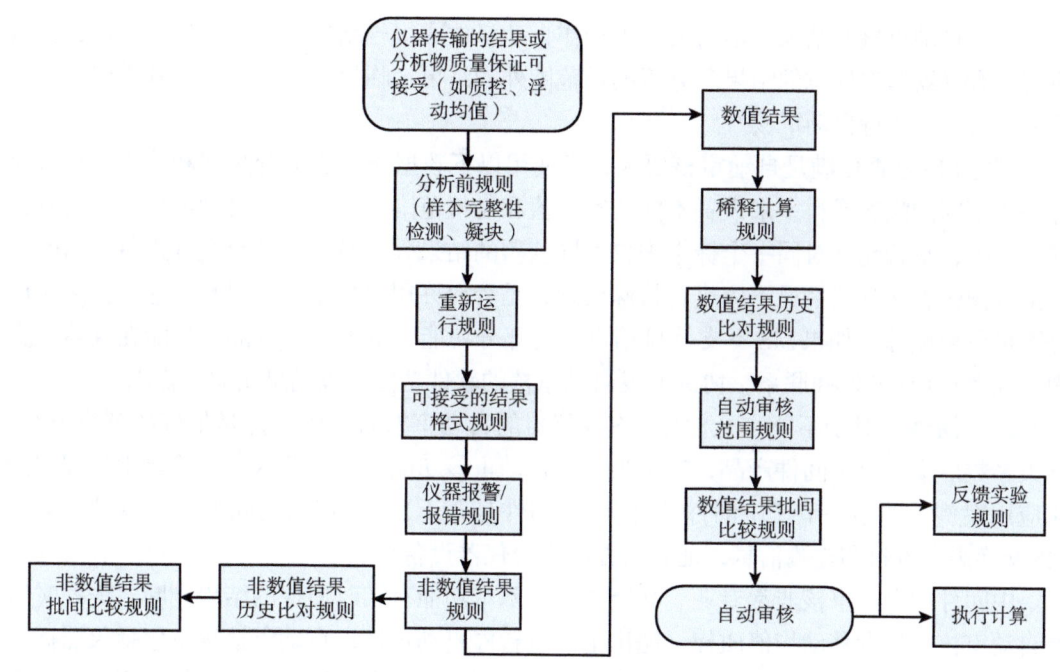

图9-14 规则逻辑流程

项目小组成员尽可能多参与收集和编制审核算法或逻辑的工作，完成规则制定和设置，见图9-15。当完成某专业的规则逻辑后，应准备以下文件：提交给实验室主任批准的规则合理性测试报告及批准文档、规则大纲文档、便于测试和验证规则的文档、便于维护和故障排除的文档、回归测试的文档。当逻辑流程或规则条件被修订时，这些文件应被及时更新。

（五）选择软件

当前，自动审核的实现主要有三种方式：LIS、仪器和中间件，

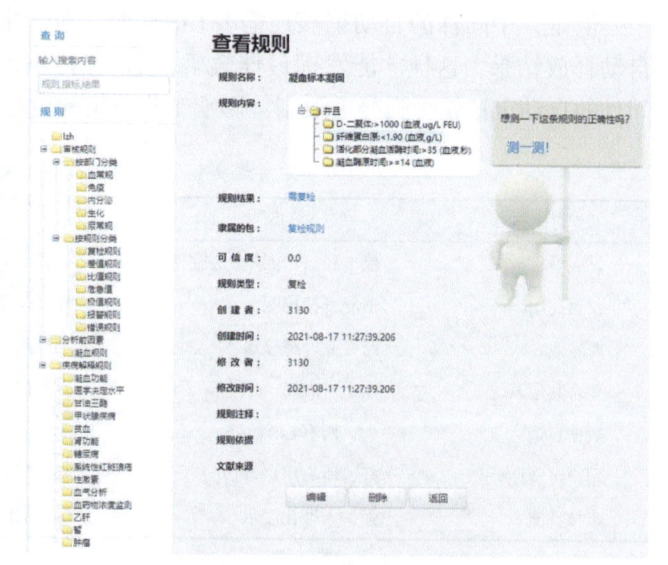

图9-15 审核规则维护界面

最终将审核结果发送到HIS或EMR。与实施医院讨论并确定，自动审核以何种方式与现有HIS进行融合，验证不同方式的优点和缺点，以达到最优使用并获得最大的经济效益。了解实施医院的信息系统功能和运行环境，包括HIS、LIS、EMR，为自动审核的数据接口做准备。

1. LIS 实施医院的LIS至少应具有自动审核的功能，如果没有则需升级或更换LIS，或采用其他方式实施自动审核。自动审核的基本功能包括标记自动审核和人工复核的结

果；通过自动审核的结果，不需要人工操作自动释放或报告结果；按规则逻辑条件，保留所有带有仪器错误标志的结果、分析测量范围外的结果、临界值外的结果；基于仪器和检测方法对结果进行自动审核。

判定LIS是否可满足自动审核要求，可使用以下数据或方法进行测试和分析：是否允许基于不同的疾病或科室来设置不同的临界值和复检范围；是否允许自动添加一个特殊稀释的指令；是否允许对同一个标本来自不同仪器的结果采取措施；是否允许进行提示配置来提醒操作者在某些情况下应进行特殊处理；是否允许用户自主配置提醒，这些提醒条件是否可以被删除。如果LIS不支持自动审核的部分功能，也可以将该部分功能在仪器上实现，或者和LIS开发商联系，协助开发自动审核的软件功能，以满足实验室需求。

2. 中间件　对于不能完全使用LIS或仪器的自动审核时，中间件是最好的解决方案。绝大多数厂家推出中间件产品，提供强大的自动审核功能，详见第八章"检验中过程智能化应用案例"的第一节"中间件软件"。中间件是介于LIS和仪器之间的一类软件，能与LIS交换患者资料和检测信息，能直接控制多台仪器设备。

中间件的自动审核非常专业、功能强大，基本功能有实时质控的结果判断，失控时暂停自动审核；患者移动均值质控，超出范围时暂停自动审核；自动审核规范包括仪器标志及报警、线性范围、差值校验等，用户可自定义配置；对未通过的标本提供标识，让工作人员重点关注、及时复检。

但是，中间件的自动审核还需要LIS配合。对于中间件自动审核通过的标本，LIS会自动释放结果，这样才能发挥最佳效果。如果LIS不配合，所有结果仍然驻留在LIS，中间件的自动审核就受到严重限制，影响工作质量和效率。LIS与中间件比较见表9-1。

表9-1　LIS与中间件比较

对比项	LIS	中间件
供应商	成本高，功能差，服务差	无成本，功能强，服务好
仪器控制	不能直接控制	控制仪器操作
跨专业	跨专业、跨仪器	不能跨越流水线
整合其他系统	HIS、EMR、百科等	数据接口，报告还需要LIS配合（数据一致性校验）
数据容量	大，所有LIS数据	小，限该流水线数据
用户可及性	好，所有用户可访问	差，限工作站
审核性能	强，人性化展示	弱，局限于专业

3. 仪器　近年来，检验仪器厂商加强了自动审核的功能，包含了决策规则和标本标记，可实现简单的自动审核，特别是在复检审核方面，是实验室自动审核工具的最新选择。仪器可以预先或用户自定义设置自动审核规则，对不触发规则的标本自动释放结果，对触发规则的标本，提醒原因及建议采取的措施，手工审核后才能释放结果。仪器的自动审核和检测原理、仪器报警、仪器性能紧密结合，专业性非常强，能保证结果的检测质量。但是，仪器的自动审核在结合标本的患者资料、历史结果等方面，因缺乏大数据支持或硬件条件的限制，较少进行整合分析，存在一定的功能缺陷。

不同检验仪器的自动审核功能存在差异，需要经验丰富、技术精湛的专业员工负责规则的配置和维护。规则的设置可遵循原厂家的建议，并结合医院和实验室的实际情况来设置。仪器的自动审核功能在仪器主控信息系统里实现。

（六）开始实施

自动审核的数据和软件都准备好后，就要决定首先从哪个专业开始实施。实施前还需完成的工作有符合质量管理要求、软件模拟或真实测试、编写标准操作规程、用户技能培训等。

实验室在实施自动审核前应先完成自动审核规则的编写和测试，评价在仪器、LIS或中间件中实施的优缺点，探讨不同实验室实施自动审核的利弊和风险，最终确定自动审核的实施方案。

自动审核要从实施简单但效果明确的专业开始，让工作人员有接受自动审核的过程，感受到自动审核带来的益处，如工作质量和效率的提升，再在新的仪器或项目开展自动审核，慢慢地推广到所有专业和项目。

从哪个科室或专业开始实施自动审核取决于许多因素。一般是从生化专业开始实施自动审核，主要原因有标本量大且检测项目多；有明确的参考范围、线性范围、差值校验等审核规则；有明确的异常结果和警戒范围；能显著缩短TAT提升患者满意度。也可从血液专业先开始实施自动审核，因为血液学检测的项目单一、仪器自动化程度高、有明确的复检规则、要求TAT短，且工作人员经验丰富，能快速适应自动审核的操作和流程。

（七）质量管理要求

质量管理体系对自动审核有专门的章节和条款要求。例如，CAP有关自动审核的条款有8条，包括主任批准、自动审核校验、质量控制标本、结果可比性、结果标记、审查追踪、增量检查、暂停自动审核。ISO 15189条款7.4.1.5结果的自动选择、审核、发布和报告，也对自动审核的批准、员工培训、报告标准、规则要求、功能验证、快速暂停等做出具体的规定。

实验室需制定自动审核的管理程序和制度，包括程序文件、验证文件、结果和质量控制检查，并能在系统故障时迅速停止自动审核过程。自动审核运行前必须进行初始测试，至少每年一次或系统更新时进行定期测试。最初的测试最好在不影响日常工作的环境中进行。在测试环境里建立的规则逻辑，在真实环境中使用前，必须重新测试。

自动审核要建立或设计一个符合管理要求的测试计划，按计划进行测试，测试结果应满足测试要求。自动审核的测试要求包括制定审核测试计划、开发测试协议和（或）测试脚本、标准操作程序更新、培训资料文档。

指定人员负责自动审核程序的建立、验证、质量控制、监管、持续改进与维护等工作。自动审核出现问题或故障时应采取措施，恢复正常后应验证其功能。制定自动审核程序检验报告签发的标准和报告流程、质量控制、结果重复检测的准则及危急值报告流程等。

记录每个标本的审核日志，每次自动审核的日期、时间、状态。如果不通过，显示具体原因或规则。自动审核的结果应与人工审核的结果具有相同的准确度、精密度、检查灵敏度和特异性。监测自动审核实施前后的质量指标：实验室内周转时间、检验报告错误率、结果复检率、用户满意度等。实验室负责人签字批准每个涉及自动审核的程序文件和项目标准操作规程，每个专业使用自动审核程序。如果分析仪器、检测方法、质控结果、自动审核程序出现故障或问题，能够暂停自动审核，涉及的标本可转为人工审核。

（八）审核测试计划

测试计划是对自动审核的功能和规则进行全面测试的书面文件，描述了测试环境和实验数据，列出测试任务和测试通过/失败的标准。每一个测试结果应符合测试的标准和要求，每个测试结果应附有客观证据，如界面截图、打印结果等。如果测试结果不符合要求，必须采取修改软件、优化规则、制定流程等措施，再次进行测试直至符合标准要求。

测试计划应确保自动审核系统释放应当被释放的结果，留下应当被保留的结果。除自动审核的每条规则逻辑的测试外，还包括软件功能测试、性能测试、集成测试及压力测试。测试报告及测试结果由实验室主任审核批准。详细记录测试内容包括测试人、测试数据、测试功能或规则、测试结果是否符合标准、测试失败时处理措施及跟踪再次测试。这些记录应保存一定的时限，用于认证机构的评审，还将用于与将来的测试结果比较，帮助维护系统及排除故障。

测试人员要求为工作年限＞5年，中级以上；验证工具为软件；首次验证为虚拟验证和真实验证；验证标本量为每条规则3个标本，验证时间为首次2个月及发布后1个月；验证正确率要求为最终验证的正确率应达到100%；可评价自动审核的假阳性、假阴性及自动审核通过率等，验证结果的假阴性率应≤3%。

运算规则改进和更新时需验证，软件升级后需验证。在检测系统稳定的前提下，每1年进行一次周期性验证，时间不少于1周，与前一次的逻辑验证结果进行对比和差异分析。

（九）风险管理

风险管理包括①当遇到设备替换、更换试剂、更换检测方法、变更项目、变更参考区间等有可能改变环境条件的情况时，需要进行测试和验证合格后方可进入正常运行；②对自动审核程序进行维护和监测，以保证正常运作并提供必要的环境和操作条件，保持数据和信息的完整性，并遵循医疗器械软件的软件生存周期过程来执行软件维护过程；③软件需求形成文档和记录，包括解决过程、分析更改请求、更改请求的审批、联系用户和管理者；④定期对自动审核规则及运算规则进行备份，并在每次对审核规则进行修正、更新或删除时，对当前在用规则进行备份记录；⑤评估自动审核潜在风险和意外后果，建立相关风险管控机制及应对措施；⑥对自动审核规则维护模块设置权限，只有相应角色及权限等级的用户才能对其维护；⑦安全管理应遵循信息安全管理体系要求。风险管控应遵循医疗器械软件的指南。

（十）标准操作规程

通过测试计划后，开始编写自动审核的用户手册或标准操作规程。员工根据用户手册了解基本概况，并完成自动审核的操作，包括自动审核原理、软件功能使用、操作流程规范、规则或逻辑配置、常见问题解决方案等。

对于涉及自动审核的标准操作规程，如结果报告程序、项目标准操作规程，需进行修改和审核。例如，结果报告程序要增加采用的审核规则、自动审核过程、不通过标本的处理等内容。对于项目标准操作规程，要列出该项目的审核规则和处理流程，补充自动审核的所有新功能。如复检规则，要明确是如何执行的。虽然仪器会自动复检，但有时也需人工预稀释。如果人工执行复检，需详细说明操作方法，结果如何修订。另外，在自动审核暂停时，结果在手动审核过程中要以自动审核相同的标准进行结果的审核，确保人工审核和自动审核的一致性。

（十一）用户培训

对操作人员进行培训，包括理论培训和操作培训。让用户理解自动审核的意义、原理、工作流程、软件功能、日常操作过程、常见问题处理等。实验室使用自动审核初期，建议工程师在场指导，增强用户信心，并且发现问题时可快速解决。要让用户知道，自动审核是一种工具，能高质量、高效率地协助完成结果审核过程，实验室人员可以有更多的精力放在疑难标本和质量控制上。

培训和使用自动审核的过程中，需要检查自动审核的功能是否完善，标准操作规程是否需要修改。需要有更多的人熟悉自动审核的规则配置和优化，软件功能和算法优化，改进自动审核的使用效果。另外，自动审核更改或升级时应进行重新测试和用户培训，以符合认证机构的要求。

三、检验结果自动审核的实现情况

检验结果自动审核软件可采用 Spring MVC + Hibernate 的 J2EE 框架和 Oracle 数据库。用户界面集中在同一个页面上，通过 Ajax 技术与后台进行数据交互。采用 Drools 进行语法规则解析，设计 Bayes 概率算法，设计差值校验、比值校验、复检检验、危急值检测、报警和极值校验等专用算法，实现自动审核功能，并符合相关质量管理要求。

（一）自动审核软件

规则库的建立根据患者人群、实验室仪器、检验程序等因素进行设置。规则库设置的原则是危急值根据医院制度设置，复检根据仪器、项目、行业规范及医学常识设置，差值根据项目的生物学变异范围和患者来源（门诊或住院或体检）设置，极值根据仪器的可报告范围来设置，警戒根据实验室历史数据分布结合医学决定水平设置，比值根据文献资料设置，错项按检验项目的套餐内容设置。规则库的规则类型和列表见图9-16。

根据文献资料、历史数据挖掘、员工建议等方式初步建立某专业的规则库，再进行真实患者数据的测试，讨论分析每个标本的审核结果是否符合临床要求，并根据未通过率和原因分析，调整和优化规则库。然后进行自动审核试运行，工作人员对每个标本进行人工审核和自动审核比较，如果发现问题及时调整规则。试运行至少1个月时间，自动审核符合要求后经实验室主任批准开始正式运行，审核功能界面见图9-17。自动审核通过时，可由系统直接完成审核，不需要任何操作。也有实验室，增加"写回"操作，自动及人工审核通过的标本只有"写回"时才同步到HIS或LIS。自动审核不通过时，显示未通过的原因（规则类型和具体规则条件），经人工审核确认（必要时复检）通过后才完成审核。

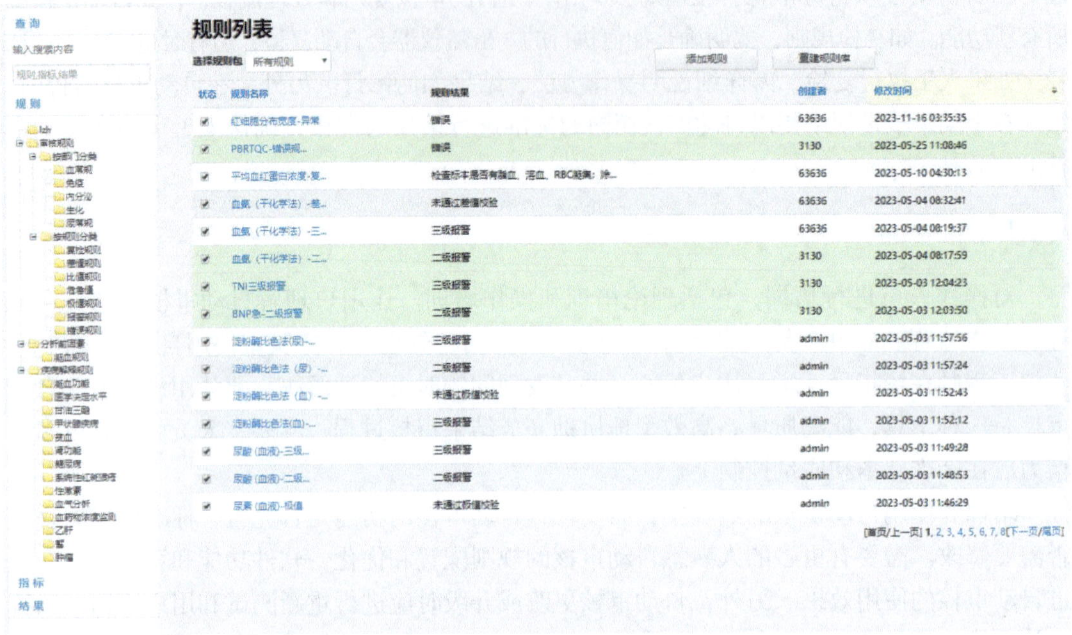

图9-16　规则类型和列表

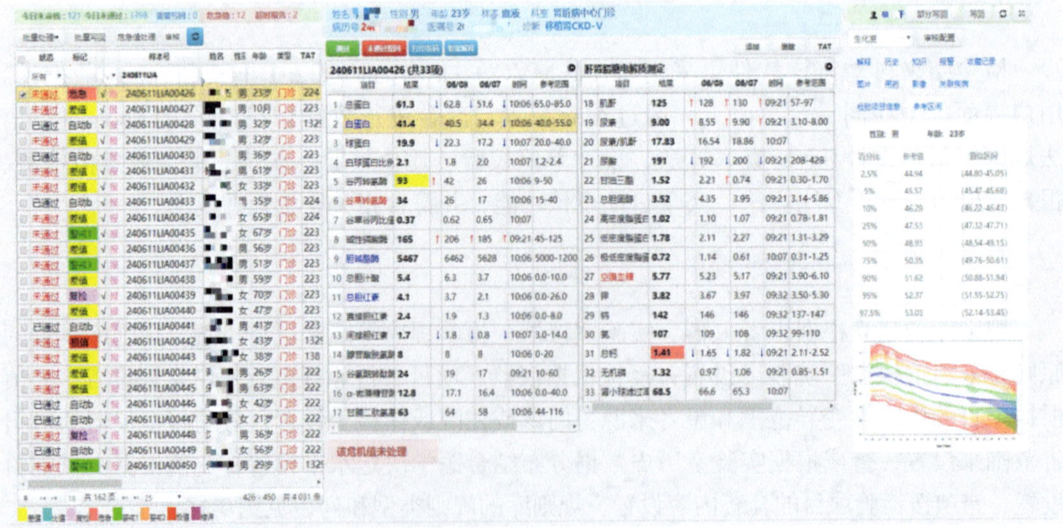

图9-17　LIS审核功能界面

自动审核的实施涉及多个软件和部门的复杂过程，如不进行规范的质量监管，将存在巨大的实施风险，会影响检验结果质量。自动审核也在不断地发展和优化，需采用持续质量改进的方法进行性能优化，以满足实验室的需求。

（二）自动审核的管理要求

自动审核的使用，需通知相关的科室和用户，传达自动审核的功能和作用。自动审核的使用文档和培训资料应提供给所有的参与者，并对参与者进行培训。审查任何可能的结果格式和（或）自动审核实施后对患者最终结果的影响。提供自动审核的维护人员姓名及联系方式，以便需要时提供技术支持。对自动审核还要有非常详细的要求清单，实验室应核对每个清单要求，确保自动审核符合管理要求。

1. 自动审核批准 实验室主任签署批准使用自动审核程序。每个涉及自动审核的程序和项目标准操作规程都需要有实验室主任的批准签字。

2. 自动审核校验 所有涉及自动审核的项目，使用前需要进行初始校验测试，以后每年至少进行一次全面的校验测试。需对每条审核的规则、算法或逻辑进行测试，详细记录测试校验过程并形成报告。如果一个内容测试失败，应及时采取措施并解决。

3. 自动审核质量控制标本 对于所有接受自动审核的检验结果，实验室要确保适用的质量控制标本在一定的时间段内得到测试，并获得合格结果。要求自动审核前自动检查质量控制状态，如果质量控制结果不合格或质量控制在规定时间区间内无法运行，要暂停自动审核。

4. 自动审核结果的可比性 在自动审核前，应比对患者结果、异常结果、危急值结果，保证自动审核和人工审核结果的一致性。

5. 结果标记 自动审核前要检查结果标记或警告。如果出现自动审核程序无法辨别的标记，需人工审查标记结果。

6. 自动审核审查追踪 计算机系统内的审查追踪能够识别所有经过自动审核的检验结果，并确定自动审核的日期、时间。

7. 自动审核差值检查 自动审核流程包括患者历史结果的差值检查。

8. 暂停自动审核 如果测试方法、分析仪器或自动审核程序出现问题，实验室工作人员能够暂停自动审核。

自动审核在取得良好应用效果的同时，更应重点关注在自动审核系统关闭或暂停期间，需要手动审核操作。因为部分员工习惯自动审核后，对手工审核的操作技能会下降，实验室应详细说明如何进行手工审核的操作，确保自动审核和人工审核两种结果的一致性和可靠性。

另外，还要重点关注培训过程。自动审核是由多个软件，如仪器接口、LIS接口、规则库、自动审核、数据同步器组成的。当进行用户培训时，应该考虑培训以下几个方面。

（1）仪器接口支持：有接受过专门培训的人员熟悉仪器与自动审核的接口，如仪器错误、仪器报警、物理连接、通信程序、接口配置等。

（2）LIS：有接受过专门培训的人员负责LIS文件制定和维护维修相关的接口，如LIS和EMR、HIS接口。

（3）网络和IT支持系统：有负责网络连接、LIS连接、应用软件安装的人员。

（4）系统管理软件：有培训软件系统管理员，如中间件专家、LIS专家，提供自动审核的实施和应用的技术支持。

（5）规则管理：有接受过培训的人员负责自动审核的规则、算法或逻辑的设计、编写、测试、验证和评估工作。

（三）持续质量改进

实验室实施自动审核是一个逐步持续质量改进的过程。例如，某实验室首先在生化和免疫专业开始使用自动审核，逐步地推广到血液专业，直到95%的检测项目实现自动审核。实现标本的结果采用统一的审核标准，提高工作效率，减少人为错误，不断降低周转时间。运用PDCA循环来执行质量计划的制订和组织实现的过程，并周而复始地运转，持续改进自动审核的实施效果。

1. 计划（plan） 调查基线数据，如自动审核的项目覆盖率、周转时间、结果错误率等监测指标，设置可行的改进目标值。成立质量改进小组，定期召开协调会议。采用鱼骨图分析存在原因，如仪器、人员、软件、流程等存在的问题及对策分析。

2. 执行（do） 用户需求调查分析，鼓励相关人员提出想法，为自动审核软件优化提供依据。自动审核算法性能优化，如一号制、实名制的大数据分析，优化配置危急、复检、差值、错项、警戒等规则的范围。优化任务栏、标本全程追溯、历史曲线、知识库等附加软件功能。

3. 检查（check） 数据来自工作记录，由两名工作人员按统计要求进行计算并校验。自动审核可统一审核的标准，70%检验结果通过自动审核，员工可致力于疑难、复杂标本的检验。内分泌的错误率从0.061‰下降至0.022‰，免疫室从0.081‰下降至0.054‰。对未通过标本加以不同颜色和重要性标识，员工按危急程度处理标本。应用自动审核后标本量增加，且员工减少，通过自动审核实现TAT缩短48.2%，见图9-18。

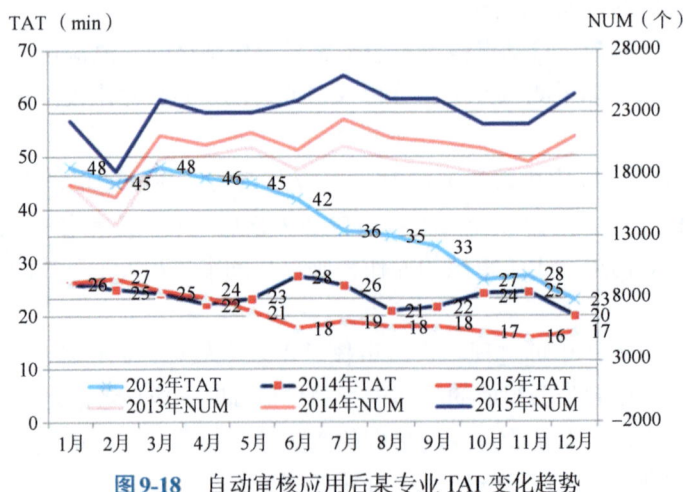

图9-18 自动审核应用后某专业TAT变化趋势

注：TAT：周转时间；NUM：工作量

4. 行动（act） 在常规检验项目中实现全面应用自动审核功能，可以提高检验结果质量、提高检验工作效率、缩短标本周转时间、提高员工的满意度。下一步计划将自动审核应用于实验室服务对象（患者、医生或护士），提升结果解释能力和用户体验度。自动审核被使用后，所有的变化、补充和改进应在系统更新前进行检查、测试、验证和沟通，自动审核将会在最短时间内提供高质量的服务。

四、检验结果自动审核的预期效果

自动审核的实现和应用可以实现机器换人，提高结果审核的效率和质量，节约实验室人力成本，显著缩短TAT，让员工将有限的精力更多地放在异常和不合理的结果上。同时，可统一检验审核的标准，避免结果审核的不稳定性，缩小不同层次员工之间的人员差距。自动审核系统集中了专业书籍、教科书、学术期刊的知识，共享临床和检验专家的知识，达到了延伸优质实验室服务的区域辐射范围，提高了基层医疗机构的审核质量和检验水平，缓解了医疗资源配置不均衡造成的社会矛盾。

（一）提高结果审核的效率和质量，节约实验室人力成本

自动审核能实现检验后的自动化和决策辅助支持，能在标本检测完成后就进行分析，极大地缩短检验报告时间，对绝大部分正常的检验结果可以快速审核或自动审核，极大地缩短了检验报告时间。对异常结果则由系统给予分析提示，提醒工作人员及早进行重新检测或复查，以提高结果审核的效率和质量，进一步缩短标本周转时间。

例如，某医院的应用自动审核，标本量约3万个/天，达到了以下效果：①降低检验人员的劳动强度，提高标本审核效率。如门诊血常规通过率为69.0%，尿液通过率为76.2%，生化通过率为87.8%，免疫通过率为89.5%。②缩短标本周转时间。如内分泌专业，自动审核年比前一年标本量增加约10%，同时员工人数从8名减为5名，但周转时间较前一年同比下降了41.2%。③消除结果审核的员工个体差异。所有的测试结果基于相同的审核标准，以相同的处理方式被自动审核，从而消除结果审核的个体差异，保证了结果的质量。④提高检验质量。使用自动审核后，检验人员有更多的时间致力于疑难、复杂标本的检测。如自动审核年与前一年比较，门诊血常规的复检率增加1.52%、推片率增加4.06%，生化检验的不正确率从0.0034‰下降至0.001‰。⑤提高工作人员的满意度。经调查，员工对信息服务的满意度从78.1%上升到86.5%。正是因为自动审核的使用加快了审核速度，缩短了周转时间，才使得实验室工作人员有更多时间处理这些逐年增加的异常标本。

（二）统一结果审核和解释的标准

人工结果审核时，由于每个人所掌握的审核标准不完全统一，有可能会导致临床医疗差错或纠纷。智能检验能够统一检验审核的标准，避免了结果审核的不稳定性，能自动完成结果审核和解释工作，更能节约人力资源，让更多检验技术人员从繁重审核工作中解放出来，实现"机器换人"，提高了检验质量。利用检验知识库进行在线的检验结果辅助解释，不仅不会遗漏项目和项目组合的临床意义，而且可以指导医生选择针对某类疾病的相关试验项目，对不相关的试验项目不检查。有些检验项目费用昂贵且检测周期较长，所以有针对性地选择试验项目既可节省患者的医疗费用，又可节约患者的就诊时间；不仅可以提高工作效率，还可以提高医疗工作的质量，使实验室从管理向服务发展。

(三)优化医疗资源的配置,缩小城乡医疗技术差距

医院作为知识密集型机构,知识的利用、积累和创新是其发展的根本要求。基层医疗机构提供常见病、多发病的诊疗和公共卫生服务,是居民健康的守门人,但是存在技术单一、人才流失、医疗技术水平差、专业知识缺乏且难以及时更新等现况。目前,检验医学知识以不同的形式和格式存在于专业书籍、教科书、期刊及医学专家经验中,无法进行统一的存储、管理、检索、分析和利用。自动审核包含的知识库将按标准化的方法进行收集、整理,统一格式和保存方法,使信息和知识变得规则和有序,提高检验医学的智能化、数字化程度。也可以让医务人员和普通百姓获得更高素质、更专业化的医学知识服务,改变医疗资源分布不均的现状,缩小城乡医疗技术差距。

五、自动审核的发展方向

随着新一代信息技术的发展,自动审核应用覆盖的专业领域越来越多,除包括生化、免疫、血常规等定量项目外,还包括尿有形成分、自身免疫、术前八项、乙肝半定量等项目,以及危急值、微生物药敏等异常或阳性结果的管理。目前,自动审核还包括以下发展方向。

(一)即点即得、随需而得的决策支持

自动审核需要检验专业知识和临床医学知识的支持,用户在操作过程中可提供即点即得、随需而得的全面的临床决策支持。采用知识库、知识图谱、大语言模型等技术,基于医学教材、临床文献、共识及指南数据库等循证医学证据,建立和维护检验领域的专题知识库和规则库,在关键操作步骤提供决策支持。用户需要时,点击检验项目显示该检验项目的知识库,点击结果可显示该项目所有历史结果、统计概要数据及检测试剂仪,点击疾病显示该疾病的知识库,点击病历号显示该患者的所有电子病历,点击姓名显示该患者所有检验结果及综合数据分析,点击科室显示该科室的相关信息。用户可查询质量体系文件,系统会根据标本的检验结果个性化地提供操作者需掌握的通用、专业仪器及项目等标准操作规程文件。

(二)数据集成的综合分析和诊断

自动审核需要结合医嘱、检查、用药、影像等电子病历,进行综合分析和诊断。审核规则可以与疾病、用药、检查阳性结果关联,提供更精准的更高通过率的审核结果。例如,疾病与检验结果关系数据库,包括妊娠中后期血红蛋白降低,肝癌患者甲胎蛋白显著升高;药物干扰数据库,包括使用过呋塞米可引起高尿酸血症,羟苯磺酸钙对酶法检测肌酐的负干扰;检查阳性结果数据库,包括甲状腺结节可引起甲状腺功能异常。

(三)基于大数据的自动审核

按体检、门诊、住院展示检验结果的数据分布。定量检验项目自动计算分隔区间范围并计算累计百分率,定性检验项目按枚举所有结果分类计算所占百分率。定时更新检验结

果到结果分布大数据中,并在患者结果中以图形方式展示。依据检验大数据分布,设置警戒值、差值校值的范围,提升自动审核通过率。

(四)自动审核向智能审核发展

自动审核的功能不断完善,逐渐向智能审核发展。智能审核包括自动审核、结果解释、全面知识支持等核心功能,规则可包括智能数据、AI算法等。采用Drools规则引擎作技术支持,基于if-then逻辑规则,可实现高级别的临床决策支持,易被用户理解且规范程度高,规则调整和优化操作简单,可用于结果的自动审核、临床解释、影响因素分析等场景。有研究显示,利用机器学习的决策树算法建立并验证的血常规AI自动审核规则,能较稳定地识别、拦截与提示异常结果,比传统的自动审核更加简便、高效、准确。有研究显示,使用机器学习算法开发AI自动审核用于实验室检测,AI自动审核的通过率为89.60%,假阴性率为0.95‰,比传统基于规则的自动审核减少了约80%的无效报告,具有高准确性和高效率。

(杨大干　张慧娜　胡长爱)

第三节　实验室结果智能解释

实验室检查结果在疾病诊断、用药指导、预后判断、疗效监测及疾病预测预警等临床决策信息中占60%~70%。目前,检验结果主要以数字、定性结果、简单的结果描述等客观地表达检测到的结果,结果的内涵、提示的深层次信息需要医生解读。但由于医生工作繁重,专科及亚专科细化,检验项目数量众多,跨专科及领域就诊时可能导致有意义的结果被忽视而引起漏诊或误诊。实验室检查涉及临床各个领域,覆盖人体各个系统,检验结果还与患者准备、标本采集、检验方法等众多因素相关,检验结果报告单里包含有众多的隐藏信息,且个体间差异明显,临床医生可能难以对其进行全面的分析和深入细致的了解。实验室结果智能解释是发挥检验价值的关键,目的是为临床提供专业化的检验知识服务,以提高工作效率和对检验结果的正确应用。

一、实验室结果解释的现况和问题

实验室提供常规检验结果报告,包括检验项目、检测方法、参考区间、单位、结果值等,适用时,包括标本性状说明、注释等。结果值分为数值型和字符型。数值型可根据参考区间、警戒区间、临床决定限、危急值判断患者严重程度。字符型是用文字描述检验结果,可以有框架结构的自由文本,也可以是枚举型,如阴阳性,一般情况下,阳性为异常结果,如等级结果–、±、++、+++、++++,有"+"代表结果异常。繁忙的检验工作使得检验人员主要忙于流水线和分析仪上的操作,较少对检验结果提供有价值的解释。临床应用时主要依赖于临床医生对检验结果进行解读,医生要在较短的时间内与患者沟通,浏览各项检验检查报告、历史就医记录等,并做出正确的医疗决策。当前,实验室结果解释面临如下困难。

（一）检验项目多，各亚专业跨度大、疾病变化复杂

一个患者需要解读的检验项目多，常见的如血常规有20多个项目，生化常规有近30个项目，患者常同时检测多个套餐，再加上前后可能多次检测，临床医生需要解读的"量"非常大。临床检验细分为血液、体液、生化、免疫、微生物、分子诊断等亚专业。不同项目分属不同的亚专业，检验方法、临床意义、影响因素等存在差异。几百个检验项目和历史结果，结合患者的性别、年龄、临床症状、辅助检查结果等资料，检验项目之间的相互关系，从中综合分析可能的主要疾病及阳性结果，次要疾病及异常结果，需要长期的工作经验和医学专业知识。不同疾病及进程，检验结果有共同的表现，也可能有特异性表现，迫切需要新一代信息技术的辅助支持对实验室结果进行解释。

（二）结果影响因素多，大部分指标无特异性诊断价值

患者的检验结果受到诸多因素的影响，从患者准备到结果发布过程中，每个环节都可能影响到最终出现在报告单上的结果值。患者人口学特征、患者准备、标本采集、检测仪器和方法学、生物学变异、干扰物对检验结果都会产生影响，这些影响往往不具有可测量性，增加了结果解释的复杂性。大部分的检验指标与疾病的关系特异性不强，结果升高或降低与众多疾病及疾病早期、中期、晚期等进程都有关系，要准确解释和分析检验结果非常困难。绝大部分的检验指标用于健康评估、疗效监测、疾病监测或预警，较少的检验项目用于疾病诊断和鉴别诊断。

（三）结果解释时，需要考虑的影响因素多样、复杂

正确地、精准地、个性化解读检验报告，需要综合考虑多项要素，如参考区间、生物学变异、临床决策或危急值、历史结果、其他相关检验检查项目，患者历史诊疗，患者的性别、年龄、生理周期、生活习惯、疾病等。大部分检验结果是非特异性，如血清癌胚抗原（carcinoembryonic antigen，CEA），需与其他检验检查联合使用才有明确的临床意义，如图9-19所示。实验室结果解释是一个复杂的逻辑推断过程，涉及知识面广，患者个性化，需要大数据、机器学习等技术支持，以更好地为患者服务。

（四）临床医生专科化，跨学科时解释困难

临床医生工作繁重，个人能力差异大，且当出现跨专业领域的疾病诊疗时，容易漏诊或错诊。在大型三甲综合性医院，一名专家通常在半天时间内接诊20~40名，甚至60多名患者，普通门诊甚至达到100名，没有足够的时间去细细解读，更不可能与其他专科医生商讨。迫切需要临床决策支持系统在结果异常时给予强提醒并建议去某专科就诊。建立临床检验知识平台，为多学科诊疗提供综合的、循证的知识服务和决策支持。中国医师协会检验医师分会建议，实验室的检验结果数据报告向检验诊断报告转变，实现分级报告模式，依次是检测报告、直接检验诊断报告、分项诊断报告、综合诊断报告和动态变化报告。期望检验诊断报告内容包括各检测项目的数量变化、形态异常、成分改变、病原体等，并

对机体的生理状态、病理生理、生化代谢、免疫反应与调节等进行分析、描述和总结。

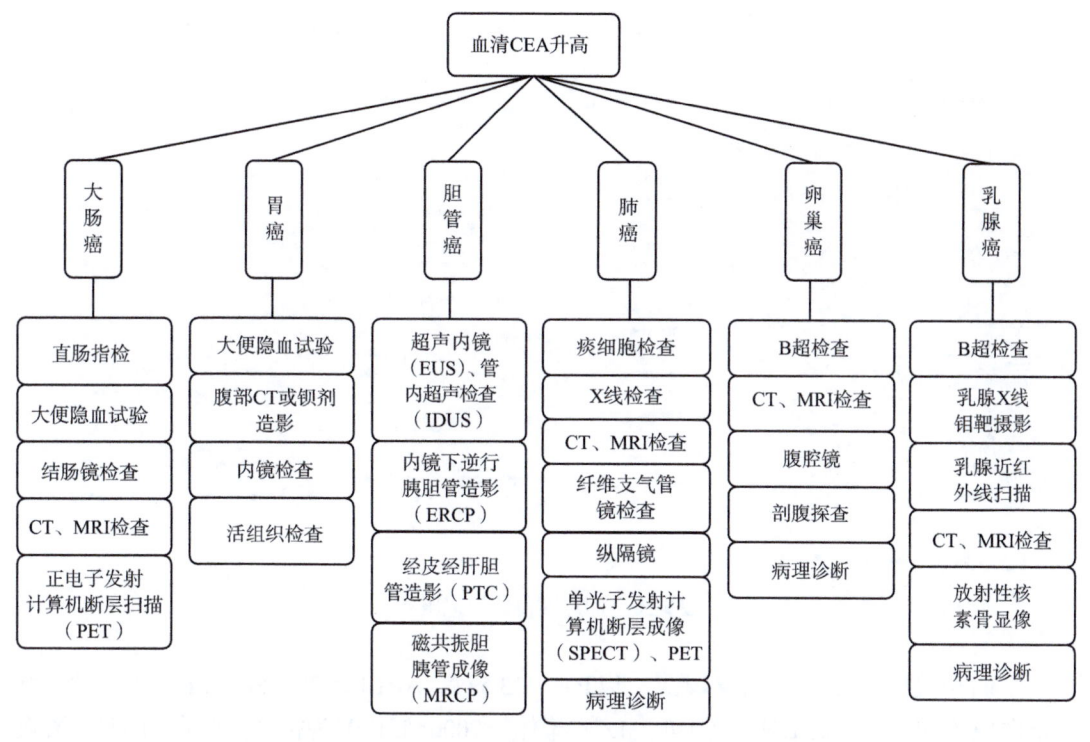

```
                            血清CEA升高
      ┌──────┬──────┬──────┼──────┬──────┐
      大      胃      胆      肺      卵      乳
      肠      癌      管      癌      巢      腺
      癌              癌              癌      癌
```

大肠癌	胃癌	胆管癌	肺癌	卵巢癌	乳腺癌
直肠指检	大便隐血试验	超声内镜（EUS）、管内超声检查（IDUS）	痰细胞检查	B超检查	B超检查
大便隐血试验	腹部CT或钡剂造影	内镜下逆行胰胆管造影（ERCP）	X线检查	CT、MRI检查	乳腺X线钼靶摄影
结肠镜检查	内镜检查	经皮经肝胆管造影（PTC）	CT、MRI检查	腹腔镜	乳腺近红外线扫描
CT、MRI检查	活组织检查	磁共振胆胰管成像（MRCP）	纤维支气管镜检查	剖腹探查	CT、MRI检查
正电子发射计算机断层扫描（PET）			纵隔镜	病理诊断	放射性核素骨显像
			单光子发射计算机断层成像（SPECT）、PET		病理诊断
			病理诊断		

图9-19　血清CEA升高的结果解释

二、实验室结果智能解释的技术方案

实验室检验结果的解释主要依据参考区间、危急值或医学决定水平、生物学变异及历史结果分析、临床指南等资料，结合患者的临床情况，给出以患者为中心的个性化的精准解释。实验室的结果解释将推动检验报告从单纯的数据展示到辅助诊断、结果预测、智能解释的方向发展。因为结果解释的技术和能力有限，结果解释系统现阶段仍处于研究的初始阶段，但已成为"AI+检验"发展的新趋势、新模式，它将提升检验报告在临床决策中的分量，改变检验服务的模式。当前可采用的解释技术包括但不限于以下技术方案。

（一）知识库和规则库技术

基于教材、专著、专家共识、文献、实验室质量体系及Uptodate数据库等资料，建立临床疾病、检验项目、形态学图谱、患者教育等专题知识库，具体内容详见第十章第二节"检验知识系统"。知识库与LIS患者信息中的诊断关联，检验结果中的项目关联，实验室需要时显示知识的具体内容。如检验结果里，点击中性粒细胞（％）则显示该项目词条的相关内容，提供即点即得的检验知识服务，见图9-20。

在知识库基础上，依据专业领域知识，结合实验室检测系统、方法、人群、专科特色，建立规则库，触发规则条件时给出个性化的解释。以凝血功能为例介绍解释性规则的建立过程和应用场景。

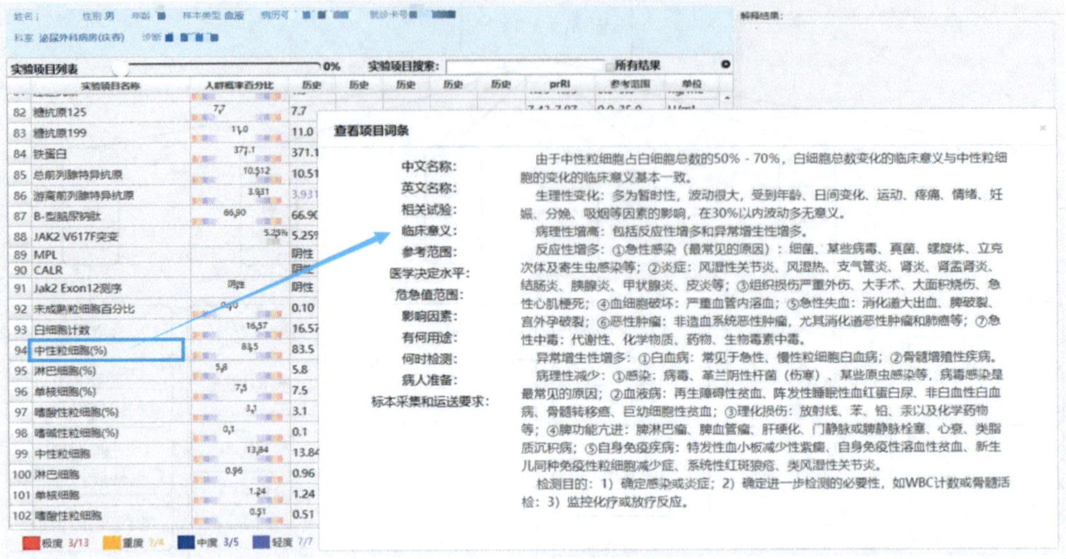

图 9-20 即点即得的知识服务

1. 调查凝血功能延长结果模式 以 PT＞13.5秒，APTT＞33.5秒，TT＞21.5秒，纤维蛋白原（Fib）＜2.0g/L 或＞4.0g/L，D-二聚体＞700μg/L FEU 为标准。调查 1 周时间凝血功能延长的异常组合模式共有 22 种，见表 9-2。结果变化形式多样，组合情况复杂。最常见是 Fib 升高或减低、PT 延长、PT 和 APTT 延长、PT 延长和 Fib 升高。D-二聚体阴性 22.3%，阳性 77.7%。结果变化的程度还可进一步细化，如 APTT 按延长程度可划分为轻、中、重等。一般来说，结果模式的判断条件越多，分类越细，则结果的解释性规则才会越精准。

表 9-2 凝血功能延长异常模式分布

序号	模式	百分率（%）	序号	模式	百分率（%）
1	Fib ↑	53.33	12	APTT ↑ Fib ↓	0.80
2	Fib ↓	15.93	13	TT ↑	0.49
3	PT ↑	6.09	14	Fib ↓ TT ↑	0.40
4	PT ↑ APTT ↑	4.16	15	PT ↑ APTT ↑ TT ↑	0.28
5	PT ↑ Fib ↑	3.58	16	PT ↑ Fib ↓ TT ↑	0.28
6	APTT ↑	3.27	17	APTT ↑ TT ↑	0.21
7	PT ↑ APTT ↑ Fib ↓	2.72	18	APTT ↑ Fib ↓ TT ↑	0.09
8	PT ↑ Fib ↓	2.66	19	Fib ↓ TT ↑	0.09
9	PT ↑ APTT ↑ Fib ↑	2.02	20	PT ↑ APTT ↑ Fib ↑ TT ↑	0.09
10	APTT ↑ Fib ↑	1.90	21	PT ↑ TT ↑	0.09
11	PT ↑ APTT ↑ Fib ↓ TT ↑	1.50	22	APTT ↑ Fib ↑ TT ↑	0.03

2. 凝血功能解释性规则建立 依据表 9-2 常见异常结果模式，结合《临床出血与血栓

性疾病》、《诊断试验临床解读：医学实验室手册》等专著，按照《华法林抗凝治疗的中国专家共识》、《创伤性高凝血症诊疗中国专家共识》、《急性出血性凝血功能障碍诊治专家共识》（2020年）等文献资料，经过多轮专家咨询，逐条参考专家建议、查阅资料、小组讨论后进行规则完善，最终建立解释性规则15条，详见表9-3。15条规则按其结果模式共分为6个大类，包括五项/四项结果正常、PT单项检测、凝血四项单项升高、凝血四项双项异常、多项异常及D-二聚体结果解释。解释性规则具有可解释性和循证医学依据，解释的结果才具有权威性。

表9-3 成人凝血功能的结果解释性规则

类别	结果模式	规则条件	解释
五项/四项结果正常	1. 数据全正常	INR 0.85～1.15 APTT 23.9～33.5秒且TT 14.5～21.5秒且Fib 2～4g/L D-二聚体（-）	结果处于参考区间内。如有出血症状，请结合临床考虑
PT单项检测	2. PT延长	INR＞1.15，PT＞14.5秒	若为口服华法林用药监测，INR＜2提示疗效不足，INR为2～3提示药物达预期效果，INR＞3提示出血风险显著增加
凝血四项单项升高	3. PT单项延长	INR＞1.15 APTT 23.9～33.5秒且TT 14.5～21.5秒且Fib 2.0～4.0g/L	考虑凝血因子FⅡ、FⅤ、FⅦ缺乏或维生素K缺乏
	4. APTT单项延长	INR 0.85～1.15 且APTT＞38秒 且TT 14.5～21.5秒且Fib 2.0～4.0g/L	考虑内源性凝血途径因子FⅧ、FⅨ、FⅪ、FⅫ缺乏，或激肽释放酶原（PK）、高分子量激肽原（HMWK）缺乏，受循环抗凝（狼疮性抗凝物质）或其他抑制剂影响等
	5. Fib单项升高	INR 0.85～1.15 且APTT 23.9～33.5秒且TT 14.5～21.5秒且Fib＞4.0g/L	急性时相反应蛋白，提示机体可能存在炎症、感染等情况；也可见于机体高凝状态、妊娠后期
	6. Fib单项降低	INR 0.85～1.15 且APTT 23.9～33.5秒且TT 14.5～21.5秒且Fib＜2.0g/L	可见于出血、纤溶亢进等情况。药物因素，考虑受巴曲酶、安克洛酶及降纤酶等纤维蛋白溶解剂影响
	7. TT单项延长	INR 0.85～1.15 且APTT 23.9～33.5秒且TT＞21.5秒且Fib 2.0～4.0g/L	多见于使用凝血酶敏感的抑制剂药物，如达比加群酯、来匹卢定、美拉加群。也见于患者体内存在类肝素物质或较高浓度纤溶产物的影响
凝血四项双项异常	8. PT和APTT延长	INR＞1.15且APTT＞38秒TT 14.5～21.5秒且Fib 2.0～4.0g/L	可能为共同途径凝血因子Ⅱ、Ⅴ、Ⅹ缺乏，或服用Ⅱ、Ⅴ、Ⅹ因子抑制剂；结合临床是否长期使用抗生素、长期卧床辅助饮食、是否胆道阻塞等导致维生素K依赖因子缺乏；也见于存在狼疮抗凝物、FⅤ/FⅧ联合缺乏
	9. APTT和TT延长	INR 0.85～1.15 且APTT＞38秒 且TT＞21.5秒且Fib 2.0～4.0g/L	可能为使用小剂量肝素钠治疗、患者体内存在类肝素物质

续表

类别	结果模式	规则条件	解释
凝血四项双项异常	10-1. PT延长和Fib升高	INR＞1.15且APTT 23.9～33.5秒且TT 14.5～21.5秒且Fib＞4.0g/L	1. 可能为Fib急性时相反应，综合抗凝药物或其他因素所致凝血功能异常 2. 可能为肾功能不全患者丢失蛋白，Fib反应性升高，综合抗凝药物或其他因素所致凝血功能异常
	10-2. APTT延长和Fib升高	INR 0.85～1.15且APTT＞38秒且TT 14.5～21.5秒且Fib＞4.0g/L	
	10-3. PT、APTT延长和Fib升高	INR＞1.15且APTT＞38秒且TT 14.5～21.5秒且Fib＞4.0g/L	
多项异常	11. PT和APTT延长，Fib降低	INR＞1.15且APTT＞38秒且TT 14.5～21.5秒且Fib＜2.0g/L	多见于肝脏疾病，当Fib＜1.0g/L时提示严重肝病或发生出血
	12. PT、APTT和TT延长，Fib降低	INR＞1.15且APTT＞38秒且TT＞21.5秒且Fib＜2.0g/L且D-二聚体（−/+）	可见于肝病失代偿期，肝功能受损，凝血因子合成减少，纤溶亢进
	13. PT、APTT和TT延长，Fib降低，D-二聚体升高	INR＞1.15且APTT＞33.5秒且TT＞21.5秒且Fib＜2.0g/L且D-二聚体（++/+++）	可见于DIC、严重外伤、脓毒血症等患者
D-二聚体结果解释	14. D-二聚体阴性	D-二聚体（−）	对排除深静脉血栓（DVT）、肺栓塞（PE）具有较高阴性预测价值
	15. D-二聚体阳性	D-二聚体（+/++/+++）	可见于继发性纤溶亢进，持续升高为静脉血栓危险因素

注：D-二聚体结果分级，−为＜700μg/L FEU，+为700～1300μg/L FEU，++为1300～3000μg/L FEU，+++为＞3000μg/L FEU。

3. 解释性规则应用及优化 解释性规则为条件逻辑判断，建立过程中主要涉及其判定条件和符合条件时输出的解释语句。以Drools规则为基础，以if-then句式建立成人凝血功能结果解释性规则，其中采用"并且"、"或者"及"非"等字符连接条件，当检验结果数据符合设定的条件时，系统可输出相应的解释语句，见图9-21。

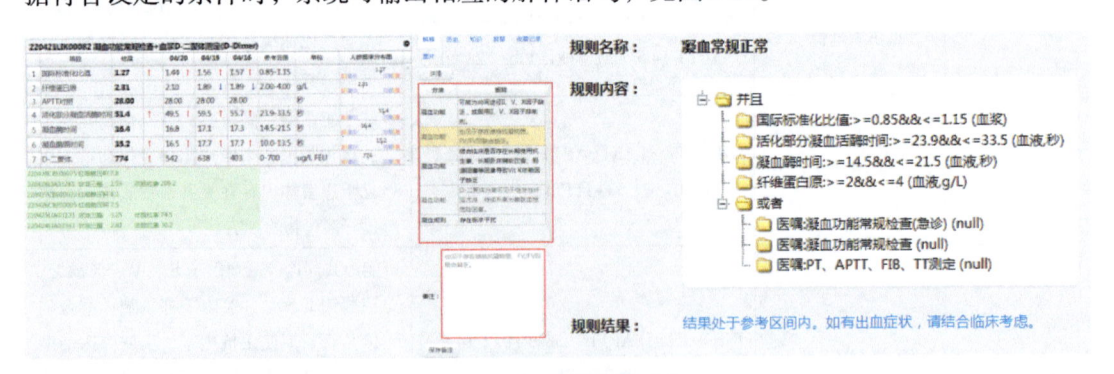

图9-21 解释性注释系统
左侧为软件界面；右侧为规则维护界面

基于解释性规则的简洁性和逻辑关系的可理解性考虑，解释性规则均被总结为概括性描述。每条规则的详情可显示规则注释、可信度、依据及文献来源。解释性注释是自动提示的，审核者可结合患者资料进行确认和补充，保存后才能最终显示在报告单的备注中，见图9-21，医生和患者可见到解释性注释。目前，主要针对非血液科和心内科的异常情况、初诊特别异常的凝血结果，会提供解释性注释。

解释性规则可基于临床应用，应进行持续改进和不断优化，包括临界值或判断条件选择，使触发条件具有临床意义；结果解释需结合患者临床资料，如PT可用于华法林用药、肝病患者等监测，不同疾病INR存在差异，仅凭现有数据较难给出可靠的解释；基于大数据分析和大语言模型，有助于我们更加深入地认识疾病本质，助力疾病精准诊疗策略的制定。

（二）检验大数据技术

当前，检验数据已经积累到庞大的数量级。海量的检验资源中蕴藏着临床规律。通过数据治理将原始的检验大数据资源转化成智能检验数据，针对真实世界中特定的临床问题设计和制定分析策略。检验大数据可用于质量控制、评估参考区间、设立项目组合、建立审核规则、疾病诊断和预后评估、疾病筛查、危险分层、治疗依据、流行病学调查等。检验大数据结合AI已应用于罕见病和复杂疾病诊断、识别系列结果的生理变化、患者移动均值质控、疾病相关逻辑的关联，可提高诊断的敏感性和特异性。以患者大人群数据分布为示例，介绍智能数据在结果解释中的应用。

1. 定量项目患者大人群数据分布 基于历史和当前的检验数据，构建患者大人群数据分布，按照体检、门诊、住院患者类别，提供患者结果分布智能数据，提供检验结果异常等级（分为正常、轻度、中度、重度、极度）。正常，结果数值在参考区间内，或双侧结果是大人群数据分布的＞2.5%或＜97.5%，或单侧结果是＜95%。轻度，双侧结果是大人群数据分布的1.5%～2.5%或97.5%～98.5%，单侧结果是95%～97%。中度，双侧结果是大人群数据分布的1.0%～1.5%或98.5%～99.0%，单侧结果超过97.0%～98.0%。重度，双侧结果是大人群数据分布的0.5%～1.0%或99.0%～99.5%，单侧结果是98.0%～99.0%。极度，双侧结果是大人群数据分布的＜0.5%或＞99.5%，单侧结果是＞99.0%。

每日定时（如凌晨2:00）更新前一天检验结果数量。按照患者类型（门诊、住院、体检），分类统计前一天的所有项目和所有检验结果的数量。示例：空腹血糖，见表9-4。门诊的检验结果为3.88（mmol/L）共有2个，如果表9-4已经存在值3.88，则更新项目数量累加到表中，加上累计数量99个，总共应为101个，3.88及以下2436个，累计百分率0.495%。如果表9-4不存在值3.88，则添加该结果值，数量为2个，再计算累计百分率。

表9-4 空腹血糖检验结果数量累计百分率示例

门诊			住院			体检		
结果值	数量	累计百分率	结果值	数量	累计百分率	结果值	数量	累计百分率
3.85	90	0.43	3.21	71	0.48	3.41	24	0.43
3.86	105	0.46	3.23	65	0.49	3.42	17	0.45
3.87	91	0.47	3.22	65	0.49	3.43	23	0.48
3.88	101	0.50	3.24	59	0.50	3.44	29	0.51
3.89	100	0.52	3.25	65	0.51	3.45	18	0.54

续表

门诊			住院			体检		
结果值	数量	累计百分率	结果值	数量	累计百分率	结果值	数量	累计百分率
3.90	108	0.54	3.26	77	0.52	3.46	26	0.57
3.91	98	0.56	3.27	62	0.53	3.47	23	0.60
3.92	126	0.58	3.28	77	0.54	3.48	23	0.62
3.93	113	0.61	3.29	82	0.55	…	…	…
…	…	…	3.30	223	0.59	3.51	26	0.73
3.99	163	0.79	3.31	78	0.6	3.52	34	0.77
4.00	196	0.83	…	…	…	3.53	39	0.82
4.01	234	0.88	3.50	312	0.94	3.54	36	0.86
4.02	187	0.92	3.51	151	0.96	3.55	40	0.91
4.03	277	0.97	3.52	168	0.99	3.56	45	0.97
4.04	172	1.01	3.53	143	1.01	3.57	43	1.02
4.05	271	1.06	3.54	168	1.03	3.58	42	1.07
…	…	…	…	…	…	…	…	…
38.42	1	100	79.86	3	100	21.08	1	100
合计		481 997	合计		702 166	合计		81 218

按照结果范围计算人群分布，人群百分率按照0.5、1、1.5、2、2.5、3、4、5、6……95、96、97、97.5、98、98.5、99、99.5、100分类统计。从表9-4中的数据，取出对应百分比的检验结果，更新表9-5。示例：要获取门诊空腹血糖人群累计百分率为0.5的结果，从表9-4可知结果为3.88，结果范围是0～3.88。接下来获取人群百分率为1.00结果，百分率1.00的结果不存在，则观察距离1.00最近的百分比结果，1.01距离1.00比0.97更近，取用1.01的结果4.04，得到结果范围3.88～4.04。后面百分比节点2.00、3.00、4.00……100.00的取值以此类推。计算出空腹血糖智能数据和异常等级、异常指数的结果。

表9-5 空腹血糖智能数据示例

累计百分率	门诊结果范围	住院结果范围	体检结果范围	异常等级	异常指数
0.5	0～3.88	0～3.24	2.02～3.44	极度	20
1.0	3.88～4.04	3.24～3.52	3.44～3.57	重度	18
1.5	4.04～4.13	3.52～3.69	3.57～3.64	中度	15
2.0	4.13～4.19	3.69～3.80	3.64～3.70	轻度	13
2.5	4.19～4.24	3.80～3.89	3.70～3.75	轻度	10
3.0	4.24～4.28	3.89～3.96	3.75～3.79	正常	8
4.0	4.28～4.35	3.96～4.08	3.79～3.85	正常	7
5.0	4.35～4.40	4.08～4.18	3.85～3.89	正常	6
6.0	4.40～4.45	4.18～4.25	3.89～3.93	正常	5

续表

累计百分率	门诊结果范围	住院结果范围	体检结果范围	异常等级	异常指数
7.0	4.45~4.49	4.25~4.32	3.93~3.97	正常	4
8.0	4.49~4.52	4.32~4.38	3.97~4.00	正常	3
9.0	4.52~4.55	4.38~4.44	4.00~4.03	正常	2
10.0	4.55~4.58	4.44~4.49	4.03~4.05	正常	1
11.0	4.58~4.61	4.49~4.53	4.05~4.08	正常	0
12.0	4.61~4.63	4.53~4.58	4.08~4.10	正常	0
13.0	4.63~4.66	4.58~4.62	4.10~4.13	正常	0
14.0	4.66~4.68	4.62~4.66	4.13~4.15	正常	0
15.0	4.68~4.70	4.66~4.70	4.15~4.17	正常	0
…	…	…	…	…	…
100.0	16.14~38.42	19.18~79.86	11~21.08	极度	20

2. 定性项目患者大人群数据分布 类似于定量项目的建立过程，以门诊尿液葡萄糖结果为例，其大人群分布和数据转换表见表9-6。依据检验项目的大人群分布和专家意见，结合原发性IgA肾病诊治循证指南、慢性肾脏病筛查诊断及防治指南等文献资料，根据各项目的重要程度和结果的异常程度，将项目定性的结果转化成数据转换值、异常等级、异常指数。最终将患者结果列表中每个项目结果异常等级评为正常、轻度、中度、重度、极度五级。

表9-6 尿葡萄糖结果数据转换表

尿葡萄糖结果（mmol/L）	数据转换值	大人群分布（%）	异常等级	异常指数
正常	0	79.70	正常	0
±（1.7）	1	4.37	正常	1
±（2.8）	2	3.22	正常	1
+（3.9）	3	2.05	轻度	3
+（5.6）	3	1.97	轻度	3
++（8.3）	5	1.24	中度	6
++（11）	6	1.37	中度	6
+++（17）	10	1.43	重度	13
+++（28）	16	1.62	重度	13
++++（56）	32	0.70	极度	20
++++（OVER）	40	2.33	极度	20

定量项目参照空腹血糖项目的计算方法，计算出实验室所有定量检验项目的智能数据。定性项目参照尿葡萄糖项目的计算方法，计算出实验室所有定性检验项目的智能数据。标识患者该项目在大人群中的位置，以空腹血糖为例见图9-22，以尿葡萄糖为例见图9-23。

空腹血糖（mmol/L）

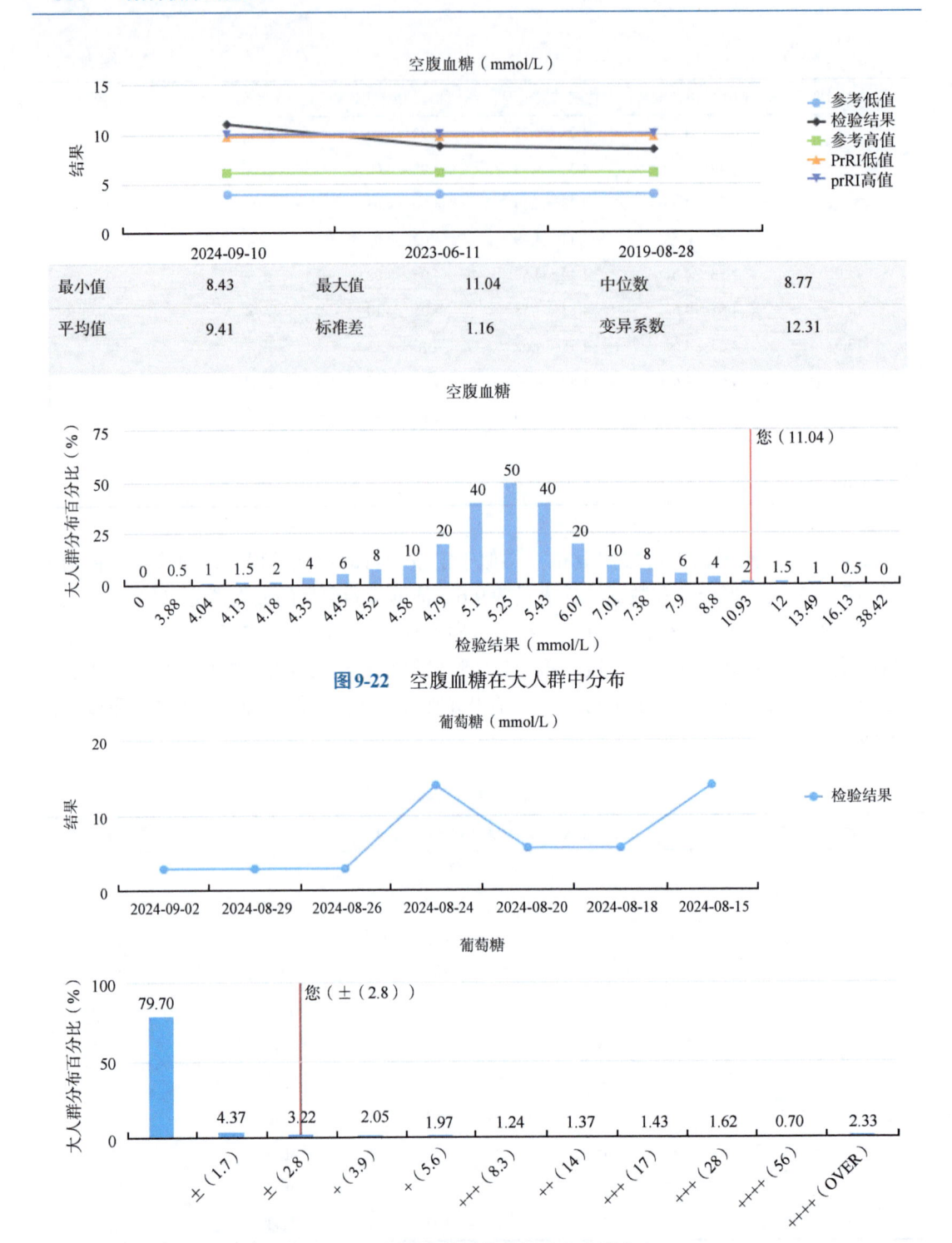

最小值	8.43	最大值	11.04	中位数	8.77
平均值	9.41	标准差	1.16	变异系数	12.31

空腹血糖

图9-22　空腹血糖在大人群中分布

图9-23　尿葡萄糖异常等级及大人群分布

3. 健康指数算法模型建立　根据计算结果将健康指数划分为正常（96～100）、异常（86～95）、疾病（51～85）、危重（0～50）4个等级。

$$健康指数 = 100 - \sum_{i=1}^{n=12} Q_i \ (i=1,2,3,\cdots,12)\ (i=项目;Q=异常指数)$$

Q即异常指数，来源基于单个项目的异常程度和不同权重。例如，尿葡萄糖的异常指数见表9-6。在有了异常指数转换的基础上，利用健康指数公式进行计算得到健康指数。定性项目以表9-7的尿常规为例进行说明。

表9-7　健康指数结果转换示例

项目（i）	1 ERY	2 LEU	3 PRO	4 BIL	5 KET	6 URO	7 NIT	8 GLU	9 pH	10 SG	11 TUR	12 color	健康指数
1号标本结果	–	–	–	–	–	正常	-	正常	6.50	1.015	清	亮黄色	100（正常）
1号标本Q值	0	0	0	0	0	0	0	0	0	0	0	0	
2号标本结果	++（1.0）	±（25）	–	–	–	正常	–	正常	6.00	1.011	清	亮黄色	92（异常）
2号标本Q值	3	5	0	0	0	0	0	0	0	0	0	0	
3号标本结果	++（1.0）	–	++（1.0）	–	–	正常	–	+（3.9）	5.50	1.020	清	亮黄色	84（疾病）
3号标本Q值	3	0	10	0	0	0	0	3	0	0	0	0	

注：ERY为隐血，LEU为白细胞酯酶，PRO为蛋白质，BIL为胆红素，KET为酮体，URO为尿胆原，NIT为亚硝酸盐，GLU为葡萄糖，pH为酸碱度，SG为比重，TUR为浊度，color为颜色。

定量项目标本的健康指数与表9-7计算过程相类似。如果说异常等级和人群分布显示的是一名患者单项结果的异常程度，那健康指数反映的就是患者整体的情况。健康指数能计算出具体数值但展示为正常、异常、疾病、危重的形式，减少了信息接收者的判断时间。按健康指数细分之后，可以让患者和医生明白患者病情的严重程度，减少因不了解病情而导致病情延误的情况。

（三）机器学习

在检验疾病诊断或风险预测上，机器学习在检验医学中的应用包括：①利用已有结果和临床数据，预测未知项目的结果，从而判断是否需要附加该项目的检验；②利用患者临床资料，结合检验结果，通过机器学习进行糖尿病、尿路感染、慢性肾病、肿瘤等疾病诊断，取得更好的诊断性能；③根据实验室结果及相关资料，机器学习能用于预测急性肾损伤、慢性肾病等疾病风险。以原发性肝癌风险预测模型为例，介绍机器学习的建模过程。

1. 数据收集　原发性肝癌风险预测模型有用于无肝硬化的慢性乙肝患者的REACH-B评分模型，用于原发性肝癌辅助诊断的GALAD模型，用于预测肝癌风险aMAP评分、ASAP模型。但是，这些模型中的甲胎蛋白异质体比率、异常凝血酶原等并非常规检验项目，在怀疑肝癌时才会做这些检验。另外，尝试探索建立常规检测数据的肝癌预测模型。

回顾性收集2020年1月至2022年10月A医院和2021年11月至2022年10月B医院收治的原发性肝癌患者、疾病对照和健康体检者的临床、病理和随访资料，包括血常规22项、生化32项、出凝血5项、肿瘤标志物12项、乙肝6项等常规检验指标。将检验项目名称统一，如有多次结果选择其首次诊断后的检验结果，所有项目的检测时间相差不超过2周。缺失值分组别进行处理，其中正态分布用均数替换，非正态分布用中位数替换，非数值型数据用众数替换。

纳入标准：病例的临床、病理和随访资料基本完整。原发性肝癌组：根据《原发性肝癌诊疗指南（2022年版）》初次确诊为原发性肝癌；未合并其他恶性肿瘤。肝硬化对照组：确诊为肝硬化；未发展为肝癌。肝炎对照组：确诊为肝炎；未发展为肝硬化。健康对照组：健康体检人群；诊断结果无肝病；乙肝表面抗原和乙肝e抗原阴性。排除标准：同时患有其他影响筛选指标的疾病、妊娠等；服用会影响筛选指标的药物等；检测数据30%以上缺失。原发性肝癌组：接受过其他抗肿瘤治疗，如介入、消融或放化疗等；对照组排除标准：AFP≥200μg/L的患者。

A医院最终纳入1180例，其中原发性肝癌298例，肝硬化280例，肝炎244例，体检人群358例。B医院有493例用于外部验证，其中原发性肝癌178例，肝硬化122例，肝炎共34例，体检人群159例。该研究通过所在医院临床研究伦理委员会批准。

2. 数据清洗　特征变量除年龄、性别外，剔除缺失值＜30%的检验指标后，剩余82个检验指标。研究人群的人口学特征见表9-8，A医院和B医院部分组的年龄及所有组的性别存在统计学差异（$P<0.05$），可用于验证风险预测模型在不同地区和来源的人群中的稳定性。

表9-8　研究人群的人口学特征

诊断	特征	A医院	B医院	P值
原发性肝癌组	患者（例）	298	178	—
	年龄（岁）	58±10	57±11	0.115
	性别（男/女）	236/62	163/15	＜0.01
肝硬化组	患者（例）	280	122	—
	年龄（岁）	57±12	54±13	0.022
	性别（男/女）	189/91	106/16	＜0.01
肝炎组	患者（例）	244	34	—
	年龄（岁）	47±13	47±16	0.947
	性别（男/女）	133/111	29/5	＜0.01
健康对照组	患者（例）	358	159	—
	年龄（岁）	49±9	48±14	＜0.01
	性别（男/女）	247/111	61/98	＜0.01

3. 特征工程　初步收集变量包括年龄、性别、检验指标等约80项。首先，根据数据分布和类型，采用不同的显著性分析方法，将患者诊断作为因变量，特征变量作为自变量，选择差异有统计学意义的特征变量。其次，应用机器学习测试数据，通过多次尝试发现XGBoost模型的整体性能最好，选用该算法并基于方差分析（ANOVA F-value）进行特

征变量的进一步筛选。最后，通过测试机器学习的结果不断地优化和比较，筛选出建立模型的特征变量组合。

经秩和检验36个特征变量有统计学差异（$P<0.05$）。经t检验10个特征变量有统计学差异（$P<0.05$）。经卡方检验8个特征变量有统计学差异（$P<0.05$）。

将54个特征变量作为自变量，患者诊断作为因变量，XGBoost模型的验证集AUC为0.96，性能明显优于其他模型。选用XGBoost模型进一步筛选特征变量，纳入AFP（缺失率7.21%）、C反应蛋白（CRP）（缺失率17.38%）、糖类抗原125（缺失率8.73%）、糖类抗原19-9（缺失率7.38%）、胱抑素C（CYSC）（缺失率7.97%）、胆碱酯酶、丙氨酸氨基转移酶、血糖、谷氨酰转肽酶、凝血酶原时间、腺苷酸脱氨酶、乙肝表面抗原、碱性磷酸酶、纤维蛋白原（Fib）、癌胚抗原（缺失率7.38%）、血小板压积、白蛋白（ALB）、尿酸、总胆红素、性别、年龄（AGE）共21项特征变量，称为X21。

对X21进行多次删减与组合，从X21到X16到X11到X6，不断地调整模型的指标种类和数量，得到两种六个参数的特征组合且AUC不低于0.95。X6共有的特征参数包括性别、年龄、甲胎蛋白、C反应蛋白、胱抑素C。X6a的特征参数还有纤维蛋白原，X6b的特征参数还有白蛋白。调整过程中特征变量种类、数量与权重的变化如图9-24所示，甲胎蛋白是风险预测模型中最重要的特征参数。

	甲胎蛋白	C反应蛋白	糖类抗原125	糖类抗原19-9	胱抑素C	年龄	胆碱酯酶	丙氨酸氨基转移酶	血糖	谷氨酰转肽酶	凝血酶原时间	腺苷酸脱氨酶	乙肝表面抗原	碱性磷酸酶	纤维蛋白原	癌胚抗原	血小板压积	白蛋白	尿酸	总胆红素	性别
X6b	0.299	0.206			0.215	0.107															0.029
X6a	0.336	0.163			0.208	0.117									0.150						0.024
X11	0.168	0.125	0.088	0.104	0.104	0.078	0.095		0.064		0.078				0.069						0.022
X16	0.169	0.093	0.091	0.091	0.074	0.069	0.074	0.045	0.049	0.042	0.047	0.035	0.030	0.030	0.045						0.008
X21	0.139	0.071	0.064	0.061	0.053	0.048	0.043	0.034	0.031	0.028	0.028	0.026	0.024	0.024	0.024	0.018	0.018	0.018	0.016	0.016	

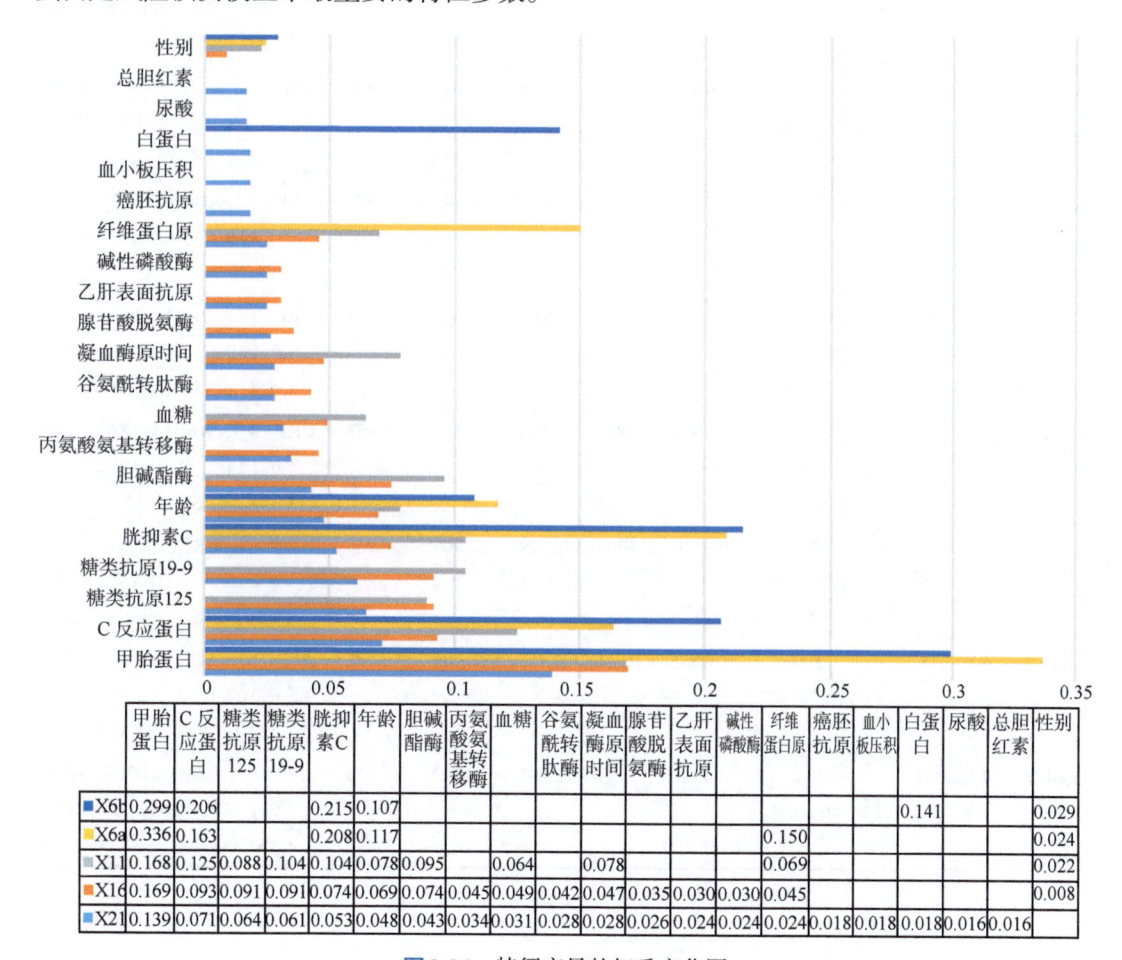

图9-24 特征变量的权重变化图

4. 模型训练及性能评价　采用Z分数法，对入选特征进行归一化处理。通过5折交叉验证的方法建立模型。机器学习算法采用决策树（decision tree）、逻辑回归（logistic regression）、极限梯度提升（XGBoost）、随机树林（random forest）和梯度提升（gradient boosting）。基于训练集数据进行机器学习分析的特征选择与模型优化，在验证集数据处理中选择AUC、阴性预测率[NPV=TN/（TN+FN）×100%]、阳性预测率[PPV=TP/（TP+FP）×100%]、准确度、敏感度、特异度作为模型评价指标。

将X6a和X6b分别作为模型建立的自变量，患者诊断作为因变量，应用机器学习建立模型，使用的算法为决策树（Decison Tree）、逻辑回归（Logistic Regression）、极限梯度提升（XGBoost）、随机森林（Random Forest）及梯度提升（Gradient Boosting），X6a建立的模型依次称为Model1～Model5，X6b建立的模型依次称为Model6～Model10，见表9-9，其中Model 3是X6a为参数所建立的最优模型，Model 8是X6b为参数所建立的最优模型。

表9-9　原发性肝癌风险预测模型验证集的性能指标

模型	算法	AUC（95%CI）	NPV	PPV	准确度	敏感度	特异度	变量相对权重
Model1	决策树	0.909 （0.888～0.930）	0.904	0.779	0.8754	0.708	0.932	AFP（1）、CRP（0.840）、Fib（0.352）、AGE（0.152）、CYSC（0.202）
Model2	逻辑回归	0.800 （0.777～0.833）	0.884	0.515	0.758	0.698	0.778	AFP（1）、AGE（0.241）、CRP（0.146）、Fib（0.119）、CYSC（−0.027）、SEX（−0.140）
Model3	极限梯度提升	0.952 （0.939～0.965）	0.916	0.840	0.8992	0.742	0.952	AFP（1）、CRP（0.487）、Fib（0.446）、AGE（0.349）、CYSC（0.621）、SEX（0.072）
Model4	随机树林	0.943 （0.929～0.958）	0.902	0.844	0.8898	0.691	0.957	AFP（1）、CRP（0.805）、Fib（0.480）、AGE（0.403）、CYSC（0.480）、SEX（0.057）
Model5	梯度提升	0.940 （0.925～0.955）	0.895	0.840	0.884	0.668	0.957	CRP（1）、AFP（0.586）、Fib（0.184）、AGE（0.242）、CYSC（0.558）、SEX（0.044）
Model6	决策树	0.915 （0.895～0.935）	0.904	0.793	0.879	0.705	0.938	AFP（1）、CRP（0.849）、ALB（0.293）、AGE（0.241）、CYSC（0.151）、SEX（0.024）
Model7	逻辑回归	0.800 （0.770～0.827）	0.885	0.511	0.755	0.705	0.772	AFP（1）、AGE（0.244）、CRP（0.207）、ALB（0.143）、CYSC（0.569）、SEX（0.034）
Model8	极限梯度提升	0.952 （0.940～0.964）	0.910	0.847	0.897	0.722	0.956	AFP（1）、CRP（0.691）、ALB（0.474）、AGE（0.360）、CYSC（0.720）、SEX（0.097）

续表

模型	算法	AUC(95%CI)	NPV	PPV	准确度	敏感度	特异度	变量相对权重
Model9	随机树林	0.942 (0.928~0.956)	0.899	0.863	0.892	0.678	0.964	AFP(1)、CRP(0.817)、ALB(0.400)、AGE(0.421)、CYSC(0.432)、SEX(0.057)
Model10	梯度提升	0.937 (0.922-0.951)	0.889	0.835	0.879	0.648	0.957	ACRP(1)、FP(0.580)、ALB(0.143)、AGE(0.247)、CYSC(0.569)、SEX(0.034)

注：AUC. ROC曲线下面积；NPV. 阴性预测率；PPV. 阳性预测率。

使用原发性肝癌组和肝硬化组、原发性肝癌组和肝炎组、原发性肝癌组和健康体检组的数据独立作为数据集，选用XGBoost算法，分别将X6a、X6b作为自变量，患者诊断作为因变量，进行机器学习，建立模型ModelA和ModelB、ModelC和ModelD、ModelE和ModelF，其性能指标见表9-10。

表9-10　原发性肝癌组与对照组ModelA～ModelF验证集的性能指标

模型	AUC(95%CI)	PPV	NPV	准确度	敏感度	特异度	变量相对权重
ModelA	0.938 (0.920~0.957)	0.861	0.842	0.851	0.849	0.854	Fib(1)、AFP(0.844)、CRP(0.837)、CYSC(0.626)、AGE(0.381)、SEX(0.102)
ModelB	0.938 (0.920~0.957)	0.814	0.862	0.837	0.861	0.815	AFP(1)、CRP(0.837)、AGE(0.461)、CYSC(0.423)、Fib(0.349)、SEX(0.056)
ModelC	0.955 (0.940~0.971)	0.890	0.876	0.884	0.899	0.865	CRP(1)、AFP(0.717)、CYSC(0.578)、AGE(0.470)、Fib(0.440)、SEX(0.042)
ModelD	0.957 (0.943~0.972)	0.869	0.893	0.882	0.869	0.893	AFP(1)、CRP(0.943)、SEX(0.085)、ALB(0.759)、CYSC(0.759)、AGE(0.532)
ModelE	0.985 (0.977~0.993)	0.952	0.945	0.948	0.933	0.961	AFP(1)、AGE(0.585)、ALB(0.425)、CYSC(0.385)、SEX(0.055)
ModelF	0.995 (0.992~0.998)	0.975	0.957	0.967	0.964	0.970	CRP(1)、ALB(1)、AFP(0.910)、AGE(0.526)、CYSC(0.444)、SEX(0.090)

5. 模型验证及性能评价　Model3在B医院的外部验证性能指标：AUC(95%CI) 0.829 (0.787~0.870)，NPV 0.828，PPV 0.726，准确度0.7931，敏感度0.6854，特异度0.854。Model8在B医院外部验证性能指标：AUC(95%CI) 0.816(0.774~0.859)，NPV 0.802，PPV 0.771，准确度0.793，敏感度0.607，特异度0.898。Model3外部验证的评分图和ROC曲线见图9-25，Model8外部验证的评分图和ROC曲线与Model3相似。

6. 结果解释　不同的模型可能包含不同的指标组合，如aMAP评分包括总胆红素、白蛋白和血小板等指标，REACH-B评分包括丙氨酸氨基转移酶、乙肝表面抗原等指标，ASAP模型包括AFP和异常凝血酶原等。如图9-24所示，X21、X16模型时，几乎包括与肝癌有关的所有检测指标，如乙肝表面抗原、丙氨酸氨基转移酶、总胆红素等，但进一步优化为X11、X6a、X6模型时，检测指标减少，只剩下权重最高为AFP，还有C反应蛋

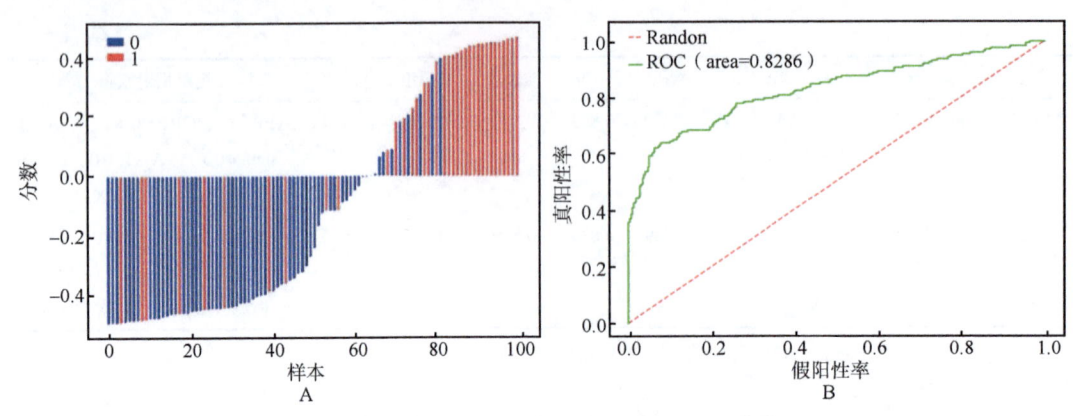

图 9-25 Model3 外部验证的评分图和 ROC 曲线

A.蓝色代表非原发性肝癌病例，红色代表原发性肝癌病例。左侧的红色为判断错误的阳性标本，可能是因为部分原发性肝癌患者未出现明显的血清学特征；右侧蓝色为判断错误的阴性标本，原因可能为部分患者已处于原发性肝癌早期而临床尚未确诊。B.ROC 曲线下面积 0.8286。

白、纤维蛋白原、白蛋白、胱抑素 C 等指标。AFP 作为原发性肝癌的主要血清标志物，用于原发性肝癌的诊断及疗效监测。C 反应蛋白在原发性肝癌患者中的水平显著高于其他良性肝病。纤维蛋白原在原发性肝癌患者中的水平高于肝硬化组，表明肝硬化患者纤维蛋白原升高时，应加强随访。白蛋白具有检测肝癌的潜在能力，肝癌患者的白蛋白降低，可能是因为肿瘤坏死产生的毒性物质引起机体代谢紊乱。胱抑素 C 也是模型中的一个重要参数，虽有文献报道与恶性肿瘤细胞的增殖分化相关，但是将其用于原发性肝癌相关诊断的研究较少，有待于进一步研究。

不同机器学习算法建立的模型的诊断效能不同。对比内部验证的性能指标，结果显示 XGBoost 算法的 AUC、准确度等均高于其他模型，在模型构建过程中表现出与数据特征优良的适配性，是最佳的风险预测算法。Model3 和 Model8 的验证集 AUC 均达到 0.95 以上，外部验证 AUC 均达到 0.80 以上，表明对原发性肝癌的预测能力和区分度较高。

Model3 和 Model8 选用的检验指标为 AFP、C 反应蛋白、胱抑素 C 和纤维蛋白原或白蛋白，是临床常用的检验项目，可以保证模型的普及率，充分挖掘常规检验结果的价值，提高原发性肝癌的早期诊断率。临床诊疗中，如果某患者做了模型中的检验项目，必要时可在信息系统中提醒患原发性肝癌的风险，来辅助医生的临床决策。

三、实验室结果智能解释的实践情况

实验室结果解释以患者的病历号为主索引，汇集所有检验结果进行综合展示和分析，提供患者的智能摘要，包括健康指数（正常、异常、疾病、危重），异常检验结果分布（轻度、中度、重度、极度），可能患有疾病的相似度，个性化建议，异常项目的解读等。智能解释系统能计算检验结果分布的大人群数据，根据患者历史结果基于生物学和方法学变异来计算个性化参考区间（RI），建立基于性别和年龄的常见项目的连续 RI，基于规则的临床决策支持可自动触发解释性提醒，基于机器学习的诊断或预测模型可进行多种疾病的诊断和风险概率的评估。

（一）检验结果分布大数据

依据实验室数据，构建检验结果分布的智能数据，再按门诊、住院、体检等患者来源展示检验结果的数据分布。定量检验项目自动计算分隔区间范围并计算累计百分率，定性检验项目按枚举所有结果分类计算所占百分率。定时更新检验结果到结果分布智能数据中，在患者结果中选择某个项目时，显示检验项目的临床意义、患者教育等知识库内容，并以图形方式展示大数据分布情况。示例，血钾智能数据和分布情况见图9-26，图9-27。将

图9-26 门诊定量检验项目结果的人群分布

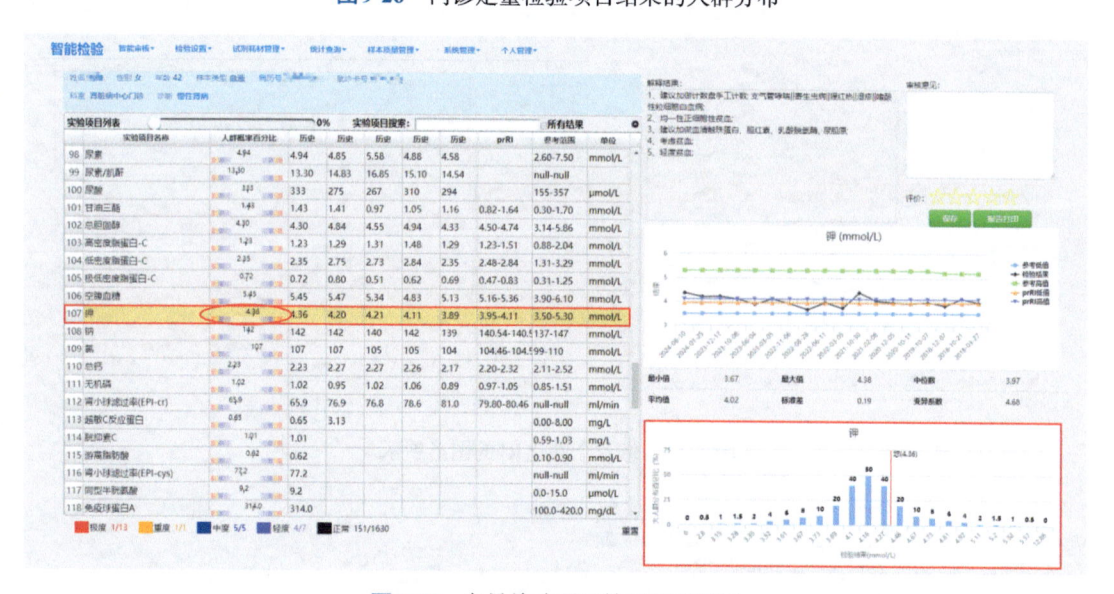

图9-27 定量检验项目结果图形展示

患者所有当前及历史检验结果集中展示，并汇总检验结果的异常等级数量，可按大人群概率分布值来显示对应的检验结果。标出患者每个项目结果在大数据分布区间的位置，便于判断检验结果的异常程度。

（二）个性化 RI 和临床决策值

根据患者历史结果，基于检验项目的生物学变异和方法学变异，计算个性化 RI。依据检验项目的文献资料，建立临床决策值或危急值。在患者结果中展示个性化 RI 及危急值（适用时），见图 9-28，图 9-29。个性化参考区间的计算公式如下：

$$prRI = HSP \pm TV_{set}$$

$$HSP = \frac{X_1 + X_2 + X_3 + \cdots + X_n}{n}$$

$$TV_{set} = k \times \sqrt{\frac{(n+1)}{n}(SD_A^2 + SD_B^2)}$$

其中，HSP 是指稳态设定点，即不同个体的体内平衡点，当数据中不存在离群值时，HSP 可以通过取数据的平均值或中位数来表示。TV_{set} 指总变异，k 是一个常数，取决于分布的类型和用于确定 prRI 限值的概率，当数据分布类型为正态分布且用于确定 prRI 限值的概率为 95% 时，k 取 1.96。n 是用于计算 HSP 测量结果的数量，SD_A 指室内质控物分析变异的标准差，SD_B 指个体内生物学变异的标准差。

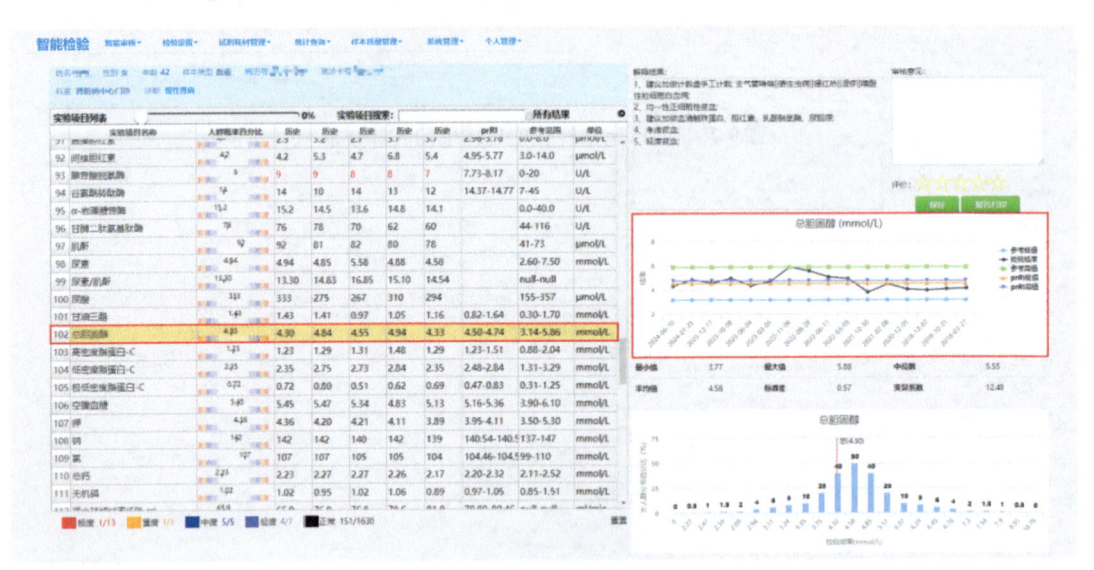

图 9-28 患者个性化 RI 的图形展示

图 9-29 患者结果中的危急值

建立基于性别和年龄的临床血液、生化、免疫等常规项目的连续参考区间，可视化展示检验项目的结果随年龄变化的趋势。例如，甘油三酯（TG），52岁男性、女性在信息系统中展示的大数据参考区间见图9-30，可根据患者性别和年龄显示数据分布（$P_{2.5}$、P_5、P_{10}、P_{25}、P_{50}、P_{75}、P_{90}、P_{95}、$P_{97.5}$），为临床决策提供个性化的大人群数据支持。

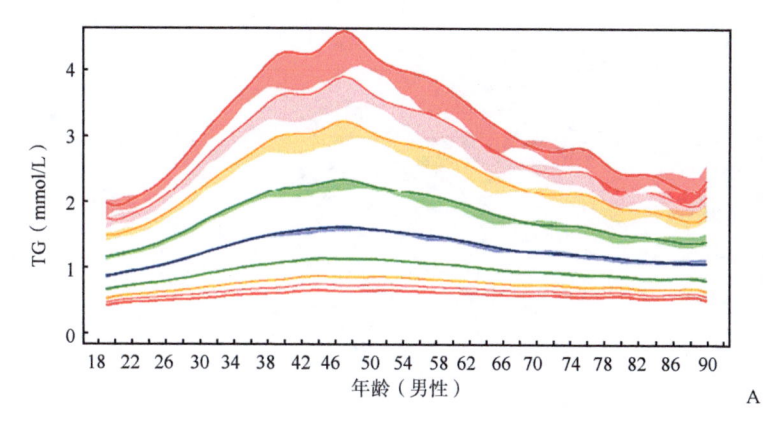

性别：男性		年龄：52岁
百分比	参考值	置信区间
2.5%	0.64	(0.63~0.65)
5%	0.73	(0.73~0.74)
10%	0.86	(0.85~0.87)
25%	1.14	(1.12~1.14)
50%	1.57	(1.52~1.57)
75%	2.19	(2.07~2.19)
90%	2.99	(2.76~2.99)
95%	3.61	(3.28~3.61)
97.5%	4.28	(3.82~4.28)

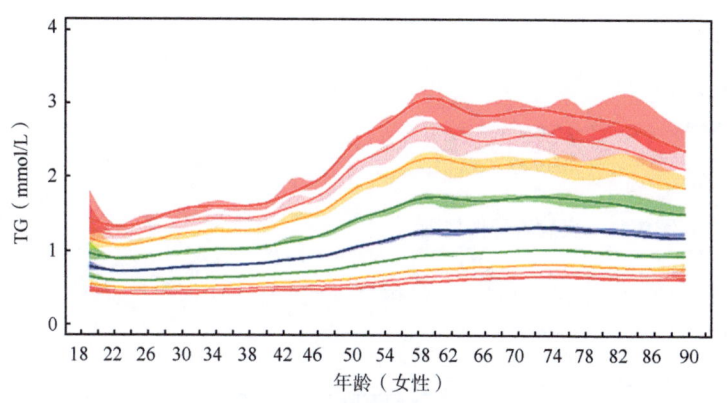

A

性别：女性		年龄：52岁
百分比	参考值	置信区间
2.5%	0.51	(0.50~0.51)
5%	0.57	(0.56~0.57)
10%	0.65	(0.64~0.65)
25%	0.82	(0.80~0.82)
50%	1.09	(1.05~1.10)
75%	1.47	(1.40~1.49)
90%	1.91	(1.80~1.97)
95%	2.25	(2.09~2.31)
97.5%	2.58	(2.38~2.67)

B

图9-30 甘油三酯随年龄变化的连续百分位数

注：A.男性，B.女性，图中百分位数线由下往上依次为$P_{2.5}$、P_5、P_{10}、P_{25}、P_{50}、P_{75}、P_{90}、P_{95}、$P_{97.5}$，曲线周围的颜色阴影区域显示了估计的90%置信区间

（三）基于解释性规则的临床决策支持

参照专著、文献、共识或指南等资料建立解释性规则，每条规则的详情可显示规则注释、可信度、依据及文献来源。疾病解释性规则可按疾病分类设计成"包"，如甲状腺疾病、贫血、糖尿病。Uptodate中"胆管细胞癌的临床表现和诊断"一文提及"患者CA19-9水平≥129U/ml时，增加对胆管细胞癌的怀疑，尤其是肝门明显狭窄时。对于肝外胆管细胞癌患者，转氨酶（AST和ALT）水平最初可能正常，但慢性胆道阻塞通常引起肝功能障碍和符合肝细胞损伤的病情，包括转氨酶升高和凝血酶原时间延长/INR升高"。根据该指南结合临床真实案例数据，可整理出"转氨酶升高（AST≥54U/L，ALT≥83U/L）且凝血酶原时间延长（PT≥15.9秒）/INR升高（INR≥1.44），CA19-9≥129U/ml"的

规则，对应的解释为"可能胆管细胞癌且存在胆道阻塞引起肝功能损伤"，见图9-31。在患者结果中可自动触发解释性规则并提示，见图9-32。系统可以选择推荐的解释性结果，经审核人员修改并确认后，在检验报告单的备注栏中显示解释性的审核意见，供临床参考。

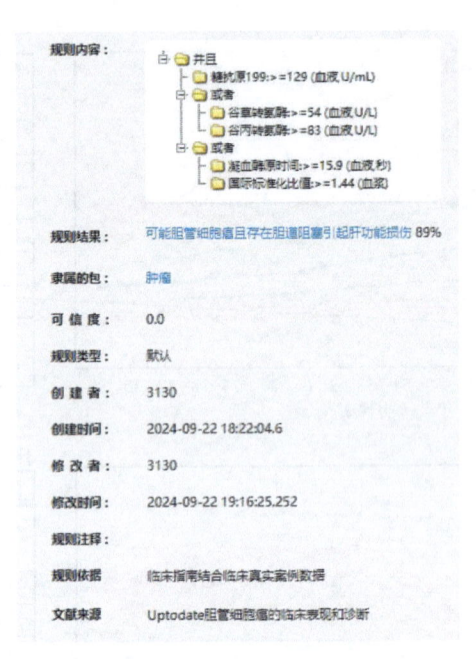

图9-31　疾病解释性规则

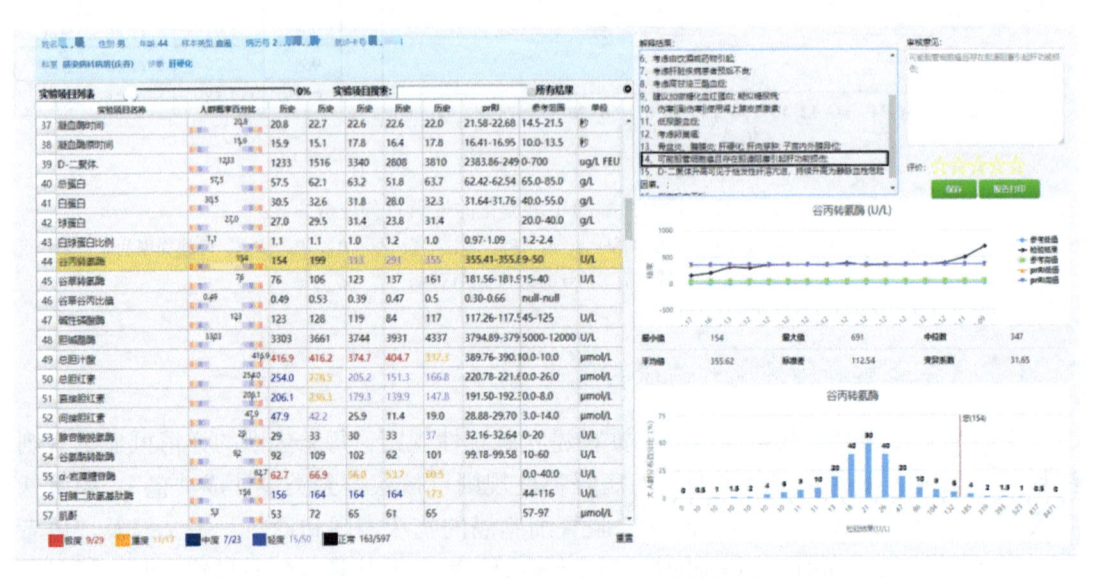

图9-32　患者结果中自动触发解释性规则

（四）基于机器学习的结果解释

实验室结果解释涉及众多的AI疾病诊断或预测模型，每个模型使用不同的参数，如性别、年龄、症状、检验结果等数据，经计算后提供某种疾病的诊断或风险概率，根据设定的阈值，超出阈值时给予某种疾病诊断或风险的可能概率。

对AI算法或模型及参数进行平台化统一的新增、修改、删除等管理，可自定义名称、详细描述、参数配置、运行环境、模型文件（pmml）、WebService配置等。不同的模型所需要的参数是不同的，每个模型都需要设置各自的参数，在每一个参数后面输入相应的检验项目代码，实现模型参数与LIS检验项目的绑定见图9-33。

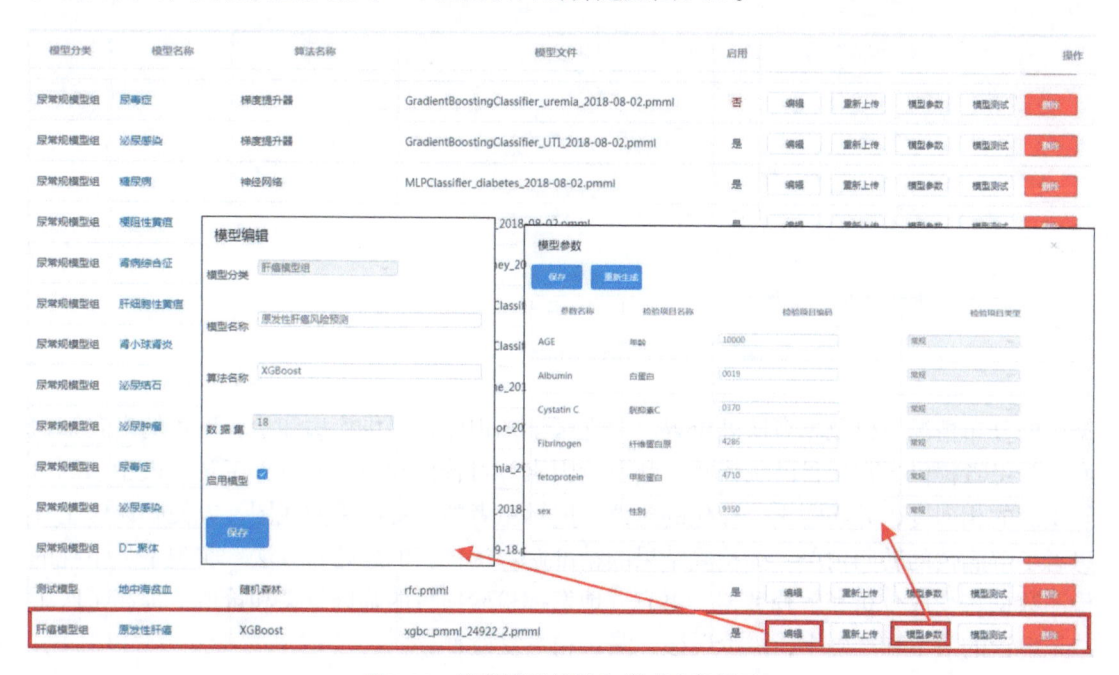

图9-33 诊断模型编辑和模型参数设置

对AI算法或模型的运行参数进行配置和关联管理，提供手工测试界面，按参数格式要求输入数据，提供运算结果。也提供第三方接口调用功能，LIS通过JSON传递参数并返回运算结果。LIS根据参数判断是否满足触发条件，如果满足条件则将参数传入模型进行运算，返回预测结果概率。同一患者可能触发N个AI算法或模型，返回N个结果概率，依据概率高低显示多个结果，见图9-34。

四、实验室结果智能解释的预期效果

基于检验大数据、临床决策支持和机器学习的智能结果解释系统，将提升临床的诊断能力和检验医学的价值，主要预期效果如下。

（一）检验原始报告转向解释性报告

人工智能技术发展，为进一步提升检验报告的可读性提供了技术支持。通过构建智能数据将每个项目的结果划分为不同的异常等级，并以图的形式直观展示该项目在大人群数

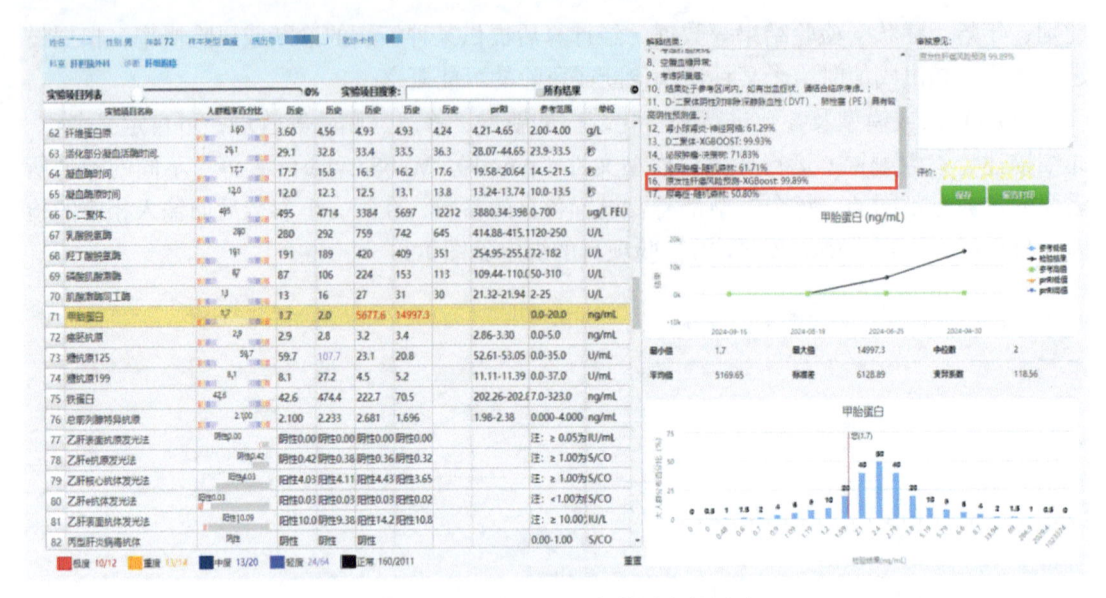

图9-34 诊断模型在患者结果中的展示

据中的分布情况，以及患者所处位置。建立医学知识库，提供疾病和检验项目的专题知识库，为患者提供异常项目的临床意义和影响因素等科普性知识。通过人工智能模型预测可能疾病的相似度，并匹配出个性化的建议。展示患者的历史结果曲线图，方便临床医生和患者了解病情的转归情况。为检验结果的精准解释提供新的思路和方法，实现了从单纯的检测数据转变成分析和解释数据，更充分地发挥检验项目的临床意义和价值，提高了医生结果解读的效率和准确率，减少误诊、漏诊和重复检查。

（二）预测性检验和疾病诊断及风险评估

通过机器学习与分析算法，利用已有的检验结果和临床数据，预测未知项目的可能结果，帮助医生更精准地决定是否需要进行额外的检验。通过整合患者临床资料和检验结果，有望在传染病、恶性肿瘤、贫血、糖尿病、心力衰竭、系统性结缔组织病、肾衰竭、肾小球疾病等常见疾病的诊断中实现更高的性能。此外，系统将能够识别复杂的疾病模式和亚型，为罕见疾病和复杂病例的诊断提供强有力的支持。

以原发性肝癌风险预测模型为例，智能解释系统中构建的个性化风险评估模型，能够综合考虑多种因素，为患者提供更准确的风险预测。这种预测能力将支持早期干预和预防性治疗，显著提高早期疾病筛查的效率和准确性，特别是对于高风险人群。

（三）基于患者的个性化医疗决策支持

智能结果解释系统将通过整合和分析不同来源的数据，包括检验结果、临床症状、影像学检查等，提供更全面、更可靠的临床决策支持，特别是复杂病例的诊断和治疗。基于常规实验室数据的AI模型可在临床工作中辅助医生鉴别诊断、风险预测与治疗，可以对患者进行准确分组，开发与优化早期预警系统，协助医生进行临床决策。与LIS结合，展示个性化的参考区间和连续参考区间，展示历史结果，有利于评估病情，使患者能够读懂检验报告单，从而普及患者知识教育。

（四）医疗效率提升和研究创新

智能结果解释系统的应用将显著提高检验效率和资源利用率，通过预测性分析，系统能够帮助优化检验流程，减少不必要的检查。在研究创新方面，机器学习模型的应用将为医学研究提供新的工具和方法，促进新知识的发现和验证。系统还能够促进检验医学与其他医学领域的深度融合，推动跨学科协作和创新。

五、实验室结果智能解释的未来发展

当前，实验室结果智能解释技术仍处于发展的初始阶段。基于循证医学、指南或共识的解释性规则需要持续完善，借助机器学习的疾病诊断和风险预测的方式仍处于研究阶段，结果解释的智能化程度和可靠性未能满足实验室用户的需求。

患某种疾病时，一般会出现疾病症状，同时实验室指标存在规律性的变化，且不同指标之间存在着一定的关联，而AI技术能识别这些细微的变化和关系。未来，基于参考区间、生物学变异、病史等多维度数据的解读技术，以及知识图谱和循证医学的高级决策支持技术、多种AI算法的智能诊断和深度解读技术、大语言模型的结果解释技术等，将实现满足实验室用户所需的检验结果智能解读。智能解读技术的功能框架见图9-35。

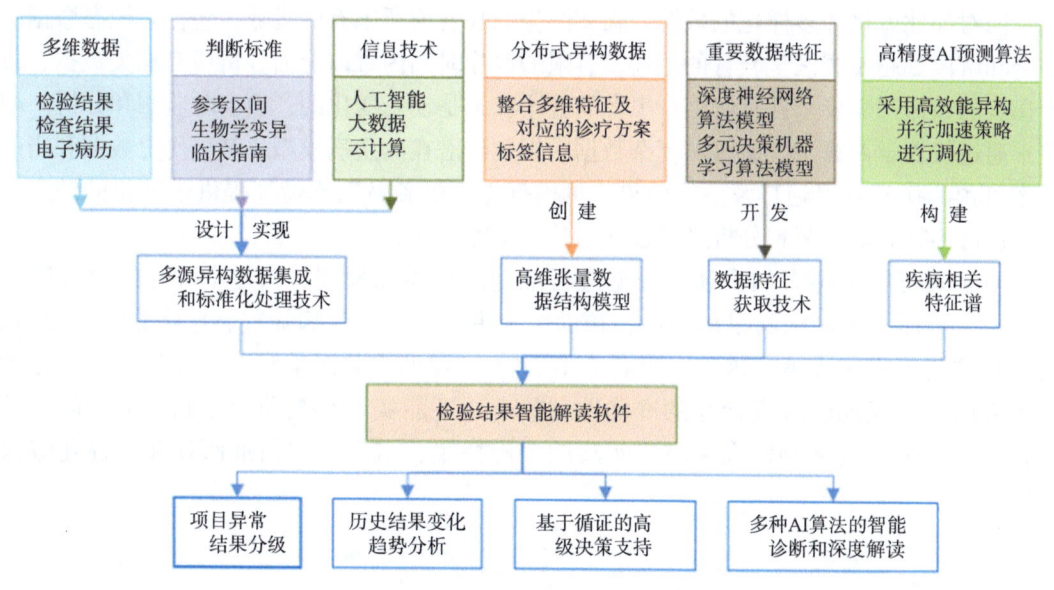

图9-35 实验室结果智能解读技术功能框架

（一）基于多维度数据和高级决策支持的结果解释

实验室可以收集和整合多种类型、多个来源、多个时间的医疗数据，包括但不限于血液、尿液等标本的检测结果及图像数据，X线、CT、MRI、超声、心电图等检查报告或图像，患者的既往史、家族史、过敏史等病史资料，当前和既往的药物治疗记录，既往手术的类型、时间和结果等记录，住院期间的护理观察和干预措施。

结合新一代信息技术，如用于处理和分析海量医疗数据的大数据技术，用于模式识别和预测分析的深度学习、强化学习等AI算法，具有强大的计算能力和存储空间的云计算来实现多源异构来源的数据集成和标准化处理，将来自不同系统、不同格式的数据整合到一起，经过清洗和验证，统一数据格式，最终确保数据的准确性、完整性和一致性。

再依据临床指南、疾病知识、检验知识、参考区间及临床决策值等循证医学证据，构建常见疾病的特征知识库和AI诊断及风险预测算法集来实现检验项目异常结果分级、历史结果变化趋势分析及预测、基于循证医学的临床决策支持、多种AI算法的智能解读。但是还需注意医疗安全、数据安全、患者隐私等问题。

（二）基于多组学、多模态的个性化AI智能预测与分类

随着科学技术的发展，高通量组学数据（如基因组、转录组、蛋白质组和代谢组等数据）、即时检验数据（如血糖、血气分析、电解质、凝血功能、尿微量白蛋白等）、智能穿戴设备的数字标志物数据（如步数、心率、血氧饱和度、血压、温度、心律或心电活动、呼吸频率、情绪心理、睡眠模式等）可通过云平台与HIS、LIS等数据互联互通，形成一个庞大而复杂的数据生态系统。

面对如此海量和多样化的数据，临床医生面临着前所未有的挑战，包括多模态数据的整合和解读远超传统医学教育的范畴，有限的诊疗时间内难以全面分析所有相关数据，每个患者的数据都需要个性化解读，患者的健康状态是动态变化的，须实时监测和分析。AI技术通过机器学习算法，能够从复杂数据中识别出潜在的疾病模型，基于历史数据和当前状态可预测疾病发展趋势及治疗效果，可根据患者的独特数据特征提供个性化的健康建议，也可不间断地监测和分析患者数据，及时发现异常。

AI工具可根据患者的个体化数据进行准确的分类和预测，构建个性化健康预防保健体系，从而实现疾病的早诊早治，帮助医生更好地进行疾病筛查、危险分级、诊断、治疗及监测等临床决策。这种以患者为中心的AI辅助检验医学模式将成为未来医疗的发展方向，不仅能够提高诊疗的准确性和效率，还能实现从被动治疗到主动预防的范式转变，成为连接基础研究和临床实践的关键桥梁，最终实现精准医疗和个性化健康管理。

（三）大语言模型在结果解释和检验过程中的应用

基于大语言模型实现检验结果解释的工作主要有收集高质量医学数据，进行领域特定模型微调，开发标准化输入处理和结果分析算法，生成个性化解释输出，实施质量控制和持续学习机制，并将系统集成到现有信息平台。

除结果解释外，基于大语言模型的智能医学检验服务正在开启医疗领域的新纪元，未来实现全场景智能化，覆盖检验前、检验中和检验后全流程，全面提升效率和精准

度。这些先进的医学检验大模型基于海量专业数据和临床经验开发，在通用语料基础上注入大量医学检验专业知识，旨在成为医疗专业人员的得力AI助手。大语言模型推动了临床、检验和数据的有机融合，具备多项核心功能，包括多模型整合与多场景赋能、多模态与多组学数据处理、多元知识融合、基于全病程信息的多轮互动，以及专业的医学分析和推理能力。

这些模型不仅能进行智能的知识问答和结果整合，还能处理多模态数据和多组学信息，支持多种智能功能。通过多轮交互辅助决策，推动了医学实验室检测的智能化，实现全流程无缝衔接。基于大语言模型的结果解释，不仅能够提高诊疗效率和准确性，还可推动医疗模式向精准化、个性化方向发展，极大地改善患者的体验，优化医疗资源配置。

总之，机器学习、大数据、大模型等技术正在革新检验结果解释性报告，实现个体化的精准诊断和风险评估。为充分发挥AI潜力，需夯实医疗数据基础，提供经过严格标注的、高质量且完整的临床资料。借助新一代信息技术，AI能够让检验数据"说话"，挖掘数据背后蕴含的宝贵知识，为实验室用户创造更多价值，从而提升检验学科地位和价值。通过整合多源数据及应用先进算法，AI辅助系统能为检验人员提供更全面、更深入的临床决策支持。数智临床实验室也正逐步实现检验全流程、全要素的智能化转型，助力检验医学实现高质量发展。

（杨大干　胡长爱）

参考文献

曹晓强，高颢瑾，杨大干，2023. 基于常规检验数据的原发性肝癌风险预测模型的建立与评价. 临床检验杂志，41（8）：575-580.

胡长爱，伍秋淇，杨大干，2022. 凝血功能结果解释性规则的建立及应用. 临床检验杂志，（10）：742-745.

胡长爱，杨大干，叶章辉，等，2021. 基于智能数据和机器学习的尿液检验结果解释性报告. 中华检验医学杂志，44（6）：524-531.

曲林琳，赵旭，何亮，等，2024. 决策树赋能的血液分析结果智能审核规则的建立与验证. 中华检验医学杂志，47（5）：536-542.

温冬梅，张秀明，王伟佳，等，2018. 临床实验室生化免疫自动审核系统的建立及应用. 中华检验医学杂志，41（2）：141-148.

杨大干，郭希超，徐根云，等，2008. 危急值项目的应用评估. 中华检验医学杂志，31（6）：695-698.

岳志红，贾玫，2016. 临床检验危急值监测平台的建立和应用. 中华检验医学杂志，39（1）：7-9.

中国医学装备协会，2024. 临床实验室检验结果自动审核程序建立及应用指南. 北京：中国标准出版社.

中华医学会检验医学分会临床实验室管理学组，2016. 医学检验危急值报告程序规范化专家共识. 中华检验医学杂志，39：（7）：484-486.

Clinical and Laboratory Standards Institute, 2006.Autoverification of clinical laboratory test results: Approved Guideline.CLSI document AUTO10-A.

Clinical and Laboratory Standards Institute, 2019.Autoverification of Medical Laboratory Results for Specific Disciplines.1st ed.CLSI guideline AUTO15.

Coskun A, Lippi G, 2023. Personalized laboratory medicine in the digital health era: recent developments and future challenges. Clin Chem Lab Med, 62（3）: 402-409.

Coşkun A, Sandberg S, Unsal I, et al., 2021. Personalized reference intervals in laboratory medicine: a new model based on within-subject biological variation. Clin Chem, 67（2）: 374-384.

Çubukçu H C, Topcu D I, Yenice S, 2023.Machine learning-based clinical decision support using laboratory data.Clin Chem Lab Med, 62（5）: 793-823.

Flores E, Martínez-Racaj L, Torreblanca R, et al., 2023.Clinical Decision Support System in laboratory medicine.Clin Chem Lab Med, 62（7）: 1277-1282.

Keng T B, De La Salle B, Bourner G, et al., 2016.Standardization of haematology critical results management in adults: an International Council for Standardization in Haematology, ICSH, survey and recommendations. Int J Lab Hematol, 38（5）: 457-471.

第十章　智慧临床实验室管理

随着临床实验室自动化、标准化、数字化、智能化、智慧化的发展，传统的管理模式因覆盖面不足、管理滞后、效能低下和手段单一等问题，已经难以满足当前实验室高质量发展的需求。应用人工智能、大数据、物联网等新一代信息技术，可从根本上改变临床实验室的管理范式，推动其向数字化和智慧化发展。

智慧临床实验室管理的应用案例包括①利用IoT和数字化技术，实现门禁、安保、环境、暖通、空调、供电、照明、供排水、生物安全等设施及设备的可视化运维管理；②应用供应管理配送（supply processing distribution，SPD）实现物资的一元化、精细化和高效化管理，减少中间环节和库存管理的负担；③基于ISO 22367：2020《医学实验室-风险管理在医学实验室中的应用》的数智化风险管理软件实现全过程、全要素的风险管理，提高风险管理的有效性，识别改进机遇并采取措施；④采用数智化即时检验（point-of-care testing，POCT）管理解决数据联网、质量控制、自动审核、危急值监控、培训和考核等管理难点，实现实验室对POCT的统一、实时质量监管；⑤采用智慧质量指标监控评价临床实验室检测的质量和能力，规范临床检验操作过程，及时识别改进机遇并采取纠正措施；⑥检验知识系统集成百科、文档、试题和临床决策支持管理，为实验室员工提供随需而得的知识服务；⑦数字化生物标本库通过自动化的储存管理系统，精准追踪标本位置和状态，通过标本相关的遗传信息、临床表型数据及环境暴露等信息的深入分析挖掘，帮助研究人员更好地理解疾病的发生机制，发现新的生物标志物；⑧智慧实验室管理软件可实现员工入职、员工档案、培训考核、岗位授权等人员的全方位管理，可对实验室各岗位的环境记录、质控结果、试剂使用、仪器状态、日常检查等ISO 15189：2022《医学实验室质量和能力的要求》要求的工作日志进行详细记录，可实现设备的申购、安装、性能验证、维保、报修、校准、报废等全生命周期的管理，可支持实验室的投诉、改进、内审、管理评审等数字化管理；⑨AI助力实验室科研，可协助大数据分析、疾病预测、形态学识别、科研选题及写作等，提高科研效率、降低研究成本。

智慧实验室管理的应用将优化实验室的资源配置，提升风险识别及应对能力，为实验室的临床、教学、科研提供资源深度共享、协调统一、高度自治的智慧化服务，推动实验室管理向更高效、更精准和更安全的方向发展。本章重点介绍数智化物资管理、检验知识系统、质量指标监控系统、实验室风险管理、即时检验管理等典型应用案例。

第一节　数智化物资管理

试剂和耗材是临床实验室最重要的物资资源，具有财产和质量特性，不仅是保证检验工作正常开展的前提，也是影响医学检验质量的关键因素之一。随着临床实验室中开展的检验项目的不断增加，相应的试剂和耗材的数量、品种多，供货厂家和批号多，涉及金额大，货款票据要求严格，且检验结果与试剂批号关联困难。数智化的物资管理可实现全流程溯源追踪和定位监控、实时监控耗材用量及状态、创新库存及财务结算、关联不良事件管理。

一、物资管理的现状和问题

临床实验室物资管理对象一般是指试剂和耗材。检验试剂是指按医疗器械管理的体外诊断试剂，包括在疾病的预测、预防、诊断、治疗监测、预后观察和健康状态评价的过程中，用于人体标本体外检测的试剂、试剂盒、校准品、质控品等产品，可以单独使用，也可以与仪器、器具、设备或者系统组合使用。医用耗材是指经药品监督管理部门批准的使用次数有限的消耗性医疗器械，包括一次性及可重复使用医用耗材，如采血管、注射器、试管、标本杯、培养皿、移液器吸头、手套、口罩等。试剂和耗材对检验结果有着重要影响，规范化管理是保证检验质量的重要环节。传统管理模式面临着品类多、人工管理强度大、全过程监管难、成本控制粗糙等诸多问题，最终导致试剂和耗材占比居高不下，并有持续上升趋势。具体来说，物资管理存在以下问题。

（一）试剂和耗材手工管理，简单粗放

多数医疗机构对试剂和耗材的管理采用"零"库存管理模式，医院入库后直接出库给实验室。而实验室接收来自库房的纸质清单或者简单的计算机端台账，试剂耗材的批号、数量、厂家等相关信息无法互联互通，较难实现试剂和耗材的使用追踪，导致试剂和耗材流向无法监管，出现浪费、滥用、过期等情况。实验室仅实施一些简单的管理措施，如领用登记、定期统计使用量等，无法实时监控库存，凭经验估测下一阶段的需求量，易出现试剂和耗材短缺或过剩，以及批号效期缺乏计划和统筹，导致使用规范性差。

（二）供应商监管体系不完善，缺少联动

试剂和耗材种类繁多，对应的供应商和生产厂商众多。招标、主管、财务等部门与使用部门脱节，缺乏对物资质量和服务的监管。实验室对试剂和耗材定期进行评价，包括资质要求、技术或质量要求（包括但不限于室间质量评价/能力验证成绩、室内质量控制、检验程序性能、设备配置、技术人员资质及专业背景等）、服务要求（服务及时性、服务价格、报告时间等）、不良事件报告等，但评价的结果未能与后续管理相结合，未采取有效的互动和制约措施。

（三）试剂耗材数量和品种多、批号多，验证难

实验室物资涉及的专业领域广泛，包括临检、生化、免疫、微生物、分子诊断等，试剂和耗材的种类繁多，包括试剂、质控品、校准品、仪器耗材、标本容器等，可用于不同的实验目的，如检测、鉴定、定量等。批号是试剂生产批次的唯一标识，对于追溯试剂质

量、确保实验结果的准确性具有重要意义。实验室试剂存在批号或货次多的情况，变化批号时性能可能存在批间差，影响检验结果的质量。由于试剂数量和品种众多，采用手工或表格管理，数量和批号管理混乱，无法准确统计数据，无法及时完成批间验证，影响实验室的工作质量。

（四）检验结果无法与试剂批号关联，可追溯性差

标本的检验结果应与使用的试剂批号、出库人及时间等信息关联，有利于追溯影响检验质量的因素，也有利于统计试剂的成本和效益。如果物资系统没有与LIS对接，或者实验室使用纸质和表格管理，检验项目与试剂标识无关联，就需要手工统计和核对，人为操作数据的准确性和及时性无法保证，导致试剂批号使用的可追溯性困难。

二、数智化物资管理的技术方案

SPD是一种新型的医用试剂耗材管理模式，Supply（供给），Processing（分拆加工），Distribution（配送）。SPD管理模式是在供应链一体化思想指导下产生的一种典型的精益化管理模式，以保证医院内医用耗材质量安全、满足临床需求为宗旨，以物流信息技术为支撑，以环节专业化管理为手段，强化医用耗材管理部门的全程监管，协调外部与内部需求，实现医用耗材在医院内的供应、加工、配送等物流的集中管理。在医用耗材管理中，SPD模式通过联动医用耗材内外供应链上的核心成员，对医用耗材进行统筹管理，实现管理效能的提高。

（一）SPD管理流程

SPD管理模式的基本流程包括信息的初始化及档案管理、订购、验收、入库、请领、出库、补货、供应商评价和查询统计等，见图10-1。

（二）RFID技术

RFID技术是通过无线电频率进行通信，从而达到无需接触即可识别目标并读写数据的一种通信技术。RFID可通过与SPD接口对接，实现试剂从订单生成、经销商备货处理、物流运输过程监管、院方库房批量入库/出库全流程管理。通过感应附着在物资上的RFID标签，使医院能够实时监控和管理物资的位置和状态，完成追踪和管理，减少丢失和误放，提高利用率。RFID技术可在医疗物资的采购、存储、分发过程中提供实时的库存信息，帮助实验室及时发现库存不足或过剩的情况，优化库存管理。RFID技术还能揭示物资使用模式、库存流动情况，协助用户做出更佳的决策，减少记录和查找信息的时间。

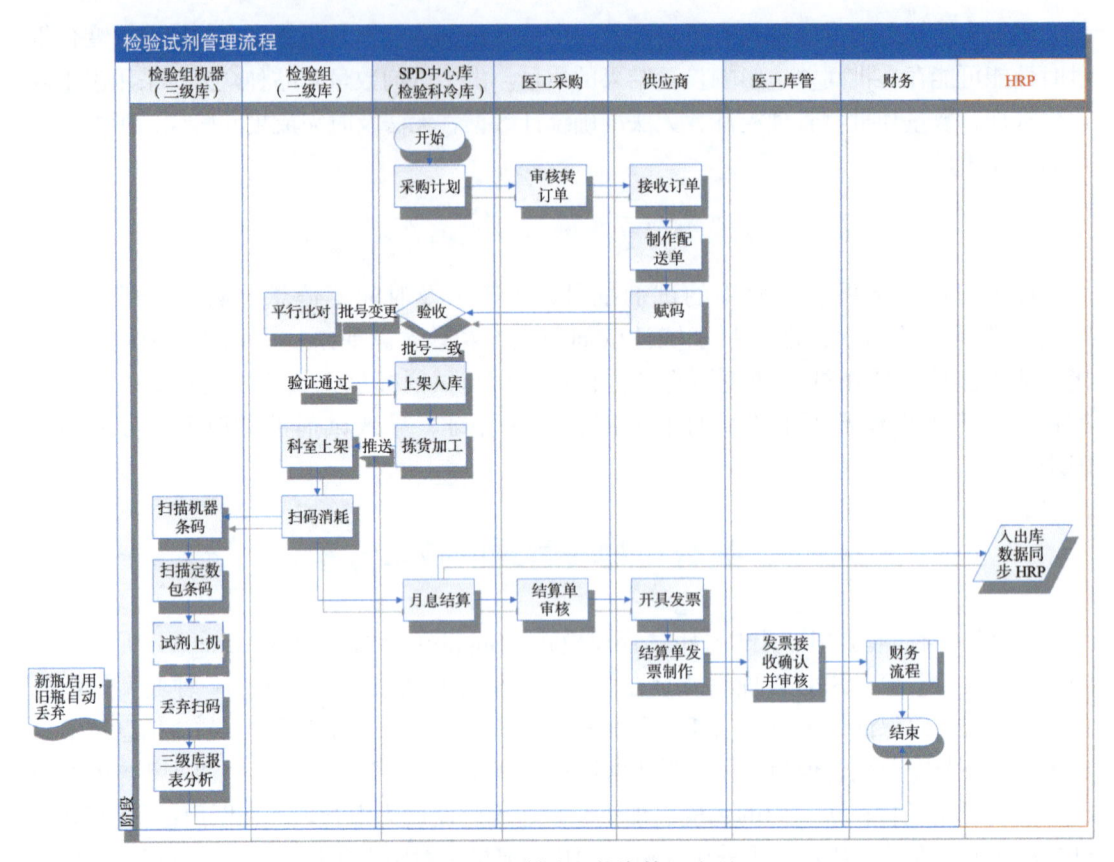

图10-1 SPD模式的物资管理流程

HRP. hospital resource planning，医院资源规划

(三) 智能电子货架

实验室利用智能电子货架替代传统纸质标签的系统，以实现试剂和耗材信息的自动更新、同步显示和实时监控。与传统存储方式相比，智能电子货架的设计可以更有效地利用存储空间，加快存取速度，从而提高整体工作效率。通过电子货架的智能系统控制，试剂和耗材管理可以实现先进先出（first in first out，FIFO）的存取原则，降低员工操作要求。其中部分智能货架系统，如RFID开放式智能货架，能够做到对物品进行实时监控，确保物品的安全性，并对用户的开门权限进行控制，从而防止未授权访问。

SPD通过使用电子货架技术可以实现试剂的自动补货。手持终端扫码消耗试剂时，系统自动记录数据并判断是否需要补充试剂，自动推送补给信息。同时，电子货架可利用信息化和物联网技术对进货、库存、运送和消耗等事务进行统筹规划，实现物流与临床工作的分离，提高效率。

(四) 耗材定数包技术

耗材定数包技术是指根据特定规格将一定数量的同种耗材打包在一起，形成标准化的包裹。通过耗材定数包技术将同种耗材打包并赋予唯一的编码，使用时只需扫描条形码即可自动关联相关信息，确保每种耗材都能被准确记录和监控，从而减少耗材管理的混乱，不仅节省了时间，也减少了人为错误的可能性。同时通过赋码可以实时监控耗材的使用情况和库存水平，对耗材使用量进行分析，设置低库存警报以便及时补充耗材，避免因缺货而影响实验进度，也可对超量使用进行控制，从而节约成本，避免耗材的浪费。

SPD模式下的院内配送采用主动推送模式，通过库存控制系统自动提交补货计划，实现及时补给。实验室预先设定最大库存量、补货量和安全库存量，SPD能够有效管理各专业组的耗材使用情况，减少浪费和缺货的风险。SPD也可根据历史使用数据，动态调整定数包的内含数量和推送数量，以适应实际需求的变化。定数包的使用简化了二级库取用耗材的流程，减少了医护人员的工作量，同时提高了消耗统计的准确性。

三、数智化物资管理的实现情况

SPD管理模式能够实现试剂和耗材的全流程监管，能够监控计划采购至使用的全过程，最大限度提升试剂管理的效率，降低事故风险。其主要功能如下：

（一）供应商管理

实验室可通过系统创建供应商/厂商库，包括名称、类型、联系人及电话、地址、用户评价及反馈等，上传供应商资质文件进行资质证书有效期管理，如有供应商/厂商资质证书过期或即将过期，系统可自动通知实验室管理人员和供应商/厂商，相关人员可通过链接上传更新后的资质证书，经审核后，纳入试剂目录管理，见图10-2。

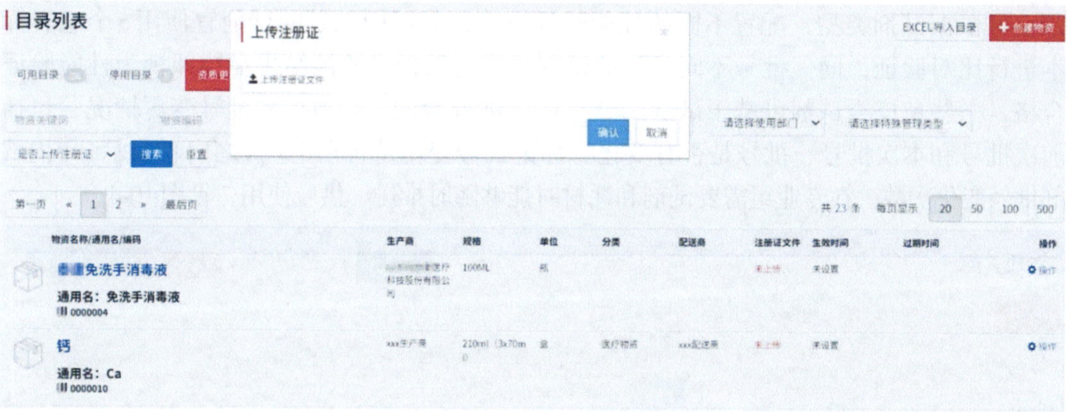

图10-2 供应商管理

（二）库存管理

实验室可建立试剂和耗材新增目录，根据试剂和耗材信息，包括名称、厂家、供应商、规格、注册证号、参数、特殊管理类型、物资编码等，以附件形式上传注册/备案证等资质文件，经审核通过后，纳入试剂目录管理。

专业组根据申购周期的预期使用量与实时库存量综合考量，通过模板申购或根据既往采购量、既往使用量自动采购，提交本专业组申购计划。该计划包括物资名称、品牌、规格、数量、有效期批号要求等，经审核通过后，向医院发出试剂和耗材采购计划，见图10-3。

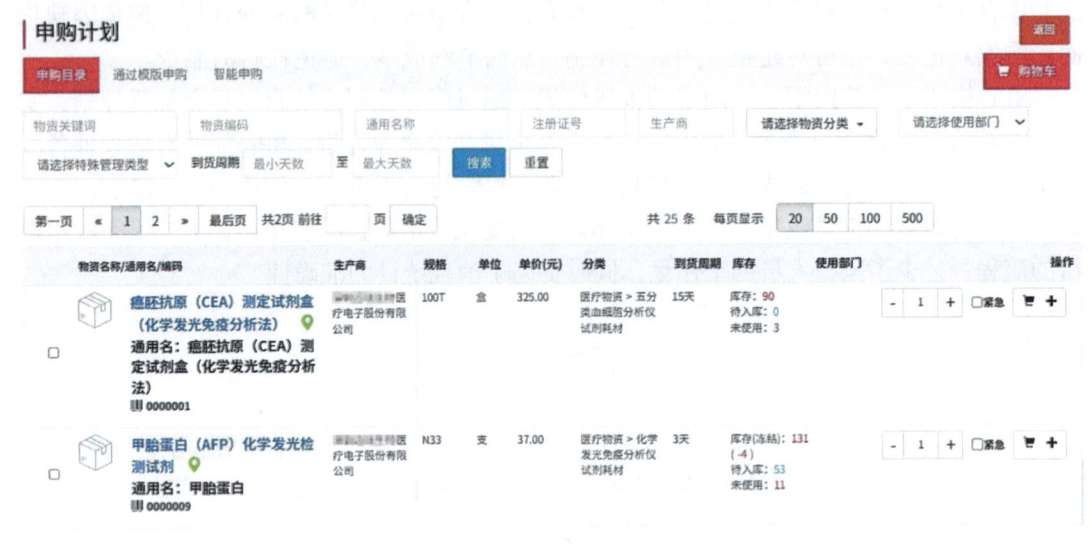

图10-3 申购计划管理

当试剂和耗材验收入库时，由管理员根据采购清单进行验收，验收后将验收情况录入物资管理系统（可通过系统接口入库、EXCEL批量入库、扫码入库）。检验试剂采取集中备货管理，验收时判断试剂批号是否变更，变更则自动要求专业组做平行比对或性能验证，并在系统中记录性能验证结果，以保证试剂合格品入库且留存相应验证记录。可根据试剂类型，配置不同的性能验证方法，如不同批号的试剂宜使用5个患者标本进行比对验证，同一批号不同货号的试剂可通过质控品检测结果在控即视为性能验证合格，一些免疫类试剂可基于试剂的分析证书进行验证。弹窗提醒批号变更情况，包括前次批号和本次批号、批号是否有变化、标记批号变化是否在6个月之内、显示1年内试剂批号变化次数。在专业组需要试剂和耗材时能够随时推送、供应使用，见图10-4。

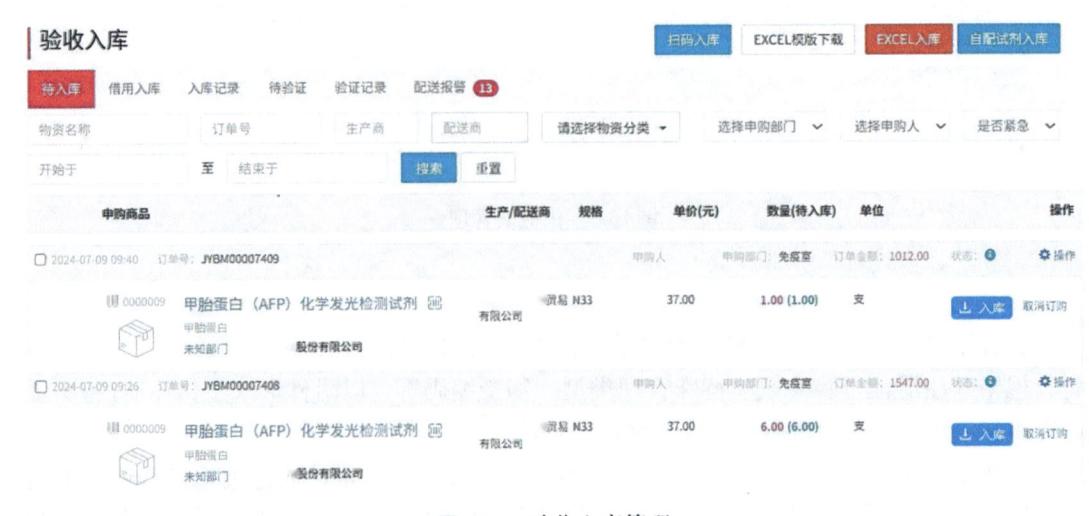

图10-4 验收入库管理

检验人员在使用试剂（开封、开瓶）和耗材时扫物资码提交使用记录，记录试剂和耗材的使用情况，见图10-5。试剂不同于耗材，具有明确的原包装有效期和开封有效期，定数包标注的有效期为"原包装有效期"，试剂拆开包装以后，有效期限缩短，对于开封之后的效期时限，称为"开封有效期"。验收管理中，自动判断试剂有效期并弹窗提醒：原包装有效期为两年，剩余时效小于6个月不验收；原包装有效期为半年的，剩余时效小于3个月不验收等。通过维护开封有效期数据及扫码记录试剂消耗和丢弃时间，能够明确该定数试剂在使用时间段内发生的检验项目，是否在开封有效期内，通过检验项目关联患者的标本，可知该标本所使用的多个试剂名称、批号、使用人员等信息。

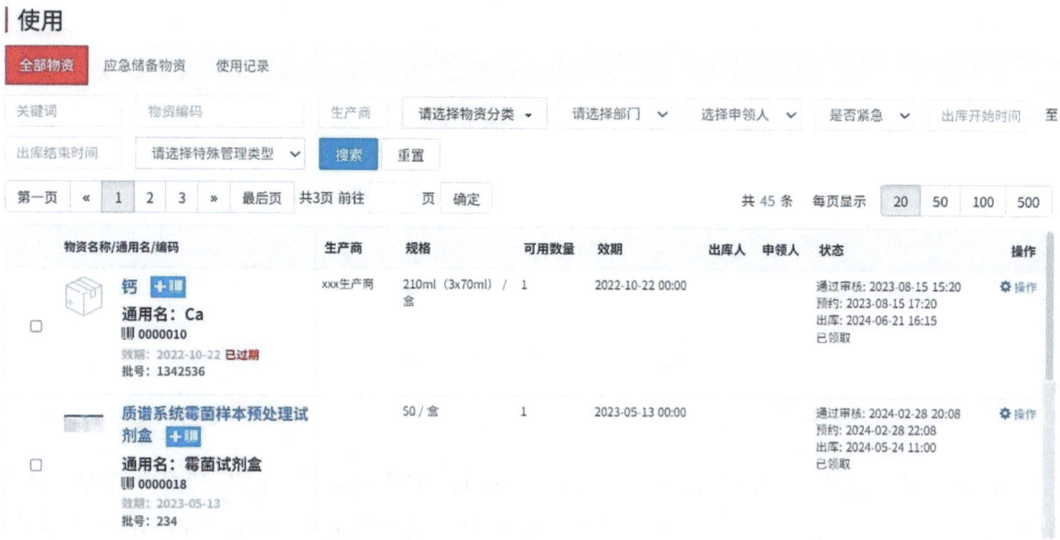

图10-5 使用记录管理

系统有三种扫码操作：消耗扫码、上机扫码、丢弃扫码。二级库内从冰箱拿出试剂时，消耗扫码，计为科室成本。试剂上机时，扫描定数包和机器条形码，完成上机关联，同时作为开封有效期记录起点。丢弃扫码在试剂更换时进行，通过记录丢弃时间，近似记录试剂下机时间，作为该定数试剂的消耗结束时间。上机扫码开瓶和消耗结束之间的时间间隔，是该定数试剂在该检验仪器上的使用时间。

试剂和耗材因特殊原因需报损时，经审核后，可通过系统进入试剂报损程序。实验室因特殊原因需要借入或借出试剂和耗材时，相关人员可在物资管理系统中提交申请，经审核通过后方可借入（归还）或借出（收还）。如出现不良事件，还可以进行不良事件上报和关联，且进行处理评价。

（三）订单管理

专业组提交申请，可在首页和审核界面联动推送订单申购详情，避免发生遗漏，见图10-6。查询库存物资的数量、批号、有效期等信息时，对科室库存近效期物资弹窗提醒。

(四)权限管理

权限管理可按不同层级设立管理员:①专业组管理员负责本专业组试剂和耗材的申购及请领等;②专业组组长负责本专业组试剂和耗材的申购与请领审核等;③科级管理员负责管理试剂和耗材申购、验收、出入库、保管、盘存等;④主任负责试剂和耗材的有效、安全管理,通过数据看板监督审核各个环节。

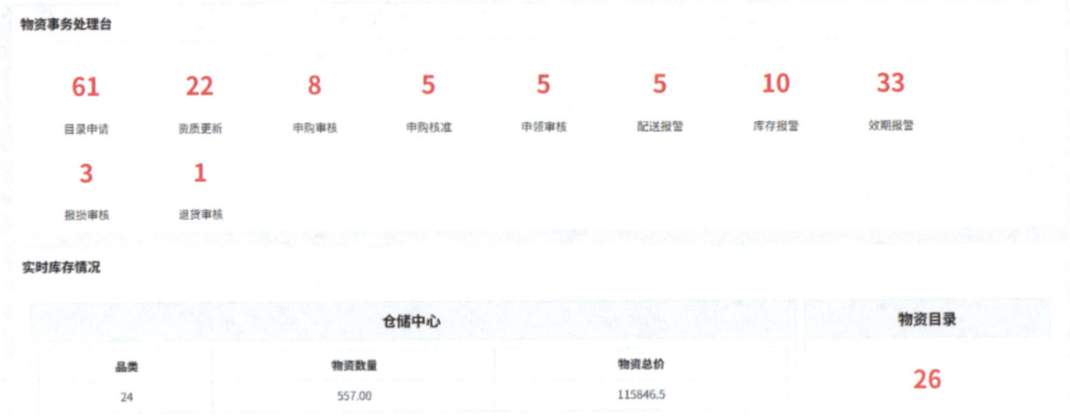

图 10-6 首页和实时库存界面

(五)智能冰箱、LIS 数据接口

根据预设仓储位置储存保管试剂和耗材,同时根据冷链系统实时监管温度情况,如有异常发送短信提示温度异常。LIS 与智能冰箱对接,实时监控冷链或试剂的出入库管理,实时监控试剂数量变化及责任人,见图 10-7。无智能冰箱时,二级库房出入库应设置专人管理,扫码或订单管理出入库。

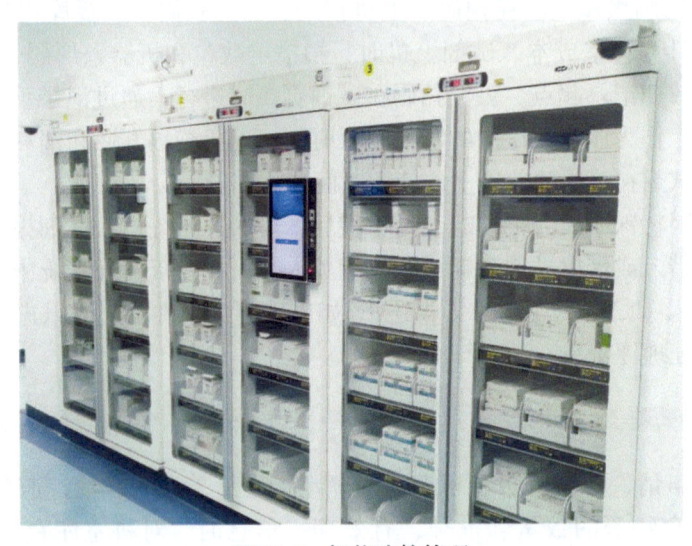

图 10-7 智能冰箱管理

SPD与LIS对接,可展示患者或试剂的详细列表;可明确该患者的多个标本在不同科室、不同仪器检验了不同项目,使用到哪些试剂,以及检验人、检验时间等;可明确该试剂在哪个科室、哪台仪器,为哪些患者做了哪个项目,以及检验人和检验时间。

(六)物资评价及不良事件管理

实验室可对试剂和耗材及供应商进行定期评价,包括资质要求、能力要求、质量要求、服务要求等,记录使用过程中的质量问题与归因于试剂和耗材的不良事件,并定期向供应商、医院及科室相关负责人报告。

四、数智化物资管理的预期效果

实验室通过智能化实现了从物资采购到科室消耗,再到供应商评价的全流程监控,确保试剂耗材的高效管理。数智化物资管理减轻了实验室员工的工作负担,节省了人力成本,避免了试剂浪费,减少了科室仓储压力。数智化物资管理可达到以下效果。

(一)实现实验室成本的精细化管理

利用SPD管理模式,实验室可通过近效期提醒、按需补货和电子货柜先进先出的存取原则,能有效减少试剂耗材过期现象,避免浪费。按照试剂和耗材使用的频率和数量,在SPD中设置不同的近效期提醒时间,见图10-8。当试剂处于近效期时,优先使用或通过院区间试剂调配等方式及时处理近效期试剂,避免了试剂过期。

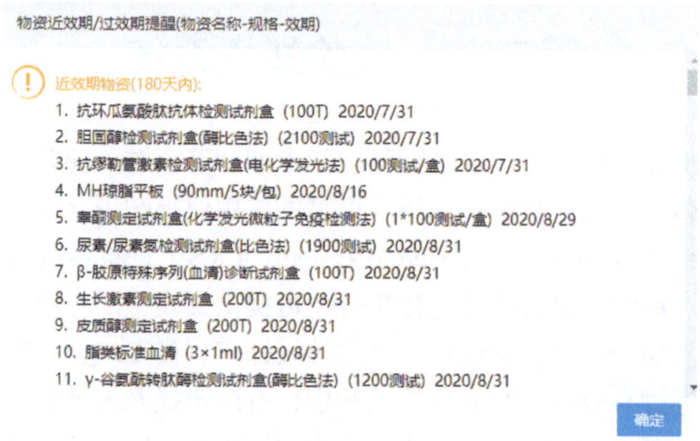

图10-8 物资近效期提醒

由于试剂和耗材消耗时,SPD可根据科室预先设定最大库存量、补货量和安全库存量自动判断是否需要补充试剂,自动推送补给信息。同时,也可根据历史使用数据,动态调整定数包的内含数量和推送数量,以适应实际需求的变化,实验室和SPD中心库可按时按量订购试剂与耗材,避免试剂耗材过量囤积的情况出现。

通过电子货架的智能系统控制,SPD中心库可实现试剂耗材的先进先出,保证实验室优先领用近效期在前的试剂耗材,防止库存试剂耗材随机领用造成的试剂耗材先进后出,从而发生先入库试剂耗材过期的情况。

（二）提升实验室管理能力

实验室可通过系统对供应商表现进行统计并做出相应评价，内容包括供货及时性、备货数量、试剂耗材质量等。实验室定期整理评价内容，对不符合实验室要求的供应商进行约谈，要求其做出相应整改，若在规定时间内未能完成整改的供应商，实验室应提前终止合约，重新选择合适的供应商。同时，实验室还可统计科室每月/季/年试剂耗材领用数目与金额，通过关注物资使用情况，做好相应财务管理，提升科室预算管理能力。

（三）优化 SPD 管理风险策略

一些SPD管理风险需实验室加强监控。例如，服务商与医院的深度信息共享，使实验室存在信息泄露的风险，需在关键节点上设置人员权限并加强监督。实验室应参与安全管理，关注SPD模式的医用冰箱或暂存库房是否具备防火、防腐蚀及防泄漏的措施与管理办法。智能冰箱存在故障风险，若出现故障维修不及时，将影响到检验工作。另外，体外诊断试剂可能含生物活性物质或者有毒的化学物质，操作过程中应注意生物安全防护。

物资管理的未来将是一个集信息化平台建设、物联网技术应用、大数据分析、流程规范化与自动化、闭环管理和质量控制、成本管理优化等于一体的综合管理体系。SPD管理模式有助于提高实验室的运营效率，降低成本，提升服务质量，并最终促进实验室的高质量发展。

（刘静芸）

第二节　检验知识系统

当前，在线数据库、电子书、维基百科和学术期刊等资源可随时随地访问，极大地促进了知识的共享和传播。人工智能和大语言模型的应用使得知识存储、管理和应用更加智能化。检验知识系统（laboratory knowledge system，LKS）是将零散的、彼此孤立的检验领域知识进行存储、组织、整合的系统化集合，可提供实验室的专业领域知识库、管理体系文件和知识管理功能，是实验室认可、医院等级评审、员工培训、临床决策支持和知识更新的重要工具。通过有效利用和分享检验知识，有助于提升人员的检验技术能力和检验结果的同质化。基于检验知识系统构建临床决策支持（CDS），能够促进临床检验的合理使用和更好地解释结果。

一、检验知识系统的现状和问题

临床实验室的知识、技术、人才密集，是典型的知识型组织。利用检验知识系统地为临床检提供全程的、全面的决策支持非常重要，但实验室普遍缺乏知识管理意识，未对教材、专著、期刊、学术报告等专业知识进行系统管理，未针对专业领域形成学习资源包，知识管理的重要性被忽略。

（一）员工间的知识储备和能力差异大，无法共享和传承

员工之间因学历、工作经历、个人能力等差异，不同员工之间的知识储备和工作能力存在差异，导致实验室出现整体协作效率下降，检验质量不稳定，结果解释分析不一致等问题。因为缺乏系统的知识共享机制，使得新员工难以从资深员工的经验中获益，知识无法有效传承，需要检验知识系统提供知识共享和传播服务。

（二）纸质化的文件管理混乱、碎片化，利用率低

以纸质化的方式存储和传播检验知识，存在诸多弊端。如文件分散在实验室不同的地方，查找和整理信息变得耗时、低效。而且，纸质文件易损坏、丢失或被误置，进一步增加了管理的难度。纸质文件导致知识分布不合理，许多应该属于实验室的知识，掌握在个人手中。缺乏知识共享机制和吸纳机制，形成知识孤岛，使实验室的知识体系协调困难，利用效率低。

（三）用户重复且繁重的检验专业问题咨询

患者经常咨询标本采集的准备、报告时间、注意事项等，护士经常询问标本容器和采集要求，医生经常询问特殊项目的临床意义、项目选择。实验室未将用户相关的问题整理成知识库或宣教材料，通过网站、小程序、文件等进行知识传播，同样的问题反复出现，浪费时间和资源，易导致工作效率低下和人员疲劳。

（四）员工培训、教育及考核受时空限制

培训和教育不仅是临床实验室工作人员职业发展的必要手段，更是确保检验质量、安全操作和患者利益的重要保障。实验室应为员工提供7×24小时的检验知识服务。随着医疗机构集团化、区域化发展，人员的空间距离拉大，人员集中、统一的培训、教育和考核难以实现。检验知识系统为员工提供了一个集中的学习资源平台，可以突破时空限制为员工服务，实现系统化、标准化和高效化培训，提升培训质量和员工的整体能力。

（五）检验知识难以与临床实践紧密结合

传统的知识库独立于LIS与HIS，无法根据患者的实际情况做出实时判断与提示，检验知识的运用依赖人工查询与解读。实际临床工作中，无论是临床医生开立检验申请还是实验室人员审核报告，均无法做到充分考虑每位患者的症状、体征、临床诊断、用药史、过敏史、实验室检查结果和影像学数据等多种来源信息，难以保证检验开单的合理与检验报告的准确解读。检验知识系统与信息系统相融合的知识库可以提供更及时、更全面的知识服务。

二、检验知识系统的解决方案

检验知识系统主要服务于实验室、临床及患者，需要具有一定的专业性、严谨性。实验室可通过百科知识、文档管理、题库考试、规则库等形式组织、管理检验专业知识，为

实验室人员提供"所需即所得"的检验医学知识服务。百科知识系统基于自由、开放、协作、共享的理念，用户可自主创建、更新、阅读、分享内容及实现个人知识管理，充分发挥集体智慧，快速更新和扩展内容，满足用户持续增长的知识需求。文档管理系统通过对文档全生命周期的管理，以及文档的使用控制、学习情况监控，实现体系文件的有序管理。检验考试系统实现试题的创建、管理、组卷、考核、阅卷等功能，适应了检验人员自我学习和高频率无纸化的考核需求。临床决策支持是通过应用信息技术，综合分析医学知识和患者信息，为医务人员的临床诊疗活动提供临床决策支持的一种辅助工具。

（一）百科知识系统

百科知识系统通常基于 Web 2.0 技术，支持多用户交互，由页面、内容、导航、搜索引擎、模板等基本要素组成。系统满足富文本编辑、多媒体和动态内容加载的需求，如通过 AJAX、WebSockets 等技术，实现动态内容加载和实时互动，支持图片、视频、音频等多媒体内容的嵌入。检验百科知识系统采用分层架构设计，确保系统的模块化和可维护性。前端层可使用前端框架（如 Vue.js）构建用户界面，确保高性能和响应式设计。合理的分类导航可提供用户黏性。后端层可采用微服务架构和 API 接口设计，提高系统的可维护性和扩展性，规范数据交互。数据层则可结合关系型数据库和搜索数据库，实现高效的数据存储和检索。

检验百科知识系统通常包括疾病诊断知识库、合理用药知识库、检验项目知识库、患者教育知识库等与检验知识紧密相关的医学知识库。如疾病诊断知识库提供各类疾病的诊断标准、临床表现、辅助检查等信息，支持检验项目与疾病的关联查询。合理用药知识库汇集药物的适应证、用法用量、副作用、禁忌证及药物相互作用、对检验结果的影响、需要监测的检验项目等，支持临床用药决策。检验项目知识库详细记录各类检验项目的相关信息，如项目名称、临床意义、参考区间、操作流程等。患者教育知识库提供疾病预防、检验前后注意事项、健康知识普及等内容，支持患者自助学习和咨询。每一类知识库各自成体系，又有相互关联。内容模板的设计应满足医学知识的专业性偏好。如检验项目知识库，其内容模板需要包括但不限于以下信息：①中英文全称、简称；②临床意义；③参考区间、决定限、个性化参考区间及单位；④患者准备；⑤采集和运送要求；⑥影响因素，如用药、患者准备、标本质量等；⑦大人群分布；⑧相关疾病；⑨检测仪器和试剂；⑩操作流程；⑪信息来源和循证医学证据等级。这些信息还可与其他知识库相关联，如疾病知识库、仪器档案库、试剂信息库、项目操作文档等。

因检验医学的特殊性，系统内的知识应正确、严谨。内容的创建者应是具备医学背景的专业人员，其根据最新的临床指南和研究文献编写，确保信息的准确性和时效性。内容发布前，需经过领域专家的严格审核，验证其科学性和实用性。同时，应定期检查和更新内容，确保知识库的信息始终保持最新和最准确。建立用户反馈机制，及时收集用户的意见和建议，持续改进和优化知识库内容。

（二）文档管理系统

实验室内部文件可分为程序文件、作业指导书、质量/技术记录等，外部文件则有法律法规、行业标准、指南、行政文件、文献、书籍、仪器档案、试剂说明书等。随着医学的不断进步和管理的持续优化，新检验文档不断涌现，原有文档不断被更新或替换。文档管理系统因其管理便捷、有序、访问方便等优势被实验室所接受和认可。

1. 文档管理基本功能　检验文档管理系统采用云计算和分布式存储技术，实现高效且可靠的文档存储与管理，支持用户并发访问和数据备份。系统支持Word、Excel、PPT、PDF等常用文档格式，并定义了丰富的文档元数据字段，如标题、作者、创建日期、文件编号、版本号、受控状态、生效日期、标签、分类和关键词等。

系统的分类导航设计简洁直观，支持多层级分类，帮助用户快速定位所需文档。用户可以根据部门、文档类型、来源等多种维度进行分类管理，确保文档结构清晰，查找便捷。

系统支持全文搜索和高级搜索功能，用户可以通过关键词、标题、标签、日期等多种条件进行精准检索。借助先进的自然语言处理技术，系统能够理解用户的搜索意图，提供智能推荐和相关文档展示，提升文档查找的效率和准确性。

2. 支持文档全生命周期管理　根据ISO 15189：2022对文件控制的具体要求，检验文档的起草、修订、批准和发布必须由具备相关专业领域知识和能力的授权人员完成。为确保文档管理的规范性和可靠性，文档管理系统应具备支持文档全生命周期管理的功能，包括文档的创建、修订、审核、批准、发布、存档和销毁等各个环节。系统必须确保文档在整个生命周期中的每一个步骤都有明确的记录和跟踪，且所有操作均由经过授权的人员执行，以保证文档的真实性、完整性和可追溯性。

3. 严格的用户管理　文档管理系统还应具备严格的用户管理，支持用户的分组管理和细致的权限分配。实验室的不同文件适用的范围不同，因而需要分发的对象也不同。定向分发，学习的目的性更强，有助于员工积极有效的学习。文档的权限分配应细化到文件级别，支持为不同用户或用户组分配不同的权限，如只读、打印、编辑等。有效防止未经授权的访问、更改、下载和拷贝，保护文档内容的机密性和安全性。

4. 学习情况监督和考核　系统还可详细记录文档的学习情况，包括学习者的类别、身份信息、学习时间和学习时长等。系统支持学习情况监督，提示未完成学习任务的员工及时必修的文档。为了全面评估学习效果，系统还可以关联相关试题，实施在线考核，评估员工的学习成果。

（三）检验考试系统

考试是评估检验人员的专业知识和操作技能的重要手段。检验考试系统作为统一的考试平台，提高了组卷、组织考核、评分等工作的效率和灵活性，有助于管理层了解人员的能力分布，评估培训需求和效果，优化培训和管理策略，帮助员工制定个性化的培训和发展计划，根据考试结果针对性地提高人员的不足之处。

1. 试题管理　系统应同时支持通过Excel、CSV等格式批量导入考题和手动录入考题，支持富文本编辑，允许插入图片、公式、表格和多媒体内容，方便录入复杂的题目内容。支持选择题（单选/多选）、填空题、判断题、简答题、案例分析题、组合题等多种题型，满足不同考试需求。允许对每道考题进行难度评级，如简单、中等、困难。基于题库的内容和考题的难度、类型、知识点等信息，系统能够推荐类似的题目，方便管理员快速找到相关题目，增加试题多样性。

系统支持试题多级分类结构。管理员可以根据实际需要，自定义分类结构和分类标签，便于将试题按学科、知识点、难度、题型等多种维度进行分类，灵活管理试题库。试题以树状结构形式展示，用户可以直观地查看各分类中的试题。支持根据试题内容、题目编号、题目描述等关键词进行搜索，以及根据学科、知识点、难度等级、题型等多个维度进行筛选。

系统自动统计各类试题的使用频率，帮助管理员了解试题的使用情况，及时更新或淘汰不合适的试题。提供试题难度分布图表、知识点覆盖分析，帮助管理员了解试题的整体情况，调整试题库的难度结构，补充未覆盖的知识点的试题。

2. 试卷管理 系统可根据预设的规则从题库中筛选试题自动生成试卷。规则如分数分布、题型比例、难度分布、知识点覆盖等。管理员可以手动组卷或调整自动生成的试卷内容，确保最终试卷符合预期要求。系统根据试卷中各题目的难度评级，自动计算试卷的整体难度系数，确保试卷难度的均衡性和分布的合理性。对于选择题，系统可以设置是否随机调整选项的顺序和考题的顺序，防止考生通过记忆答案作弊。

允许为每一份试卷指定考生，设置开考时间、结束时间。对于选择题、判断题和填空题等客观题型，系统能够根据标准答案自动批改，实时反馈得分。技术可行时，对于简答题和案例分析题可以通过自然语言处理及机器学习算法初步批改，并提供评分建议。对于复杂题型或需要人工判断的题目（如简答题、案例分析题），教师可以手动批改，系统提供批改界面，支持评分、评语和标注。支持多位教师协同批改，同一试卷可以由多位教师分别批改不同题目或协同讨论评分，确保评分的公平性和准确性。

（四）临床决策支持

临床决策支持（CDS）是一种利用信息技术手段辅助医疗决策的系统，其知识库应遵循科学性、规范性、安全性和有效性原则。知识库的构建需要医疗机构中各临床科室与职能科室收集最新的临床指南、教科书、专家共识、试剂说明书等资料，确保知识库内容的权威性和准确性。整理资料中的各类医学名词，转化为ICD-10、SNOMED CT等标准化医学术语，再完成医学术语与医疗机构中实际的疾病分类、药物名称、检查项目等内容的对码，保证数据的一致性。根据临床指南和专家共识的内容，在CDS中配置相应的IF-THEN规则，构建CDS规则库。实验室相关规则分为检验合理性规则与临床推荐规则。检验合理性规则又细分为相对禁忌规则与绝对禁忌规则。为保证知识库内容的时效性，知识库内容需定期更新。知识库内容的更新需严格遵照既定操作规范，由临床科室及职能部门根据需要向管理部门提出申请，管理部门进行调研及审核，必要时上报委员会讨论审批，确保知识库内容的准确。

三、检验知识系统的实现情况

检验知识系统的用户类型众多，且其内容高度专业化，设计友好的用户界面对提升系统利用率至关重要。系统可选择部署在局域网或互联网环境中，可同时通过网页端、APP

和小程序等多种方式提供知识服务。用户可以根据自身需求和使用习惯灵活选择访问途径，从而提高系统的便捷性和可达性，确保专业知识能够被高效地传播和应用。

（一）百科知识系统

1. 分层管理　在了解用户需求的基础上，检验百科知识系统采用多层级的分类结构。疾病诊断知识库按疾病类型分类，如传染病、内科疾病、外科疾病等。合理用药知识库按药物种类、药物用途、药物相互作用等分类。检验项目知识库按检验亚专业分类，如临床基础检验、生化检验、微生物学等。患者教育知识库按疾病类别、治疗方案、预防措施等分类。有序、合理的分层分类系统有助于用户快速定位到有用的信息。另外，通过为每个词条添加关键词和标签，便于用户搜索和过滤信息。

2. 创建词条　定位到内容所属的最小分类后，可创建词条。分段阐述每一条内容，每一段的标题自动生成目录。必要时，可插入图片、视频等多媒体形式。创建好的词条可以重命名，调整分类。记录词条的创建者、修订者、浏览次数、编辑次数、更新时间等信息。允许有交叉、延伸、因果、层级、相关等各类关系的词条进行关联。根据词条的内容可以设置试题，考核结果作为用户对内容熟悉程度的依据，见图10-9。

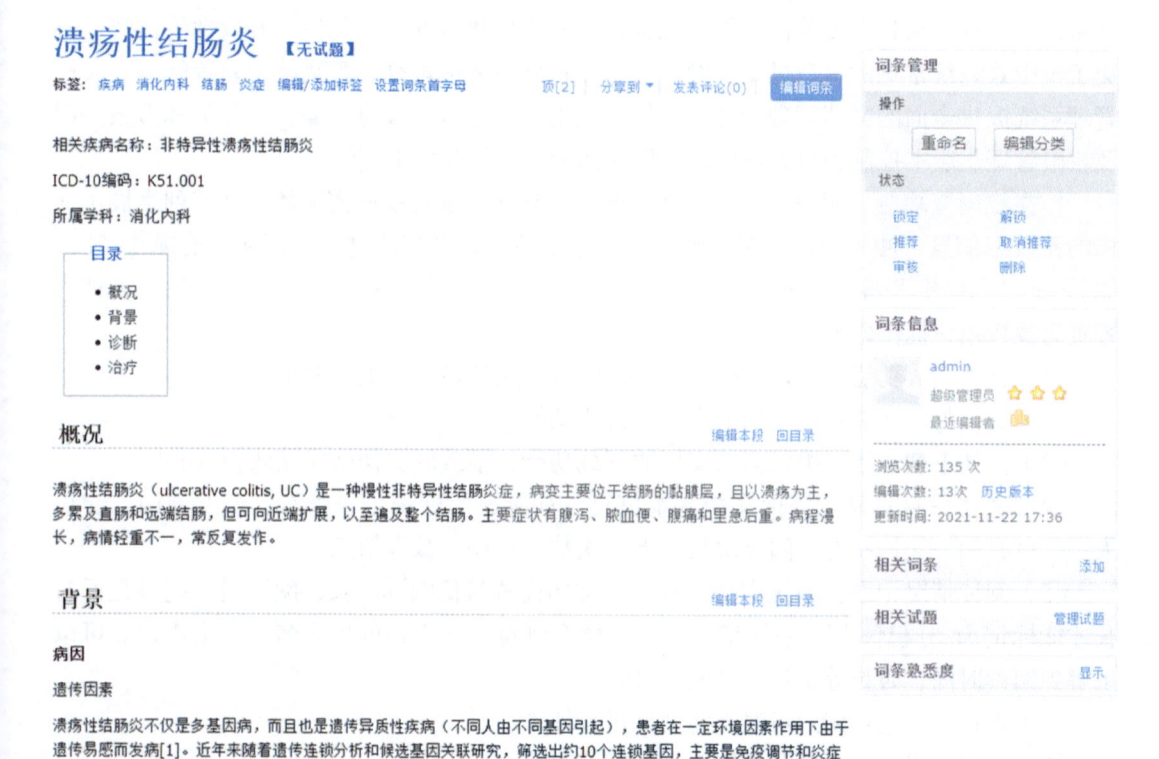

图10-9　百科词条示例

3. 用户交互　检验知识系统是一个互动、协作的系统。系统的首页通常展示以下内容：词条搜索与导航、最近更新词条、精彩词条、推荐词条、热门词条、系统公告、最新动态等，确保用户能够快速访问高质量的信息。直观的词条搜索功能和强大的导航功能可帮助用户轻松找到所需信息。优秀、热门或前沿的内容通过大数据分析或人工推荐，标记为精彩词条。根据用户浏览的次数和停留时间，标记为热门词条。根据当前用户历史浏览记录、内容的相关性及既往用户的行为分析，预测用户可能感兴趣的词条，标记为推荐词条。

用户可以通过一键点评来快速表达对词条内容的看法，也可以撰写详细评论，提供更具体的反馈和建议。这些评论不仅可以包括对词条内容的评价，还可以指出可能的错误、遗漏或需要进一步补充的信息。此外，系统还支持用户直接修改词条内容，确保知识库的更新和完善，提升内容的准确性和时效性。对于不能被用户修改的内容，可以进行锁定。所有的修改和评论都需要经过专家的审核和验证，确保内容的质量和可靠性。

（二）文档管理系统

我国大多数医院检验科已经建立了完善的管理体系文件。文档管理系统的引入使得检验文档管理更加便捷。系统通常采用B/S架构，并构建在互联网上。相比于集中式文档管理系统，这种架构具有简单性、松散耦合性、高度可集成性、规范性和开放性等优势，避免了集中式系统常见的负荷过重、网络拥塞、初始投入成本高、容错能力差等问题。文档管理系统提供全面的文档管理功能，包括文档上传、下载、预览、编辑、分类和搜索，以及权限管理、版本控制和数据备份，确保文档的安全性和可追溯性。

1. 文档浏览功能 用户可以通过文档搜索或导航系统查找所需文档。文档列表展示文档的元数据信息，便于用户快速了解文档的基本情况。系统通过在文档标题前标注"[已阅]"或"[未阅]"来提示用户的当前学习进度。点击文档链接后即可开始阅读。文档内容页为授权用户提供以下功能。

（1）文档缩放功能：用户可根据个人喜好调整文档显示的缩放大小。

（2）文档打印功能：提供当前文档的打印功能。

（3）文档下载功能：提供当前文档的下载功能，下载的文档格式默认为Word。

（4）文档信息：显示当前文档基本信息，如标题、标识号、版本、分发部门、起草人、起草时间、文档状态、阅读次数、下载次数、打印次数等信息。

（5）阅读情况记录：系统支持为每一份文档设置最低阅读时长，阅读时间超过最低时长才能标记为"[已阅]"。系统记录、展示所有浏览过该文档的用户名。点击用户名可以了解到阅读时间、时长等信息，见图10-10。

（6）审核或评论：用户可对当前文档进行评论。

（7）收藏：点击"收藏"按钮，可将文档收藏至个人中心。

2. 创建、修改文档功能 系统的后台管理中心实现文档的全生命周期管理，包括分类管理、文档起草、文档修订、文档审核、文档批准、文档版本、文档作废、文档查询等模块。操作日志记录的当前文档的修改记录便于对文档进行监控。

（1）分类管理：通过添加分类、添加子分类、删除分类、移动分类、合并分类等功能，创建文档分类体系。

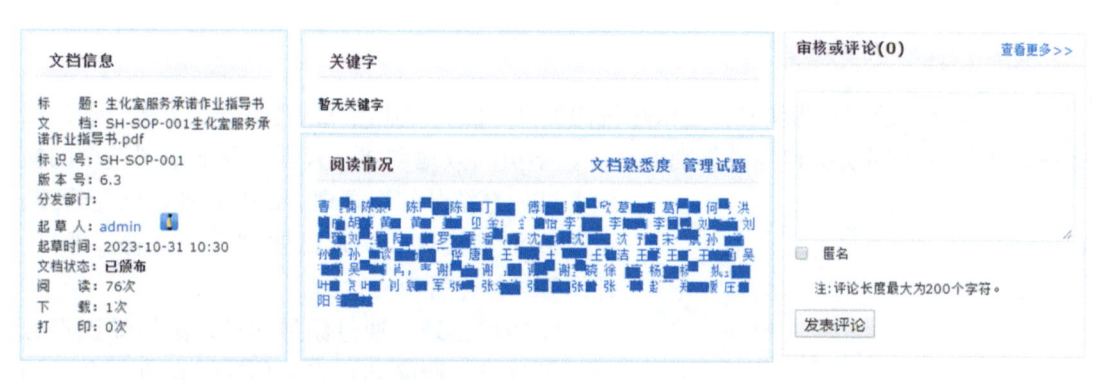

图 10-10　文档内容页部分功能

（2）文档起草：点击"新建文档"就可以在当前页面创建及上传新文档。填写必要元数据信息，包括标题、分类、标识号、版本号、关键字、摘要、分发部门等，见图10-11。重要元数据信息未填写则不允许提交。刚创建的文档状态为"起草"，可在当前页面直接进行编辑修改。确认内容后，提交新文档，文档状态变为"起草结束"。

（3）文档修订：未颁布文档可进行修改，已颁布文档无法进行修订。对无需修订文档，可选择提交审核，文档状态变为"已修订"。修改完成后可选择保存修订、提交审核，如果选择返回起草，文档状态重新变成"起草"，可在文档起草前页面直接进行编辑修改。

（4）文档审核、批准、颁布：状态为"已修订"的文档，可被授权用户依次"审核"、"批准"、"颁布"或"驳回"。"已颁布"的文档，可以被用户浏览。

（5）文档作废："已颁布"文档不能修改，只能进行作废。

文档系统全生命周期管理见图10-12。

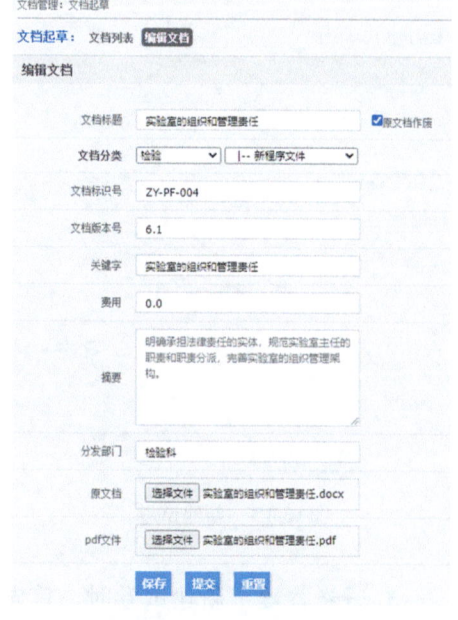

图 10-11　文档起草

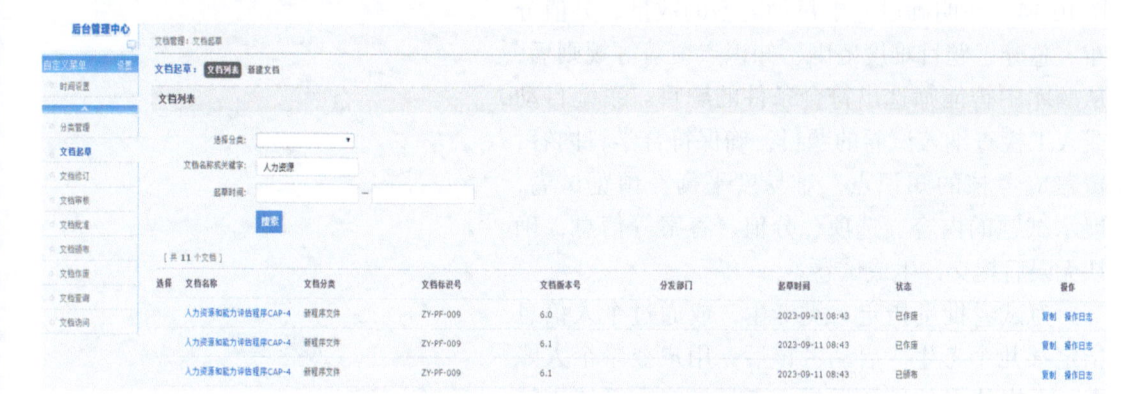

图 10-12　文档系统全生命周期管理

（三）检验考试系统

检验考试系统旨在为实验室和医疗机构提供全面、专业的在线考试解决方案。通过该系统，能够为不同层次和身份类别的员工、学员高效地创建、管理和评估不同类型的检验考试。系统分知识管理、试题管理、试卷管理、考试查询等模块，实现试题创建、组卷、考试、评阅等一体化管理。

1. 知识管理 通过添加学科，添加知识点分类、子分类，删除知识点，移动知识点，合并知识点等功能，创建知识点分类体系。

2. 试题管理 试题管理从新建试题开始，系统支持通过模板导入试题或手动录入试题。以单选题为例，手动创建试题时需要填写学科分类和知识点分类、试题难度、题干内容、试题题型、选项与答案设置及试题说明。题干内容支持富文本编辑，允许用户选择字体、大小、颜色、样式，并支持超链接插入。选项默认为4项，可根据情况增减。新建试题见图10-13。

允许通过知识点、题型、题干或关键字、创建人、创建时间等信息可以查询已创建的试题。已创建的试题可以进行编辑、复制、测试。审核后，试题纳入试题库。当试题长期未被使用时，系统可以提醒用户，以便用户删除或修改，实现试题库的更替。

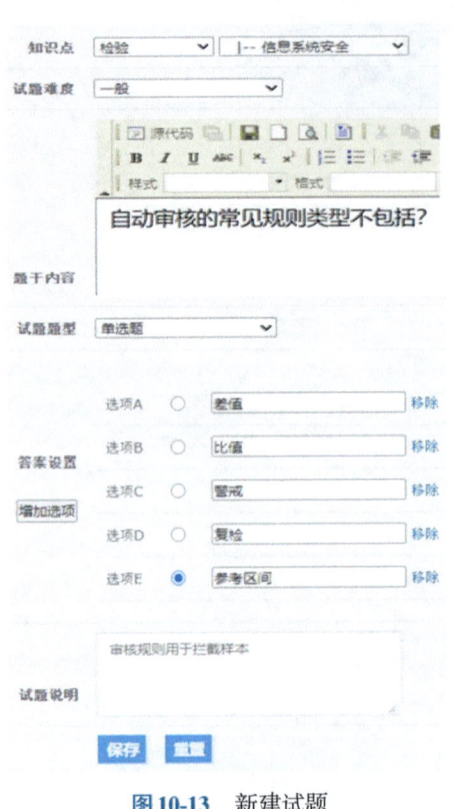

图10-13 新建试题

3. 试卷管理 新建试卷时，首先设置试卷的基本信息，如学科分类、试卷类型、试卷名称、考试时间、试题顺序策略、选择题选项顺序策略、单项选择是否等同多项选择，试卷备注等信息见图10-14。在明确试卷中每种题型的数量、分值分布、总分、题目难度范围、知识点覆盖等规则后，从题库中智能筛选出符合条件的题目。系统自动或人工检查纳入试卷的题目，确保符合学科内容，覆盖应考核的知识点，难易度平衡。预览试卷，展示试题的内容、选项、分值、答案等信息，确认无误后提交，生成试卷。

为试卷批量指定一类考生，或通过个人信息指定某几个考生。启动考核后，用户登录个人账户，点击待考的试卷后进入考核计时。系统支持

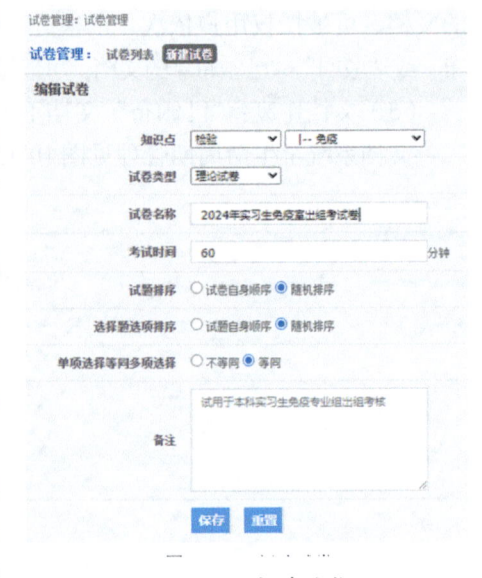

图10-14 新建试卷

设置考核不通过时重考的次数，或手动选择某位考生重考。系统自动评阅客观题，主观题则需要专人评阅。考核结束后，可浏览所有考生考核情况，统计错题的分布，分析考生的知识点欠缺之处。

（四）临床决策支持

实验室相关临床决策支持可分为检验合理性规则与临床推荐规则。

1. 检验合理性规则 适用于临床医生端检验医嘱开立，见图10-15。当临床医生在EMR中记录患者的症状和体征，CDS可为临床医生提供患者可能的诊断，并推荐进一步的检验、检查项目。临床医生在开立检验医嘱的同时，CDS将会参考HIS、LIS、EMR等系统中患者症状、体征、临床诊断、用药史、过敏史、实验室检查结果和影像学数据等多种来源信息，对不合理医嘱进行限制申请，帮助医生避免潜在的医疗错误，从而提高医疗安全性和治疗效果。根据医嘱不合理程度，CDS对检验项目的限制等级分为绝对禁忌和相对禁忌。绝对禁忌规则是指禁用任何情况下都不应进行的医疗操作或用药，是可能会对患者造成不可挽回损伤或无法实施的操作，如CDS将强制禁止临床医生对男性患者开白带常规检查。相对禁忌规则是指在某些情况下应谨慎使用的医疗操作或用药，这些禁忌项目并非绝对禁止，需要临床医生根据患者的具体情况进行权衡和判断。例如，不建议临床医生为男性患者开立人绒毛膜促性腺激素检查，当医嘱开立时CDS会进行相应提示，但当临床医生怀疑患者可能患睾丸生殖细胞肿瘤时，仍可正常开立该检验医嘱。

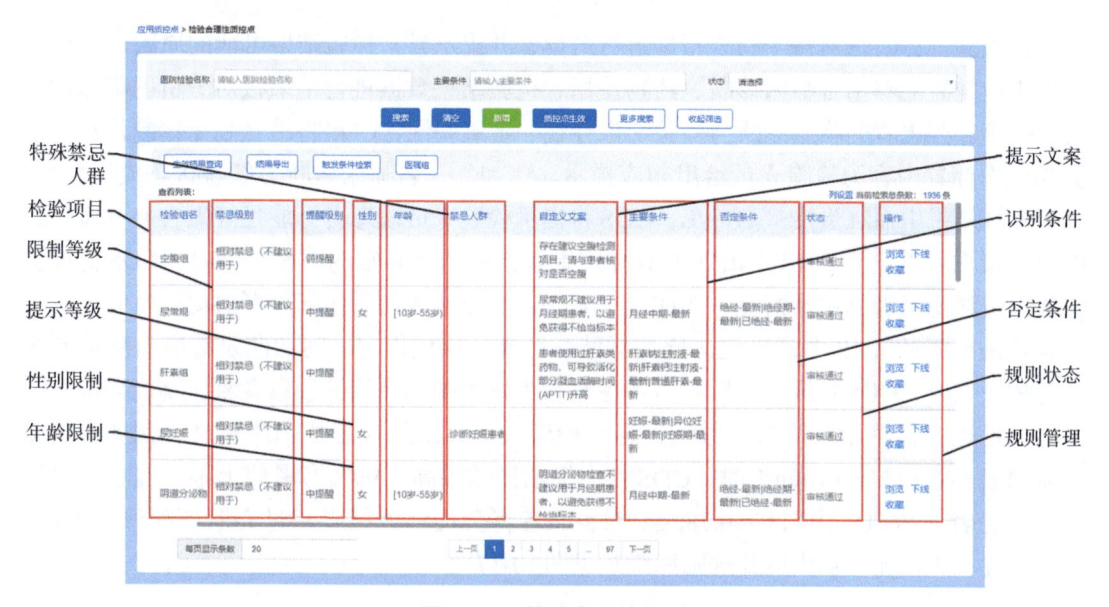

图 10-15 检验合理性规则

2. 临床推荐规则 实验室可通过配置检验全流程的临床推荐规则，辅助实验室人员全面分析患者与检验项目信息，避免由人员能力差距造成的不合格标本与错误报告，见图10-16。

检验前的临床推荐规则包括合理性检验与标本采集指导，CDS应就标本采集过程中可能会遇到的各种情况配置相应规则。标本采集过程中CDS将参考HIS、LIS、EMR等系统中患者症状、体征、临床诊断、用药史、过敏史、实验室检查结果等多种来源信息为实验室人员或临床护士提供相应操作提示。例如，为低血小板计数或近期使用抗凝血类药物的患者采集血液标本时，系统将提示标本采集人员注意该患者凝血功能较差，应提醒患者延长伤口按压时间；当采集有空腹要求的标本时，系统将提示标本采集人员注意核对患者空腹情况。

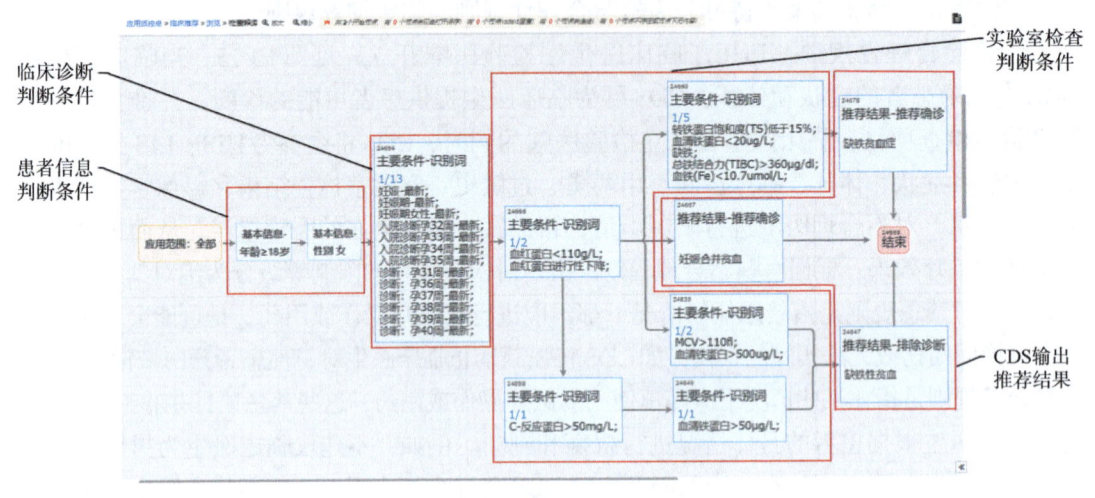

图 10-16　临床推荐规则库配置

在检验中，CDS 对每个检验指标进行解读，并提示异常检验结果可能的原因。CDS 知识库中应配置能够结合临床诊断、药物使用、检验结果数据进行结果核对分析的临床检验推荐规则。当患者的临床诊断与检验结果存在一定关联性，CDS 将结合临床诊断信息，根据知识库配置内容为检验人员给出相应提示。例如，一名临床诊断为妊娠状态成年女性，其血常规结果中血红蛋白＜110g/L，CDS 将提示检验人员该患者可能是妊娠合并贫血导致的血红蛋白偏低。当 EMR 中出现可能导致患者检验结果异常的药物医嘱时，CDS 将提示检验人员注意患者的用药情况。例如，一名凝血酶原时间与活化部分凝血酶原时间同时出现延长的患者的 EMR 中若出现达比加群酯、肝素、比伐卢定、阿加曲班等凝血酶抑制剂的药物医嘱时，CDS 将提示检验人员考虑是否为抗凝剂的使用导致患者凝血功能异常。同时，CDS 也会根据检验结果的数值，提示检验人员该结果代表的临床意义。例如，当患者血清肌钙蛋白 I＞0.10μg/L 时，CDS 将会提示该结果高于 99% 参考值上限，提示心肌损伤；当患者血清肌钙蛋白 I＞0.78μg/L 时，CDS 将会提示该结果超过心肌梗死诊断范围，提示急性心肌梗死。临床推荐规则库维护见图 10-17。

四、检验知识系统的预期效果

检验知识系统的建立是一个系统化的复杂工程，涉及知识整理、知识审核、知识数字化、知识传播和应用等一系列的工作，是一个持续建设的过程，但检验知识库的建立有助于提升实验室整体核心竞争力。

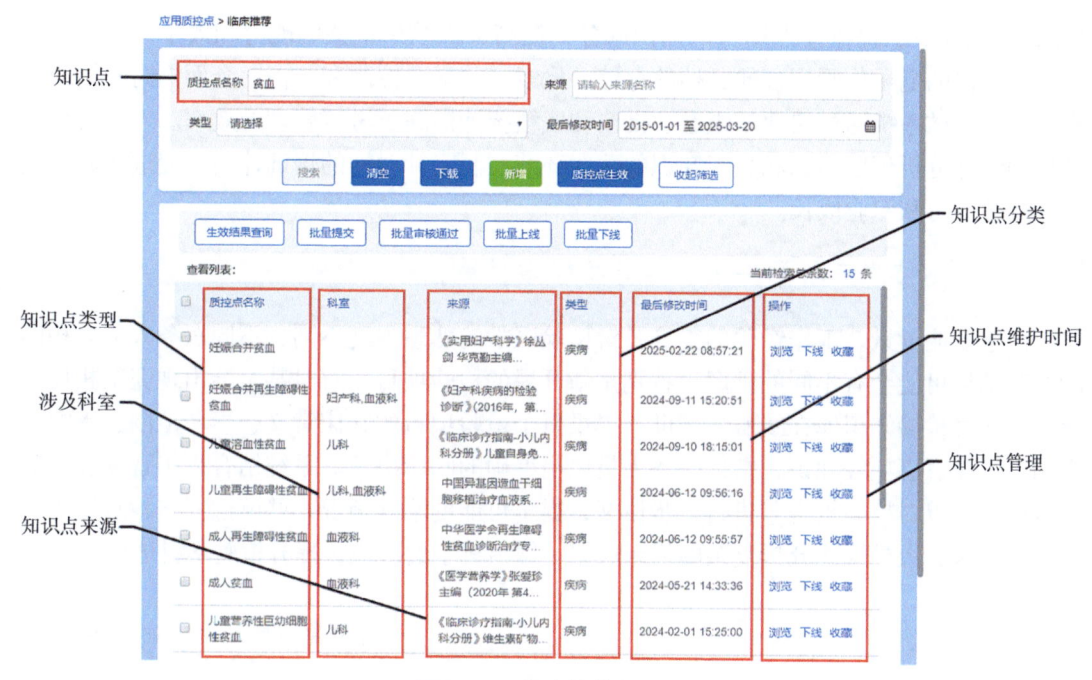

图10-17　临床推荐规则库

（一）使检验医学知识有序化、规则化

检验医学知识以不同的形式和格式分散在专业书籍、教科书、期刊等，缺乏统一的存储、管理、检索、分析和利用方式。这种散乱的状态不仅增加了信息的获取难度，也影响了知识的有效应用和传承。建立检验知识系统，采用标准化的方法，对检验医学相关的信息和知识进行系统化的收集、整理和数字化处理，统一格式和储存管理，使得所有检验医学知识变得规则化和有序化。实现检验医学知识的便捷管理和高效利用，提升知识的共享和应用效率，促进医学研究和临床实践的创新与发展。

（二）有利于检验医学的知识共享与交流

通过检验知识系统可方便地实现知识共享和利用，加速检验知识在临床中的应用，提高其他医药行业从业者、患者及家属对检验医学的认知水平。高效的检索和筛选功能使用户能够轻松快速地获取可信度高的专业知识。系统可以在一定程度上规范检验操作，统一检验结果的解释标准，缩小医务人员之间的差异，规范医疗行为。同时，系统也可以帮助患者及家属获取详细、科学的检验医学知识，提高整体健康素养，有助于做出正确的决策。通过用户参与、专家审核的模式，实现检验知识快速更新和迭代，以及跨地区、跨学科的学术交流与合作。检验知识系统有效打破了信息孤岛，实现检验知识服务的创新，帮助用户在信息共享的基础上共同解决临床问题。

（三）提高实验室的管理效率和工作质量

通过检验知识的数字化、集成和共享，为实验室人员提供持续教育和培训资源，帮助他们掌握最新的知识和最规范的技术，提升专业技能和临床操作能力。检验知识系统接入

LIS，还能为员工提供即点即得的知识服务，提高员工结果审核的能力和效率，降低人员差异。文档的电子化管理方便文档的存储、检索、共享、控制和归档，全面提高文档的管理效率。考试系统通过快捷的组卷、批改和成绩统计提高了考试管理的效率。通过对考试结果的统计分析识别培训和员工知识的薄弱环节，制定针对性的培训计划，促进实验室人员的持续学习和专业成长。

（四）支持临床科学决策，提升检验学科地位

由于专业背景、工作经验的差异及对检验医学的熟悉程度不同，不同医务人员对相同的检验结果可能会有不同的理解，特别是新开展的检验项目，有时甚至会出现完全相反的解释。通过检验知识库在线服务帮助，提供每个检验项目的临床意义、参考范围、影响结果因素、注意事项等知识，帮助医务人员做出准确的临床决策。系统结合人工智能和大数据分析，可以对检验报告单进行初步诊断，提示可能的临床情况，并就进一步检查给出建议，帮助医务人员快速分析复杂的临床数据，做出科学的决策，提升检验学科地位。

（胡长爱　杨大干　黄　鑫）

第三节　质量指标监控系统

质量指标（quality indicator，QI）是一个对象的大量特征满足要求的程度的度量，可测量实验室满足用户需求的程度和所有运行过程的质量。《临床实验室质量指标》（WS/T 496—2017）提出了一系列的质量指标，并强调实验室应监控和评估关键环节的性能。持续监控和分析质量指标有助于发现检测全过程中存在的潜在风险，推动实验室的持续改进和创新，也是评价临床实验室服务质量和能力的客观依据，规范临床检验操作过程，促进检验服务的标准化、同质化。与历史数据相较，可以发现异常情况并及时纠正，与同行相比，可正确评价和定位自身，找出不足和欠缺。

临床实验室最常见的质量指标包括检验前的标本不合格率和周转时间、检验中的室内质控项目开展率、检验后的检验报告修订率和不正确率等，部分质量指标被纳入国家公立医院绩效考核。实验室应提供策划并监控质量指标的过程，包括建立目的、方法、解释、目标值、措施计划和监控周期。

一、质量指标监控的现状和问题

实验室应选择适宜的质量指标进行监控，是推动实验室质量持续改进的重要手段。在参考《临床化学检验常用项目分析质量标准》（WS/T 403—2024）、《临床血液检验常用项目分析质量标准》（WS/T 406—2024）、《临床实验室质量标准》（WS/T 496—2017）等标准的基础上，应以患者安全为中心，充分考虑实验室的方针政策，并与风险管理相结合，制定系统的、全面的质量指标监测计划。质量指标的监测还应考虑安全性、有效性、及时

性、公平性、合理性、可及性等方面。但在实际临床工作中，由于各家实验室要求不同、管理规范不同、对各项指标理解不同、信息系统不同、统计数据的来源方式不同，导致各家实验室获取的质量指标数据质量良莠不齐，导致实验室质量管理的效率低下和效果不佳，严重制约了实验室的发展和提升。具体来说，存在的主要问题如下。

（一）未通过 LIS 记录质量指标原始数据

质量指标是以客观数据为依据的。部分实验室未能通过 LIS 来记录原始数据，仍采用传统的纸质记录或估算的方式。数据依赖人工录入和统计，常记录不及时，难以实现实时更新和监控，不能及时反映实验室的实际情况。同时，数据的准确性也无法保证，容易出现错误和偏差，影响数据的可信度，还可能导致错误的分析和决策。

（二）质量指标原始数据缺失或错误

部分质量指标数据涉及检验科、护理部、设备科、信息科、标本转运中心等多个科室，需要这些科室的配合才能够更加准确地采集真实有效的质量指标数据。如患者自采的尿液、粪便标本没有记录标本采集时间，或未执行标本采集操作的标本标签时间默认为标本采集时间；标本转运时，未扫码记录人工或物流小车等送出方式及时间，导致相关时间节点缺失，周转时间数据无法统计。再比如，员工对质量指标理解存在差异，导致数据记录错误，部分员工不能正确识别标本类型错误与容器错误的差别；无法判定凝血标本采集量过多导致的标本凝固属于标本采集量错误还是抗凝标本凝集。

（三）质量指标缺乏实时的监控和预警

目前，质量指标通常通过回顾性分析进行监测，时间间隔较长，一般按月、按季度，甚至半年或一年才统计一次。这种方式使得实验室难以及时发现和应对质量问题。未采用先进的数字化监控手段，如数字大屏、驾驶舱、报警系统等进行实时监控和警示。实验室在质量管理上存在滞后性，可能导致问题积累，影响整体运营效率和诊断准确性。

二、质量指标监控解决方案

临床实验室质量指标智能化监控平台利用大数据、人工智能、物联网等技术，通过数字大屏、驾驶舱和报警系统等手段，实现数据采集、处理、分析和可视化，实时、全面地监测和管理实验室的质量指标。平台能及时捕捉和分析实验室运营中的各种数据，还能通过智能预警机制在问题发生时立即通知相关人员帮助实验室快速采取纠正措施。质量指标监测平台可采用 Python、Java、R 语言等编程语言，宜采用 B/S 架构，以方便用户操作。

（一）自动采集数据

质量指标监控平台与 LIS 及相关系统进行集成或通过接口连接，以实现实验室数据的自动化采集和管理。通过与 LIS 及相关系统的对接，质量指标监测平台能够直接获取实验室运营和质量指标的实时数据，无需人工干预，从而确保数据的及时性和准确性。

（二）灵活可配置

质量指标监控平台应具备高度的灵活性和可配置性，以满足不同实验室的个性化需求。实验室是持续发展的，所需质量指标和目标值也是不断变化的。例如，某实验室通过危急值监测平台自动报告危急值，危急值报告及时率长期达100%，实验室可选择二次报告及时率，也即在规定时间内未被临床接收的危急值需要重新通过电话报告的及时率作为监测指标。平台应允许实验室根据实际情况自由配置所需监测的质量指标，确保监测内容能够精准反映实验室的运营和质量控制重点。其次，平台应支持质量指标阈值的可配置。实验室应定期评估并及时地调整质量指标的阈值。通过自定义设定合理警戒阈值，实验室可以在指标超出预设范围时及时获得警示并采取相应措施，见图10-18。平台的统计口径也应具备可配置性。实验室可以灵活选择和调整数据的统计方式与范围，从而获得更为准确和符合实际需求的统计分析结果。通过这些灵活配置功能，质量指标监测平台能够更好地适应不同实验室的具体需求，提高监测和管理的效率与精准度。

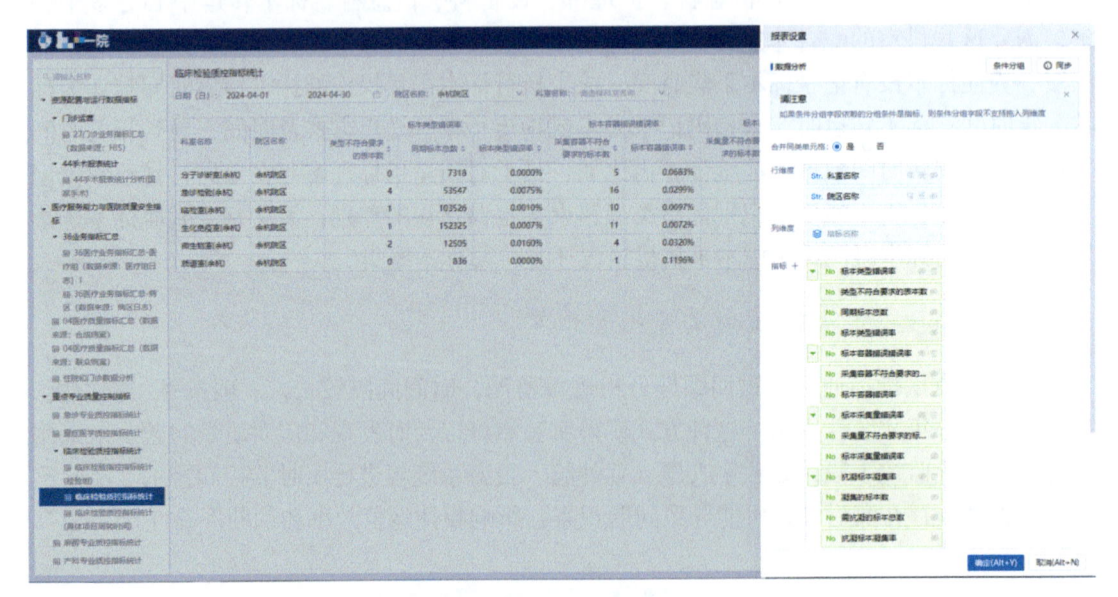

图10-18 质量指标配置

（三）监控和预警

质量指标监控平台采用数字大屏或驾驶舱并集成报警系统，以实现对实验室运营和质量的实时监控和警示。实验室人员可以直观地查看关键质量指标的状态和趋势，一目了然地了解实验室的整体运行状况。通过提供详细、动态的数据分析能力，实验室能够在一个集中界面上进行多维度的数据监测和深度分析。当质量指标偏离预设标准或出现异常时，监控平台立即发出警报通知相关人员，确保问题能够在第一时间被发现和处理。

三、数智化质量指标监控的实现情况

实现质量指标监控的智能化，关键在于精准地采集原始数据。为达到这一目标，可能需要对现有流程进行必要的改造和优化。如增加工人运输标本前和接收时的标本或标本包扫描，以获取检验前的标本运输时间。同时，实验室还需更新和升级信息系统，如在拒收标本时，增加拒收原因的填写环节。此外，行政干预也是必不可少的，定期通报质量指标监测结果及改进措施。医院、实验室应采取必要的措施，减少人为的信息损失或错误，如实验室为避免周转时间超时，延迟接收标本。下面介绍不合格标本、周转时间、检验报告修订率和不正确率等质量指标的监测。

（一）不合格标本监控

不合格标本影响检验报告的准确性。监测不合格标本可以发现标本不合格的类型、原因和频率，产生不合格标本较多的采集者、采集部门及异常趋势等，可以识别潜在的质量问题、流程缺陷及人员差异，并采取针对性的改进措施，加强人员培训，优化标本采集、运输、处理的流程。

1. 不合格标本登记　不合格标本登记应与标本信息关联，如唯一性条形码、患者信息、科室、标本类型等，工作人员核对基本信息后，录入不合格原因、处理措施、记录通知对象等。不合格原因一般采用下拉框选择，避免因表达不规范导致分类统计困难。处理措施主要是是否需要重新采集和退费。通过系统、短信等方式通知到临床或采集者，必要时进行电话沟通，以便及时采取补救措施，见图10-19。

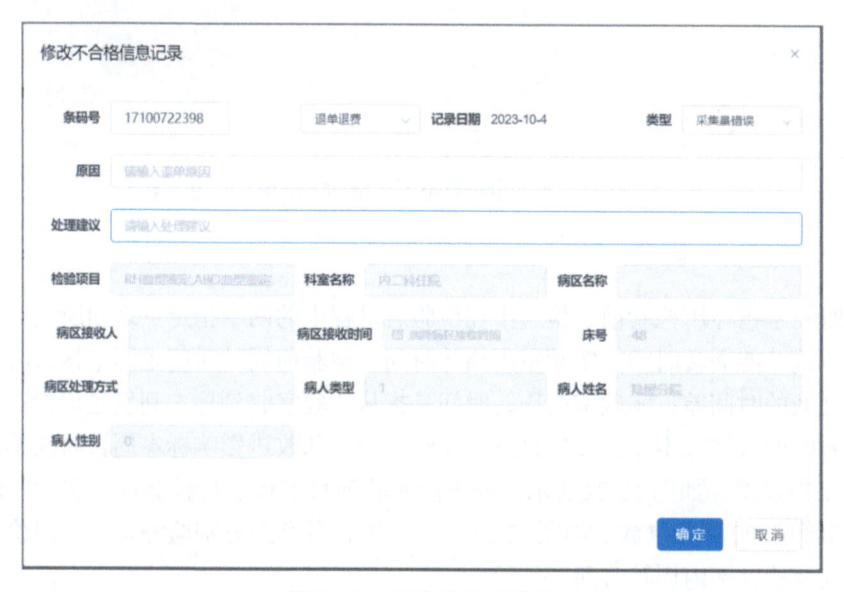

图10-19　不合格标本登记

2. 统计分析　不合格标本通常会根据检测部门和不合格类型进行分类统计。此外，用户可以根据具体需求选择不同的统计口径进行分析。例如，可以按院区、检测部门或工作组、时间范围、患者来源、采集人员等多个维度进行统计。这样可以全面地了解不合格标本的分布和趋势，为实验室管理提供重要的数据支持，从而针对性地进行改进和优化。图10-20展示了按照检测部门进行的统计分析，实验室管理人员可以清晰地了解每个部门的不合格标本情况，见图10-21，统计不同患者来源的不合格标本情况，针对不合格标本较多的临床科室可派专人走访、培训。

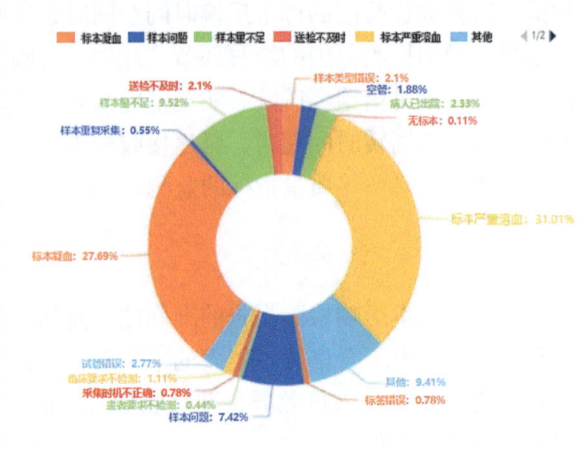

图 10-20　不同工作组标本不合格原因统计信息

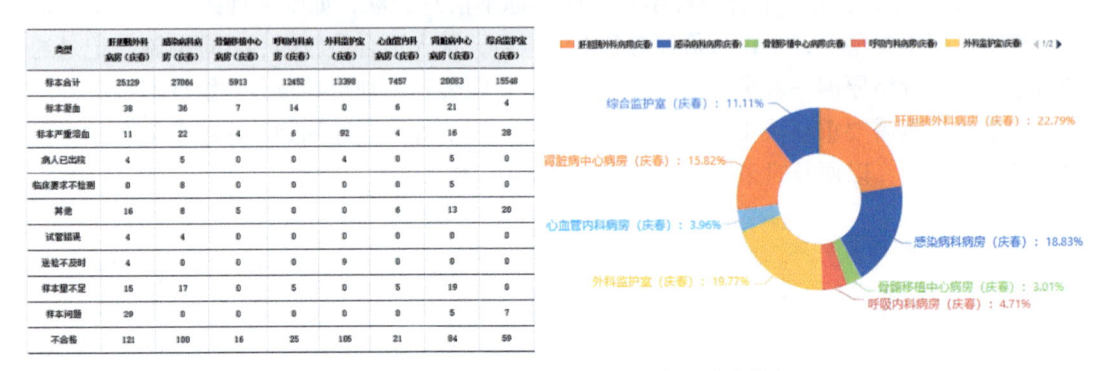

图 10-21　不同申请科室不合格标本的统计信息

（二）周转时间监控

周转时间是指经历检验前、检验中和检验后过程中的两个指定点之间所用的时间。实验室常监测检验前周转时间、实验室内周转时间。检验前周转时间是标本接收时间和标本采集时间之间的时间差；实验室内周转时间是指从实验室收到标本到发送出检验报告的时间。周转时间通常按标本来源或项目进行检测，分析和改进影响标本周转时间的因素，可提升检验工作效率。如图 10-22 所示，按不同实验项目进行统计检验前、实验室内的周转时间中位数和第 90 百分位数。如图 10-23 所示，按患者类型分别监测急诊、门诊、住院等类型检验前及检验室内周转时间。

图 10-22　不同项目检验前周转时间

图 10-23 不同患者类型实验室内周转时间

（三）检验报告修订率和不正确率

检验报告修订率和不正确率在不同实验室可能会有不同的定义。以某医院为例，由于检验报告从发布到患者可自行查看与自助打印设置了 5 分钟的缓冲时间，故将在报告发布后 5 分钟内撤回且期间未有临床医生或护士通过 HIS 查看的报告认定为修订报告。撤回操作发生在报告发布 5 分钟后或报告已被临床医生或护士通过 HIS 查看，实验室重新发布一个结果不同的报告认定为不正确报告。检验报告修订率和不正确率需要从 LIS 中抓取报告撤回时间、临床已阅情况、两次报告结果的对比，见图 10-24。

图 10-24 检验报告修订率和不正确率

（四）质量指标监控大屏

临床检验质量指标数量较多，实验室应根据自身情况，选择对检验质量影响较大、可能在短时间内发生较大变化且直接关系到人民群众健康权益和对医疗服务切身感受的指标重点展示，如检验前周转时间、实验室内周转时间、危急值通报及时率、检验报告修订率和不正确率等指标。部分指标，如室内质控项目开展率、室内质控项目变异系数、室间质评覆盖率、室间质评不合格率、实验室间对比率等指标为手工填写上报数据，短时间内不会存在大量变动，可由实验室相关负责人定期填写上报，无需在监控大屏实时展示。同时，实验室应定期对质量指标监控大屏的数据正确性与传输准确性进行验证。实验室应留意质量指标监控大屏中出现的异常且不符合临床实际情况的结果，核对异常数据的取值路径和取值逻辑，注意数据来源，勿将非本实验室来源的标本纳入管理，见图10-25。

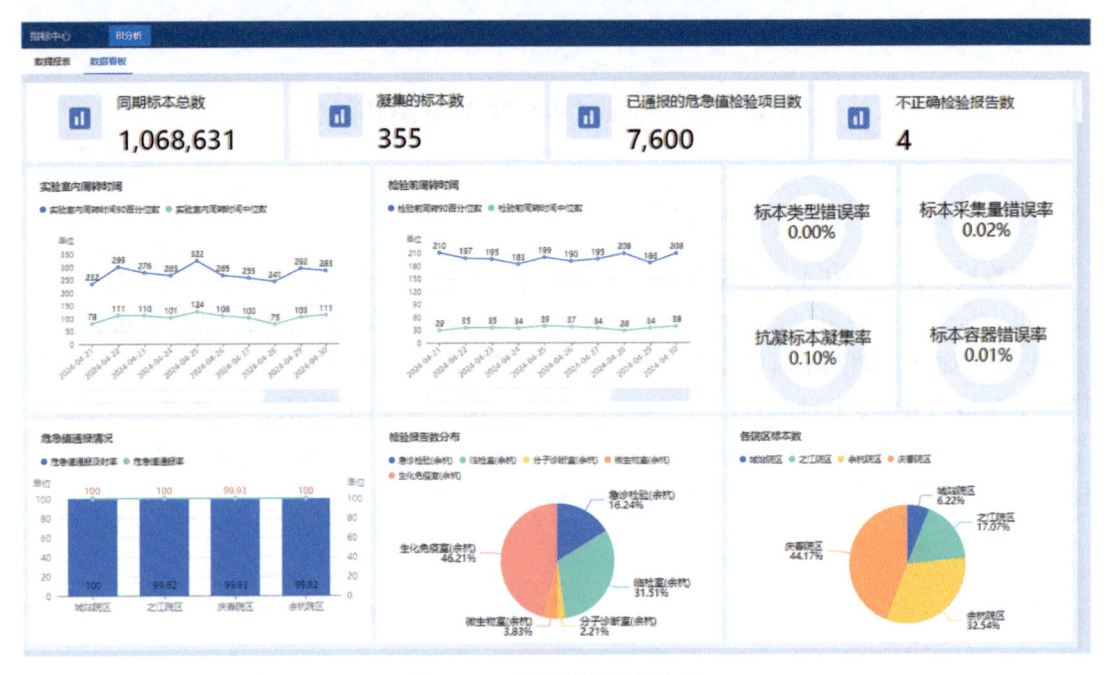

图10-25 质量指标监控大屏

四、质量指标监测的预期效果

质量指标是用于衡量检验过程质量的工具，从而能量化评估和监控工作流程中的风险。随着医疗质量控制体系的不断完善，对实验室质量指标提出了更高、更精细的要求，包括更严格的监测标准和更精准的数据分析。实验室从每月甚至半年、一年分析上报一次质量指标逐渐转变为对质量指标进行常态化的实时监控。质量指标监测不仅关注基本的质量控制情况，还涵盖了对潜在风险的早期识别和预警，以及持续改进实验室运营的策略。

（一）提升实验室的管理效率，促进持续改进

通过数智化监控平台实现自动化的数据采集和分析，减少人工干预和错误的可能性。可视化报告和分析结果帮助管理人员快速了解实验室运行情况，为实验室管理提供数据支持。基于监测数据的纵向比较和质量指标阈值的对比，可以识别潜在的质量问题和趋势，帮助实验室制定和优化质量管理的策略，满足国际认可机构要求，实现实验室的持续发展。

（二）质量指标监控大屏，实时可视化监测和预警

质量指标监控大屏展示内容可按专业或部门、显示内容、更新时间等灵活配置，实时

采集、分析、可视化展示实验室数据，方便管理层实时了解当前检验质量情况，及时采取合适的措施改进质量。动态监控数据反映实验室运行状况，一旦出现非预期的变化，系统会立即报警并通知相关人员，帮助实验室及时响应和处理。

（三）建立标准化的质量指标监控程序，有利检验质量同质化

通过智能化监测平台的应用，能够实现对质量指标的标准化和数字化监控。通过实时收集和分析各类质量数据，对不同机构、院区和部门的运行效能进行全面对比。借助质量指标的分析，可以清晰地识别出彼此之间的差异，进而取长补短，提升整体质量水平，实现检验过程的同质化管理。也有助于确保不同机构、院区之间的质量标准一致性，促进整体医疗服务质量的提升。

（黄　鑫　胡长爱　李亚军）

第四节　数智化实验室风险管理

风险是生产活动所固有的，所有系统、流程都存在风险。在实验室，标本污染、设备故障、数据安全、水电安全等风险无处不在，可能对患者的健康及实验室本身造成严重影响。随着经济社会的发展，风险管理被进一步重视，发布了《风险管理指南》（GB/T 24353—2022），《医学实验室 风险管理在医学实验室的应用》（GB/T 43278—2023）、《风险管理 风险评估技术》（GB/T 27921—2023）等标准。2021年4月15日起施行的《中华人民共和国生物安全法》从法律层面定义了防范生物安全风险的重要性。ISO 15189是实验室管理的风向标。随着2022年新版的发布，风险管理成为实验室管理体系的核心内容。利用数智化手段开展风险识别、活动评估，支持管理者及时采取有效的措施，降低风险发生的可能性或造成的损害，有助于保障医疗服务的质量和安全，提升患者满意度。

一、实验室风险管理的现况和问题

当前实验室应对风险的模式主要有两种：①通过内外部检查发现问题，再采取整改措施；②通过对不良事件的根因分析，采取预防或纠正措施。ISO 22367是实验室风险管理的权威标准，其定义包括的风险管理计划、风险分析、风险评价、风险控制、风险评审、风险监控6个步骤的风险管理在大多数实验室尚未实施，呈现要求和落实脱节的状况。当前存在的问题如下：

1. 未形成流程化、标准化的工作模式　多数实验室对风险管理概念和风险估计的技术方法的理解还停留在理论层面。或通过个别人的经验认知，或将既往发现的问题、不良事件进行总结，使得风险管理流于形式。对于如何将风险管理的各个过程付诸实践，仍处于摸索阶段。未依据ISO 22367形成可操作的、闭环的、流程化的、标准化的风险管理过程。

2. 风险管理范围宽泛，实施难度大　风险具有普遍性和客观性。实验室活动的各个方面都可能存在风险，涉及人、机、料、法、环、信等各项要素，也涉及检验前、检验中、

检验后全部过程。以料为例，实验室涉及各种类型的检验试管，标本采集运输设备，试剂、检测耗材、仪器、信息系统、冰箱或冷库、标本等，数量庞大，种类繁多。因此，全面的风险管理实现难度大，需要耗费较大的时间成本、人力成本。

3. 员工岗位参与率低，风险意识不足　实验室岗位分工细致，部分岗位长期由固定的某些员工承担。要落实全面的风险管理，需要每一个岗位的员工参与。然而，一直以来，风险管理仅限于少数骨干人员，大部分一线员工几乎没有参与到风险管理工作中。也因此，实验室大多数员工的风险意识不足，对预期医学实验室用途和可合理预见的误用、与安全相关的特性、危险、潜在危险、可预见的患者危害等各类情况视而不见。

4. 缺乏信息化平台工具，效率低下　实验室采用问卷星、Excel来收集、统计风险数据，灵活性和可扩展性差，协作与共享有限。同时，因为无法提供实时的客观数据，可能会遗漏或错估风险。数据的准确性、管理效率和分析能力都需要全面提高。

5. 缺乏实验室风险监控，管理决策滞后　实验室常以一份书面的风险管理评估报告作为风险管理的终点。监控是风险管理的重要组成部分。通过持续监控和评估，可以早预警、早预防，识别改进机遇，及时采取有效的管理决策，减少不良事件的发生，同时也是确保风险管理策略有效实施的重要手段。

二、数智实验室风险管理的解决方案

实验室数智化风险管理软件有助于优化风险管理的过程，降低实施难度，实现数据驱动，降低风险点的遗漏和错估的可能性。数智化风险管理软件因其应用场景的特殊性，应满足以下要求：

1. 允许员工协同作业　风险管理活动需要各个岗位的员工协同参与，如多名被授权的员工同时查看和编辑同一个风险分析和评价任务。软件应具备高效的并发处理能力和实时协作功能，能够同时支持多个用户进行操作，确保软件的响应速度、稳定性，确保数据的同步与一致性。

2. 实现全过程管理　软件应支持从风险计划开始的全过程管理，涵盖风险分析、评价、控制、监控和评审等各个步骤。通过引导用户逐步完成每个风险管理环节，确保所有操作有条不紊地进行，软件还应记录每一个步骤的过程数据，形成完整的数据链，使得所有决策均可追溯，确保管理过程的透明性和规范性。

3. 质量指标监控和预警　质量指标为质量方针的实施提供具体的衡量工具，帮助实验室在日常运营中监控和评估各项活动的效果，是量化实验室管理所有过程的基本工具。将质量指标与风险点进行关联，纳入风险监控范围，可实现集中管理、综合分析、实时监控，做到有据可依，增强风险识别、评估和应对能力。

4. 建立风险源库　风险管理涉及实验室活动各个方面。人员、设备、标本、试剂、操作流程等任何一个要素或环节可能存在风险。风险的类型多种多样，包括操作风险、技术风险、环境风险、管理风险、安全风险等。风险之间也可能存在交互作用，且有些风险具有不确定性和隐蔽性。风险源库的建立和积累有助于降低风险识别的难度，减少耗费的人力和时间，避免风险的遗漏。

5. 搭建数据驾驶舱 数据驾驶舱将来自不同系统和数据源的数据整合在同一个界面上，通过可视化的图形界面展示、监控关键性的风险指标和数据，实现数据的整合和可视化，提高数据利用效率。通过历史数据和趋势图分析，帮助预测未来可能的风险情况，为决策提供数据支持。

三、数智风险管理的实现情况

以ISO 22367为依据设计风险管理软件。软件分为数据层和业务层。采用.NET Core语言开发，以MYSQL为数据库，采用B/S、中台、微服务的架构，云原生底座为部署环境，搭建业务中台、数据中台和前台应用。业务层包括指标采集、风险管理、数据驾驶舱三个模块，见图10-26。数据层包括字典库、KPI指标库、风险源库、风险计划库、风险评估库、风险预警库、风险报告库等。其中字典库包括风险严重度、发生率、检出率、风险等级判定、实验室活动、风险点类别等标准字典。

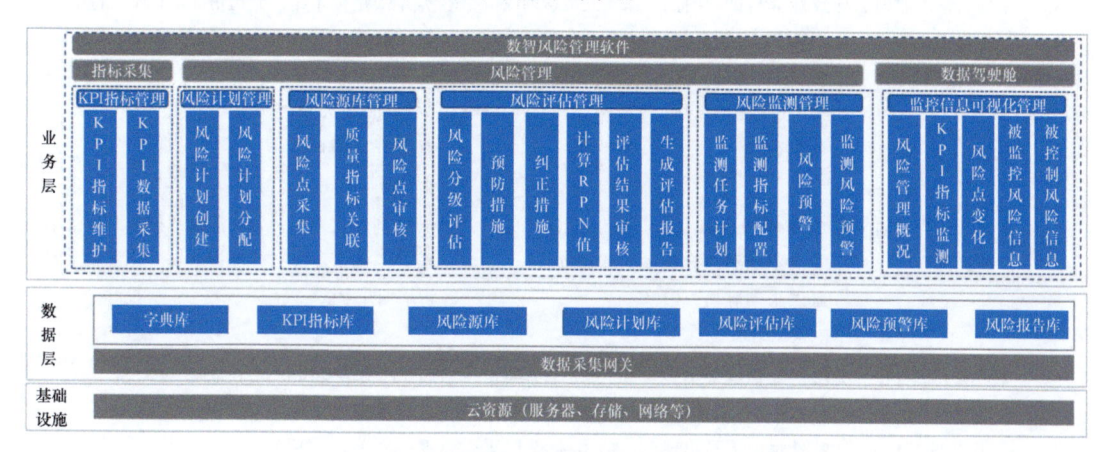

图10-26 软件功能框架

1. KPI指标管理 通过接口采集LIS、不良事件系统、投诉系统等相关联系统的数据。指标维护可包括指标名称、计算公式、可接受范围、指标解读、更新频率、是否图形化展示、图形类别等。

2. 风险计划管理 根据风险管理的目的，制定风险管理计划，明确风险管理的范围，风险管理的起止日期。在风险源库中纳入已识别的风险点，明确员工任务分配。针对某一专题可实施一个或多个风险管理计划。

3. 风险源库管理 允许每位被授权的员工识别、录入风险点。风险点描述框架结构可包括实验室活动，风险点，风险点类别，质量、技术风险，潜在原因，关联KPI，可接受标准，见图10-27。为避免风险点重复、描述欠佳等情况，设置风险点

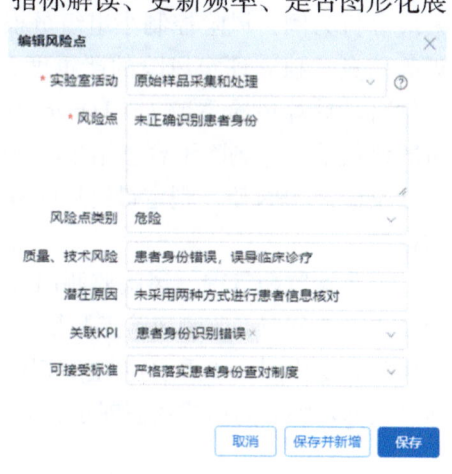

图10-27 风险点编辑窗口

审核机制。经过审核后,风险点纳入风险源库。如表10-1所示,是依据ISO 15189条款7.2.4.4采集活动的指导识别出的风险点示例。

表10-1 ISO 15189条款7.2.4.4采集活动的指导相关风险示例

序号	风险点	可能的危害	潜在原因	控制措施	类别	KPI
1	未正确识别患者身份	患者身份错误,误导临床诊疗	未采用两种方式进行患者信息核对	严格落实患者身份查对制度	危险	患者身份识别错误
2	采样前未核对患者状态	饮食、体位、状态、药物、生物节律等均会对检验结果产生干扰,影响检验结果的准确性	采血人员未认真核对患者状态,患者不告知	培训医务人员,将易受患者状态影响的项目对患者进行宣教。完善信息系统,加强有特殊要求项目的提示	危险情况	标本不合格率
3	采集后标本混匀操作不合格	导致标本与试管内添加剂混匀不充分,出现抗凝血标本凝集;过度摇匀导致标本溶血	采集人员培训或执行不到位	落实并张贴标本采集注意事项,并标明每一种试管所需混匀次数;监测并反馈标本不合格情况	危险情况	标本不合格率
4	未选择适当的血管或部位	造成患者神经损伤;采血不顺利,静脉血误采动脉血,影响检测结果	采集人员缺乏医学基础知识	加强解剖、生理病理等基础医学知识培训并考核	潜在危险情况	标本不合格率、患者满意度、投诉
5	无采集人员身份信息,实际采集人员与LIS记录不一致	无法追踪标本采集人员,责任人不明确,特殊情况下易出现纠纷	员工账户管理意识薄弱;自采集标本未登记采集信息	培训并严格落实LIS系统账户管理制度;完善自采标本接收程序	潜在危险情况	/

4. 风险评估管理 风险管理软件应适用实验室所采取的风险评估方法。以失效模式和效应分析为例:风险控制小组组员根据软件关联的质量指标、运营数据、不良事件、投诉等信息,独立评定风险的严重度、发生率、检出度,并可给出预防措施、纠正措施。软件自动计算风险系数(risk priority number,RPN),判定风险等级。逐条审核每个组员的评估结果,剔除不合理结果。软件计算风险点的平均严重度、平均发生率、平均检出度及最终RPN值,判定最终风险等级,见图10-28。评估过程及结果信息将生成风险评估报告。

5. 风险监测管理 风险监测内容包括:①当前风险管理结果概况,包括风险点总数、中高风险点分布、监测风险点数量、采取措施的风险点数量;②关键的质量指标;③控制的风险点变化图;④采取控制措施风险点列表;⑤采取监控措施的风险点列表。以上内容通过数据驾驶舱的形式动态展示,见图10-29。

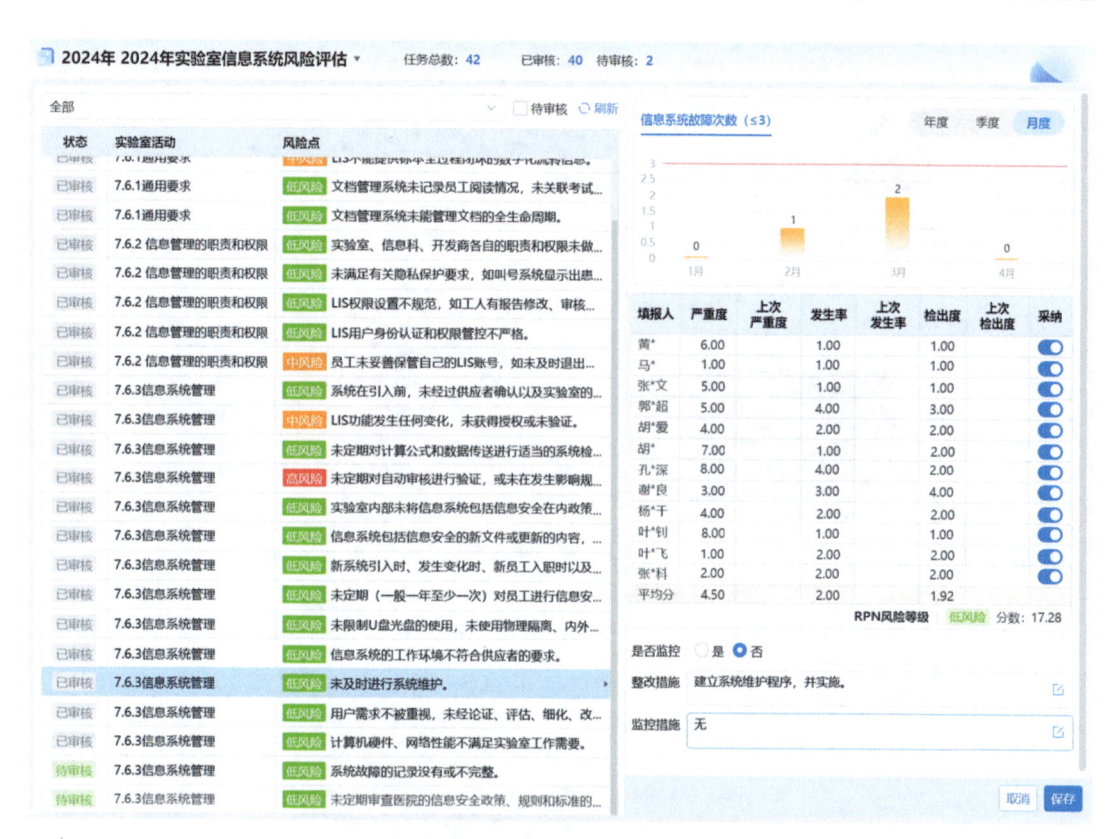

图10-28 风险管理审核界面

数据驾驶舱来源于风险管理和指标采集的数据，根据数据特性制定不同的更新频率。可自定义更新频率，如报警类为1分钟，KPI指标为1天。与质量指标关联的风险点，当指标超出阈值，软件报警并标识为中高风险。不良事件、患者投诉触发相关风险点关联管理，软件报警并将相关风险点标识为中高风险。

6. 风险管理报告 风险管理软件预设了风险管理报告模板，模板内容包括标题、概述、依据、评估标准、制定风险控制措施的原则、风险控制措施效果评判标准、风险评估结果、评估结论。风险管理软件根据软件中记录的数据和信息自动生成风险管理报告。

四、数智实验室风险管理的预期效果

实验室风险管理贯穿于整个质量管理体系，涉及全部流程和全部要素。数智临床实验室实现开放、主动、全过程的风险管理，旨在按照ISO 22367实现数智化的风险管理过程，为实验室用户提供"step by step"示例。实验室可以按照主题、部门组织不同的风险管理活动，识别改进机遇，也适用于遇到突发事件后的专项评估。

1. 优化风险管理流程 在使用风险管理软件之前，实验室可能不知道如何实施全过程的风险管理，通常需要通过问卷调查、Excel统计，通过Word逐字逐句地制作报告，反复、定期地采集数据以实现风险监控，此过程烦琐，耗费大量的人力和时间。

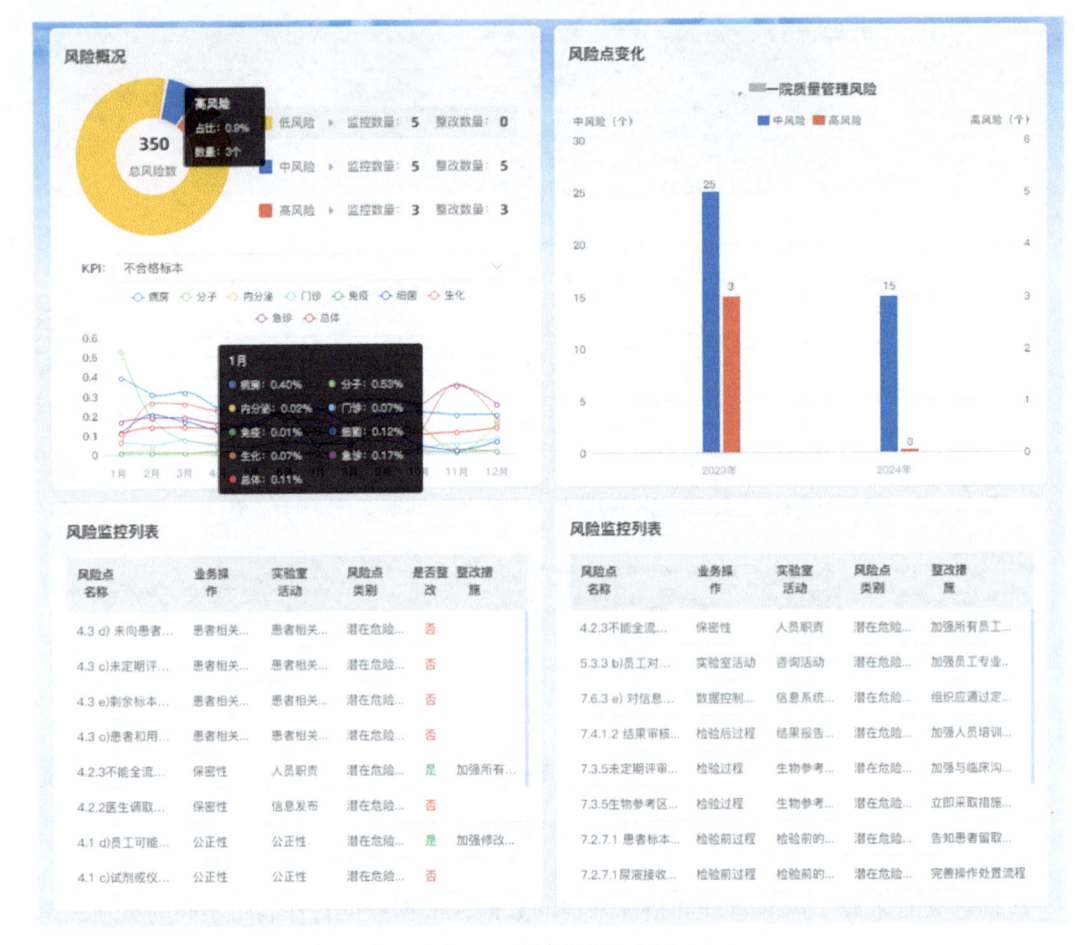

图10-29 风险监控大屏

有了软件的辅助，实验室可以按照系统功能模块的引导逐步实施风险管理，线上完成计划制定、风险分析、风险点审核、风险评价、评价结果审核、风险监控、报告生成等工作，减少手工操作和人为错误，提高工作效率，降低风险管理实施的难度和人力成本。

2. 提高一线员工参与度　　通过风险管理软件，任一授权的员工可录入上传发现的风险点，协同完成风险评价，参与风险控制措施的制定，及时了解风险监控的现况。这充分发挥了不同岗位工作人员在风险评估和管理中的作用，很大程度上避免了风险点的遗漏、错估等情况，保证了风险管理的有效性和可靠性。风险管理不再只是少数人的事，提高了每一位员工，特别是一线员工的风险意识。

3. 全过程的风险管理　　相较于传统的风险管理方式，风险管理软件实现了风险的全过程管理，能够详细记录每一步风险管理活动，实现数据的可采集、可填报和可视化。整个过程完整且可追溯，确保信息透明和可靠。通过风险管理软件，实验室能够系统化、规范化管理风险，更高效地应对风险。

4. 数据驱动风险管理　　风险管理系统可以与LIS、不良事件申报系统等相连，设置预警阈值，当风险指标超出预设范围时自动触发预警，提高风险管理的反应速度。通过大数据分析、机器学习、数据挖掘等技术可预测趋势，发掘隐藏的风险模式，识别潜在风险，提高风险识别的准确性和及时性。通过定量的数据分析，实时获取和分析数据，为风险评估、风险决策、风险监控提供支持，有助于得到更准确的评估结论，制定更加科学和有效的风险应对策略，及时发现和响应风险变化，优化风险应对措施。

5. 可视化监控 系统以大屏方式展示实验室当前监控的高风险点及相关数据，可以使得员工有清晰明确的目标，提高员工的风险意识，促进风险控制目标的达成。管理层和决策者可以通过可视化工具快速了解复杂的风险数据，做出更及时、更准确、更全局性的决策。通过统一的、可视化的平台，便于不同部门和团队之间的风险信息共享和协作，反馈风险控制措施的效果，帮助评估和改进风险管理方案。

（胡长爱　杨大干　范利娜）

第五节　数智即时检验管理

即时检验（point of care testing，POCT）是在患者身边或病房对其血、尿或其他标本所进行的快速检验，可由非实验室人员（如护士、医生、实习生、患者及家属）完成。POCT作为当前各级医疗机构重要的检测手段，特别是在患者疾病急性进展时，肌钙蛋白、钠尿肽、血糖、血气分析等关键指标的检测为医护人员提供高效的即时检验结果的同时，更为患者的生命安全保驾护航。目前，我国POCT的应用已覆盖了国内外各知名厂商，POCT的管理也由低效的单机管理模式迈入全院无线联网的数字化和智能化管理阶段，辅助医疗机构完成更多项的数据分析工作，有效助力新型智慧化医院的建设。

一、即时检验现况和问题

POCT对场地、仪器、操作人员、标本处理等要求低，在便捷性、检测速度、成本等方面具有明显优势，但是对标POCT行业标准、专家共识、等级医院评审等要求，各家医院在POCT的应用和管理中，仍然存在以下问题。

1. 质量控制不到位 POCT质量管理的监管意识不足，目前POCT检测设备数量繁多、类型多样且检测点分散互不关联，操作POCT设备的人员常为非检验人员，其对检验质量控制的意识薄弱，未形成系统性概念，容易出现较为松散的质量控制监管，也没有科学有效的质量控制规章制度加以约束，导致POCT质量不稳定。

2. 人员培训和考核不足 POCT操作人员流动性大，影响POCT检测的人为因素多，检测中出现问题的不确定性大，更需要操作人员形成统一的操作标准，并有能力应对POCT检测中出现的各类常见问题以保障患者的诊疗。但目前POCT相关人员缺乏系统化的培训和考核，容易导致操作不规范。如患者身份确认环节，若未用POCT仪器扫描患者腕带加以确认，存在出错机会；标本采集后未对标本进行唯一性条形码标签的粘贴，导致标本与患者无法匹配；POCT检测过程为手写记录、手动输入信息系统，存在转录错误的可能；POCT检测操作不规范，包括不戴手套、血气标本混匀方式错误、血气检测前未弃血、检测后标本处置不当等。

3. 缺乏结果审核和解读　POCT检测结果的审核和解释至关重要，紧急情况下的检测结果可以直接影响临床的决策和相关诊疗，若不加规则随意审核和解释POCT结果，易产生不良后果，甚至引发不必要的纠纷。部分POCT检测结果的人工判读审核复杂且费时费力，如血气结果审核和判读步骤烦琐，缺乏直观展示，增加临床决策难度。因此，科学并符合使用习惯的结果审核和解读工具对POCT操作人员有重要作用。但目前部分大型医疗机构涉及多病区、多院区分布，无法实现LIS、HIS、电子病历等数据共享和整合，无法为POCT结果审核提供必要的信息。

4. POCT危急值未闭环管理　危急值能够直接危及患者生命安全，无论是检测人员还是临床医护都需要加以重视并立即采取干预措施保障患者生命安全。POCT危急值的管理制度需要从POCT检测人员、接收的临床医护人员等多个对象入手，实时记录自动识别危急值、临床确认人员及时间、二次报告人员及时间、记录病程人员、时间及内容等相关信息，形成一个完全危急值闭环。但是，目前POCT危急值仍为手工记录和报告模式，未纳入数字化的闭环管理，包括危急值制度的落实和执行不到位，检测人员存在人为错误判断危急值造成不必要诊疗的情况，真实危急值下也不能完全确认临床有无接收、是否采取措施，危急值闭环情况模糊或未达成闭环，各环节的疏漏都可能影响患者的医疗安全。

二、即时检验解决方案

POCT常见的检测项目有血糖、D-二聚体、脑利钠肽、血气分析、电解质、乳酸、肌钙蛋白T等，主要分布在急诊、重症监护室、各临床病区。目前，POCT已被纳入ISO 15189：2022《医学实验室质量和能力的要求》管理，以提升患者的健康和实验室用户的满意度。

ISO 15189要求实验室不但要将内部开展的POCT检测纳入管理体系，还同时要将实验室监管的临床科室使用的POCT检测一同纳入管理。POCT管理时常常遇到设备数量多、品牌杂、涉及科室多、操作人员专业能力有限等问题，管理难度较大，因此各单位需要建立科学的院内POCT精细化管理体系及平台。

（一）POCT管理要求

POCT管理应该覆盖性能验证、人员培训、设备管理、检验管理、档案管理、质控管理、血糖管理等方面。

1. 性能验证　按照管理要求，应该对POCT仪器精密度进行性能验证，保留性能验证记录，保证设备在医院内的稳定使用。

2. 人员培训　按照人员要求，应该确保所有操作人员经培训和考核后上岗。实验室应该组织针对操作人员的日常培训，培训形式不限于现场带教或线上教学等，并有相应培训记录。

3. 设备管理 按照设备要求，实验室要对全院POCT设备状态有所了解，做好设备基本信息、保养、校准、保修记录，做到设备的全周期管理。

4. 检验管理 按照流程要求，实验室要有POCT检测时患者标本采集、接收、检验、审核、报告发放记录，做到POCT检验流程标准化管理。信息系统最好能进行POCT检测结果智能判别，做到危急值的完全闭环管理。

5. 档案管理 按照管理体系文件要求，实验室要有POCT相关的管理制度和标准操作规程文件。数字电子化的文件体系更方便操作人员查阅、在线学习和接受培训。

6. 质控管理 以质量管理为核心，实验室要进行各设备室内质控的监管，规范检验质量；同类设备相同项目进行机间比对，保证检验设备一致性；每月分析质控数据，进行相关研究。信息系统设置自动拦截，保证结果的准确。可以制定基于风险管理的个性化质控计划来减少质控的频率。

7. 血糖管理 针对POCT血糖类设备管理需求，POCT设备应该无线化智能对接HIS和LIS，精准对接医嘱，配合PDA管理床旁血糖检测，精细化管理住院患者血糖。

8. 数据和信息管理 按照数据和信息管理要求，要建立一个智能化的信息平台，整合相关信息数据，从检验、人员、设备和质量控制入手，做到实时查阅检验过程、人员资质情况、设备运行及质量控制情况等，所有设备的联网使得POCT设备不再孤岛化，实现全院POCT信息化管理和闭环管理。

9. 风险管理 按照风险管理计划，应根据POCT日常使用的全过程进行风险管理，识别风险因素并进行相应评估和控制。

（二）数智POCT技术方案示例

以最常见的POCT血糖信息管理为例，实现智能患者识别、数据联网取代单机、数字化智能质控、危急值闭环管理、多设备多院区多病区比对等功能。具体功能包括：扫描腕带，检测血糖，自动传入信息系统，包括LIS和电子病历等；实时按质控规则对质量控制数据进行分析，检验科实时监控全院POCT血糖仪的质控状态；提供危急值结果的报告过程记录及提醒；提供血糖仪的结果比对和数据分析等功能；提供配套的硬件血糖仪和软件。POCT提供数字化和智能化管理功能来解决以下问题。

1. 连接不同的仪器 连接不同品牌型号POCT设备，检测信息即时无线或局域网上传，代替手工记录。可连接血糖仪、血气分析仪、凝血仪、心肌标志物检测仪、全自动化学发光测定仪器等，通过无线技术或局域网将结果传输至LIS/HIS中，杜绝人工转录造成数据不一致的影响。

2. 连接不同的系统 连接HIS/LIS/移动护理等信息系统，匹配患者信息和检测结果，精准高效，POCT检测结果在LIS和HIS中显示，便于管理人员管理多院区、多站点的POCT设备。

3. 连接多院区或医联体 连接集团医院/医联体内POCT设备，实现数据共享，为远程会诊和转诊提供支持。由此实现多院区、各个分院的数据同步，减少患者在跨院区诊疗时因数据信息不同步而造成的重复检查。

4. 整合患者病历资料 整合患者门诊与住院检验及检查数据，联合分析，实现疾病的闭环管理。如对患者数据进行汇总分析，可以得出高血糖、低血糖的人次比例及各病区血糖分布情况。如汇集血气检测结果，自动进行血气结果判读，助力诊疗决策。系统还提供血气检测管理——六步分析法。系统通过多次数据，评估血气数值的内在一致性，判断是否存在酸血症或碱血症，判断是否存在呼吸或代谢紊乱。

5. 提升室内质量控制水平 实时监控全院POCT设备，对质控失败的仪器自动锁机，避免检测结果误差。可以实时监控各病区POCT设备的质控情况，提示失控或未进行质控的设备及其所在区域，自动锁定未授权人员、质控未通过设备，保证检验结果的准确可靠。仪器比对可实现多病区、多院区的仪器间比对，同时与检验科常规检测设备比对；质控状态：实时显示各仪器质控状态，提示在控、失控、未做。

6. 人员培训和考核 定期在线培训考核操作人员，对未通过考核员工将自动锁定POCT设备操作权限。可将新证书状态发送到设备，人员培训到期自动发出警报，提示员工完成在线培训和考核，保证操作人员能力符合要求。系统可以进行试题管理、试卷管理、培训任务。管理层可以实时设置发布各项培训任务，指定人员进行定期考核等，确保进行POCT的人员能力达到要求。

7. 控制检测流程 条形码管理优化检测流程，减少人员操作，缩短周转时间，避免结果差错。通过生成唯一性的条形码进行流程优化，扫描条形码识别患者身份，展示所在病区及相关信息，确保患者无误。同时扫描条形码，可展示标本状态、检验结果、检测时间等。

8. 云病房管理和分析 病区血糖、心肌标志物管理。系统可实时同步显示病区中各患者的血糖、心肌标志物、血气等结果，同时给予一定的标识警示，提示医护人员注意患者病情。高血糖数据分析管理包括统计空腹血糖达标率、餐前血糖达标率、餐后血糖达标率、各科室高血糖监测次数比例、各科室高血糖监测人数比例等。低血糖数据分析管理包括统计低血糖监测次数比例、各时间段分布与检测时间段分布比较等。

三、数智即时检验实现情况

POCT数智化管理应用智能管理模式，高效地优化、解决了各家医疗机构在POCT智能化管理方面的各类问题，保证POCT结果的高质量输出，保障患者和医护人员的安全。以某大学教学医院为例：

1. POCT联网实现情况 某医院使用多种型号POCT血糖仪和多种型号血气分析仪，采用厂家配套软件通过一体机或外挂机实现联网POCT管理。

（1）某进口一体机血糖仪：采用新型的联网模式，功能覆盖云病房管理、门诊管理、质控记录、血糖统计、血气分析、血气统计、培训考核、系统管理，集中显示了全医院的血糖、血气、心标、质控数据并对其进行统计分析，同时完善了人员的POCT培训与考核。

（2）某进口外挂机血糖仪：系统实现了数据采集、资料传输、文档汇整、信息分析、结果分析一体化管理，提供患者报表如血糖监测点、血糖监测范围、患者血糖信息明细、患者定点血糖记录、血糖趋势分析、血糖漂移度图、患者血糖饼图、患者血糖检测次数统计、患者血糖自定义报表等；同时还提供科室报表如科室血糖管理报告、科室血糖总览表、科室血糖评估、科室质控记录、质控统计、质控图、血糖监测表等。

（3）某国产一体机血糖仪：采用内置扫描仪识别条形码，更容易精准识别患者，自动上传测试数据至管理云端。设备管理模块提供设备列表展示、入库时间、试纸试剂管理、质控品管理、仪器状态等；质控管理模块提供质控记录、质控分析、质控统计、对比管理等；系统管理模块可以进行血糖目标时段设置、基础设置、系统日志管理等。

（4）血气分析POCT系统：集中化和规范化地管理各临床科室的POCT操作人员、POCT设备和POCT报告，实施全面的质量控制，提高POCT检测结果准确率。可以对POCT试剂耗材进行统一管理和灵活调配，对临床科室POCT设备进行实时监控和远程管理，提升POCT管理效率。

2. POCT质量控制实现情况　　在采用智能联网POCT后，全院所有院区、所有病区的POCT项目如血糖、血气分析均进行日常室内质控，同时智能信息系统上加以上传、汇总、展示、分析。检验科可以实时查阅各个院区、各个病区、各个POCT仪器的质控情况，并给出相应时间的Westgard质控分析图，图中涵盖不同质控名称、级别及批号、质控曲线、质控失控点、质控日期、质控品批号、质控次数、有效次数、靶纸、标准差、精密度、实测平均值、实测标准差、实测精密度、累计均值、累计标准差、累计精密度等，见图10-30。

通过上述质控图，检验科及相关管理层可以进行针对的质控分析，了解各院区、各病区POCT质控情况，针对部分质控情况差的情况加以整改，对相关POCT人员进行培训考核，确保POCT质量控制良好，为临床和患者提供准确可靠的检测结果。

3. POCT结果审核和解读　　POCT检测仅有数据无线传输和上传，还不足以保证结果的准确，科学高效的审核方式更是专业人员关心和看中的关键。智能审核系统的加入，也为结果的高质量产出保驾护航。某院在血气分析结果审核上纳入智能自动审核，利用检验大数据，合理调整血气分析结果限值和差值，大幅提高了智能自动审核的效率，显著提升检验质量，缩短周转时间。

4. POCT危急值监管　　无论是检验科常规检测还是POCT检测，当检测结果出现危急值时，相关医护人员均需明确规范的危急值上报流程，确保在规定时间内尽早完成危急值闭环，提示临床及时干预，保护患者的生命安全。LIS有完善的危急值闭环管理和追踪监管系统。该监管系统的数据记录覆盖危急值闭环的全部环节，从危急值结果确认审核，危急值提醒短信的发布到患者所在病区护士确认收到、护士的处理、病区医生确认收到、医生处理、病程记录、再次上报等。上述闭环内所有环节都有明确的时间及处理方式记录。同时，危急值追踪监管系统还可以统计危急值总数、诊断科室的超时未处理数、危急值处理及时率等，见图10-31。

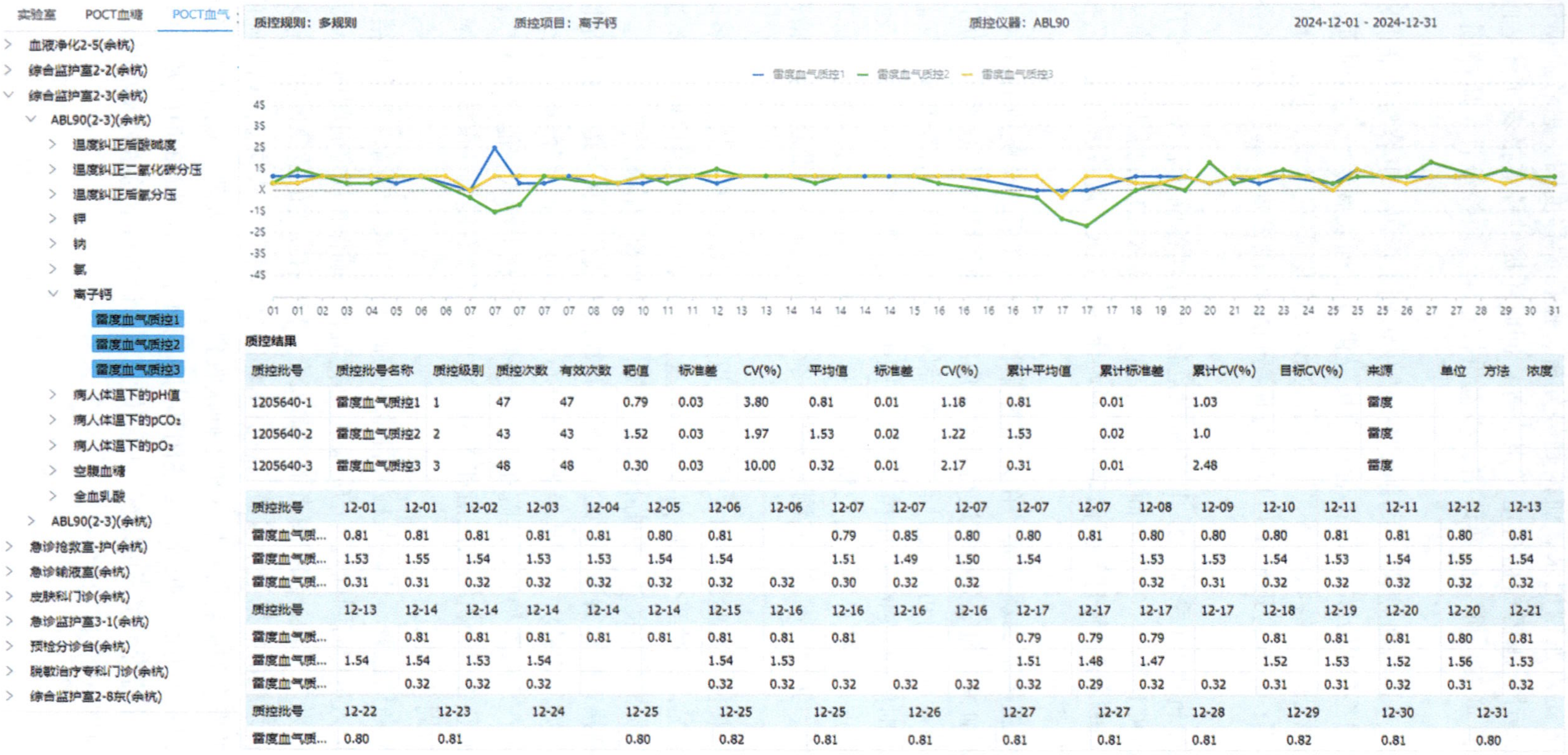

质控批号	质控批号名称	质控级别	质控次数	有效次数	靶值	标准差	CV(%)	平均值	标准差	CV(%)	累计平均值	累计标准差	累计CV(%)	目标CV(%)	来源	单位	方法	浓度
1205640-1	雷度血气质控1	1	47	47	0.79	0.03	3.80	0.81	0.01	1.18	0.81	0.01	1.03		雷度			
1205640-2	雷度血气质控2	2	43	43	1.52	0.03	1.97	1.53	0.02	1.22	1.53	0.02	1.0		雷度			
1205640-3	雷度血气质控3	3	48	48	0.30	0.03	10.00	0.32	0.01	2.17	0.31	0.01	2.48		雷度			

质控批号	12-01	12-01	12-02	12-03	12-04	12-05	12-06	12-06	12-07	12-07	12-07	12-07	12-07	12-08	12-09	12-10	12-11	12-11	12-12	12-13
雷度血气质...	0.81	0.81	0.81	0.81	0.81	0.80	0.81		0.79	0.85	0.80	0.80	0.81	0.80	0.80	0.80	0.81	0.81	0.80	0.81
雷度血气质...	1.53	1.55	1.54	1.53	1.53	1.54	1.54		1.51	1.49	1.50	1.54		1.53	1.53	1.54	1.53	1.54	1.55	1.54
雷度血气质...	0.31	0.31	0.32	0.32	0.32	0.32	0.32	0.32	0.30	0.32	0.32			0.32	0.31	0.32	0.32	0.32	0.32	0.32

质控批号	12-13	12-14	12-14	12-14	12-14	12-14	12-15	12-16	12-16	12-16	12-16	12-17	12-17	12-17	12-17	12-18	12-19	12-20	12-20	12-21
雷度血气质...		0.81	0.81	0.81	0.81	0.81	0.81	0.81	0.81			0.79	0.79	0.79		0.81	0.81	0.81	0.80	0.81
雷度血气质...	1.54	1.54	1.53	1.54			1.54	1.53				1.51	1.48	1.47		1.52	1.53	1.52	1.56	1.53
雷度血气质...		0.32	0.32	0.32			0.32	0.32	0.32	0.32	0.32	0.32	0.29	0.32	0.32	0.31	0.31	0.32	0.31	0.32

质控批号	12-22	12-23	12-24	12-25	12-25	12-25	12-26	12-27	12-27	12-28	12-29	12-30	12-31
雷度血气质...	0.80	0.81		0.80	0.82	0.81	0.81	0.81	0.81	0.81	0.82	0.81	0.80

图 10-30 血气分析离子钙质控图

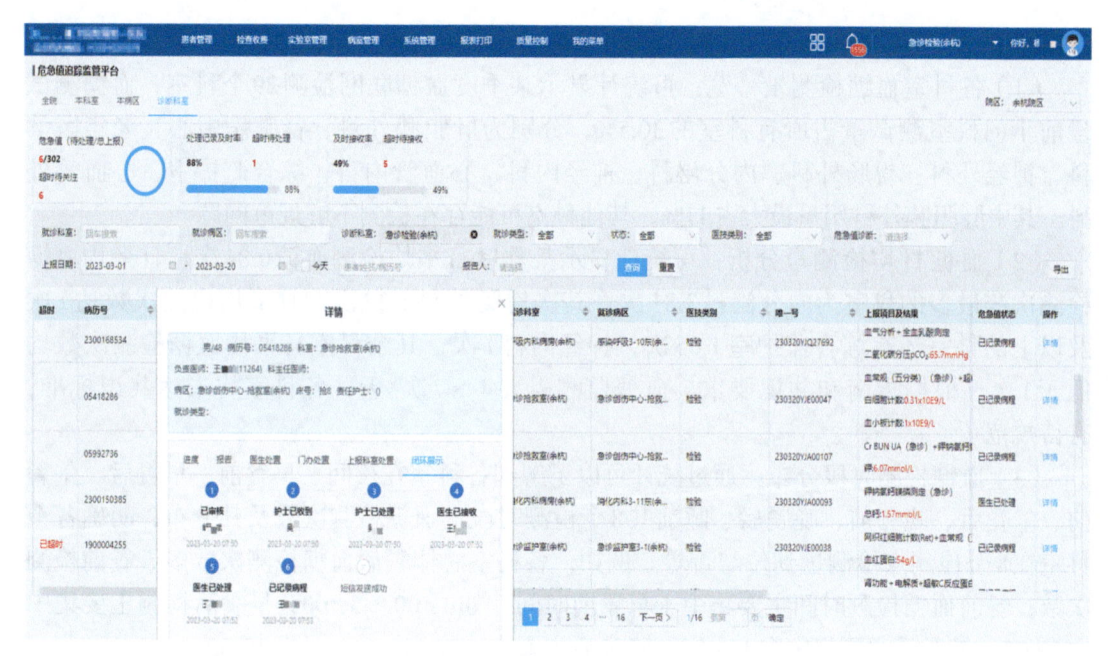

图 10-31　危急值监控中心数据

四、数智即时检验预期效果

通过信息化系统管理 POCT 设备，实时显示仪器状态，必要时进行远程维护。规范质量控制管理，锁定失控仪器，监控耗材使用，整体达到以下预期效果：

1. POCT 检测流程优化，无线上传数据　以前检验人员难免有抄错或看错血糖数值、时间登记错误等情况，造成医生判断困难。而数智 POCT 通过扫描患者腕带确认患者身份，减少患者身份确认错误，检测数据无线上传系统消除结果数据抄写错误，信息系统智能审核检测结果提升审核质量和效率，通过信息系统自动完成计费等功能，优化了 POCT 检测流程，也减轻了临床工作量。

2. 数据互联互通，提升会诊效率　以前内分泌科医生并不知道即将要会诊的患者的情况。采用数智 POCT 后，内分泌科医生在出发前就可以看到患者的血糖变化情况，还可以预先判断轻重缓急。内分泌科通过可视化的各科室的血糖控制达标情况，有助于制定院内培训等下一步工作的重点。

3. 无质控仪器远程锁机，提升质量管理　以前多品牌血糖仪结果一致性差、无质控、无人员培训、数据孤岛、难于管理，而现在集中远程管理仪器能监管控全面管理。质控执行情况一目了然，也便于针对相关人员进行操作培训及授权。对于无授权或无质控仪器，可进行锁定管控，只有完成质控并在控后才可使用仪器，提升质量管理能力。

4. POCT 大数据分析，助力临床决策　以某医院血糖 POCT 管理为例，进行血糖相关数据的统计分析，如血糖检测次数统计、高血糖结果统计、出院血糖达标率、低血糖结果统计、各科室平均血糖统计等。根据上述统计，可以发现血糖监测相关问题，同时为各院区各病区提供用药、检查等调整思路，使血糖 POCT 的管理达到最佳效果，提升患者满意度。

（1）各科室血糖检测量一览：可统计显示某季度血糖联网检测29个科室，血糖测试量前十的科室测试量占所有科室的30.5%，分别为肝胆胰外科、肾脏病中心、老年医学科、神经外科、胃肠外科、内分泌科、神经内科、心血管内科、综合监护室、心血管外科。其中肝胆胰外科用量最大占11%，其他科室可能存在检测不够规范问题。

（2）血糖日均检测量分析：可统计显示某季度日平均检测血糖0.84次，日平均血糖检测次数最多的科室为内分泌科3.81次，其次胃肠外科1.32次，日平均检测次数达1次及以上的科室还有综合监护室1.05次，神经内科1次，其余科室日平均血糖检测次数均低于1次。根据指南和共识要求，血糖监测需要4～7次/天，各科室均未达共识标准，有待规范。

（3）血糖检测时段分布：通过统计可以了解到各科室在夜间、早餐前、早餐后、午餐前、午餐后、晚餐前、晚餐后、睡前共8个检测时段的血糖检测次数及其分布，明确各个科室在8个检测点检测量到位与否等。例如，各科室总体餐后血糖检测次数多于餐前检测次数；餐前血糖检测时间主要集中于早餐前时间，如4：00～5：00；早餐后检测主要集中在9：00，午餐后主要集中在13：00，晚餐后主要集中在19：00，见图10-32。

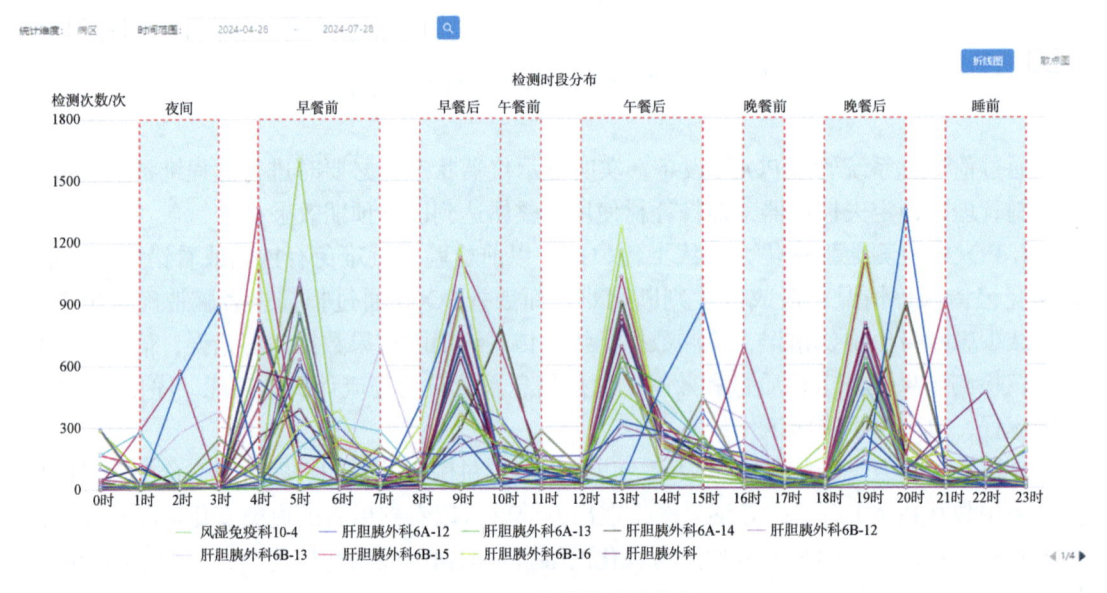

图10-32 血糖检测时段分布

（4）高血糖检测次数分析：某季度各科室平均高血糖检测次数为542.53次，其中肝胆胰外科检测6143次，肾脏病中心检测3106次，老年医学1700次，其余多数科室检测次数低于100次。

（5）高血糖检测人数比例分析：某季度各科高血糖检测人数比例平均为12.24%，其中普胸外科一病房的高血糖检测人数比例达100%，综合监护室高血糖检测人数比例为59.13%，内分泌科病房高血糖检测人数比例为57.14%，大多数科室病房高血糖检测人数比例均低于30%，见图10-33。医护人员应当加强对跨科专业管理血糖意识，了解跨科管理血糖的重要性和必要性。

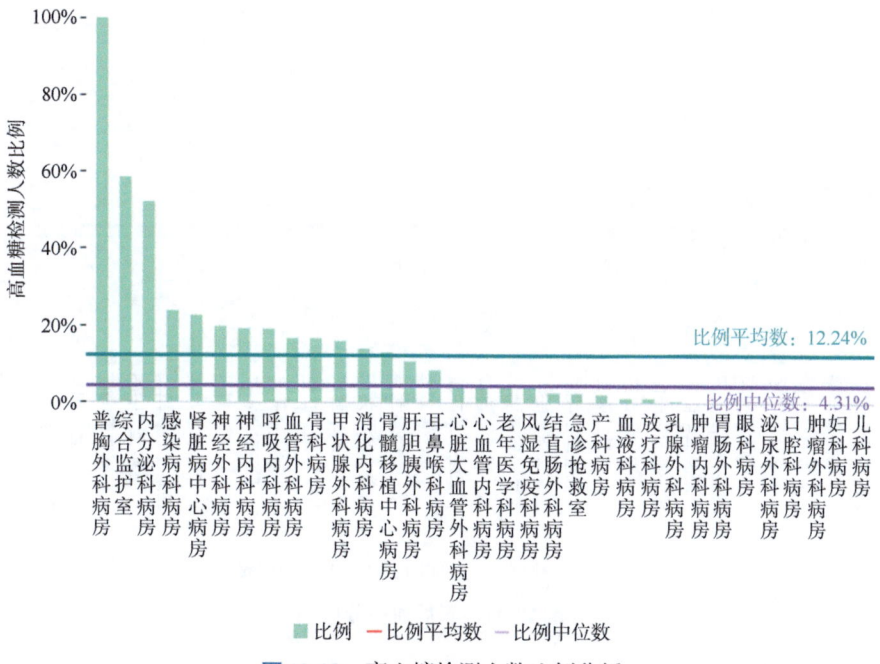

图10-33 高血糖检测人数比例分析

（6）餐前高血糖分析：某季度各科室餐前血糖平均达标率约在30.62%，其中综合监护室的餐前血糖控制良好，达标率在86.11%，外科监护室餐前血糖达标为84.02%，骨科餐前血糖达标率为70.59%。部分科室如乳腺外科、耳鼻喉科、妇科等餐前血糖达标率较低，需要内分泌专业参与血糖调整，提高餐前血糖达标率。

（7）餐后血糖分析：某季度各科室餐后血糖平均达标率约为31.77%，其中心脏大血管外科病房餐后血糖达标率最高，为100.00%，心血管内科病房餐后血糖达标率为68.75%，感染科病房和胃肠外科病房餐后血糖达标率均为50.00%，其余科室如肿瘤外科病房、普胸外科病房、泌尿外科病房等餐后血糖达标率低，见图10-34。餐后高血糖是心血管疾病、肿瘤死亡的独立危险因素，需要引起重视。

（8）各科室平均血糖水平：某季度各科室患者血糖平均水平为8.03mmol/L，其中风湿免疫科病房的平均血糖水平为12.95mmol/L，普胸外科病房的平均血糖水平为11.45mmol/L，综合监护室的平均血糖水平为11.3mmol/L，感染病科病房的平均血糖水平为11.11mmol/L，而儿科病房、结直肠外科病房和妇科病房患者的平均血糖水平相对较低，分别为4.63mmol/L、5.11mmol/L、5.15mmol/L，见图10-35。

（9）低血糖检测次数：某季度各科室低血糖检测平均27.59次，其中低血糖检测次数最多的是肝胆胰外科病房，检测365次，占38.91%，其次是肾脏病中心病房检测低血糖142次，胃肠外科病房检测低血糖133次，低血糖检测次数较少的是肿瘤内科、感染科、口腔科等，见图10-36。

图10-34　餐后血糖分析

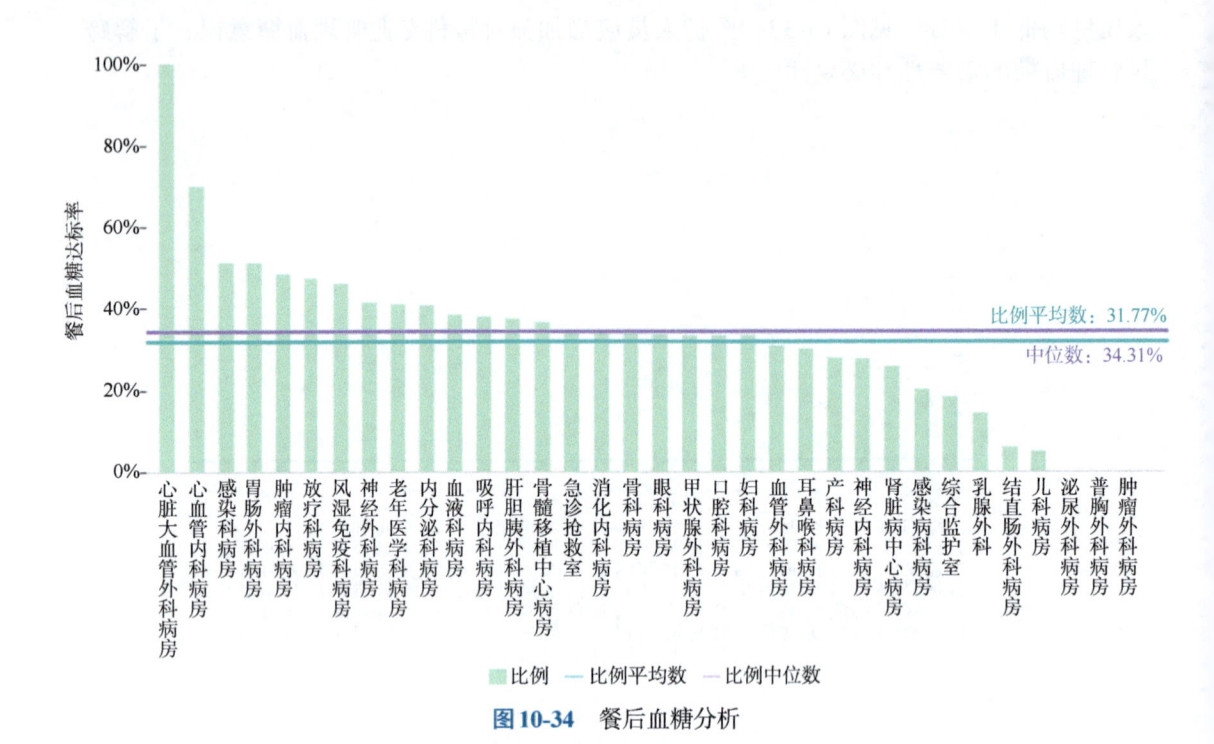

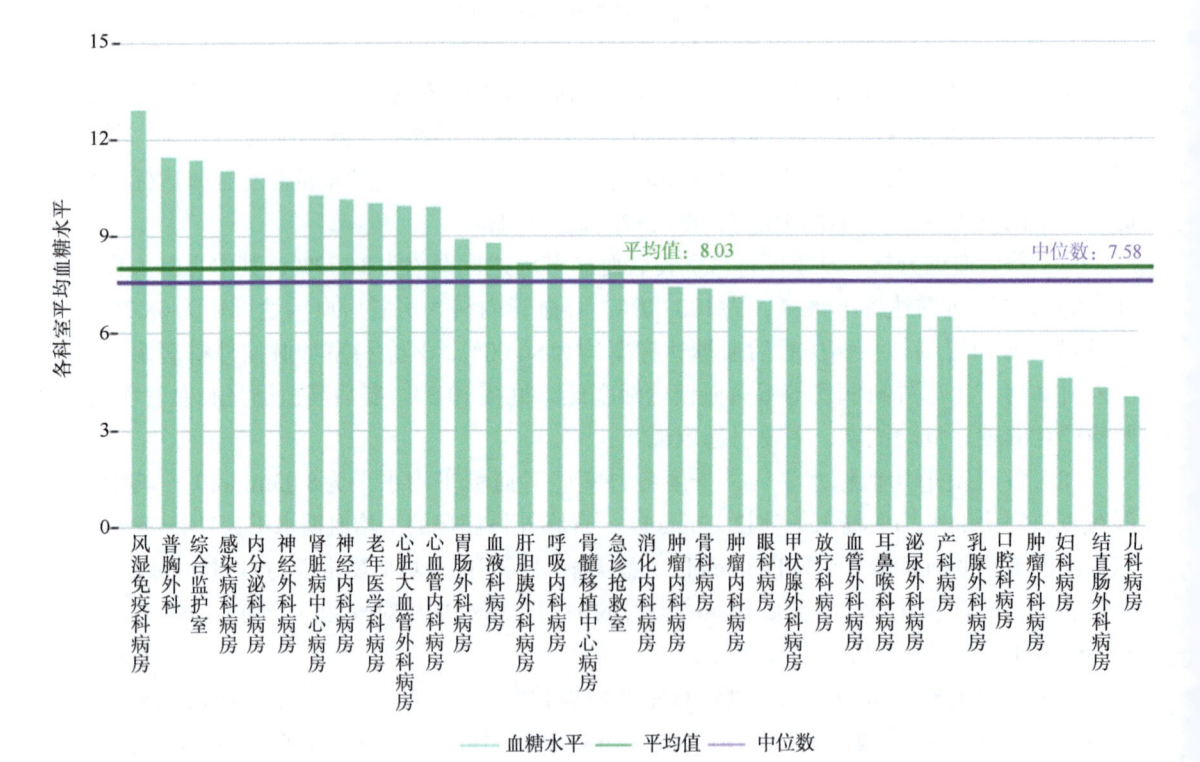

图10-35　各科室平均血糖水平

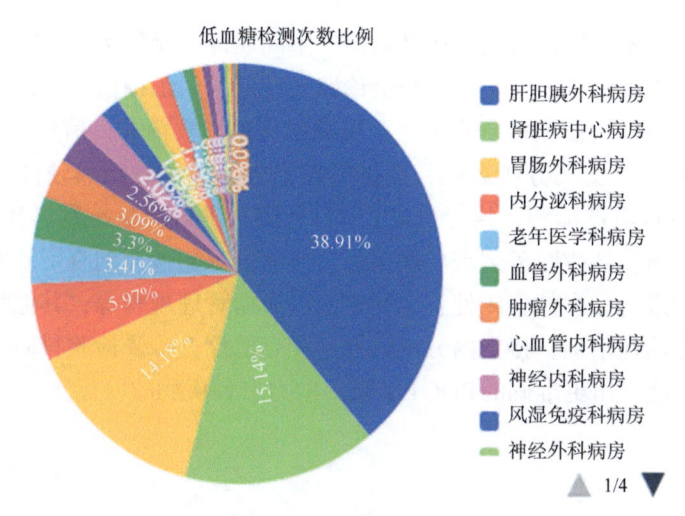

图 10-36 低血糖检测次数占比

（10）低血糖检测人数比例分析：某季度低血糖检测人数平均占比 3.31%。其中胃肠外科低血糖检测人数占比最高，占 14.02%，其次是消化内科占比 11.11% 和内分泌科占比 8.12%，占比最高的科室为非内分泌科，提示有低血糖出现比例高的科室需加强内分泌的会诊指导。

（11）各科低血糖发生次数与时间段分布：某季度各科室早餐前、睡前低血糖发生次数多，夜间低血糖发生比例高（检测次数少）。为有效减少低血糖事件发生，需关注高发时段的血糖监测及相关治疗方案。

（12）入院后首 2 天与出院前 2 天血糖评价：某季度入院后首 2 天理想血糖占 62.28%，餐前高血糖占 4.19%，餐后高血糖占 19.16%；出院前 2 天理想血糖占比增高至 77.17%，餐前高血糖占比下降至 2.36%，餐后高血糖占比下降至 13.39%。理想血糖人数比例增高提示患者入院后血糖得到有效控制，餐前和餐后高血糖人数比例降低，提示治疗效果显著，血糖控制效果评价良好，见图 10-37。

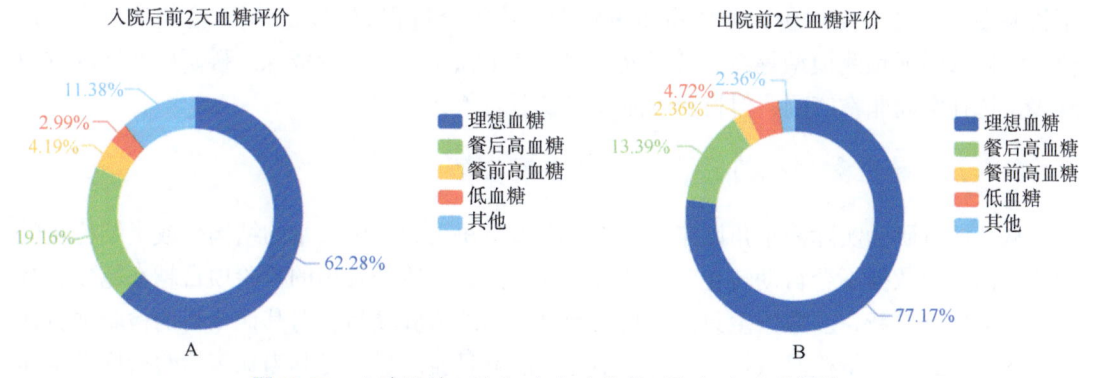

图 10-37 入院后首 2 天（A）与出院前 2 天（B）血糖评价

血糖 POCT 的智慧化管理需要检验科、内分泌科、信息科、护理部、质管部门、医务部、其他临床科室分工协作，承担相应的职责与分工。检验科需要负责 POCT 设备的性能验证、产品的准入、室内质控数据分析和监控、室间质评、操作培训和人员认证、危急值管理制度制定等；内分泌科需要主动参与会诊路径制定，组织糖尿病诊治规范培训、胰岛素泵操作管理，提升院内血糖控制水平，开展糖尿病患者教育等；信息科需要与HIS数据对接，将数据规范化，交叉分析数据，提供数据报告，提供软件、硬件、无线网络支持等；护理部需要执行血糖检测，执行POCT项目检测，进行质量控制操作、危急值报告、执行患者教育等；质管部或医务部需要确保每个血糖值都能追溯到有资质的检测人员，确保每个血糖值都能进行妥当的临床处置，制定院内血糖管理规程等；其他临床科室则需要接受糖尿病规范化治疗培训，接受内分泌科会诊配合治疗，接受检验科质控管理等。只有各科室分工协作才能产出更准确的POCT结果，助力患者疾病的诊疗。

（杨　铮　杨大干）

第六节　人工智能助推检验医学发展

检验项目覆盖临床血液、体液、生化、免疫、微生物、分子诊断等多个领域，涉及上千项检测指标，每天会产生大量且标准化的实验数据，为临床各科室源源不断地提供决策参考依据。临床实验室作为数据密集型场所，具备科研探索的天然优势，也是AI技术发挥科研驱动力的绝佳平台。本节介绍AI在多项指标联合预测疾病、形态学判别、挖掘生物标志物、研发检测试剂和技术、科研管理等方面的应用进展。

一、检验医学科研现况与问题

临床实验室是为临床各科室提供有力支持的平台型科室，它依托于纷繁的生物标志物而存在，而生物标志物可以切入任何临床问题，而非其他临床专科那样局限于某类器官或病种。不仅如此，临床实验室还是一处集医学、理学、工程学等多元学科交叉之地，涵盖了检验新方法建立及评价、实验室质量管理、检验全过程数智化应用、检验项目临床价值、疾病诊断或预测模型等特有的研究方向。基于临床实验室的资源，科研可开展的方向众多，选择空间非常广阔，但目前可能存在以下问题。

（一）实验室数据如何转化为临床决策信息

从开展科研的实际需求角度来看，临床实验室每天会产生大量的结构化或半结构化的检验数据，但数据不会自动转化为诊断报告或意见。随着开发出的检验项目越来越多，其临床意义持续更新，多数医生只熟悉自己专科常用的检验项目，对其他专科的检验项目并不熟悉，导致对大量检验数据综合解读不足的问题日益凸显。尤其当众多检验指标发生异常时，分析检验数据的相互关联难度极大，即使是经验丰富的专科医生也很容易忽视其内在关系，很容易忽视超出其专科知识范围的关键结果和重要参数。而且临床诊疗正在进入精准医学和多组学时代，组学研究已成为发现检验生物标志物的主要来源，基因组学、蛋白组学、代谢组学等高维度数据只有通过构建计算模型，完成筛选、分类、整合等步骤，才能输出预测结果。因此，借助先进人工智能、大语言模型等新一代信息技术对复杂多变的检验数据进行整合，深度挖掘检验数据中的隐藏价值，从而将抽象数据转化为辅助临床医生决策的直观解释，是临床实验室发展到现阶段面对的一大科研主题。

（二）AI技术如何高效解决临床科研问题

从科研实施的微观步骤来看，科研对实验室人员的技能要求非常全面，涉及选题、研究设计、数据统计分析、论文撰写和润色、投稿返修、成果转化等一连串环节，某一环节的薄弱，都可能延缓科研进程，进而消耗大量精力。无论是实验室管理者还是工作者，大多都有通过科研产出带动实验室发展，从而拓展职业生涯的诉求，但受限于个人精力和资源支持，即便有与工作内容、兴趣相匹配的科研方向，也时常在实施过程中受阻，最终难以实现科研目标。AI+科研往往涉及临床检验、人工智能、数字及统计学等众多学科领域，一般的实验室人员可能不熟悉AI算法，不会操作R、Python等编程环境，迫切需要科研助手类的智能软件。该类软件仅需提供科研设计和所需的数据，能实现复杂的AI特征提取、算法建模、性能评估、外部测试和应用等过程，能使科研降本增效，激发实验室人员的科研潜能。

二、检验医学科研涵盖的AI技术

AI最显著的优势在于其能够自动从数据中搜索和提取复杂的、以任务为导向的特征，这种能力被称为特征表征学习。通过训练，AI模型可以构建出超越人类能力范围的数据适应性特征，从而在特定任务中表现出惊人的性能。这些特性在处理大型复杂数据集时尤其有用，如图像分析、基因组学研究或电子健康记录建模。

AI擅长利用大量数据来推断复杂的关系和模式，往往能超出基于静态规则的系统和人类专家的能力。AI在医学领域的作用尤其令人兴奋，在诸如疾病诊断、手术机器人、新药研发等场景中的应用性研究层出不穷。AI在临床实验室中同样具有广阔的应用前景，AI与科研工作的结合，无疑将助力临床实验室搭建出更加高效的科研平台。

AI技术框架分为基础层、技术层和应用层，见图10-38。基础层是基础设施建设，包括硬件设施（GPU、智能芯片）、软件设施（智能云诊台）和数据资源，专业的行业数据越大，AI的能力越强。技术层包括基础框架、算法模型、通用技术。算法模型包括机器学习、深度学习和增加学习。通用技术是算法模型的一个应用，如计算机视觉、语音工程、自然语言处理、知识图谱、智能机器人VR/AR等。应用层为人工智能的应用领域，在医疗领域有精准医疗、医学影像、医院管理、辅助诊疗、虚拟助理、健康管理、医学研究、药物研发等。

1. 算法模型

（1）机器学习：是实现人工智能的核心方法，是从有限的观测数据中"学习"出一个具有一般性的规律，并利用这些规律对未知数据进行预测的方法。传统的机器学习主要关注如何学习一个预测模型。一般首先将数据表示为一组特征，即从原始数据中提取出的、用于表示标本的属性或信息。而后将这些特征输入到预测模型，并输出预测结果。机器学习采用较简单的模型架构和较少的层次结构，其重要特点是不涉及特征学习，其特征主要靠人工经验或者特征转换方法来提取。经典算法有逻辑回归、决策树、随机森林、BP神经网络、支持矢量机、朴素贝叶斯等。

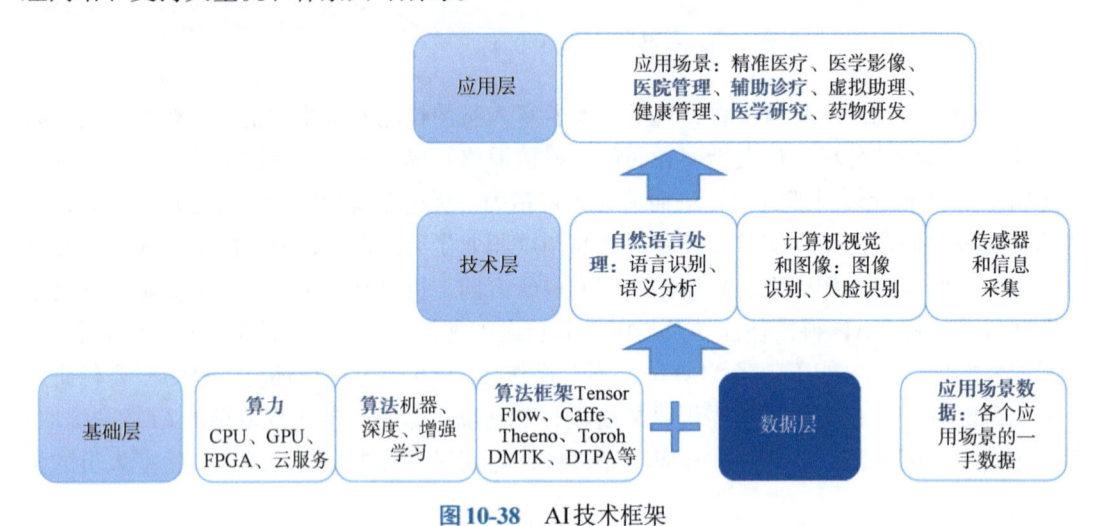

图10-38 AI技术框架

（2）深度学习：是一种使用深层次、复杂结构的神经网络模型进行学习的方法，通常由超过3层的神经元组成。深度学习模型可以通过在多个层次上学习到更加抽象和高级的特征表示，从而能够更好地捕捉数据中的内在结构和特性。典型算法有卷积神经网络、循环神经网络、递归神经网络、生成式对抗神经网络等。

（3）强化学习：主要由解决一个马尔科夫决策问题发展而来，通过智能体与环境的交互来学习如何做出合适的决策，以最大化预期的累积奖励，从而逐渐学习如何在不同的环境中做出最优的决策。强化学习已被成功应用于疾病连续监测、动态治疗方案等场景。目前流行的算法有Q-learning、Policy Gradient、Actor-Critic等。

2. 通用技术

（1）计算机视觉（computer vision，CV）：主要处理图像的识别、理解、目标跟踪、检测等问题。图像分类是计算机视觉的核心问题。一般说来，图像分类算法通过手工特征或者特征学习方法对整个图像进行全局描述，然后使用分类器判断是哪一类物体。CV在医疗领域取得了良好落地应用，是智能诊疗的比较热门的方向。

（2）自然语言处理（natural language processing，NLP）：涉及语言的理解、认知的科学。主要的范畴和子方向有中文自动分词、文本分类、问答与对话、信息检索、机器翻译、语音识别等。在医疗领域中，NLP技术可用于解释电子健康档案中的非结构化数据，抽取丰富的诊断信息用于患者死亡率、再入院率、住院时间和诊断预测等。

以ChatGPT系列为代表的大语言模型的兴起，标志着NLP进入了一个全新的发展阶段。这些模型如ChatGPT 4o、Gemini 2.5、Grok 3、DeepSeek R1等通过在超大规模语料库上进行预训练，参数量高达数十亿至数万亿级别，展现出强大的通用能力。它们突破了传统NLP模型面向特定任务的局限，能够灵活应用于跨专业即时问答、创意文案生成、高精度机器翻译等任务。当前,中国在大语言模型的研发上已稳居全球前列,模型数量及研发热度出现"百模大战"的局面,涌现出众多代表产品,如企业级的DeepSeek(深度求索)、文心大模型(百度)、通义千问(阿里巴巴)、盘古大模型(华为)、讯飞星火(科大讯飞)、日日新(商汤)、豆包(字节跳动)、Kimi(月之暗面)等。当前,中国大语言模型向垂直场景的专用化方向演进,同时大力推动开源生态建设,在多模态理解与生成(如视觉问答、图文生成、文档解析等)领域不断取得突破,并持续深化在金融、医疗、教育等具体业务场景的落地应用。聚焦于特定场景的大模型,如DeepSeek R1、文心行业模型、通义千问Qwen系列等,正加速推动行业生态向纵深、智能化方向发展。

NLP除了用于解析和编辑文本,在分子生物学研究领域的应用势头也不容小觑。如果将发掘语言和挖掘遗传信息类比,将基因突变视为语义变化,那么蛋白质序列和遗传密码可以使用NLP技术建模。近期的多项研究已证明,NLP在模拟生物分子系统方面的潜力甚至超过了在模拟人类语言方面的粒度准确性。

(3)知识图谱(knowledge graph,KG):本质是结构化的语义知识库,作为智能体的记忆、推理和认知模块,并以图数据的形式呈现。KG通过语义网络把实体用关系串联起来,在知识库文本中挖掘语义,知识推理,使得AI更具有可解释性。代表成果有IBM公司开发的肿瘤诊疗助手"沃森医生",该系统被输入海量的科研文献和教科书,进而构成非常复杂的知识图谱。基于完备的知识图谱,面对患者问诊时,"沃森医生"会自动从患者所有的既往病历信息中抽取上百项的关键信息,借助后台的知识图谱进行一个很复杂的推理过程,给出推荐治疗方案,包括不同的方案与患者的契合度,为患者提供个性化的治疗。

三、AI在检验医学科研中的应用场景

AI工具以其优越的性能,迅速与临床实验室的科研活动深度融合,在实验室的上下游延展出众多应用场景,目前已形成多项指标联合预测疾病、形态学判别、发掘生物标志物、试剂研发、数字生物标志物、科研管理服务等科研应用方向。

(一)多项指标联合预测疾病

检验医学已发展出几千项检验项目,加之不同疾病、不同病程对应的检验结果更是复杂多变,综合分析检验数据与疾病的关联关系,涉及复杂的逻辑推理和计算。AI模型不再需要检验人员预先指定指标间的关系,可在训练阶段搜索数十亿种非线性数据转换,从而将大量指标缩减为一小组任务适应性特征。多项指标联合诊断模型的算法复杂度递增,见图10-39。AI可以挖掘海量检验数据中的隐藏价值,尤其擅于从庞大的组学数据集中提取重要的标志物,或优化多指

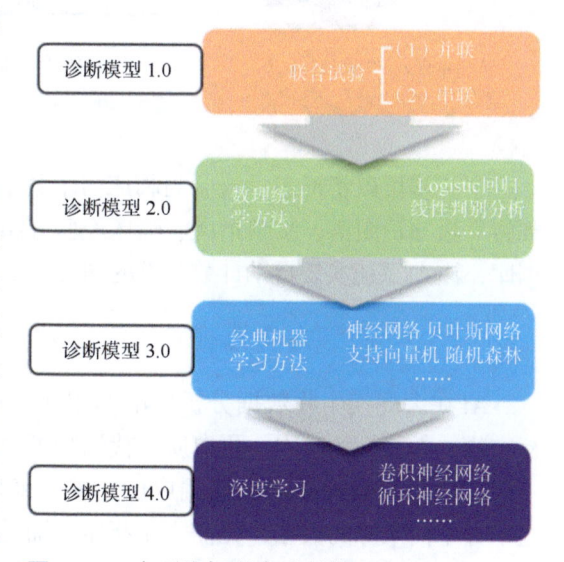

图10-39 多项指标联合诊断模型的发展历程,算法复杂度递增

标组合方案，使指标间高度协同、融合，最大限度地提升诊断效能。

（二）形态学智能识别

以深度卷积神经网络为核心算法的CV技术已在影像、内镜、病理检查中取得显著成效，其科研和商业化走在了前列，为起步较晚的形态学检验提供了可借鉴的经验。临床实验室可开展多种类型的形态学判别，包括血细胞、骨髓细胞、微生物、染色体、精子，以及尿液、粪便、胸腔积液、腹水等各种体液和分泌物中的有形成分。

绝大多数检验项目已实现检测流程自动化，形态学检验耗时耗力，却一直未能破解自动化的难题。自20世纪80年代就有学者开始对血细胞、尿液有形成分等标本的图像识别进行尝试，但受制于算法结构和细胞数据库的规模，效果并不令人满意。如今的主流做法仍是利用流式细胞技术转换成的光电信号间接识别，再通过人工镜检确认。以深度学习催生的新一代CV技术为依托，各类形态学检验都有望遵循着数字扫描成像、图像特征提取、多层模型训练的范式开发图像分析系统，在保证形态学判别准确率的同时，节省形态学专家的阅片时间，见图10-40。

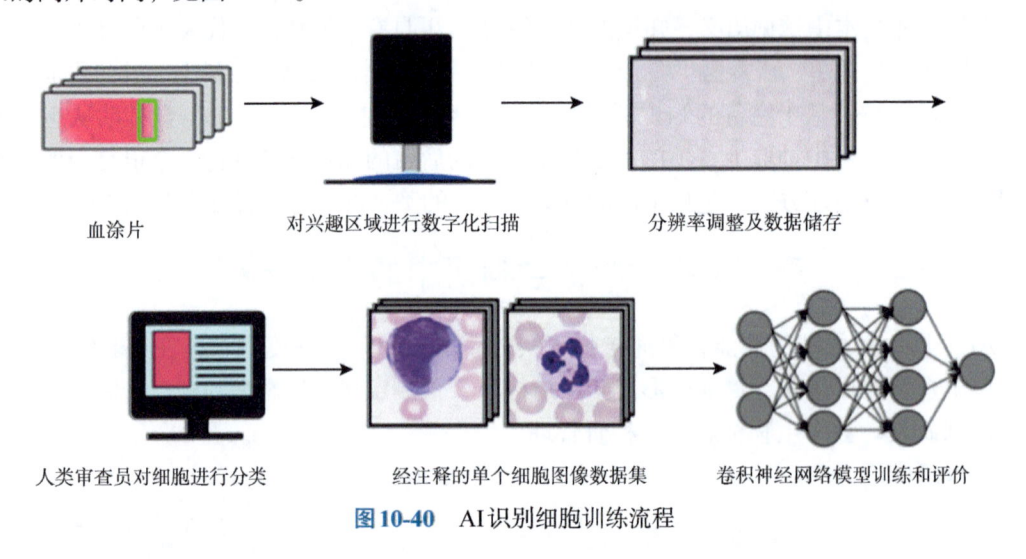

图10-40 AI识别细胞训练流程

下一步可以将形态学检验与临床需求紧密结合，实现更深层次的形态学检验价值。比如将大量知识图谱、文献指南、临床经验等结合贝叶斯决策原理建立形态检验辅助决策数据库，让AI系统实现自动计数分类的同时，给出具有丰富图文解读，为医生提供诊疗建议。

（三）生物标志物挖掘

AI在大规模生物数据分析中的作用愈发重要，可以更高效地识别与特定疾病相关的标志物，如关键的基因、蛋白质、代谢物等生物分子。

一方面，AI能够增加挖掘广度，整合来自基因组学、转录组学、蛋白质组学、代谢组学等不同来源的数据，无需人工指定，而是通过先进的算法从复杂的数据中提取特征和模式，从多维度揭示生物过程和疾病机制，扩展了生物标志物的识别视野。

另一方面，AI能够增加挖掘深度，推陈出新，发现传统分析方法难以识别的生物标志物。以致癌基因为例，既往方法仅能建立患者发病后的基因突变状态与癌症之间的关联，无法推断患者发病前的基因突变状态，而发病前后的基因突变状态之间的差异才是癌症发生的关键。针对这一难题，某研究团队将满足马尔可夫过程的基因突变视为多智能体的动作，通过构建多智能体强化学习环境，AI可以模拟基因突变过程，从而挖掘出与乳腺癌发生、发展过程密切相关的致病基因，见图10-41。

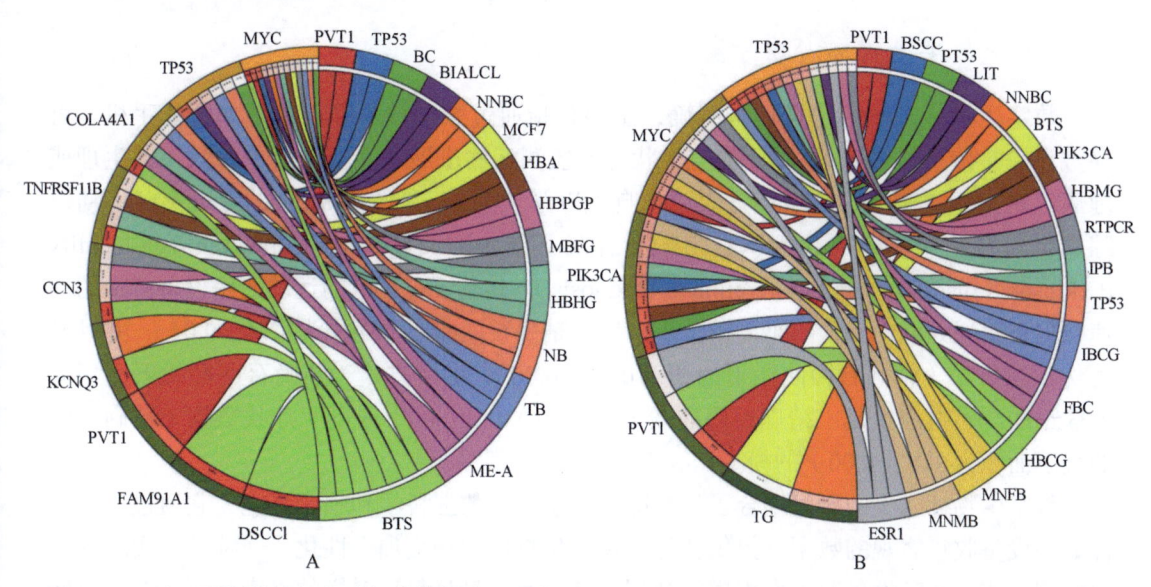

图10-41 基于预训练记忆的多智能体深度Q网络（A）和基于行为克隆的多智能体深度Q网络（B）所预测的乳腺癌主要致病基因的富集分析

注：圆形的左半圆部分表示基因，右半边表示基因本体术语（描述分子功能、细胞组分、参与的生物过程），基因与基因本体术语之间的连线越多则表示该基因产物的功能越多

（四）检测技术研发

通过抗原-抗体特异性结合实现检测的免疫项目，其试剂种类多，方法优势突出，是试剂研发领域的重点，但抗原-抗体分子结构的复杂性和生产成本的问题是免疫项目试剂研发的技术壁垒，而AI辅助设计理论上可以加速研发进程、减少筛选轮次，从而以更低的成本获得性能足够好的试剂。神经网络等AI技术能够针对受检靶点（通常为某一蛋白质）的结构信息和理化性质，预测试剂中结合分子的亲和力，进而设计与优化设计结合分子的序列或结构，以期获得更合适的结合位点。

核酸检测试剂和技术同样受到AI驱动加快了研发步伐。以荧光定量PCR技术检测新型冠状病毒核酸为例，试剂研发的难点在完成新型冠状病毒基因测序之后，如何从海量的基因库中找出新型冠状病毒的特征基因作为PCR检测的靶点。在AI启发式搜索算法的助力下，我国科学家仅用14天就确认了新型冠状病毒全基因组序列，而在2003年严重急性呼吸综合征期间，SARS冠状病毒的基因搜索工作却需要几个月。

新冠疫情期间，众多科技公司和研究机构推出AI算法模型以提升基因检测、试剂研发等工作的效率。阿里达摩院针对新冠病毒基因的特征，在序列比对和拼接过程中增加了分布式设计的 de Bruijn 图算法，可将原来数小时的疑似病例基因分析缩短至半小时，大幅缩短确诊时间。百度研究院的线性时间算法 LinearFold 可将新冠病毒的全基因组二级结构预测从55分钟缩短至27秒，提速120倍。这类具有多序列比对和结构预测功能的AI可以与宏基因组测序和病毒库结合，追踪病毒变异情况，以便及早研制出鉴定变异毒株的核酸检测方法。

（五）数字生物标志物开发

数字生物标志物的定义仍未明确，主要是指通过数字技术和设备（如智能手机、可穿戴设备、传感器等），可以评估监控状态、监测疾病进展、反映治疗干预效果的生理或健康客观指标。例如，2023年发表于《自然医学》（*Nature Medicine*）的《可穿戴运动追踪数据可在临床诊断前几年识别出帕金森病》（Wearable movement-tracking data identify Parkinson's disease years before clinical diagnosis），其基于可穿戴的运动追踪设备产生的加速数据在普通人群中识别前驱期帕金森疾病（精确召回曲线下面积为0.14±0.04），并且显著优于遗传学（精确召回曲线下面积为0.01±0.00）、生活方式（精确召回曲线下面积为0.03±0.04）、血液生化（精确召回曲线下面积为0.01±0.00）或前驱症状数据（精确召回曲线下面积为0.01±0.00）的模型。

数字生物标志物的研发结合了生物医学信息学、数据科学和临床研究。它通过非侵入性数字设备收集客观的数据，提供相比于传统生物标志物更加个性化、连续性、实时的健康监测方式。数字设备产生大规模的数据，其中有大量且复杂多样的噪声数据。在大数据和人工智能技术的帮助下，可以通过深度分析，识别出异常模式，挖掘有效的数字生物标志物，检测出传统方法无法辨别的健康趋势和异常。

（六）大语言模型应用

生成式AI是指具有文本、图片、音频、视频、数据、代码、模式等内容生成能力的模型及相关技术，它是当下AI最前沿的技术分支，正在深刻影响和改变学术研究与论文写作。当前AI领域正在经历从判别式到生成式的重要转变。生成式AI不仅仅是复制或模仿现实，而是通过学习已有数据实例，自主生成有价值的新内容。大语言模型是生成式AI的具体应用，它们通过在海量数据集上进行预训练，学习语言结构、语法、上下文和语义联系，从而能够生成高质量的文本内容。伴随着聊天机器人ChatGPT在全球范围内的爆火和国产大语言模型纷纷崭露头角，生成式人工智能逐渐向传统的科研领域渗透。

临床实验室的资源可供开展的科研方向众多，选题空间非常广阔，往往也需要有志于科研的检验工作者涉猎广泛，快速入门不同研究领域。大语言模型适用于自动读取冗长的医学书籍和论文并完成解构，根据指令总结出简洁的摘要，鉴赏研究亮点，为研究人员学习新知识节省了大量时间。当大语言模型的自然语言理解技术用于构建医学文献的知识图谱，能帮助研究人员发现新的关联和趋势。当大语言模型的交互方式用于文献检索，能帮助研究人员快速筛选感兴趣的文献，减少信息过载。大语言模型普遍在数理统计和计算机编程方面达到一定的专业水平。总之，大语言模型能有效帮助临床实验室的科研人员节省时间、提高效率、减轻低价值任务的负担，专注于更具创新性的思考与实践。

四、检验医学科研AI应用案例

检验大数据、AI算法结合检验医学的临床问题或需求，有力推动形态学检验能力的提升、检验全过程的数智化管理、复杂检验的智能诊断及解释、检验新知识的发掘和疾病诊断及预测模型的研发，并成为临床疾病预防、诊断和预后预测的便捷、智能的高级助手。

（一）机器学习提升疾病预测模型性能

实验室检测数据在疾病诊断、疾病风险评估、病情监测、预后判断等方面有着广泛的应用，临床疾病预测模型是将数据转化为以上用途的重要桥梁，掌握预测模型的方法学对于临床实验室人员开展科研很有帮助。

疾病预测模型是指利用数学工具估计特定个体当前患有某病或将来发生某结局的概率。依据所研究的问题，预测模型可分为诊断模型和预后模型，构建通常包括的步骤有数据收集、数据清洗、特征工程、模型训练、模型验证、性能评价及解释。随着近年来各类AI技术被引入，传统的临床预测模型的方法学体系正在经历一场变革。作为AI技术的子集，机器学习理解和实现起来相较于深度学习和强化学习更容易，其所需的软硬件配置门槛对广大科研人员相对友好。机器学习在构建临床预测模型各步骤中的作用见图10-42。特征工程和模型训练是机器学习参与的重点环节。

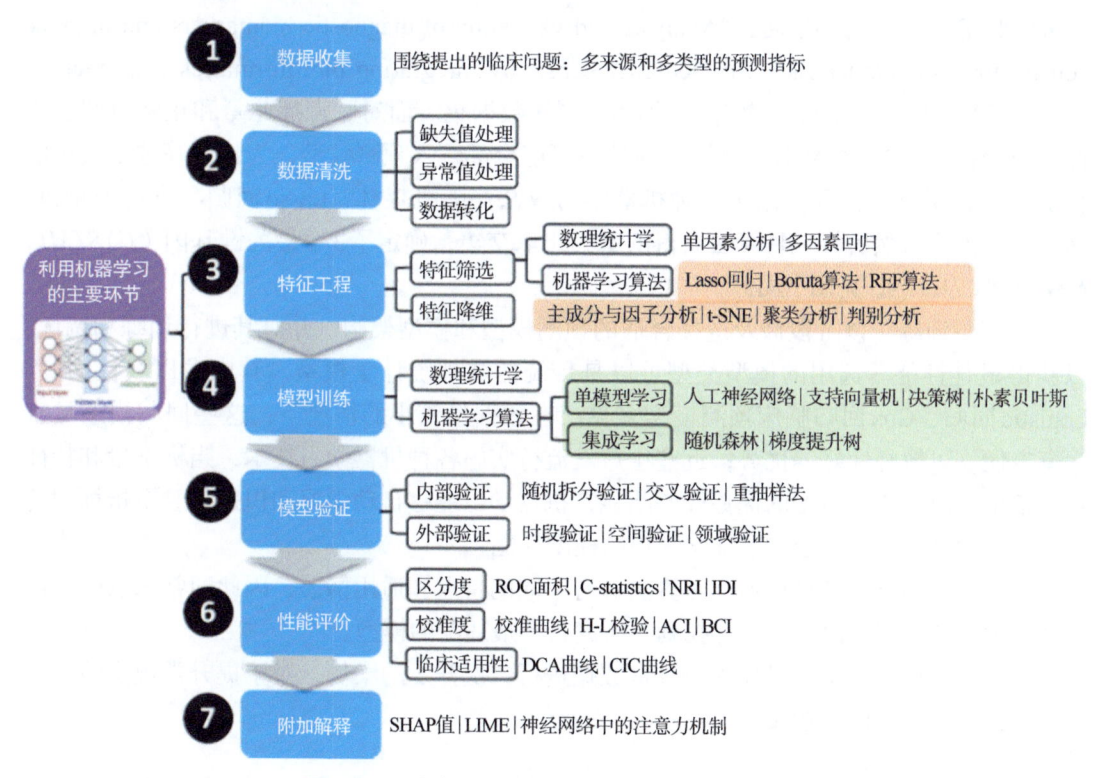

图10-42 临床预测模型的构建步骤及方法学体系

1. 数据收集 单纯通过实验室检测数据来预测疾病的发展、治疗反应或预后的做法并不严谨，临床预测模型通常需要收集多种类型的变量或者特征（如患者的人口学特征、环境暴露因素、基础疾病、治疗史及影像、病理等辅助检查等）。机器学习技术从非结构化的医疗记录中提取有用信息，并整合来自不同来源的数据，如电子健康记录、医疗影像、基因组数据等，减少人工标注的需求，提高数据收集的效率。

2. 数据清洗 是指对数据进行检查、处理和修正的过程，目的是确保数据的质量、准确性和一致性。具体来说，包括填补缺失、处理异常值和转换数据格式。一些机器学习算法可以在此段发挥作用，如k最近邻和孤立森林可以用来识别潜在的异常值，基于随机森林的缺失值填补方式可以同时处理连续型和分类变量，在某些情况下比主流的链式多重插补法更高效。

3. 特征工程 在将收集的原始特征（人口统计特征、健康行为、生物标志物、影像学等）输入到模型前，往往要先通过特征筛选或特征降维的方式消除冗余特征，从而降低模型的复杂度和计算成本。特征筛选是识别和选择与目标变量（如疾病诊断）最相关的输入变量子集的过程。特征降维并非简单地删除一些原始特征，而是通过数学变换创建一组数量更少的、新的特征，同时尽可能保留原始数据的重要信息。好的特征工程不仅能够提升模型的预测能力，还能在一定程度上扩展模型的可用性和解释性。

特征筛选策略可分为两大类，一类是基于经验共识，如文献回顾、专家建议；另一类是基于数据驱动，即以各种统计学或机器学习算法来筛选。通过机器学习算法筛选出与特定疾病相关的生物标志物，在处理组学数据集时很受欢迎。

来自浙江大学医学院附属第一医院的研究团队在一项评价儿童脓毒症的诊断标志物的研究中（论文篇名："Analysis and validation of diagnostic biomarkers and immune cell infiltration characteristics in pediatric sepsis by integrating bioinformatics and machine learning"）收集了三个GEO数据库的RNA测序数据集。面对脓毒症儿童和正常对照血液标本中存在的402个差异表达基因，显然不可能全部输入预测模型，为从中筛选出关键的特征基因，研究者分别使用了三种机器学习算法：随机森林、Lasso回归、支持矢量机-递归特征消除。然后将三种算法获得的基因再取交集，确定了3个最关键基因（*CYSTM1*、*MMP8*和*CD177*），见图10-43。

4. 模型训练 该阶段涉及选择合适的预测模型和模型架构，并对其进行训练和调优，以获得最佳性能。选用的模型类型可以是传统的数理统计学模型，其中尤以线性回归、Logistic回归、Cox回归临床预测模型多见，在数据量较小的情况下，这些回归模型具有运算方便、可解释性好等优势；近些年愈发流行实施各种机器学习技术，当标本量和特征数逐渐增多时，机器学习的优势开始凸显，机器学习能够自动学习和识别实验室指标间的非线性变化规律，通过超参数优化来提高模型性能。

值得注意的是，各种机器学习算法具有不同的特点和适用情形，因此通常采取同时构建多种模型的策略，以便从中寻找到与研究目标最适配的模型。

示例：利用机器学习对检验科日常数据进行二次开发的案例，对于提升常规实验室指标的诊断效率具有借鉴意义。

① 随机森林
误差率决随策树的数目的变化（左），特征基因的节点不纯度平均减少值（右）

② 支持矢量机-递归特征消除

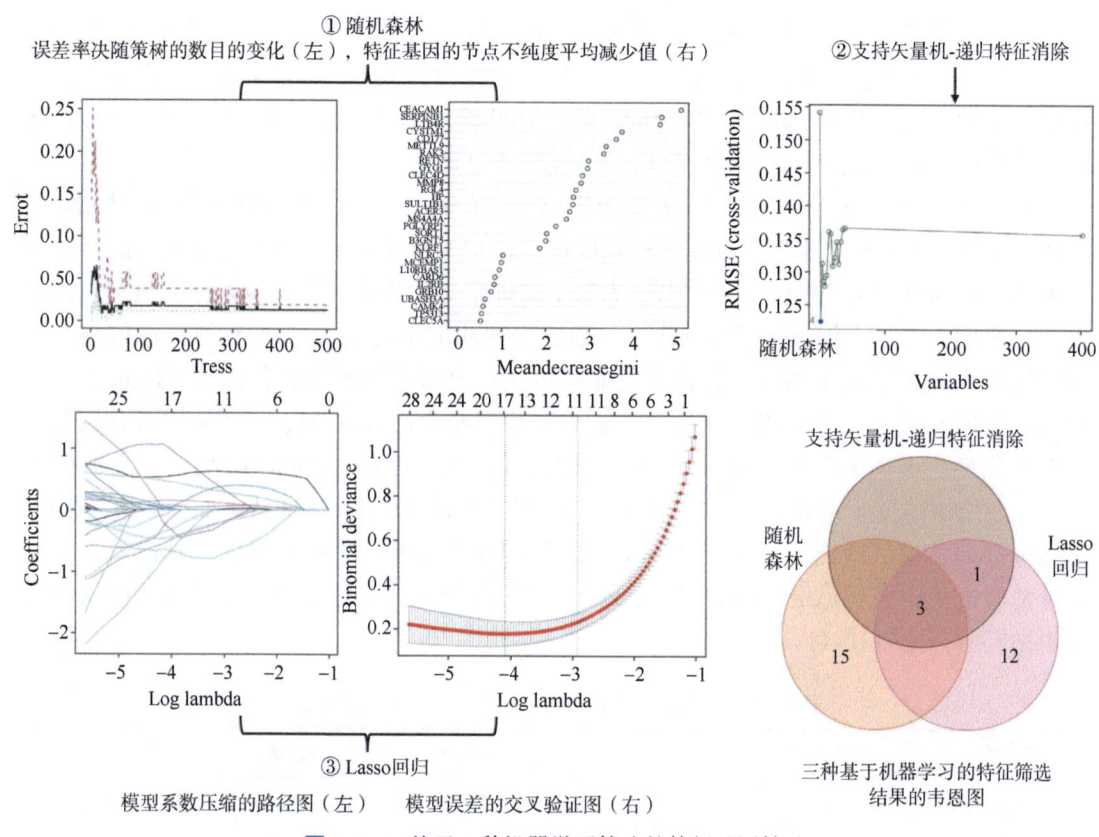

③ Lasso回归
模型系数压缩的路径图（左）　　模型误差的交叉验证图（右）

三种基于机器学习的特征筛选结果的韦恩图

图 10-43 基于三种机器学习算法的特征基因筛选

使用空腹血糖作为大规模糖尿病筛查工具，具有一定的局限性，这种方法可能会漏诊一些实际上患有糖尿病但空腹血糖水平正常的个体。Lv K等研究者（论文篇名："Detection of diabetic patients in people with normal fasting glucose using machine learning"）收集了三家中国医院超过60 000名正常空腹血糖体检者的数据，其中600余人患有糖尿病。希望借助普通体检项目中的其他血液学指标来弥补空腹血糖筛查糖尿病时可能存在的不足。最终使用包括人口学特征和血液检测指标在内的27个体检项目构建糖尿病预测模型，使用了Logistic回归和3种经典机器学习算法：随机森林、深度神经网络和支持矢量机。

5. 模型验证　在使用机器学习模型前，根据标本的大小和特征合理地划分训练集与验证集至关重要，用训练集来训练模型，用验证集来评估模型预测效果的好坏并选择最佳的一种。尽管很少临床预测模型研究者忽视这一步骤，但良好的临床预测模型必定经过了严格的内部验证及外部验证流程。

模型验证的设计方法非常多，不一而足。接着上面的案例继续解读，可以学到一些常见的验证思路。

Lv K等提出的糖尿病预测模型标本划分和验证过程稍显复杂。在空腹血糖水平正常的人群中，糖尿病的患病率本身较低（在该研究的参与者中占比近1%）。考虑到数据集的类别严重不平衡（即糖尿病标本和非糖尿病标本之间的数量差异很大），事先对D1医院的数据集通过SMOTE（合成少数过采样技术）来增加正标本（糖尿病标本）的数量。采取内部五重交叉验证+外部空间验证的搭配方式：将D1数据集分成五个大小相等的子集，每个子集轮流作为验证集，而剩下的四个子集合并作为训练集，通过多次迭代来更稳健地评估模型的性能，并减少模型过拟合的风险；外部验证集是从另外两家医院D2、D3收集的体检数据，并且之前没有参与模型的训练或验证过程。

6. 模型评价 一旦模型确定，就需要进行全面的性能评估。可以从区分度、校准度、临床适用性等不同角度出发，利用多种指标评价模型。具体来说，就是将验证集的特征输入到训练好的机器学习模型中，模型会为每个验证集标本生成一个风险评分或概率（回归本节的案例，表示个体患有甲型地中海贫血或糖尿病的可能性），然后计算预测值与实际值的区别。最常用的生物标志物诊断效能评价指标是接收者操作特征曲线（ROC）及其曲线下面积（AUC），这些生物标志物在验证集中显示出高AUC值，表明它们具有较高的预测准确性。上述案例中，糖尿病预测模型以HbA1c ≥ 48mmol/mol（6.5%）定义糖尿病患者，使用敏感度、特异度、平衡准确率、AUC和准确率-召回率曲线下面积（PR-AUC）等指标来评估模型性能，见表10-2。Logistic回归在内部验证集中显著优于其他模型，且在外部验证集中表现稳定，因而选择Logistic回归进行下一步优化和构建最终的糖尿病患者识别模型，见图10-44。

表10-2 内部验证集中4种预测模型的诊断效能评价

预测模型	AUC	PR-AUC	敏感度	特异度	平衡准确率
随机森林	0.860	0.071	0.017	0.999	0.508
支持矢量机	0.801	0.051	0.333	0.942	0.638
深度神经网络	0.844	0.082	0.417	0.948	0.685
Logistic回归	0.899	0.106	0.850	0.811	0.830

注：AUC.受试者工作特征曲线下面积；PR-AUC.准确率-召回率曲线下面积。

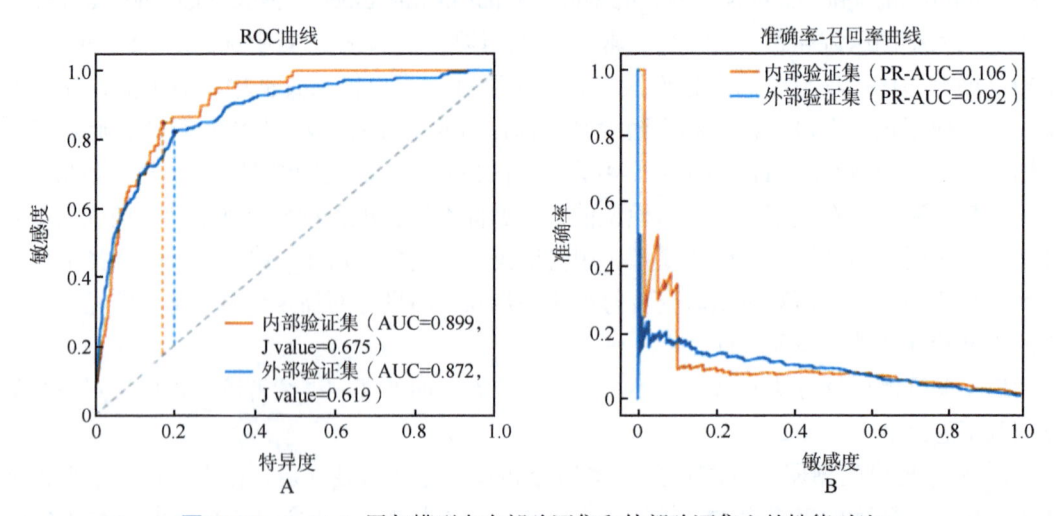

图10-44 Logistic回归模型在内部验证集和外部验证集上的性能对比

7. 附加解释 由于机器学习模型的复杂性和黑盒算法的特点，模型的预测结果可能难以解释和理解，从而增加了不确定性。解释机器学习模型的输入特征与输出预测之间的因果关系的程度，可以帮助医生和患者理解模型决策背后的逻辑，建立了信任并有助于验证模型的可靠性。具体到临床预测模型领域，可解释性技术可以是探究纳入模型中的特征变量在疾病预测中的贡献，通常以重要性排名的形式展示；也可以是建立特征变量与结局风险的效应关系或剂量-反应关系，通常以限制性立方样条函数的形式展示。

再来看从空腹血糖正常人群中识别糖尿病患者的案例。研究者使用Logistic回归模型中的权重来对特征进行排序，前5个指标是空腹血糖、年龄、性别、淋巴细胞绝对值和体重指数；然后，基于排列特征重要性算法提出了一种在个体层面揭示糖尿病危险因素的框架，并选取了一名69岁女性糖尿病患者，示范了如何使用该框架来指导个性化的早期干预，见图10-45。

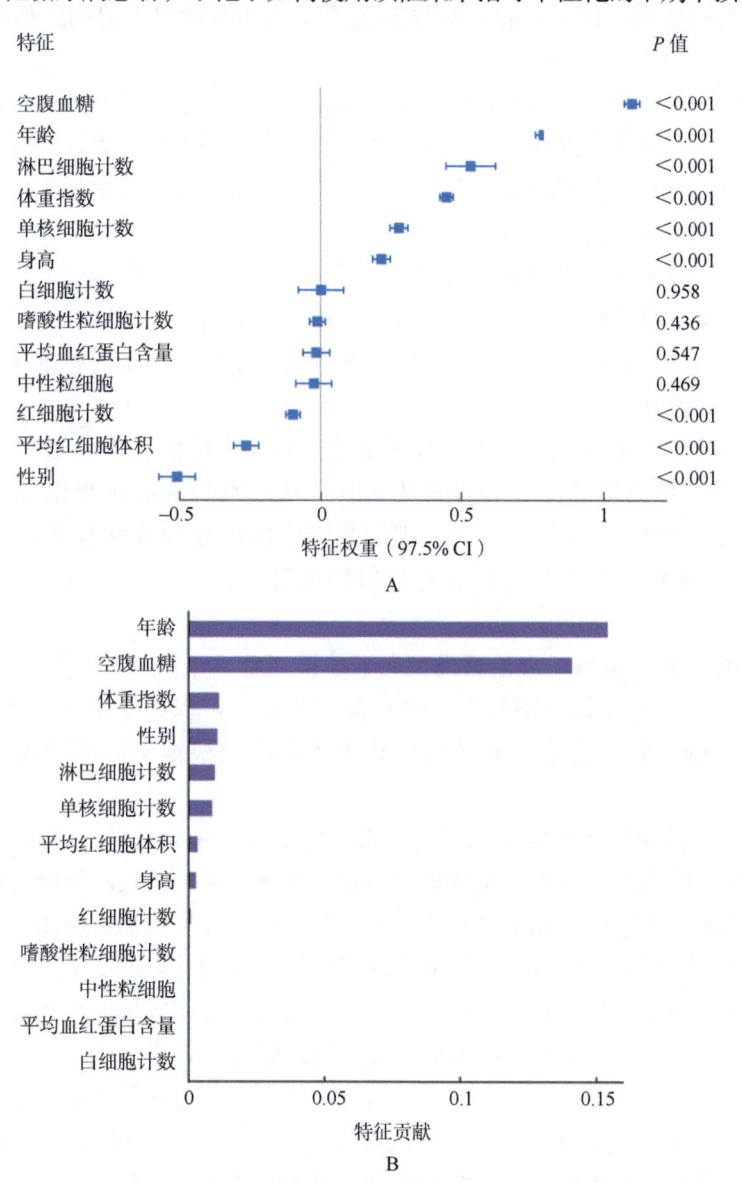

图10-45　各种体检项目在糖尿病预测中的重要性分析
A. 基于Logistic回归的权重系数来衡量群体水平上的糖尿病风险因素；B. 基于排列特征重要性算法框架揭示个体水平上的糖尿病风险因素

（二）大语言模型提升科研生产力

大语言模型被认为是目前最先进的一种NLP技术，具备上下文语言理解和文本生成能力，并能进行知识数据驱动的自我进化。用户无需编程或搭建转化平台，可以直接用自然语言与其进行对话交流，下达撰写邮件、翻译、修改代码，文字润色等丰富的任务指令，极大降低了AI的使用门槛。大语言模型可以参与到科研项目的申报、研究执行、结果分析、论文撰写、成果转化等各个环节，加快科研周期。

下面使用某款国产通用大语言模型（界面图标已做模糊化处理，并未进行额外的指令微调），展示AI如何拓展科研思维并提高科研效率。特别说明，由于篇幅有限，此次实操演示仅用单次提示词，而经过精心调试过的提示词和多轮深入追问大概率能产出更佳结果。

1. 科研选题 确定研究方向要查阅大量的文献资料，熟悉发展趋势和前沿热点。大语言模型非常适合作为文献检索和知识管理助手，筛选出某一领域代表性论文的同时，还可以根据使用者的指令完成文献的要点总结、亮点鉴赏、中英互译等整理工作，帮助研究者迅速、准确地理解并吸收论文中的核心知识，见图10-46。

2. 研究方案 选定某个方向后，可以在提示词中给出限制条件，请大语言模型设计一个具体的研究方案，或优化设计好的初步方案。得到回复后，可以继续要求大语言模型延展方案中的某个细节。大语言模型的"头脑风暴"有助于打破传统的思维模式，开阔研究者的研究思路，见图10-47。

3. 研究结果分析 能够执行基本的数据统计，如计算均值、中位数和标准差等。同时，它可以生成多种类型的图表和可视化工具，从而直观地展示数据分布和关系。它能够从多个角度对数据进行深入解析，识别数据中的潜在模式和趋势，发现数据的内在结构和关联。为用户从数据中获取有价值的见解和信息，提供较为全面结果分析，见图10-48。

4. 生成初稿与写作润色 大语言模型文本编辑优势，帮助加快写作过程，如自动总结摘要，给科研论文起标题和缩写等。当初稿完成后，可以校正语法，纠正拼写错误，保证句子结构清晰流畅。更进一步还可以让大语言模型根据不同期刊风格来改写，见图10-49。

5. 成果转化 搭建临床实验室的科研成果转化平台，大语言模型承担起从内容分类、成果评价、视频和图文并茂解说、生成模拟场景、指导解决临床实际问题等自动化成果转化过程，满足临床应用需要，从而加快实验室的基础科研成果向临床应用转化的步伐。基于这种AI技术的成果转化平台可以在医学教育和培训项目中使用，提供互动学习体验，自动回答临床医生或患者的问题；平台还可以收集与反馈临床成果应用和操作的问题，再经过大数据评价分析，交予成果发明人或论文撰写人修订与完善。

我们在享受大语言模型带来的科研生产力提升的同时，必须警惕随之而来的抄袭、可信度等诸多风险。随着生成式AI不断升级迭代，学术机构和出版社关于在论文写作和审查中使用大语言模型的有关规定也在持续更新。维护科研诚信，防范学术不端，确保科研过程和成果的真实性、准确性及透明性，是生成式AI时代的必修课。

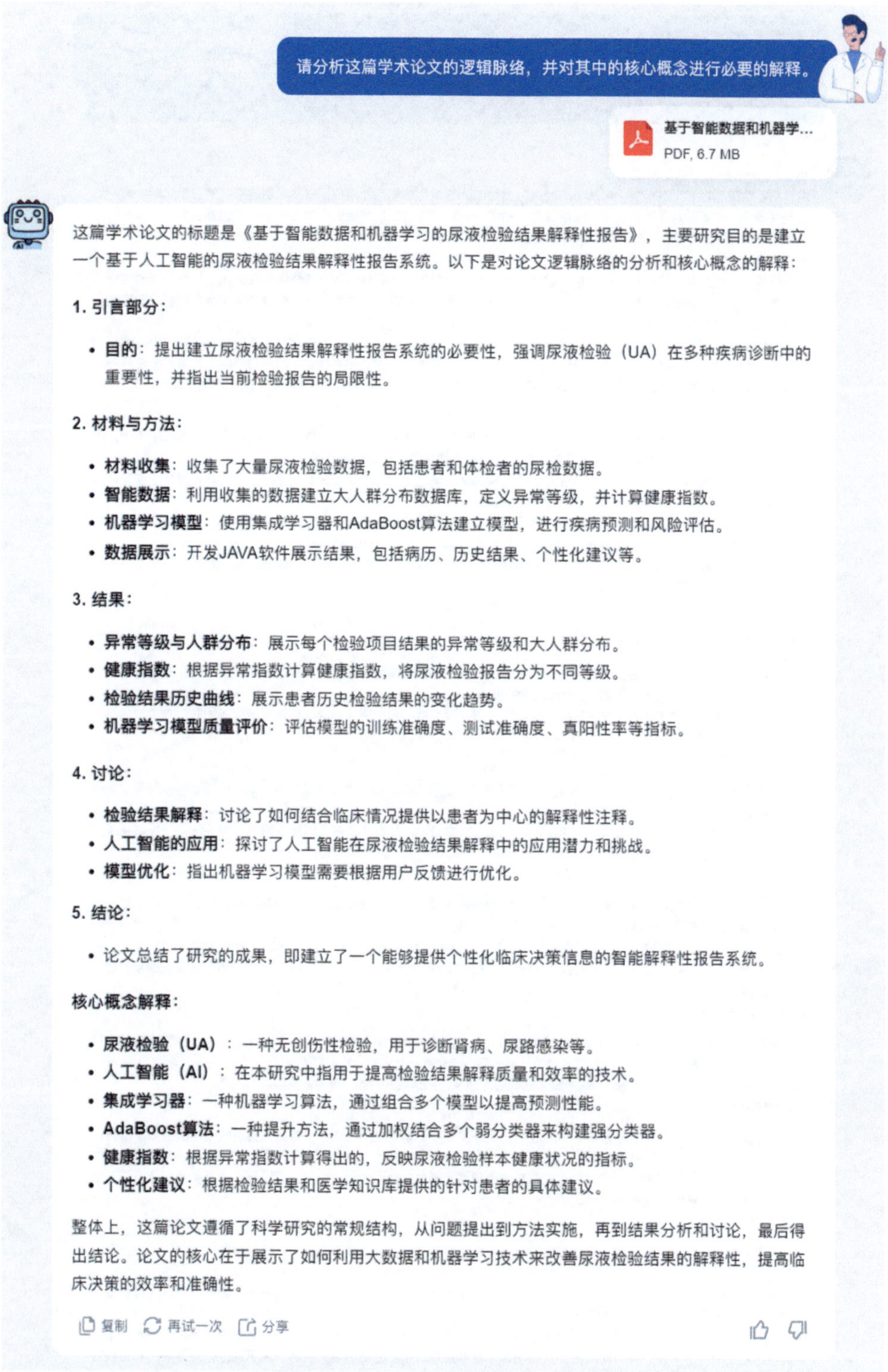

> 请分析这篇学术论文的逻辑脉络，并对其中的核心概念进行必要的解释。
>
> 📄 基于智能数据和机器学…
> PDF, 6.7 MB

这篇学术论文的标题是《基于智能数据和机器学习的尿液检验结果解释性报告》，主要研究目的是建立一个基于人工智能的尿液检验结果解释性报告系统。以下是对论文逻辑脉络的分析和核心概念的解释：

1. 引言部分：

- **目的**：提出建立尿液检验结果解释性报告系统的必要性，强调尿液检验（UA）在多种疾病诊断中的重要性，并指出当前检验报告的局限性。

2. 材料与方法：

- **材料收集**：收集了大量尿液检验数据，包括患者和体检者的尿检数据。
- **智能数据**：利用收集的数据建立大人群分布数据库，定义异常等级，并计算健康指数。
- **机器学习模型**：使用集成学习器和AdaBoost算法建立模型，进行疾病预测和风险评估。
- **数据展示**：开发JAVA软件展示结果，包括病历、历史结果、个性化建议等。

3. 结果：

- **异常等级与人群分布**：展示每个检验项目结果的异常等级和大人群分布。
- **健康指数**：根据异常指数计算健康指数，将尿液检验报告分为不同等级。
- **检验结果历史曲线**：展示患者历史检验结果的变化趋势。
- **机器学习模型质量评价**：评估模型的训练准确度、测试准确度、真阳性率等指标。

4. 讨论：

- **检验结果解释**：讨论了如何结合临床情况提供以患者为中心的解释性注释。
- **人工智能的应用**：探讨了人工智能在尿液检验结果解释中的应用潜力和挑战。
- **模型优化**：指出机器学习模型需要根据用户反馈进行优化。

5. 结论：

- 论文总结了研究的成果，即建立了一个能够提供个性化临床决策信息的智能解释性报告系统。

核心概念解释：

- **尿液检验（UA）**：一种无创伤性检验，用于诊断肾病、尿路感染等。
- **人工智能（AI）**：在本研究中指用于提高检验结果解释质量和效率的技术。
- **集成学习器**：一种机器学习算法，通过组合多个模型以提高预测性能。
- **AdaBoost算法**：一种提升方法，通过加权结合多个弱分类器来构建强分类器。
- **健康指数**：根据异常指数计算得出的，反映尿液检验样本健康状况的指标。
- **个性化建议**：根据检验结果和医学知识库提供的针对患者的具体建议。

整体上，这篇论文遵循了科学研究的常规结构，从问题提出到方法实施，再到结果分析和讨论，最后得出结论。论文的核心在于展示了如何利用大数据和机器学习技术来改善尿液检验结果的解释性，提高临床决策的效率和准确性。

图10-46　用大语言模型总结论文概要

> 我是一名检验医学领域的研究者，你是我的学术合作伙伴，我想通过尿蛋白组鉴别前列腺炎、良性前列腺增生和前列腺癌症，请你围绕该研究课题制定一份详实可靠的研究方案，具体到每个环节可能使用的方法。

摘要：
前列腺疾病是男性常见的疾病，包括前列腺炎、良性前列腺增生和前列腺癌症。准确鉴别这些疾病对于早期诊断和治疗至关重要。本研究旨在利用尿蛋白组学技术，通过分析尿液中的蛋白质组成，建立一个可靠的鉴别模型，以帮助临床医生准确诊断前列腺炎、良性前列腺增生和前列腺癌症。

研究背景：
前列腺疾病是男性常见的疾病，包括前列腺炎、良性前列腺增生和前列腺癌症。这些疾病在临床上具有相似的症状，如尿频、尿急、尿痛等，给临床医生的诊断带来了挑战。因此，准确鉴别前列腺炎、良性前列腺增生和前列腺癌症对于早期诊断和治疗至关重要。

尿液作为一种非侵入性的生物样本，具有采集方便、无创伤等优点，对于前列腺疾病的诊断具有潜在的价值。尿蛋白组学技术是一种通过分析尿液中的蛋白质组成来识别疾病的方法。通过对尿样本中的蛋白质进行定量和定性分析，可以发现与前列腺炎、良性前列腺增生和前列腺癌症相关的特征蛋白，从而建立一个可靠的鉴别模型。

本研究的意义在于：
1. 提供一种新的、非侵入性的前列腺疾病诊断方法：传统的前列腺疾病诊断方法需要进行病理活检等侵入性操作，而尿蛋白组学技术可以通过简单的尿液采集和分析，为前列腺疾病的早期诊断提供一种新的选择。
2. 提高前列腺疾病的诊断准确性：通过建立一个可靠的鉴别模型，可以准确区分前列腺炎、良性前列腺增生和前列腺癌症，避免误诊和延误治疗，提高诊断的准确性和精确性。
3. 为个体化治疗提供依据：不同类型的前列腺疾病需要采取不同的治疗策略，通过准确鉴别前列腺炎、良性前列腺增生和前列腺癌症，可以为患者提供个体化的治疗方案，提高治疗效果和生活质量。

通过本研究的开展，我们可以为前列腺疾病的早期诊断和治疗提供一种新的、非侵入性的方法，为临床医生的决策提供科学依据，从而改善患者的治疗效果和生活质量。

研究方案：

1. 数据收集：
   - 选择一组具有代表性的患者样本，包括前列腺炎、良性前列腺增生和前列腺癌症患者。确保样本的数量足够，并且覆盖不同年龄、病情严重程度和治疗阶段的患者。
   - 收集这些患者的尿液样本，并进行标准化处理，以确保数据的可比性。标准化处理包括尿液的离心、冷冻保存和去除杂质等步骤。

2. 尿蛋白组学分析：
   - 使用质谱技术（如液相色谱-串联质谱）对尿液样本中的蛋白质进行分析。质谱技术可以提供高分辨率和高灵敏度的蛋白质检测。
   - 对蛋白质进行定量和定性分析，识别出与前列腺炎、良性前列腺增生和前列腺癌症相关的特征蛋白。可以使用不同的质谱方法，如定量蛋白组学和定性蛋白组学，以获取全面的蛋白质信息。

3. 特征选择与模型建立：
   - 使用统计学方法和机器学习算法对蛋白质组学数据进行特征选择，筛选出与不同前列腺疾病相关的关键特征。常用的特征选择方法包括方差分析、t检验、LASSO回归等。
   - 建立一个多类别分类模型，如支持向量机（SVM）、随机森林（Random Forest）或人工神经网络（ANN），以将前列腺炎、良性前列腺增生和前列腺癌症区分开来。可以使用机器学习库（如caret、e1071等）来实现模型的建立和训练。

4. 模型评估与验证：
   - 使用交叉验证等方法对建立的模型进行评估和验证，评估其鉴别前列腺炎、良性前列腺增生和前列腺癌症的准确性和稳定性。常用的评估指标包括准确率、灵敏度、特异度、ROC曲线和AUC值等。
   - 可以使用自助法（bootstrap）或k折交叉验证等方法来评估模型的性能，并进行模型参数调优。

5. 临床应用：
   - 将建立的模型应用于新的尿液样本，验证其在临床实践中的可行性和准确性。可以与传统的临床诊断方法进行对比，评估模型的优势和局限性。
   - 分析模型的临床应用前景，探讨其在前列腺疾病早期诊断和治疗中的潜在作用。可以与临床医生进行合作，共同制定前列腺疾病的诊断和治疗方案。

6. 结果解读与报告：
   - 对研究结果进行解读和分析，总结模型的性能和临床应用前景。可以使用图表、统计分析和文本描述等方式呈现结果。
   - 撰写研究报告，包括引言、方法、结果、讨论和结论等部分，以便于学术交流和进一步的研究。可以选择合适的学术期刊投稿，与同行进行学术讨论和交流。

通过以上详细的研究方案，我们可以利用尿蛋白组学技术建立一个可靠的鉴别模型，为前列腺炎、良性前列腺增生和前列腺癌症的早期诊断提供有力的支持，从而改善患者的治疗效果和生活质量。同时，该研究还有望为前列腺疾病的个体化治疗提供依据，为临床医生的决策提供科学依据。

图 10-47　用某大语言模型草拟研究方案

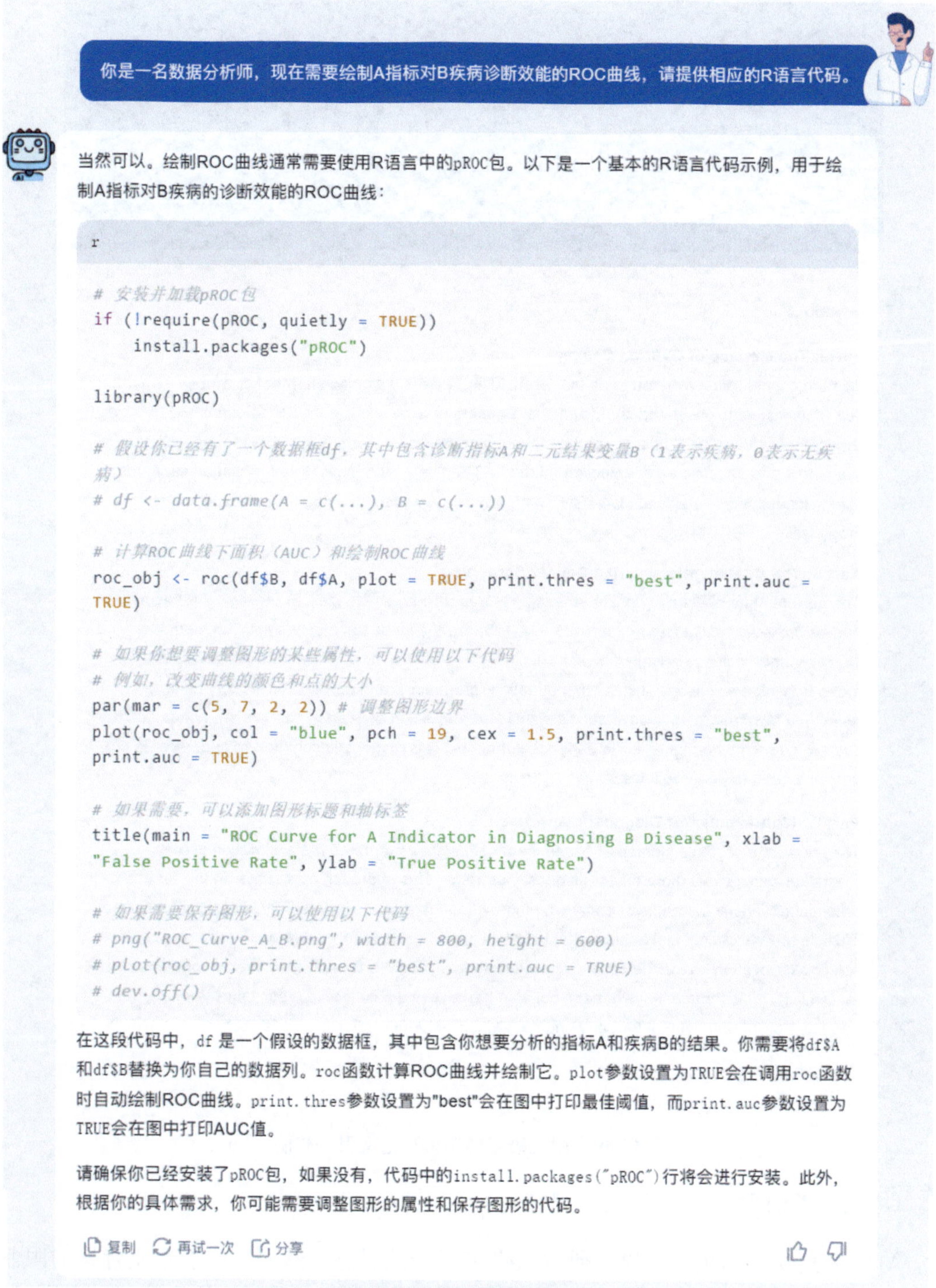

> 你是一名数据分析师，现在需要绘制A指标对B疾病诊断效能的ROC曲线，请提供相应的R语言代码。

当然可以。绘制ROC曲线通常需要使用R语言中的pROC包。以下是一个基本的R语言代码示例，用于绘制A指标对B疾病的诊断效能的ROC曲线：

```r
# 安装并加载pROC包
if (!require(pROC, quietly = TRUE))
    install.packages("pROC")

library(pROC)

# 假设你已经有了一个数据框df，其中包含诊断指标A和二元结果变量B（1表示疾病，0表示无疾病）
# df <- data.frame(A = c(...), B = c(...))

# 计算ROC曲线下面积（AUC）和绘制ROC曲线
roc_obj <- roc(df$B, df$A, plot = TRUE, print.thres = "best", print.auc = TRUE)

# 如果你想要调整图形的某些属性，可以使用以下代码
# 例如，改变曲线的颜色和点的大小
par(mar = c(5, 7, 2, 2)) # 调整图形边界
plot(roc_obj, col = "blue", pch = 19, cex = 1.5, print.thres = "best", print.auc = TRUE)

# 如果需要，可以添加图形标题和轴标签
title(main = "ROC Curve for A Indicator in Diagnosing B Disease", xlab = "False Positive Rate", ylab = "True Positive Rate")

# 如果需要保存图形，可以使用以下代码
# png("ROC_Curve_A_B.png", width = 800, height = 600)
# plot(roc_obj, print.thres = "best", print.auc = TRUE)
# dev.off()
```

在这段代码中，df 是一个假设的数据框，其中包含你想要分析的指标A和疾病B的结果。你需要将df$A和df$B替换为你自己的数据列。roc函数计算ROC曲线并绘制它。plot参数设置为TRUE会在调用roc函数时自动绘制ROC曲线。print.thres参数设置为"best"会在图中打印最佳阈值，而print.auc参数设置为TRUE会在图中打印AUC值。

请确保你已经安装了pROC包，如果没有，代码中的install.packages("pROC")行将会进行安装。此外，根据你的具体需求，你可能需要调整图形的属性和保存图形的代码。

图10-48　用某大语言模型获取数据分析代码

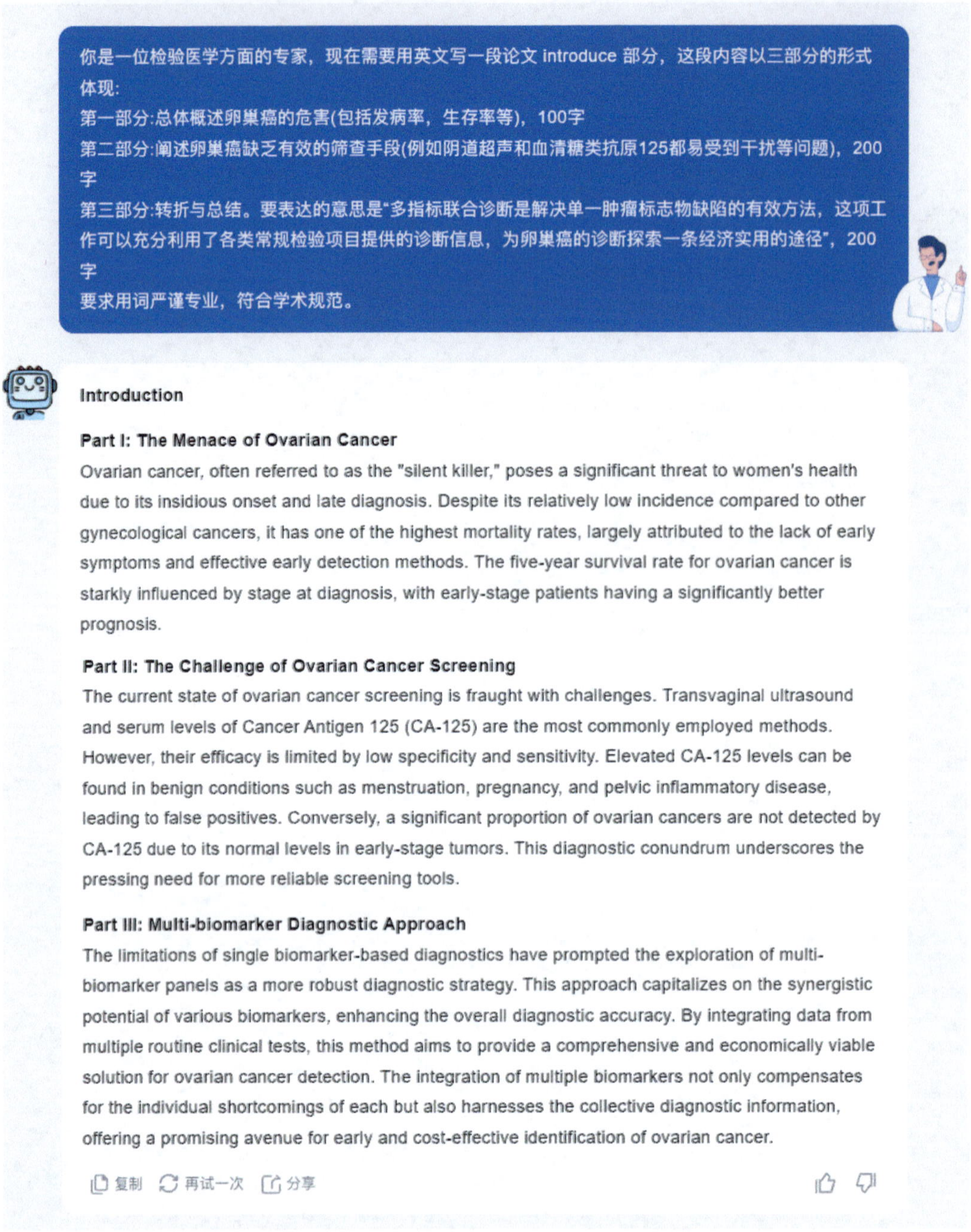

> 你是一位检验医学方面的专家，现在需要用英文写一段论文 introduce 部分，这段内容以三部分的形式体现：
> 第一部分：总体概述卵巢癌的危害(包括发病率，生存率等)，100字
> 第二部分：阐述卵巢癌缺乏有效的筛查手段(例如阴道超声和血清糖类抗原125都易受到干扰等问题)，200字
> 第三部分：转折与总结。要表达的意思是"多指标联合诊断是解决单一肿瘤标志物缺陷的有效方法，这项工作可以充分利用了各类常规检验项目提供的诊断信息，为卵巢癌的诊断探索一条经济实用的途径"，200字
> 要求用词严谨专业，符合学术规范。

Introduction

Part I: The Menace of Ovarian Cancer

Ovarian cancer, often referred to as the "silent killer," poses a significant threat to women's health due to its insidious onset and late diagnosis. Despite its relatively low incidence compared to other gynecological cancers, it has one of the highest mortality rates, largely attributed to the lack of early symptoms and effective early detection methods. The five-year survival rate for ovarian cancer is starkly influenced by stage at diagnosis, with early-stage patients having a significantly better prognosis.

Part II: The Challenge of Ovarian Cancer Screening

The current state of ovarian cancer screening is fraught with challenges. Transvaginal ultrasound and serum levels of Cancer Antigen 125 (CA-125) are the most commonly employed methods. However, their efficacy is limited by low specificity and sensitivity. Elevated CA-125 levels can be found in benign conditions such as menstruation, pregnancy, and pelvic inflammatory disease, leading to false positives. Conversely, a significant proportion of ovarian cancers are not detected by CA-125 due to its normal levels in early-stage tumors. This diagnostic conundrum underscores the pressing need for more reliable screening tools.

Part III: Multi-biomarker Diagnostic Approach

The limitations of single biomarker-based diagnostics have prompted the exploration of multi-biomarker panels as a more robust diagnostic strategy. This approach capitalizes on the synergistic potential of various biomarkers, enhancing the overall diagnostic accuracy. By integrating data from multiple routine clinical tests, this method aims to provide a comprehensive and economically viable solution for ovarian cancer detection. The integration of multiple biomarkers not only compensates for the individual shortcomings of each but also harnesses the collective diagnostic information, offering a promising avenue for early and cost-effective identification of ovarian cancer.

图10-49 用大语言模型撰写论文引言初稿

（三）AI辅助工具解决算法难题

AI凭借其强大的优势，给科研领域带来了新的思路。然而，鉴于专业背景的限制，许多医务人员在实际操作中面临着一个难以逾越的障碍——编程技能。AI辅助平台是一种集成化的技术解决方案，旨在为科研人员、数据科学家和相关领域的专业人士提供从数据预处理到模型构建、分析和结果可视化的一站式全流程支持。例如，贝克曼库尔特与深

睿医疗联合发布DxAI智研平台。研究人员利用该平台发表了地中海贫血、卵巢癌、原发性醛固酮增多症、非小细胞肺癌等疾病的诊断，糖皮质激素治疗急性淋巴细胞白血病的效果预测等多篇学术论文。

1. DxAI智研平台　DxAI智研平台集成先进的AI算法和统计工具，将编程隐匿在后端，使用户能够轻松地完成数据清洗、统计分析、特征工程、模型构建、预测分析。平台内置的数据管理和预处理工具支持基于统计、AI算法等多重策略的缺失值填补、异常值处置，数据分箱和标准化、虚拟变量重编码、标本均衡、变量或标本自动剔除等，提高了数据的质量和可靠性。平台支持各类基础统计和高级统计，如相关性分析、显著性分析、生存分析等。平台还拥有强大的机器学习与深度学习功能，支持分类、回归、聚类、神经网络和自然语言处理等多种算法，用户仅需要简单的参数配置，即可一键挖掘数据中的复杂模式和趋势。自动生成各类数据可视化图表和报告，自动展示和解释分析结果。AI辅助工具凭借其高度的集成性和自动化功能，降低了数据分析和模型训练的门槛，提升了科研效率和决策支持的精准度，DxAI智研平台整体解决方案见图10-50。

2. SPSS Modeler软件　SPSS Modeler、SAS EM都是强大的图形化数据挖掘和预测分析工具。通过流程化的操作，用户无需深入地编程知识即可进行高级的数据分析，帮助用户从复杂数据中提取模式、建立预测模型，并进行决策支持。两者功能类似，下面以SPSS Modeler为例。

SPSS Modeler是根据跨行业数据挖掘标准流程设计的，功能覆盖了整个数据挖掘和分析的全过程。它与我们熟知的SPSS（指SPSS Statistics）的定位是完全不相同的。SPSS是适用于中小规模数据的预处理和传统的统计分析，如数据的清洗、转换、描述性统计、假设检验、回归分析、因子分析等。SPSS Modeler通过模块化的工作流实现大规模数据处理和复杂的建模。

SPSS Modeler支持多种数据源的导入和整合，包括结构化数据、文本数据、时间序列数据等，可以对数据进行清洗、转换和处理，以便进行后续的建模和分析。它集成了丰富的数据挖掘算法和机器学习算法，包括分类、聚类、预测建模、关联分析等，用户可以根据具体需求选择合适的算法进行分析。除了丰富的算法库，SPSS Modeler还提供了自动化模型生成的功能，能够帮助用户快速生成和比较多种模型，并选择最优模型进行进一步分析和应用。其模型评估和验证功能可以帮助用户评估模型的准确性和稳定性，从而增强决策的可靠性。

五、AI助力检验医学科研的展望

AI作为新质生产力赋能科研的趋势方兴未艾，检验医学科研的广度和深度将获得前所未有的拓展。检验医学有两大属性，一是平台属性，需要不断丰富完善检验项目，产出精准的数据；二是医技属性，支撑和服务相关科室，参与疾病预防、诊疗、预后等工作。AI+检验医学科研既可以推动检测过程做得准、做得好、做得快，也可以挖掘疾病与数据之间的关联，帮助解决临床问题。研究者应抓住AI发展的契机，从具有现实意义的目标和问题出发，通过精耕细作去解决一个个困扰实验室检测、管理或临床诊疗的痛点和难点。

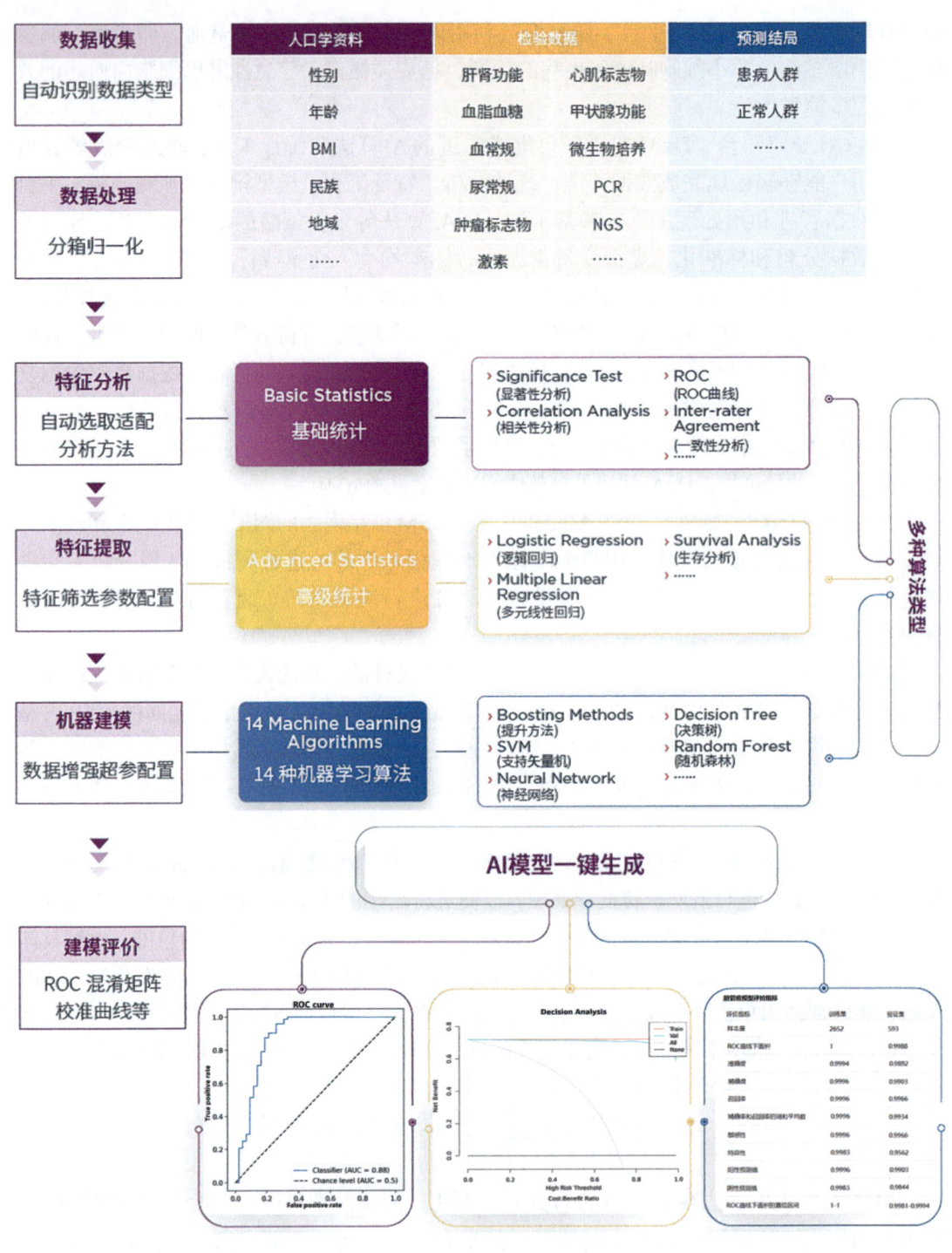

图10-50　DxAI智研平台整体解决方案

（一）高效搭建检验大数据中心，奠定检验AI研究基础

随着临床检测需求的不断增加，检测技术、标准和设备也快速迭代，不仅发展出临床化学、血液学、免疫学、微生物学等诸多门类和2000多项指标，而且基因组、转录组、

蛋白质组及代谢组等多维度检测也已得到转化落地。检验医学发展到现在的规模与层次，其数据的复杂性和冗长性可能会导致医护人员和患者的认知过载，而检验工作长期以向临床科室和患者提供原始的检验数据为主，在提供数据解释和疾病注释方面一直有所欠缺。

疾病的发生是多因素影响、多步骤演变的复杂病理生理过程，这种持续的病理状态会导致检验项目、症状体征、影像学等指标异常。面对纷繁复杂的数据，有必要通过AI技术对大数据进行整合，构建起一个检验知识库，以便为检验结果的解释提供标准。检验医学知识以不同的形式和格式存在于专业书籍、教科书、期刊及医务人员中，无法进行统一的存储、管理、检索、分析和利用。为便于检验医学知识的共享与交流，未来的AI+检验大数据将包括但不限于以下趋势：

（1）知识图谱化：知识图谱蕴含丰富的领域结构化知识，基于实体、关系和属性的图结构具有高度清晰的医学诊疗逻辑。检验知识图谱展示了检验数据与不同疾病诊断之间客观关系，是临床检验行业主动提供结果解释服务的有力支撑。构建完善的知识图谱需要整合来自不同来源的数据，包括结构化数据库、文档提取及专家经验等，采用人工手段不仅成本高昂，而且更新困难。AI的出现解决了知识图谱开发效率低、扩展性差等问题。例如，NLP技术使得从非结构化文本中自动识别和提取实体、关系和属性成为可能；深度学习技术，如长短时记忆网络（LSTM）或BERT等预训练模型，被用于提高实体识别和关系提取的准确率和鲁棒性。

（2）多模态化：单纯分析碎片化的检验数据意义不大，几乎所有精准的预测都是整合检验项目与人口学特征、环境暴露因素、基础疾病、治疗史及影像、病理等其他辅助检查等不同来源的数据后得出的。现实中的医学数据类型呈现多种模态，包括文本（包括结构化的检验指标数值、非结构化的各种临床记录和检验检查报告）、图像（血细胞形态、微生物形态、病理图片）、影像（CT、MRI、超声）等，然而面对被分割在不同模态中的数据类型，存在格式转化、特征提取等诸多技术难题。AI在医疗多模态数据库的构建中发挥着关键作用。深度学习算法可以对这些不同模态的数据进行特征提取和融合，形成全面的信息库。医学多模态模型需要具备良好的泛化能力，以适应不同的医疗场景和数据集，而AI技术中的迁移学习、对比学习和Transformer架构有助于提高模型的泛化性和准确性。

（3）矢量化：相比于传统的关系型数据库，矢量数据库可以支持大规模的查询，并提供实时响应，非常适合多维度存储内容的检索。矢量数据库可以处理来自不同数据源的检验数据，AI技术用于从这些数据中提取特征并将其转换为统一的矢量格式，通过这些矢量可以捕捉数据的内在特征和相似性，支持跨模态的搜索和分析。另外，矢量数据库的原理和架构易于水平扩展，能够通过增加节点来提高存储容量和查询性能，是AI技术的重要支撑工具，为AI应用提供了高效的数据存储、检索和管理能力。

（二）打造检验垂直领域的大模型，指导个性化疾病诊断和风险评估

大模型在未来的应用有两个显著的趋势：一是从单一的文本处理方式扩展到更多模态的解决方式，如结合视觉、语音等，这将推动更多复杂场景和问题的解决；二是结合行业

特点、解决具体的业务问题，将更倾向于深入各个垂直领域，针对特定问题提供解决方案。检验垂直领域大模型方案及用途，见图10-51。

大模型涉足检验医学领域的路径大致分为三条：①直接使用通用大模型，通过提示词工程执行定制化的检验工作；②以通用大模型为基座，从检验大数据库中摘取一部分医学指令数据集，进行微调训练并重新包装，这也是当前构建医疗大模型的普遍方法；③从头训练一个检验专用大模型，充分利用检验大数据库，在训练之初就专注于检验医学的用途。

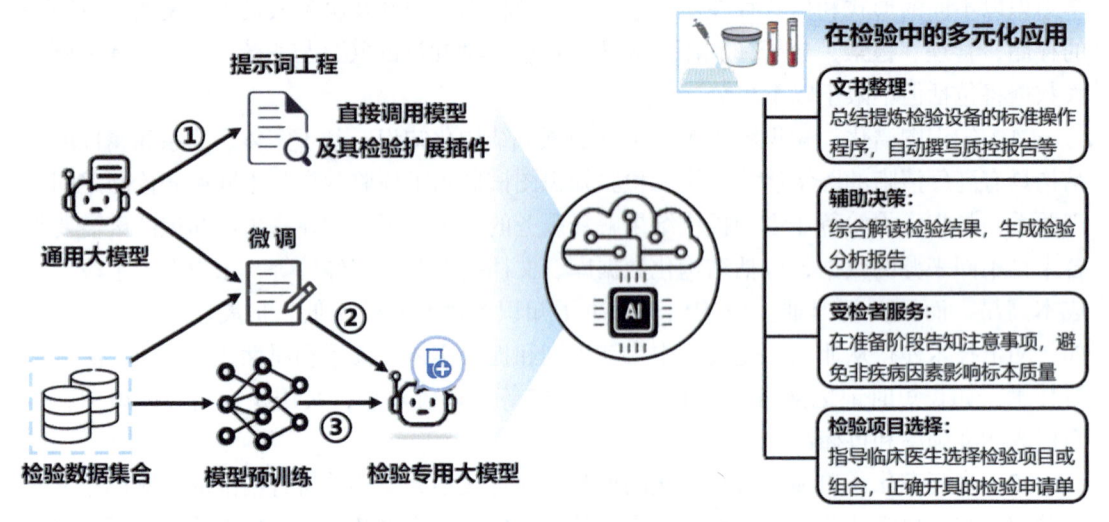

图10-51 检验垂直领域大模型方案及用途

通用大模型对医学专业术语、检验指标、临床概念及相互关系的理解有限，难以准确解释、分析检验医学数据。因为医学的严肃性，其对模型可靠性要求极高，任何错误都可能影响到患者的生命安全。因此，在执行个性化疾病诊断和风险评估这类高度专业化的任务前，大模型必须经过专门设计，包括但不限于：①编写针对特定领域的医学对话示例或程序规范，提供给通用大型模型进行指令微调，通过更新某些参数调整回答的语气、思路、详略等；②使用上下文学习和思维链提示的方式，引导模型逐步处理信息，构建问题和答案之间的逻辑链，提高对需求的理解和响应能力，生成更加贴合用户意图的答案；③大模型充当调度中心，将任务需求自动拆分后，分配给各种外部知识库来解答各自专业范围内的问题；④建立包含教科书、专著、检验项目库、实验室管理文件、临床检验外来文件、疾病知识库、检验项目知识、图谱知识库、专题讲座资料、试题等检验相关的领域或机构知识库，以便采用检索增强生成（RAG）范式时，引导大模型在医疗问答任务上进行更准确的推理和纠错，增强其可解释性和安全性。

构建检验医学的大模型是实现智能问答的有效途径。通过大量检验医学领域的数据训练、邀请领域专家参与数据标注和模型调整，大模型对检验领域的特定任务和应用场景进行优化，将使大模型能够深度理解复杂的检验数据，提供精确的个性化疾病诊断、疾病风险评估、个性化治疗建议，继而建立复杂检验的智能诊断、解释、注释报告。

(三) AI Agent 加速检验智能化进程，实现新质生产力的数智临床实验室

当前，临床实验室仍属于劳动密集型的部门，大量的人力用于标本检验前、检验中、检验后的低脑力活动的环节。建立在检验专用大模型基础上的自主智能体（AI Agent）可以集成自动化设备、物联网、5G、物流机器人、虚拟现实（VR）和增强现实（AR）等先进技术为一身，实现高效、精准、可靠、全自动的实验室操作。

AI Agent 是一类自主与环境交互的软件实体，它从态势感知出发做出规划决策并执行特定场景中的任务。大模型作为 AI Agent 的"大脑"能够驱动完成需求理解、任务拆分、工具调用。检验流水线集成了标本接收、标本分析、质量控制、数据处理等多个步骤，串联起多个检测模块和仪器，产生了大量的人、机、料、法、环方面的监测数据供 AI Agent 训练和优化算法，给部署 AI Agent 带来了想象空间。AI Agent 理论上包括但不限于以下智能辅助工作：

（1）数据分析和预警决策：AI Agent 可以通过学习和理解检验系统的运行模式，识别和反馈不符合预期的数据点，并综合分析检测过程中的标本性状、试剂、校准、人员、环境等要素，用于数据分析、报告解读，还用于风险预警、软硬件维护预测、决策建议和模拟。

（2）优化流程和资源分配：AI Agent 可以根据实验室的工作负载和设备状况，智能地安排检验任务的优先级和时间表，实现数据流、标本流、试剂流、质量流、设备流和效益流等全程闭环联动，提前预测维护需求，防止设备故障，提高实验室的运行效率和质量。

（3）质量控制和风险识别：AI Agent 可以帮助管理和执行复杂的质量控制规则，并从质控数据中提取关键信息。AI Agent 擅长实时监控、处理复杂数据集和自适应学习，可以给 PBRTQC 设置适合于本实验室的个性化参数（算法、步长、截取限、控制限），实现监控项目校准、标本运送、试剂批号、仪器故障、人员操作等改变而造成的分析性能变化，达到最佳识别质量风险。

AI+检验医学的各类技术呈现出协同并进、因果联动的发展趋势。智能化的检验大数据建设为检验垂直领域的大模型提供了丰富且优质的训练标本，为大模型构建疾病与数据的关联并参与诊断和制定健康管理方案做好了铺垫；而大模型又为 AI Agent 底层提供了一个突破性技术方案，是 AI Agent 能力的增效器，大模型带来了深度学习新范式，让 AI Agent 能够实时处理实验室检测过程中产生的复杂数据，从而使创建自动感知、智能监控、快速反应、智能预警、科学决策的数智临床实验室成为可能。

展望未来，随着 AI 算法的不断优化和计算资源的升级，AI 将带来检验技术和科研领域的深刻变革。AI 技术的集成将重新设计和规划传统的临床检验工作与管理模式，推动检验医学向更加智能化、自动化的方向发展，实现智慧化、少人化乃至无人化的实验室建设，解决人力资源紧缺、劳动强度大等问题，提升实验室服务的整体质量和效率。AI 的融入将不仅仅是技术层面的革新，更是一种思维和方法论的转变。检验医学领域的科研人员需要不断学习和适应 AI 技术，将其与科研问题和临床实践紧密结合。这对科研人员的问题意识、批判性思维、科研洞察力提出了更高要求。科研人员应该与时俱进，勇于超越学科边界，主动了解 AI 的概念和类别及其背后蕴含的数据思维和方法论，以便有效地将

科研问题与AI工具结合，实现AI助推科研，进而为检验学科发展注入新的动力。

（张桐硕　胡长爱　杨大干）

参 考 文 献

陈平，陈婷婷，2021.基于ISO 15189质量体系的临床实验室风险控制系统的建立.检验医学，36（8）：869-874.

关明，胡尧，2024.智慧检验医学实验室的现状与发展趋势.中华检验医学杂志，47（5）：467-471.

井杰，王蓓蕾，刘善荣，2021.可解释人工智能在疾病诊疗中的应用.检验医学，36（9）：976-980.

阚丽娟，陈大洋，韩心远，等，2023.区域检验中心文件和记录智慧管理系统的研发与应用.临床检验杂志，41（12）：927-932.

缪姝妹，王忠民，郭建军，等，2021.医院知识管理平台的构建及应用.中华医院管理杂志，37（9）：738-741.

邱新颖，陈大洋，熊丹，等，2022.基于ISO 15189开发临床实验室试剂管理系统.临床检验杂志，40（1）：64-66.

孙雪松，顾家荣，吴明慧，等，2024.物联网+SPD在医院体外诊断试剂管理中的应用研究.中国数字医学，19（3）：58.

王金毅，徐海青，杨玉志，等，2024.SPD管理模式在某公立医院耗材试剂管理中的应用及成效.中华医院管理杂志，40（1）：59-63.

王治国，费阳，康凤凤，等，2015.国家卫生计生委发布临床检验专业15项医疗质量控制指标（2015年版）内容及解读.中华检验医学杂志，38（11）：777-781.

杨大干，胡长爱，邢美园，等，2014.临床决策支持在检验结果自动审核和解释中的应用评价.中国数字医学，9（10）：45-47，56.

张桐硕，逄瑗博，任鹤菲，等，2019.人工智能对我国检验医学的机遇与挑战.国际检验医学杂志，40（8）：1018-1022.

张志新，王薇，杜雨轩，等，2022.2019—2021年全国15项临床检验质量指标室间质量评价结果分析.临床检验杂志，40（8）：624-628.

张志新，王薇，杜雨轩，等，2023.全国急诊检验周转时间质量指标室间质量评价结果分析.中华检验医学杂志，46（7）：719-724.

中国医学装备协会检验医学分会，中华医学会检验医学分会，2020.即时检测（POCT）临床结果报告与发布中国专家共识.中华检验医学杂志，43（5）：567-569.

中国医学装备协会现场快速检测（POCT）专业委员会，2018.手持式现场快速检测（POCT）临床应用与质量管理专家共识.中华医学杂志，98（18）：1394-1396.

中华医学会检验医学分会，中国医学装备协会检验医学分会，2020.即时检测（POCT）信息化质量管理中国专家共识.中华检验医学杂志，43（5）：562-566.

Arifin A，Mohd-Yusof M，2022.Error evaluation in the laboratory testing process and laboratory information systems.J Med Biochem，41（1）：21-31.

Chang J，Yoo S J，Kim S，2021.Development and application of computerized risk registry and management tool based on FMEA and FRACAS for total testing process[J].Medicina（Kaunas），57（5）：477.

CLSI，2016.EP23-A2 .Laboratory Quality Control Based on Risk Management；Approved Guideline：CLSI EP23-A.Wayne：CLSI.

CLSI，2019.Developing and Using Quality Indicators for Laboratory Improvement.2nd ed. Wayne：Clinical and

Laboratory Standards Institute.

Duffourc M, Gerke S, 2023.Generative AI in health care and liability risks for physicians and safety concerns for patients.JAMA, 330（4）: 313-314.

ISO, 2020.Medical laboratories — Application of risk management to medical laboratories: ISO 22367: 2020. Geneva: ISO.

ISO, 2022.Medical laboratories — Requirements for quality and competence.ISO 15189: 2022.Geneva: ISO.

Karadağ C, Demirel N N, 2019.Continual improvement of the pre-analytical process in a public health laboratory with quality indicators-based risk management.Clin Chem Lab Med, 57（10）: 1530-1538.

Kulkarni P A, Singh H, 2023.Artificial intelligence in clinical diagnosis: opportunities, challenges, and hype.JAMA, 330（4）: 317-318.

Lv K, Cui C M, Fan R, et al., 2023.Detection of diabetic patients in people with normal fasting glucose using machine learning.BMC Med, 21（1）: 342.

Quinn A D, Dixon D, Meenan B J, 2016.Barriers to hospital-based clinical adoption of point-of-care testing （POCT）: a systematic narrative review.Crit Rev Clin Lab, 53（1）: 1-12.

Rabbani N, Kim G Y E, Suarez C J, et al., 2022.Applications of machine learning in routine laboratory medicine: Current state and future directions.Clinical Biochemistry, 103: 1-7.

Wen X X, Leng P, Wang J S, et al., 2022.Clinlabomics: leveraging clinical laboratory data by data mining strategies.BMC Bioinformatics, 23（1）: 387.

Xia Y, Wang X X, Yan C L, et al., 2020.Risk assessment of the total testing process based on quality indicators with the Sigma metrics.Clin Chem Lab Med, 58（8）: 1223-1231.

Zhang W Y, Chen Z H, An X X, et al., 2023.Analysis and validation of diagnostic biomarkers and immune cell infiltration characteristics in pediatric sepsis by integrating bioinformatics and machine learning.World J Pediatr, 19（11）: 1094-1103.